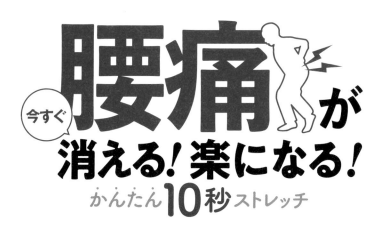

今すぐ腰痛が消える！楽になる！

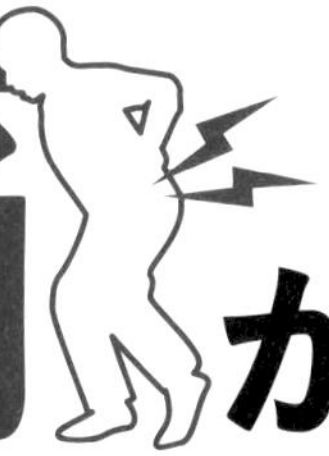

かんたん10秒ストレッチ

著 整体師 たっかー

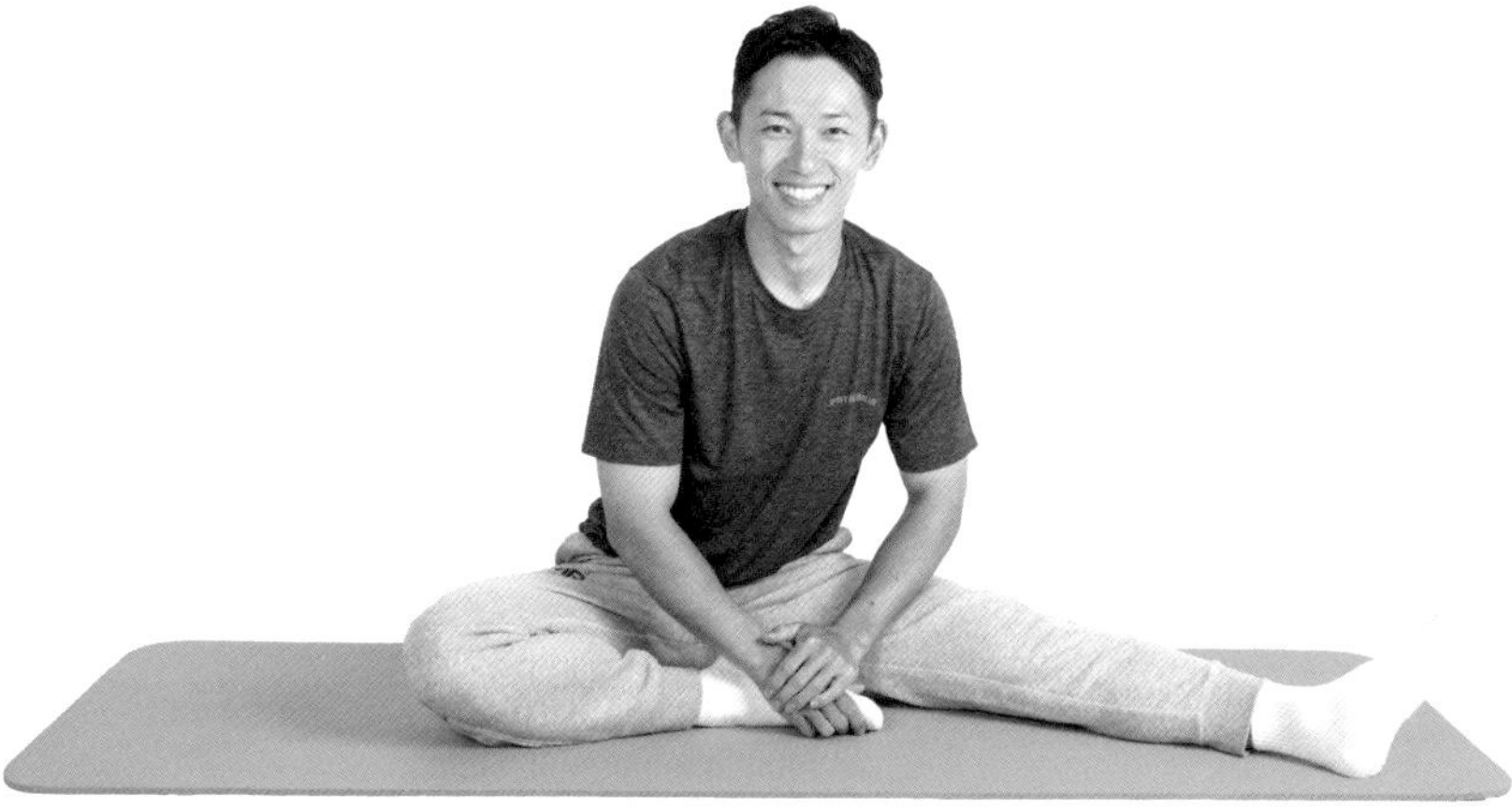

エクシア出版

はじめに

僕は出張専門の整体師をしています。痛みで困ったり悩んでいる人に、すぐに楽になってもらいたいと思いながら、毎日治療をしています。

おかげさまで多くの方に支持をいただいておりますが、逆に新規の予約を受けることが、難しくなってしまいました。せっかく「ぎっくり腰になった」と連絡をもらっても、すぐに駆けつけることが難しくなっています。

そのような想いと現状から、「どうしたらもっと多くの人の痛みを取り除けるのだろう？」と考え、行きついたのがＹｏｕＴｕｂｅで正しいストレッチの方法を配信することでした。

ＹｏｕＴｕｂｅ「整体師たっかー」の登録者数は10万人になりました。これだけたくさんの方に見ていただき、「痛みが楽になった」と多くの方から嬉しいコメントもいただいて、大きな喜びを感じています。

その一方で、ＹｏｕＴｕｂｅを見ない方もたくさんいらっしゃいます。そのような方々にもなにかしらの形で「痛みをトル」正しいストレッチをお伝えしたいと考え、今回の出版に至りました。

本書が自分の体に興味を持つきっかけになり、ストレッチを習慣にすることで、「痛みのない生活」とたくさんの方の笑顔を取り戻すことができれば、これほど嬉しいことはありません。

整体師たっかー

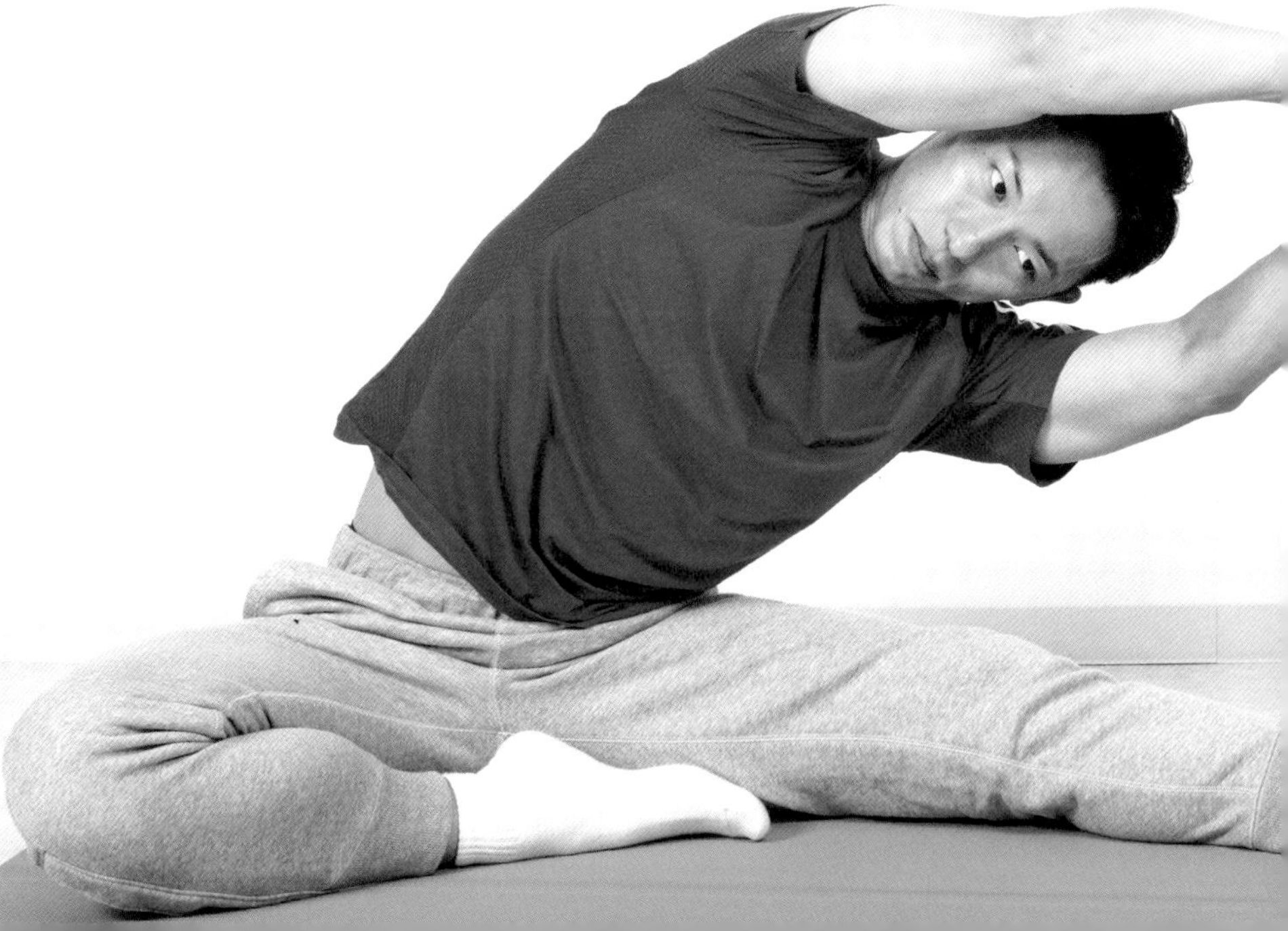

CONTENTS

腰痛が今すぐ消える！ 楽になる！ かんたん 10秒ストレッチ

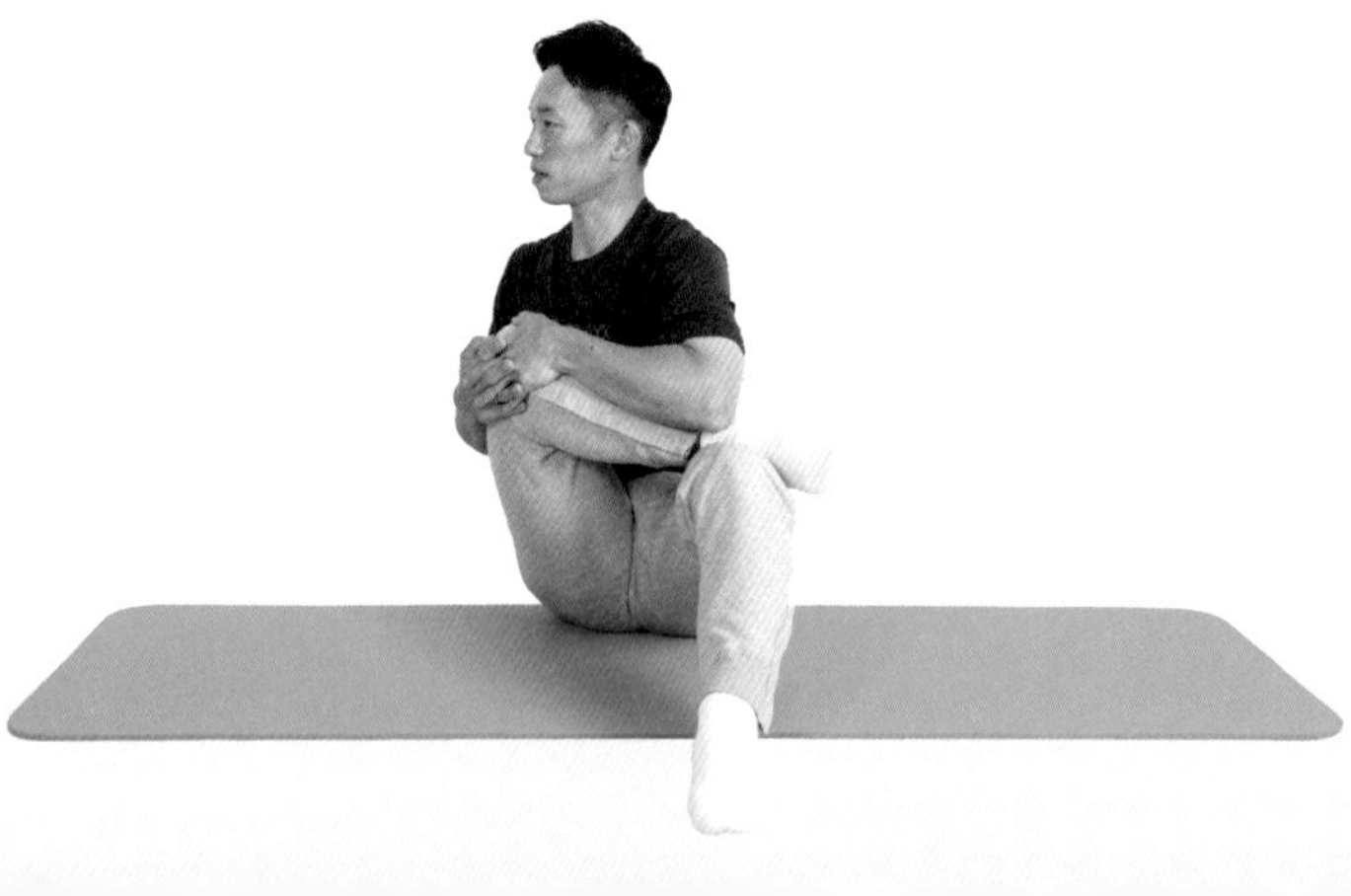

CAUTION
すべての人がストレッチをしてすぐに効果を実感できるわけではありません。また、現在通院されている方は医師にストレッチを行ってよいかを確認してから行ってください。ストレッチをして痛みや痺れなどが出た場合はすぐに中止して、医師に相談してください。

PART 3 腰から来る 部位別痛みをトル

PART 4 ストレッチを習慣にする曜日別プログラム

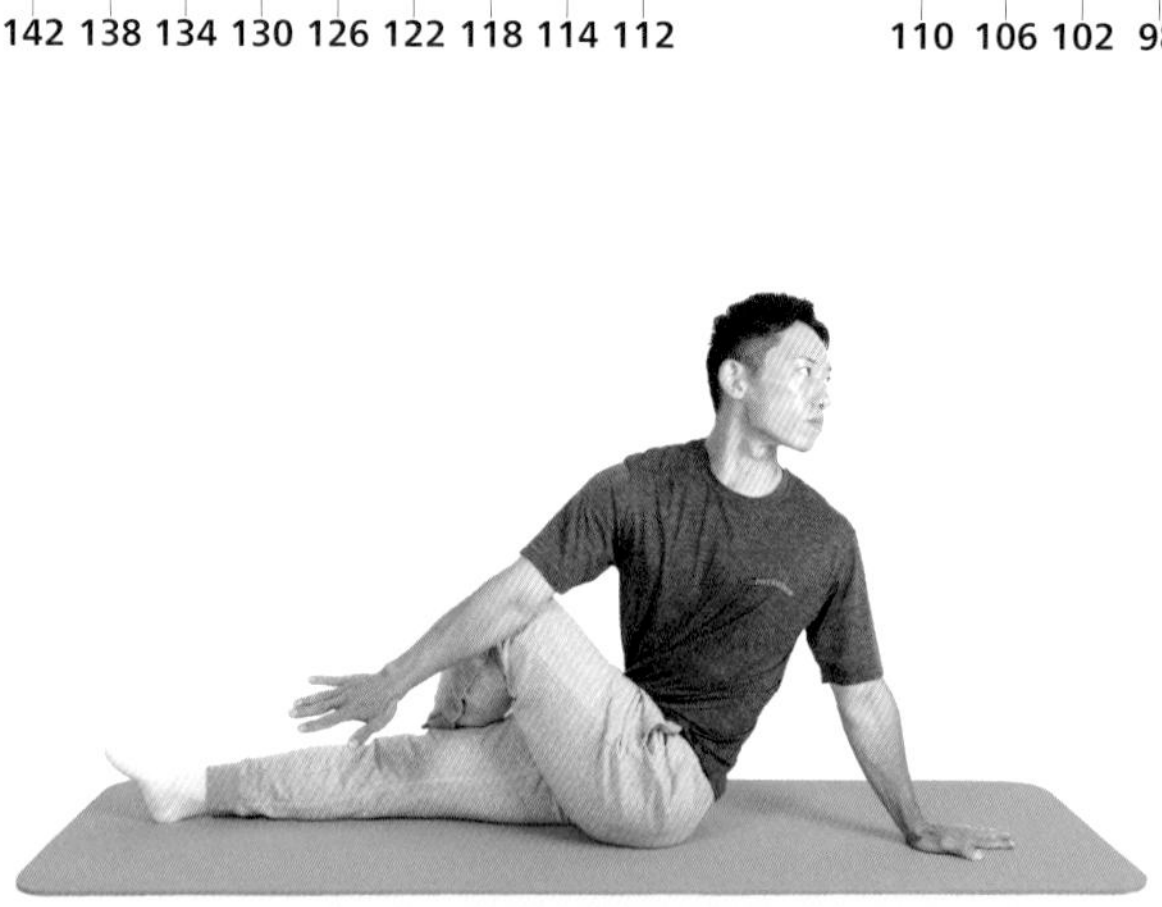

本書の見方

本書は1つの症状に対して4~5種類のストレッチを、4ページずつ紹介しています。ここでは本書の構成をお伝えします。

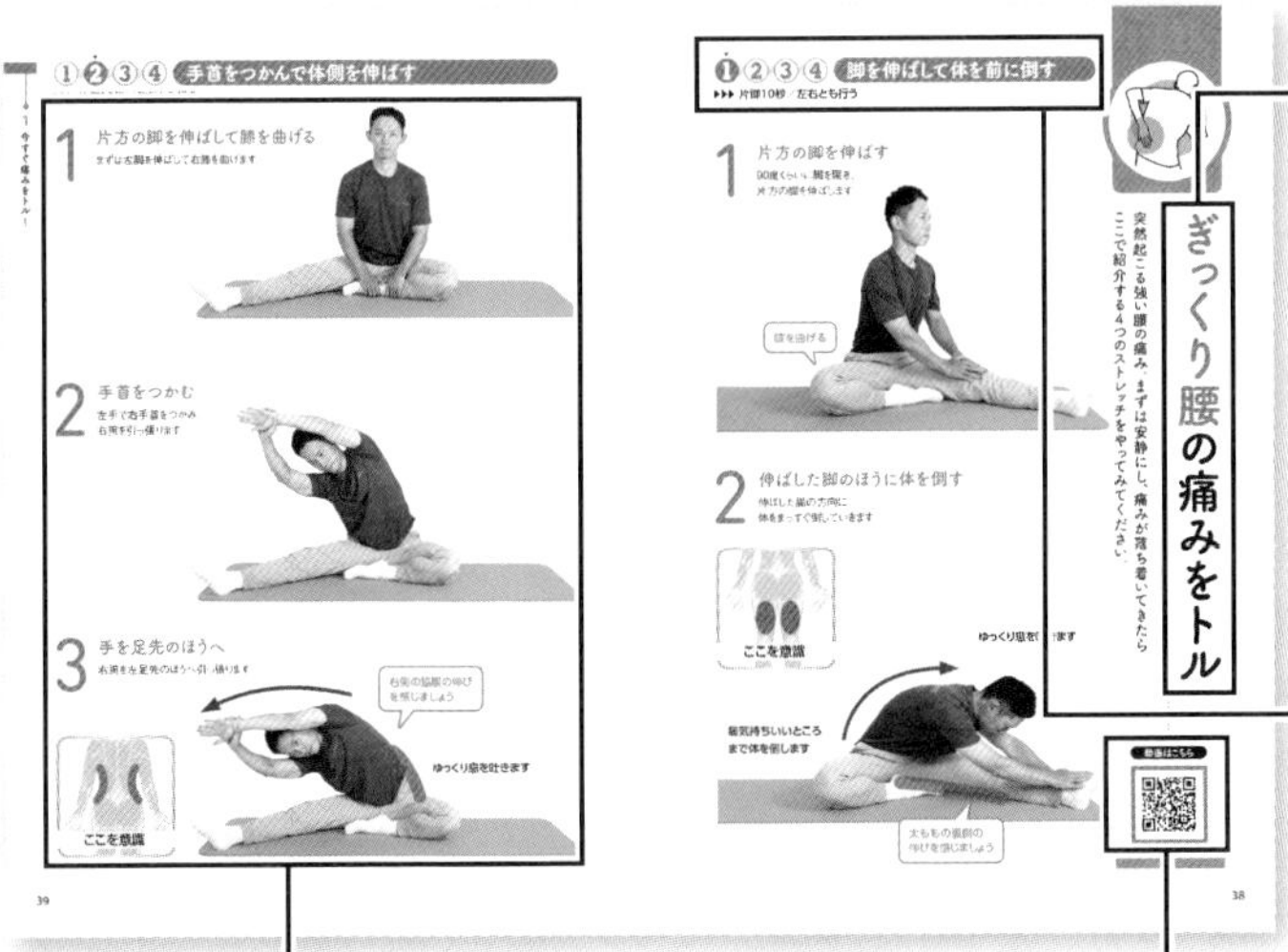

①②③④ 手首をつかんで体側を伸ばす
1 片方の脚を伸ばして膝を曲げる
2 手首をつかむ
3 手を足先のほうへ
ここを意識
ゆっくり息を吐きます
①②③④ 脚を伸ばして体を前に倒す
片側10秒／左右とも行う
1 片方の脚を伸ばす
2 伸ばした脚のほうに体を倒す
ここを意識
ぎっくり腰の痛みをトル
突然起こる強い腰の痛み。まずは安静にし、痛みが落ち着いてきたらここで紹介する4つのストレッチをやってみてください。
動画はこちら

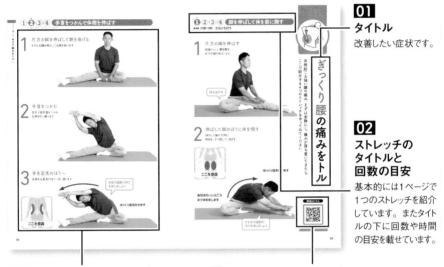

01
タイトル
改善したい症状です。

02
ストレッチのタイトルと回数の目安
基本的には1ページで1つのストレッチを紹介しています。またタイトルの下に回数や時間の目安を載せています。

04 動きの詳細
写真と対応した動きの説明です。

03 QR
このページの動画が見られます。詳しい見方は8ページをご覧ください。

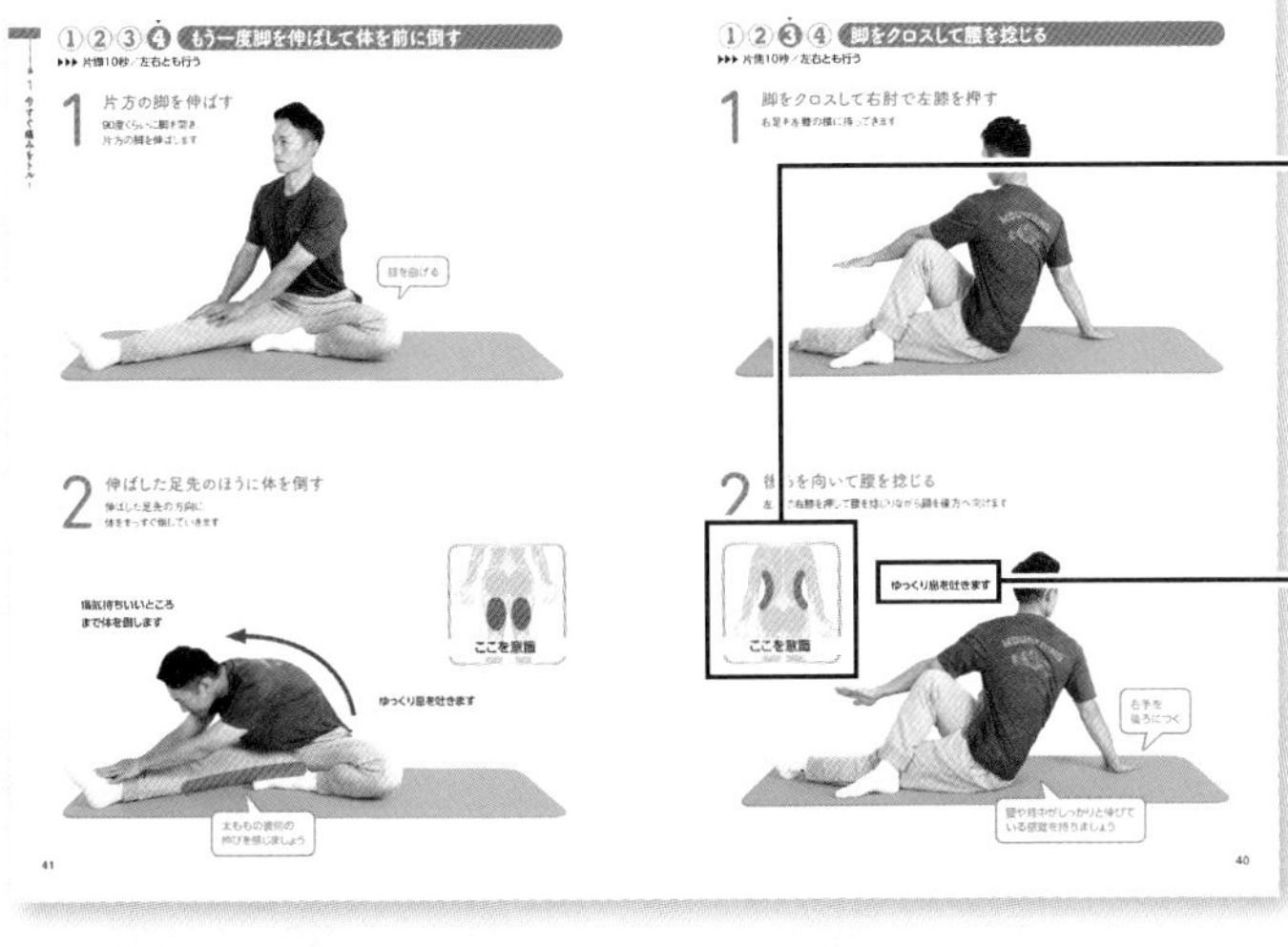

05
効く部位
このストレッチがどの部位に効くのかをイラストで示しています。

06
動きのポイント
ストレッチで特に大事な動きです。

左右の表記について
本書ではすぐにストレッチを真似てもらえるように、正面を向いているストレッチについては「見たままの画像の方向で分かりやすいように左右を反転して表記しています」。横向きのストレッチは、見たままの同じようにストレッチをしても左右が反転しないので、表記についても左右反転させていません。

動画の見方

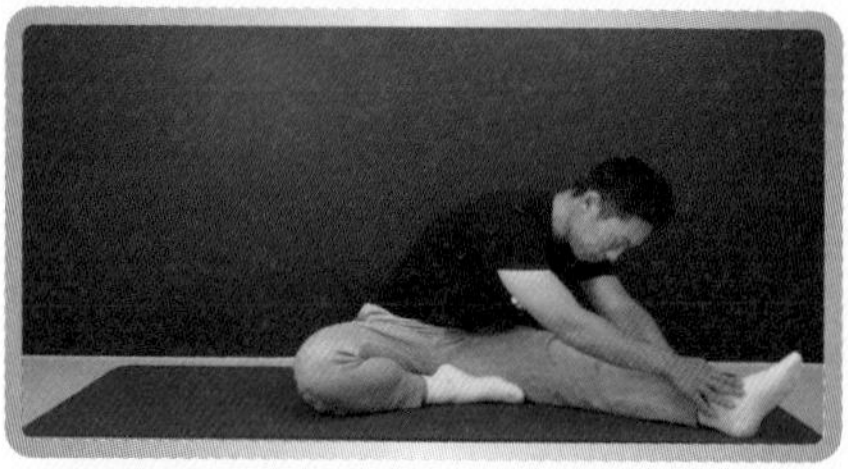

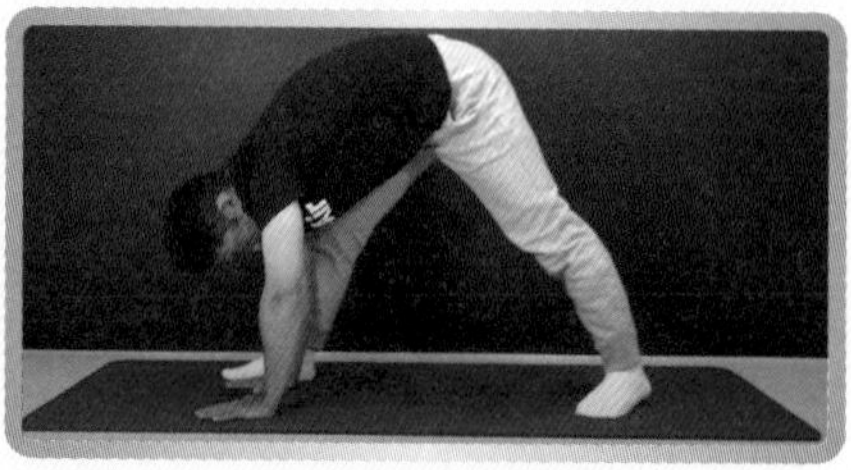

本書で紹介するすべてのストレッチは動画でご覧いただけます。それぞれのタイトルの下にあるQRコードを、スマートフォンやタブレットのカメラのバーコードリーダー機能で読み取って動画を再生してください。

STEP1 カメラを起動

STEP2 QRコードを読み取る

STEP3 示されたURLをタップ

※端末によっては再生方法が違う場合があります。

注意点
CAUTION

① 動画を観るときは別途通信料がかかります。Wi-Fi環境下で動画を観ることをおすすめします。

② 機種ごとの操作方法や設定に関してのご質問には対応しかねます。ご了承ください。

③ 動画の著作権は整体師たっかーに属します。個人ではご利用いただけますが、再配布や販売、営利目的の利用はお断りします。

10秒ストレッチ

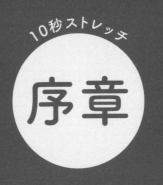

序章

すべての痛みの原因は筋肉にある

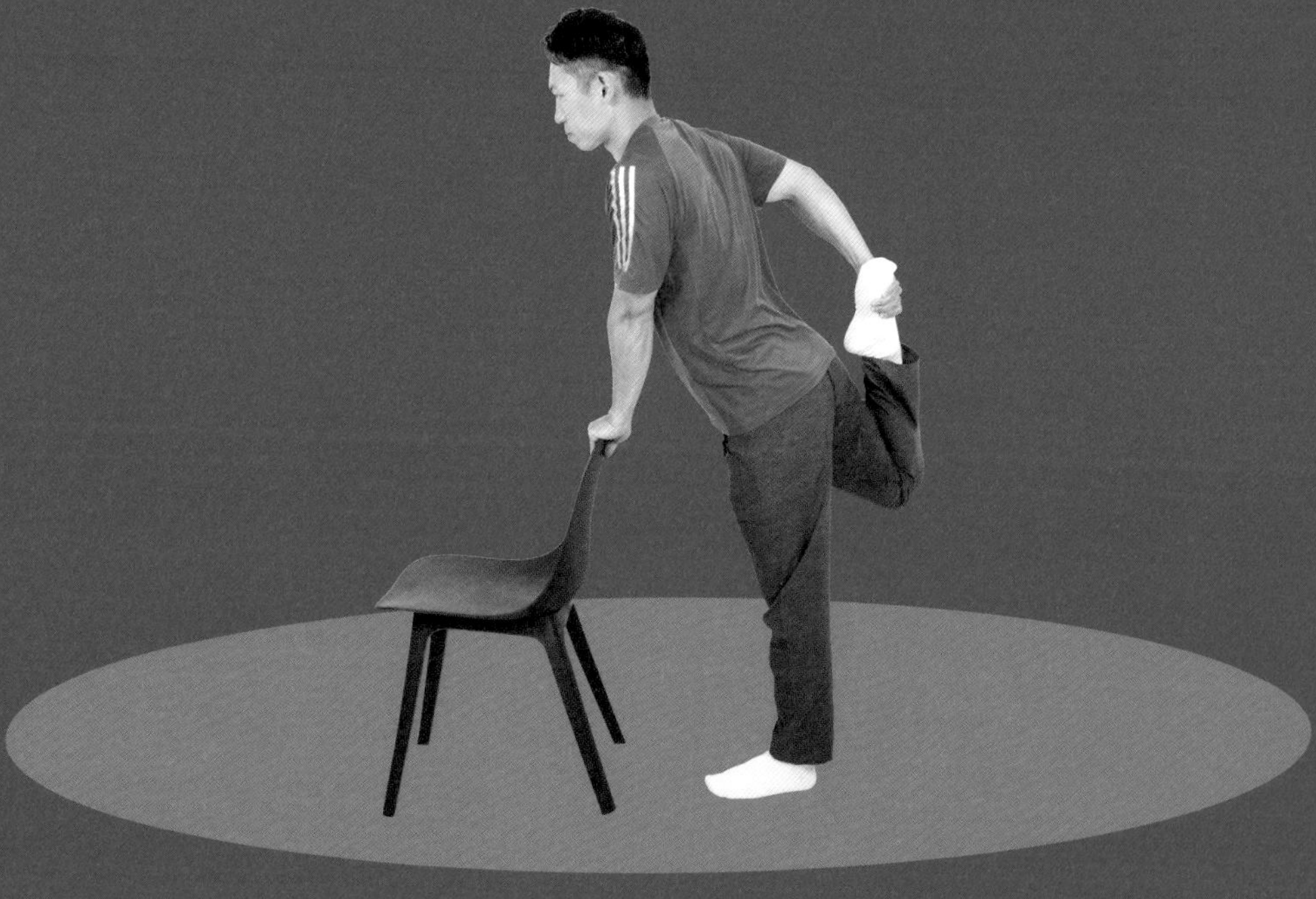

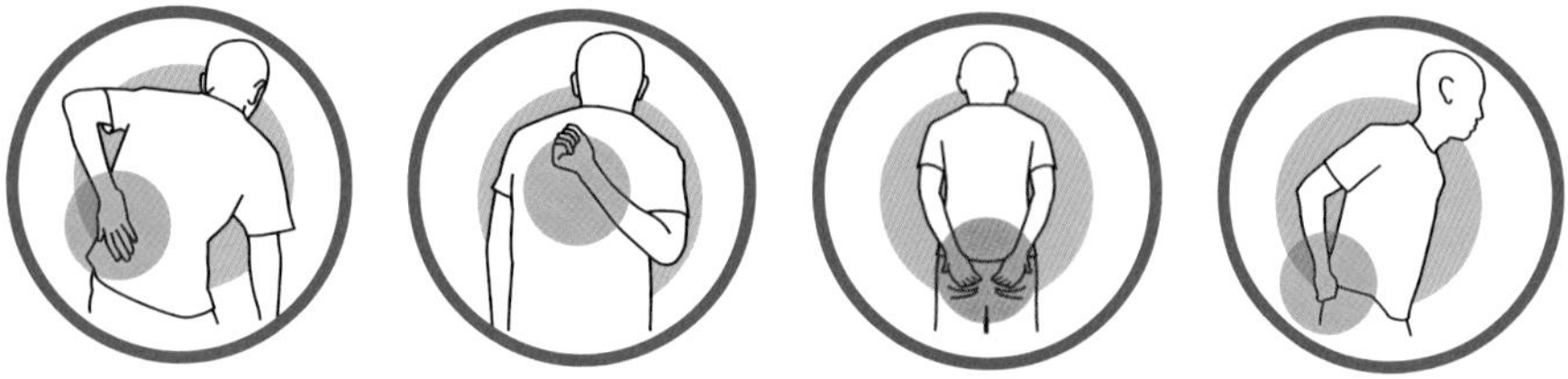

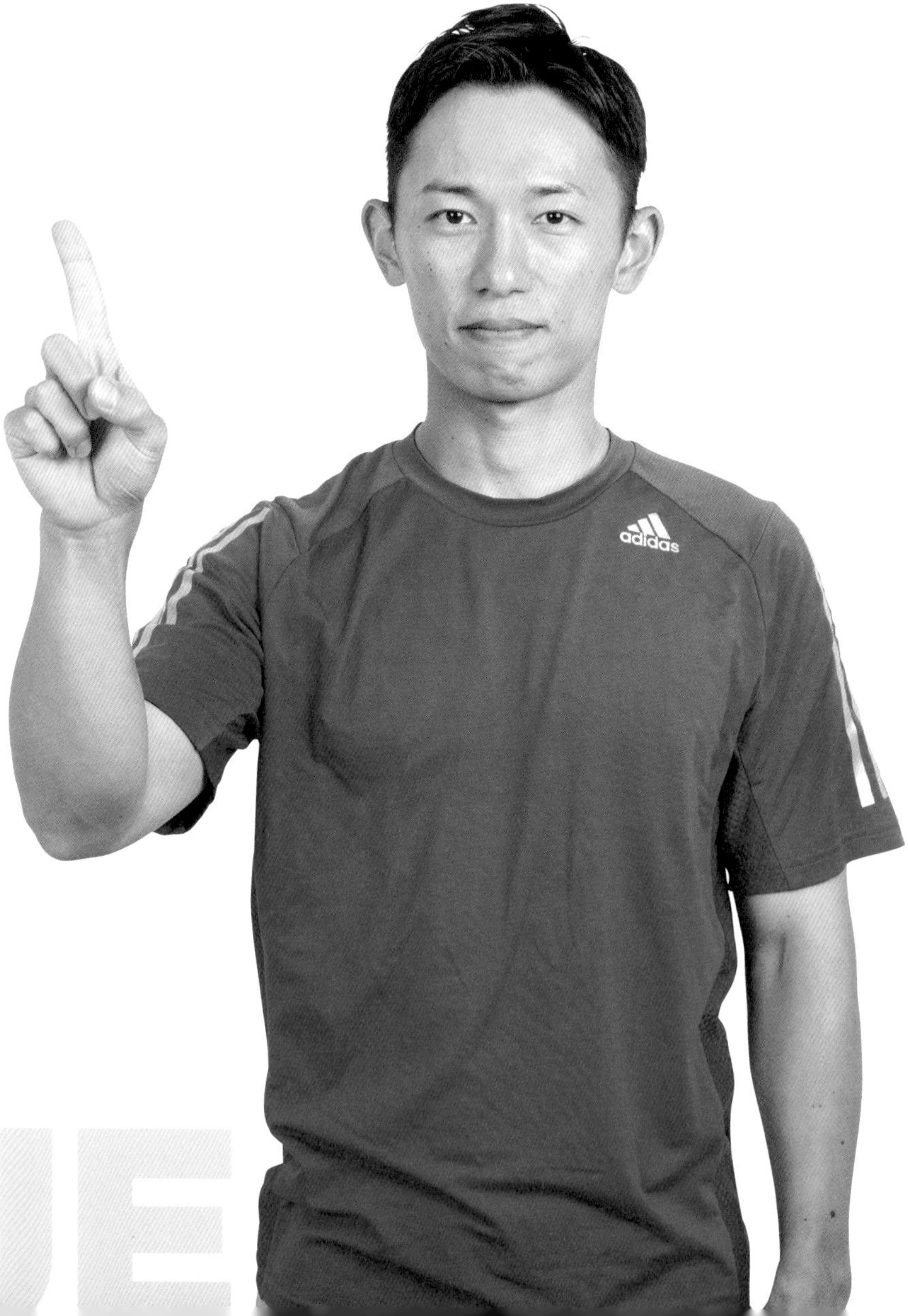

UE

「痛みは筋肉からきている」

痛みを取る治療法として、骨のずれを修正してゆがみを戻す方法があります。私の考え方は骨ではなく、筋肉がすべてのゆがみと痛みの原因になっているということ。

筋肉は、適度に緊張した状態にあると理想的です。ところが日常の動作や重心のかけ方などによって、筋肉が過度な緊張状態などになることで、体にゆがみと痛みが生じるのです。

PROLOG

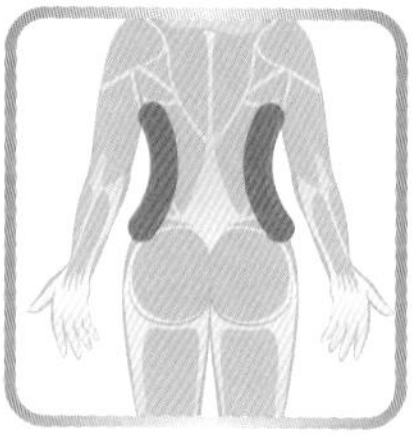
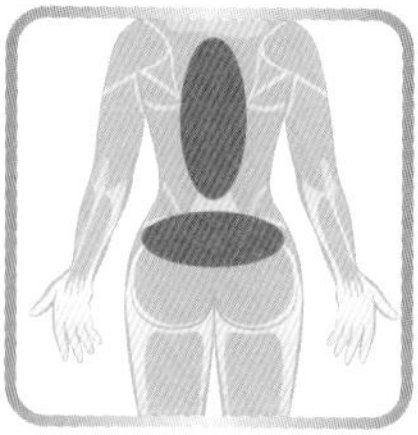
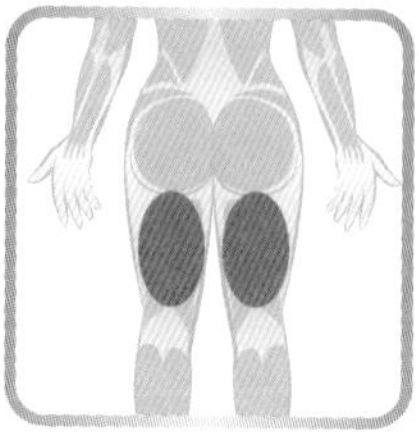
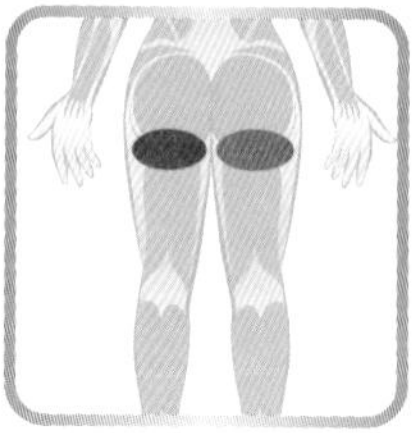

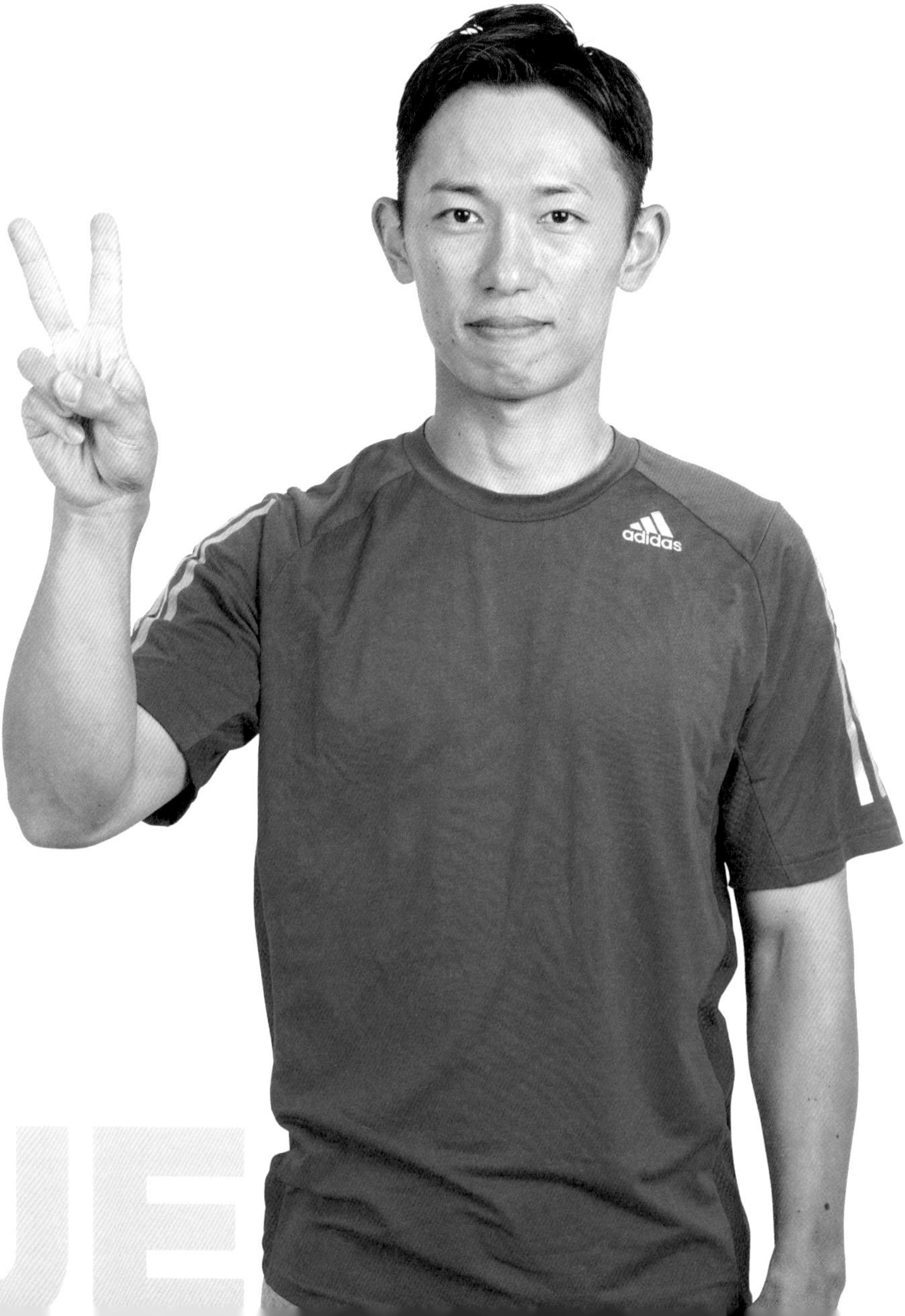

UE

「筋肉の緊張のバランスが崩れると」

筋肉は関節の両側についていて、両側の筋肉が適度に引っ張り合った状態が理想です。ところが姿勢や動作によってこのバランスが崩れると、片方の筋肉は縮まった状態になり、もう片方は強く引っ張られた状態になります。

このような状態が続くと、筋肉がちぎれかかったり、凝り固まったりして、いろいろな部位に負担をかけてしまい、痛みとなって現れます。

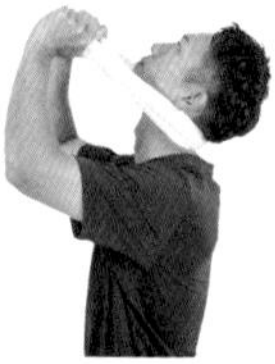

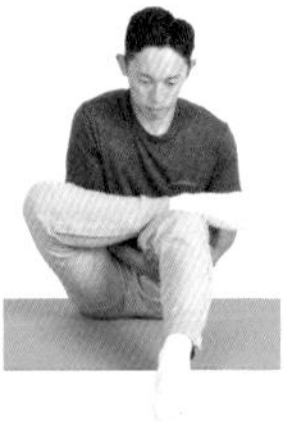

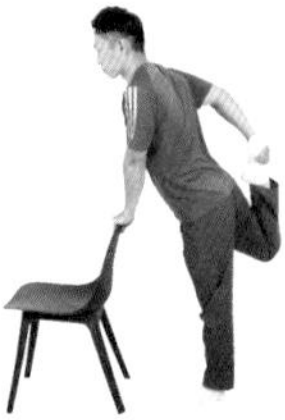

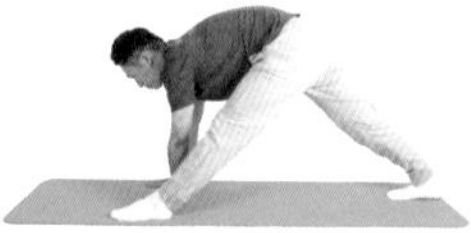

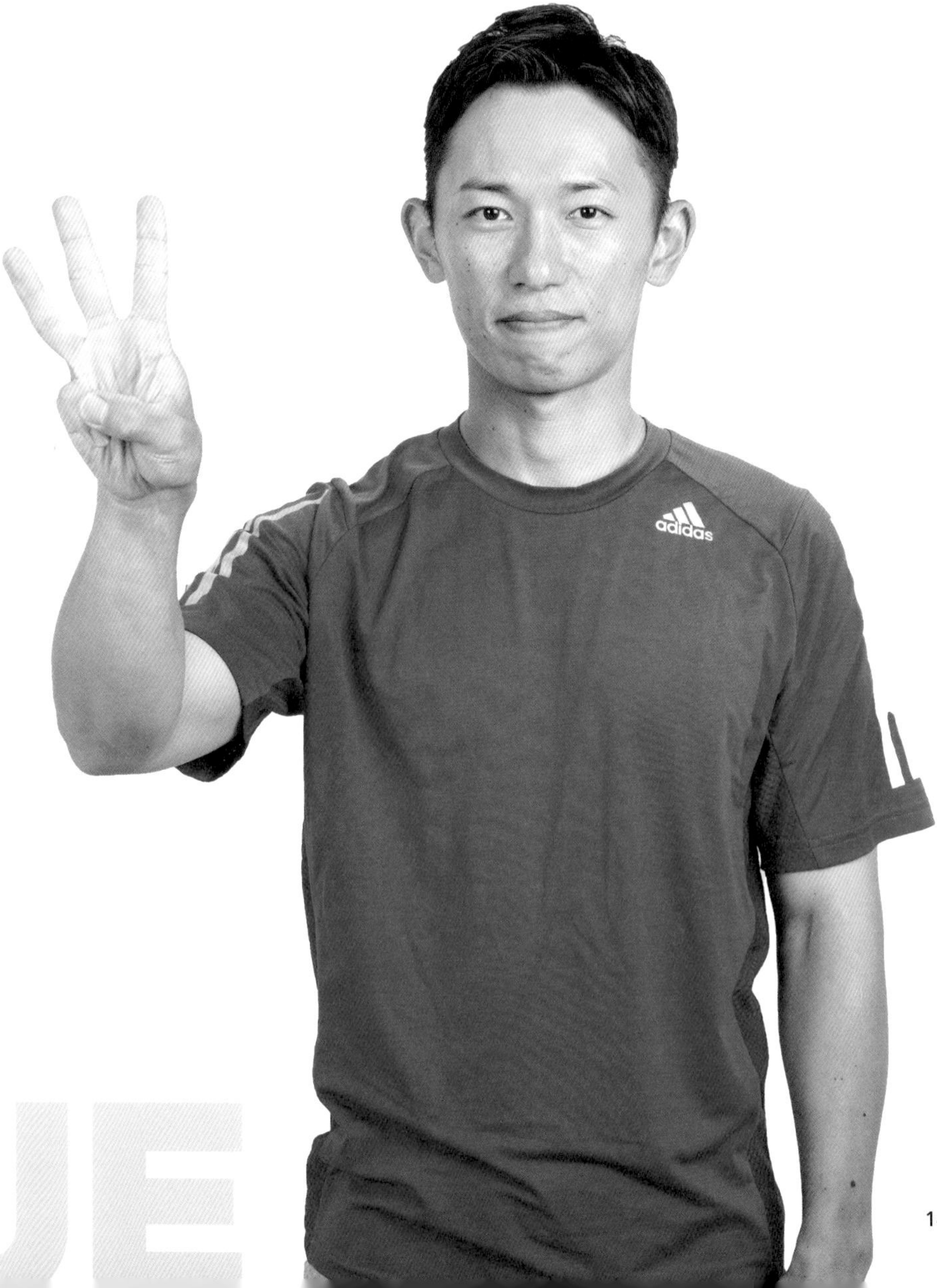

UE

だから「ストレッチが効果的」

ストレッチは「筋肉をじんわりと伸ばす」動きです。筋肉は硬くなって伸びがなくなると、骨を引っ張って関節の動きを悪くします。それによって体がゆがんだり、痛みの原因となるのです。

硬くなった筋肉を柔らかくすることで、骨を引っ張ってゆがませていた関節の位置を戻し、本来のバランスに戻してあげることがストレッチの目的になります。

ストレッチの強度の目安になるのは、皆さんそれぞれが「痛気持ちいい」と感じる強さです。弱すぎても強すぎても逆効果ですから、必ず「痛気持ちよさ」を感じながら行ってください。

厳選した25種類のストレッチを紹介

本書では25種類のストレッチを紹介しています。腰痛の原因となる部位とその部位によく効くストレッチは、ある程度決まってきます（メインのストレッチ）。そして痛む部位によって、その部位に効くサブ的なストレッチがあります。

本書は「誰でも」「簡単に」「今すぐ」「楽になる」ことが目的ですので、無意味に種類を増やすのではなく、「本当に効く」ストレッチだけを厳選しています。

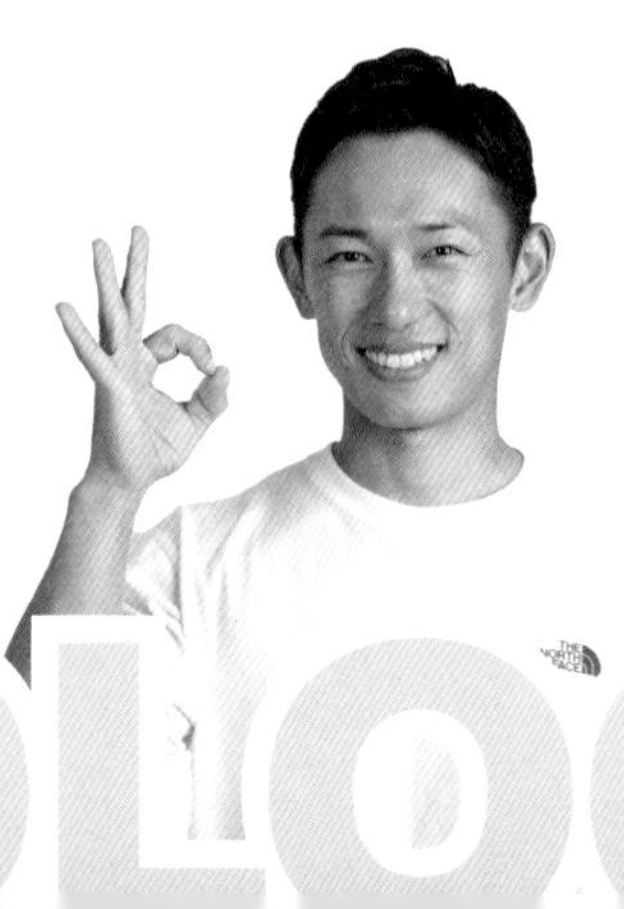

10秒ストレッチ

PART 1

今すぐ痛みをトル！

「腰の痛みを今すぐに取りたい！」。痛む部位や症状ごとに、すぐに痛みを解消するストレッチを紹介します。

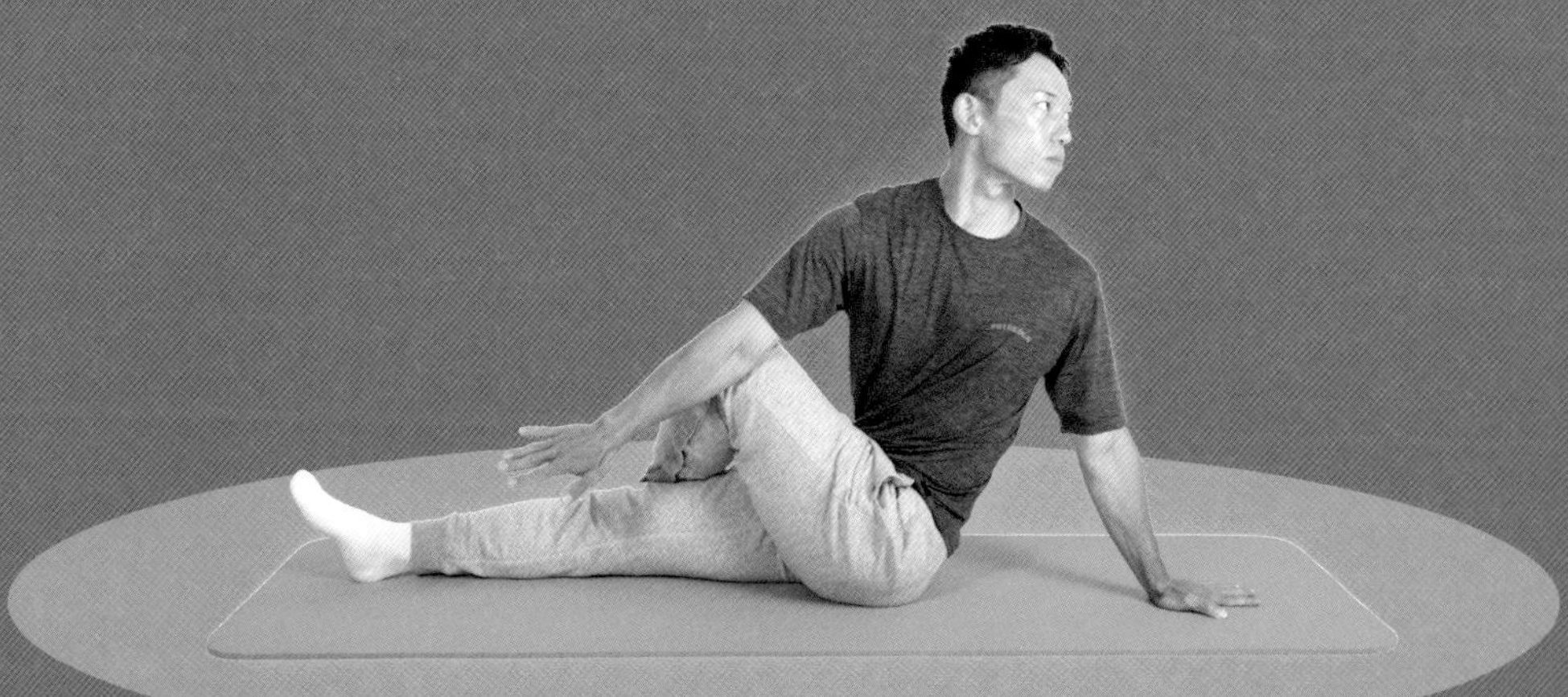

左右の表記について

本書ではすぐにストレッチを真似てもらえるように、正面を向いているストレッチについては「見たままの画像の方向で分かりやすいように左右を反転して表記しています」。横向きのストレッチは、見たままの同じようにストレッチをしても左右が反転しないので、表記についても左右反転させていません。

腰回りの痛みをトル

「腰が痛い！」。腰回りの痛みが今すぐ楽になる4つのストレッチを紹介します。

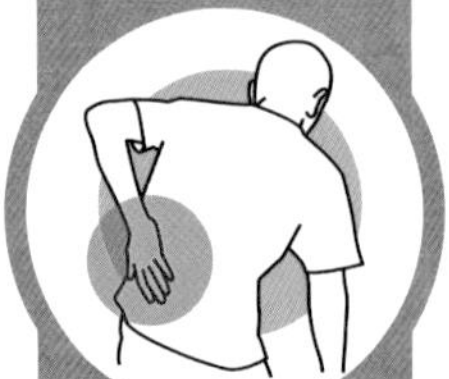

動画はこちら

❶②③④ 脚を伸ばして体を前に倒す

▶▶▶ 片脚10秒／左右とも行う

1 片方の脚を伸ばす

90度くらいに脚を開き、
片方の脚を伸ばします

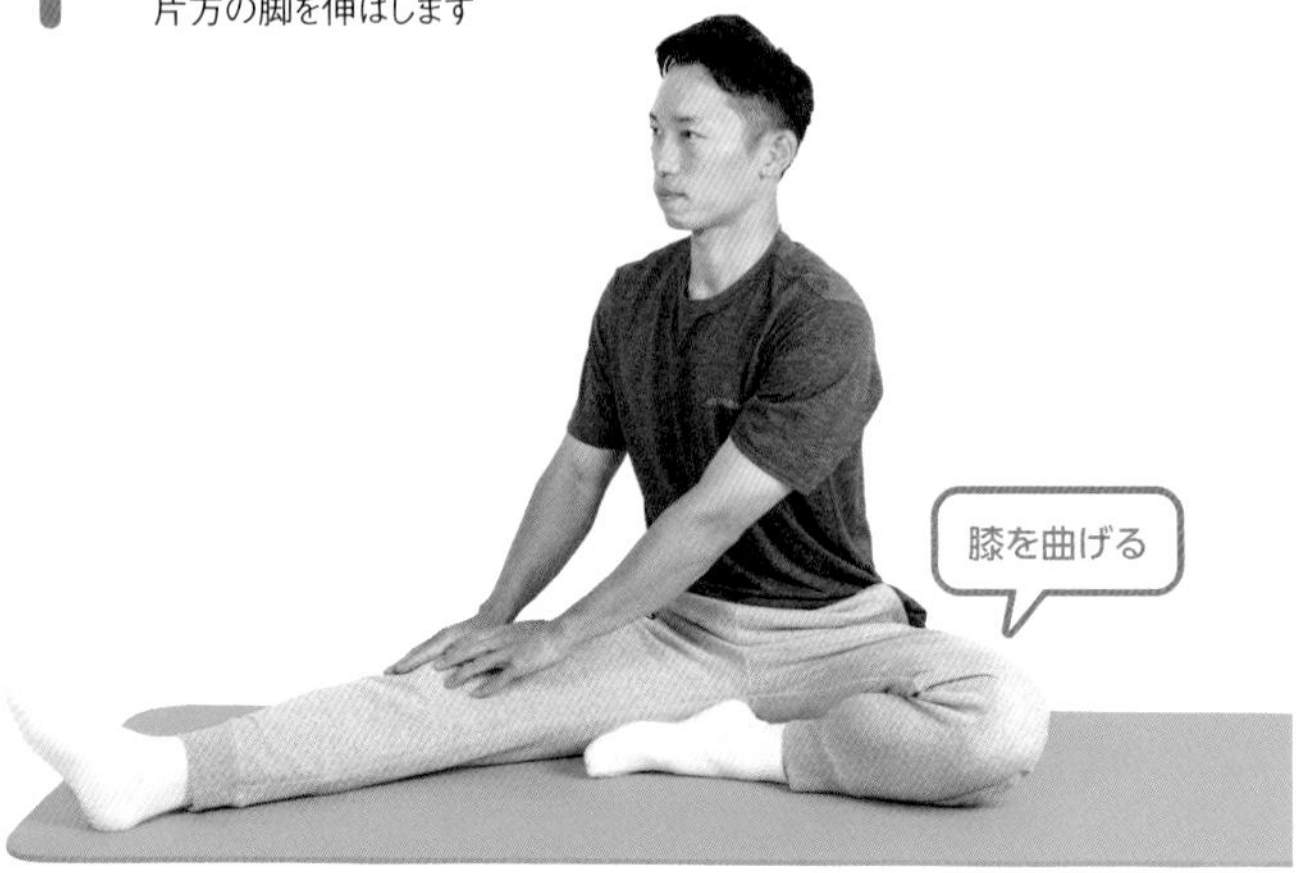
膝を曲げる

2 伸ばした足先のほうに体を倒す

伸ばした足先の方向に
体をまっすぐ倒していきます

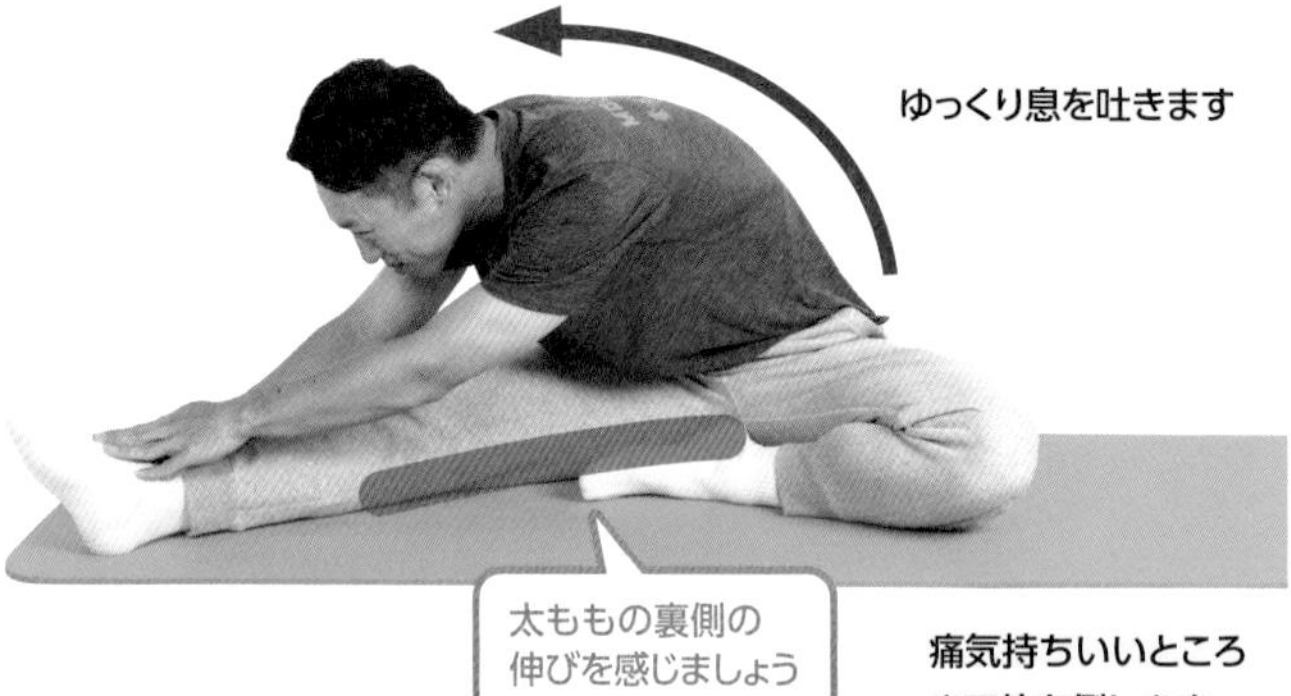
ゆっくり息を吐きます
太ももの裏側の
伸びを感じましょう

痛気持ちいいところ
まで体を倒します

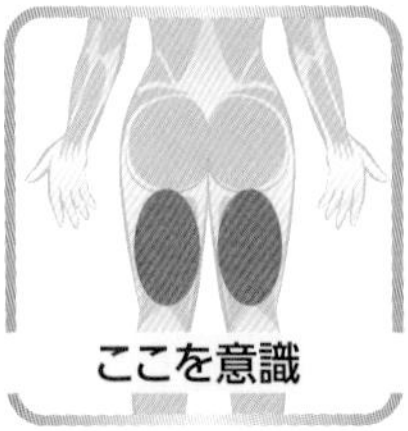
ここを意識

①②③④ 脚を組んで膝を抱える

▶▶▶ 片側10秒／左右とも行う

1 膝を曲げて脚を深く組む

まずは左脚が上になるように
脚を組みます

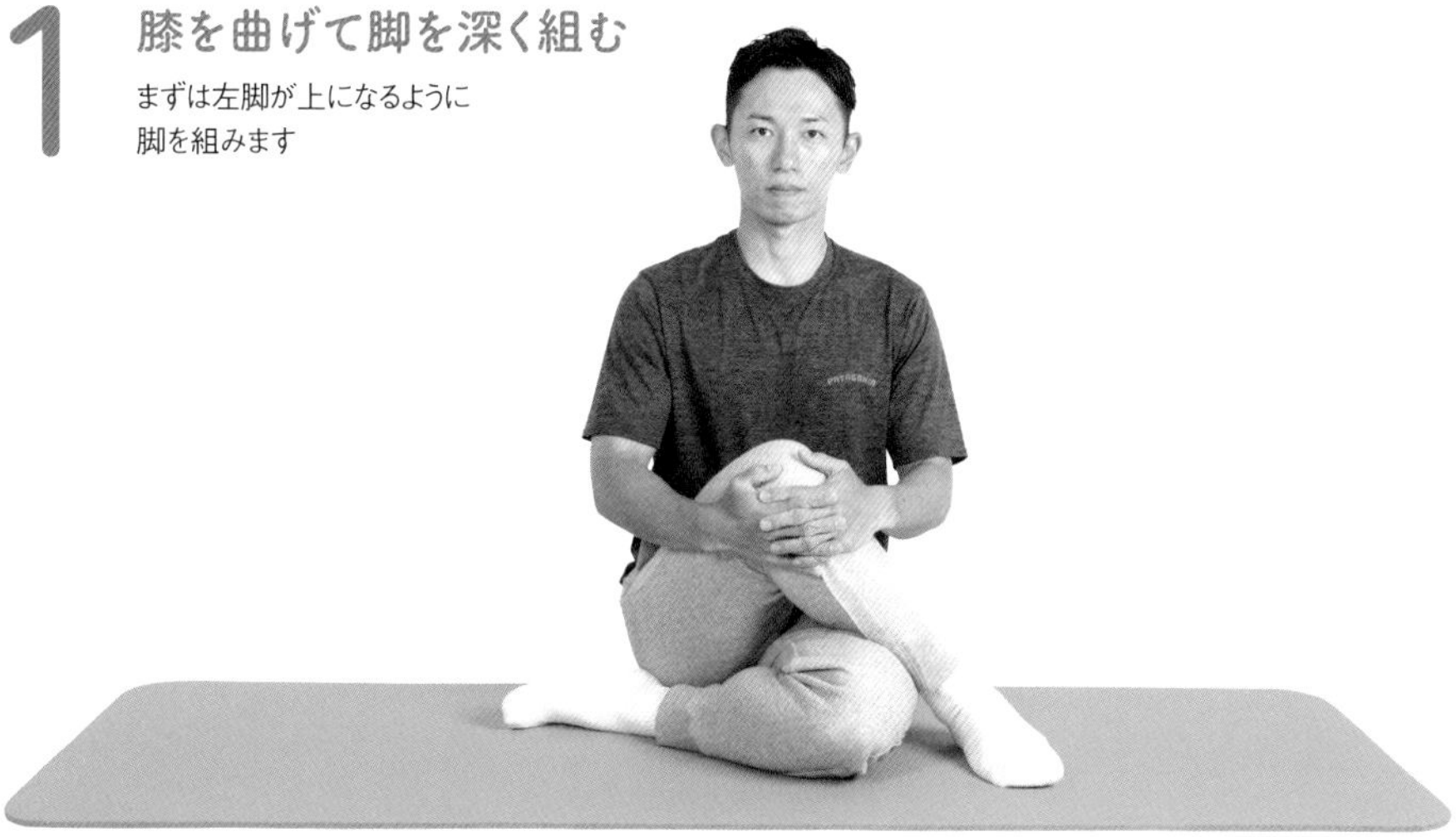

2 背中を伸ばして胸と膝を近づける

背筋を伸ばして両手で膝をつかみ、
胸と膝を近づけると、左のお尻の筋肉が伸びます

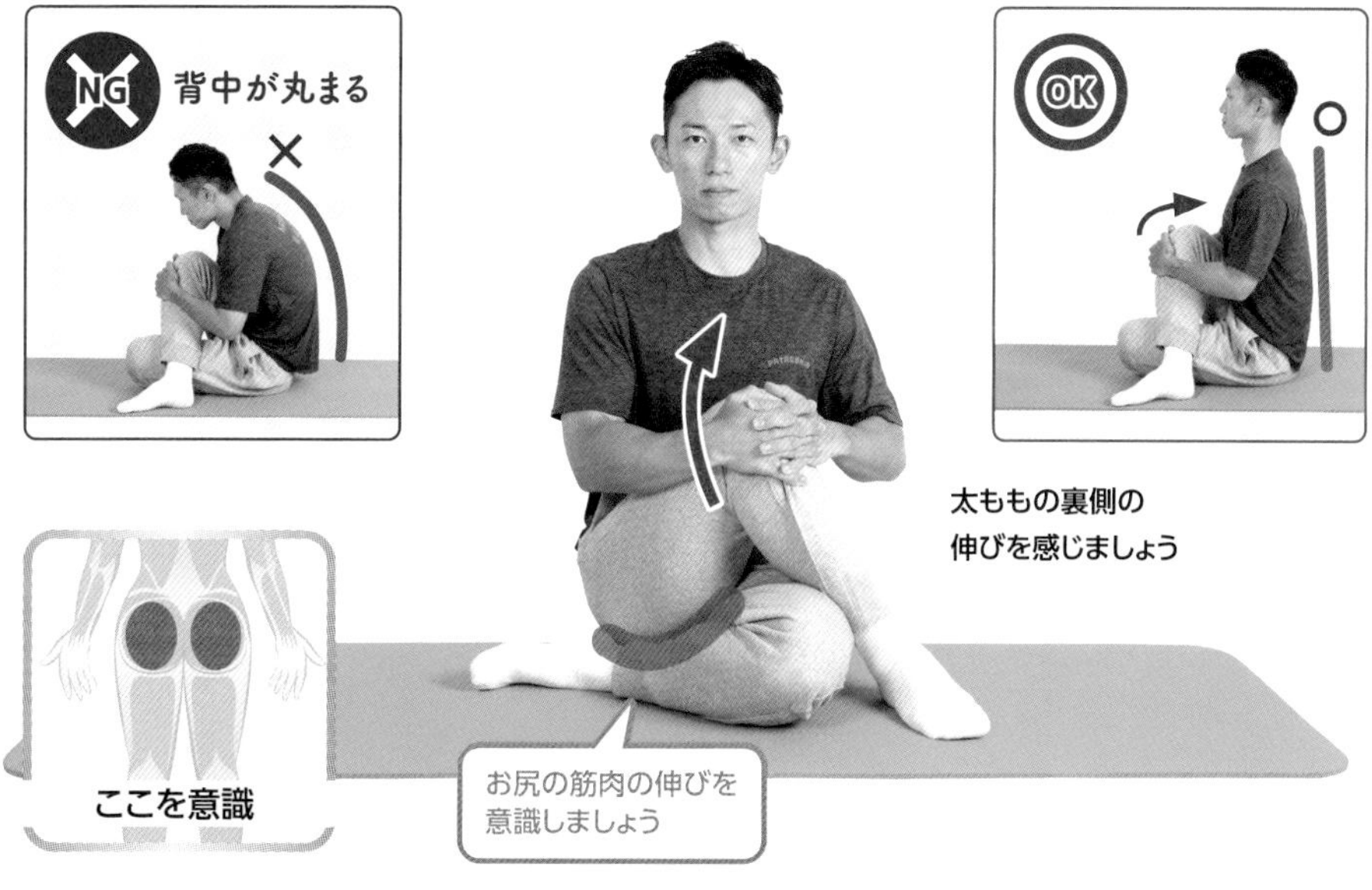
NG 背中が丸まる
×
OK
○
太ももの裏側の
伸びを感じましょう
ここを意識
お尻の筋肉の伸びを
意識しましょう

①②③④ 手首をつかんで体側を伸ばす

▶▶▶ 片側10秒／左右とも行う

1 片方の脚を伸ばして膝を曲げる

まずは左脚を伸ばして右膝を曲げます

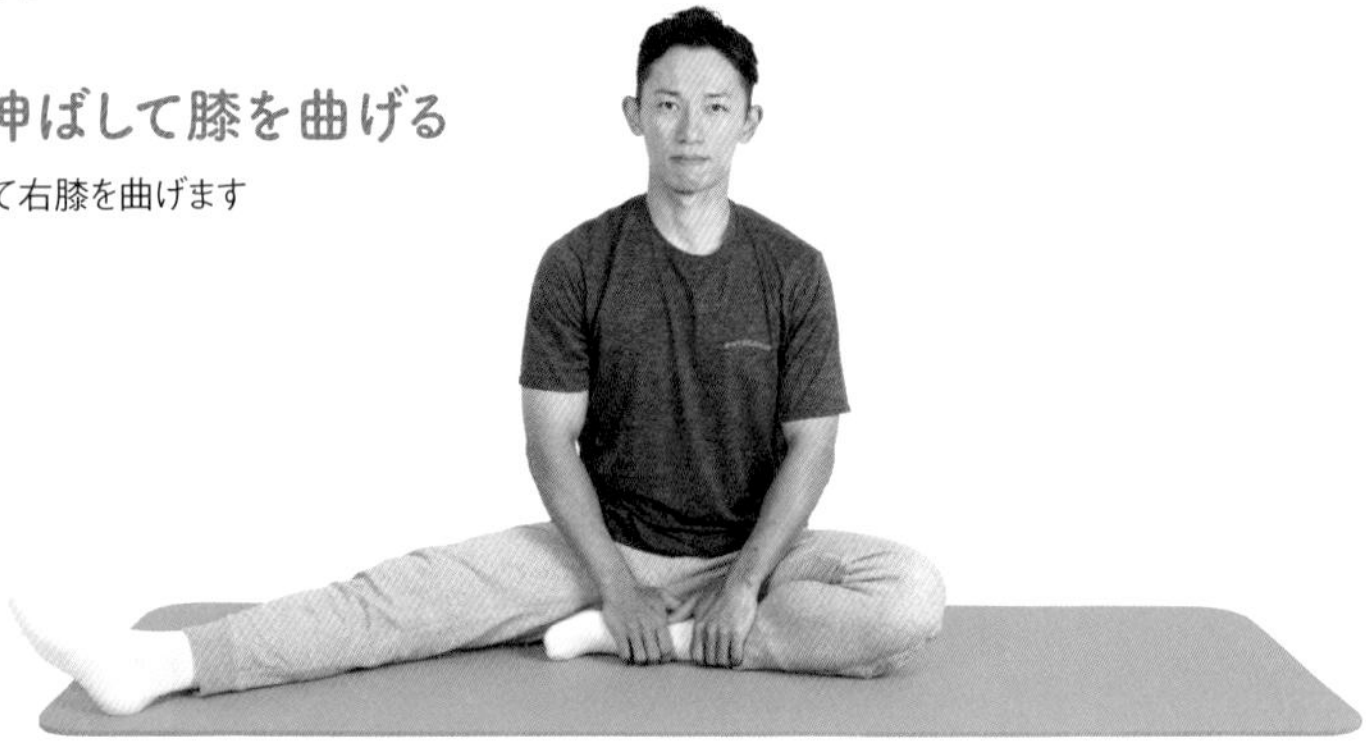

2 手首をつかむ

左手で右手首をつかみ、
右腕を引っ張ります

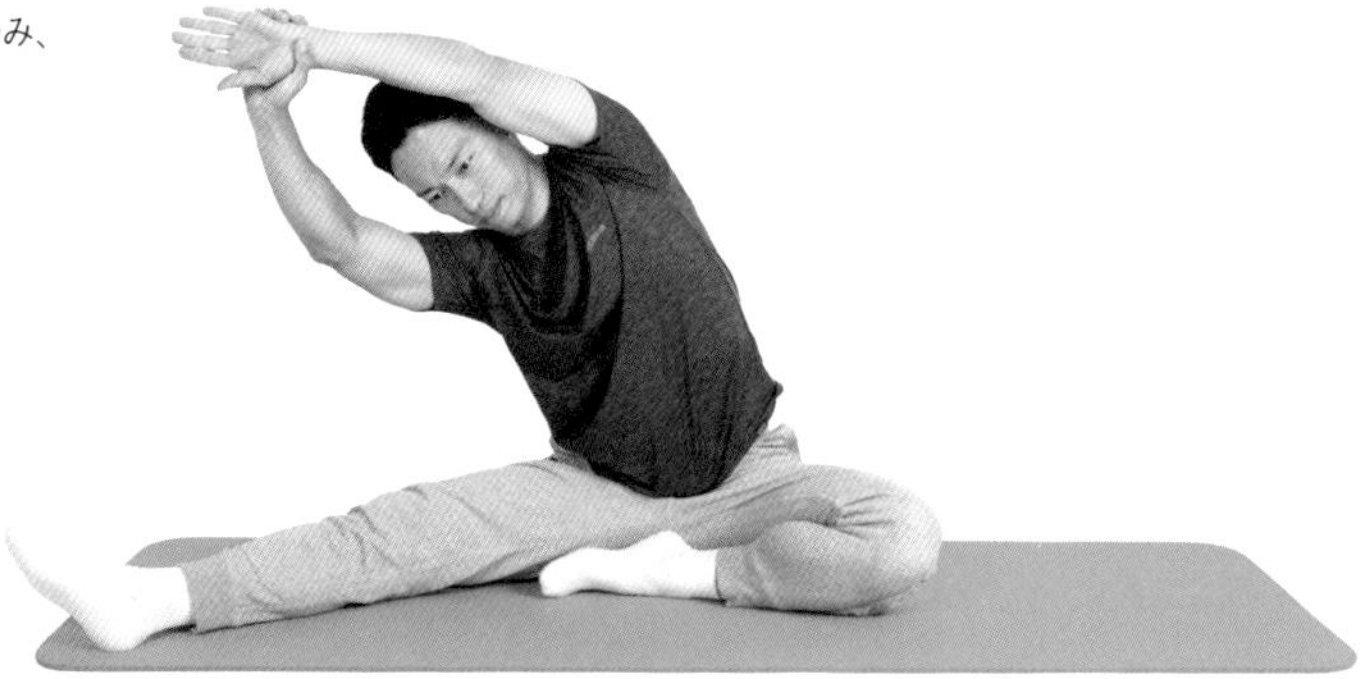

3 手を足先のほうへ

右腕を左足先のほうへ引っ張ります

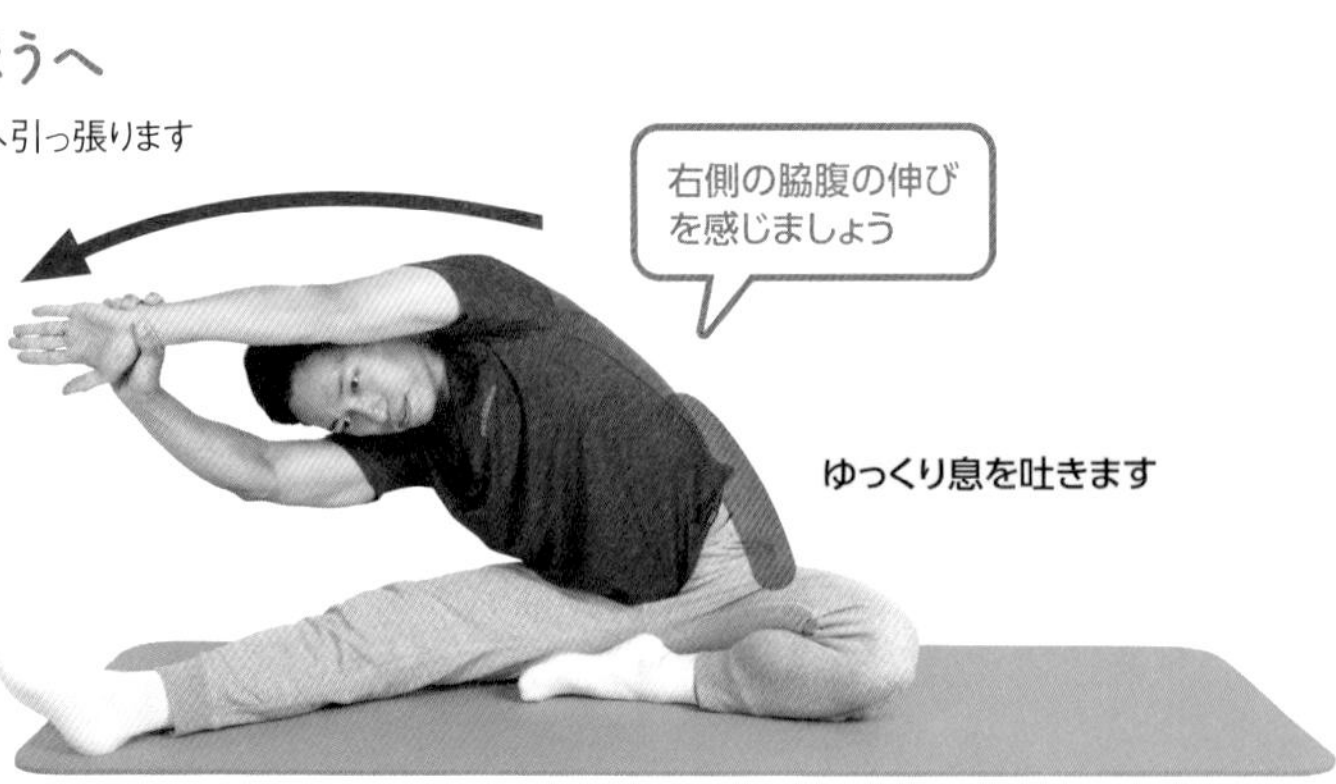
右側の脇腹の伸びを感じましょう
ゆっくり息を吐きます

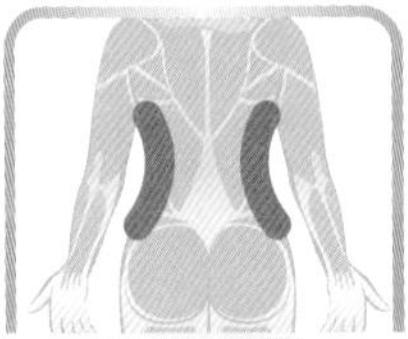
ここを意識

①②③❹ 前後に脚を開いて太ももの裏側を伸ばす

▶▶▶ 片脚10秒／左右とも行う

1 腕立て伏せの姿勢をとる

腕立て伏せの姿勢をとり、
肩幅程度に手を開きます

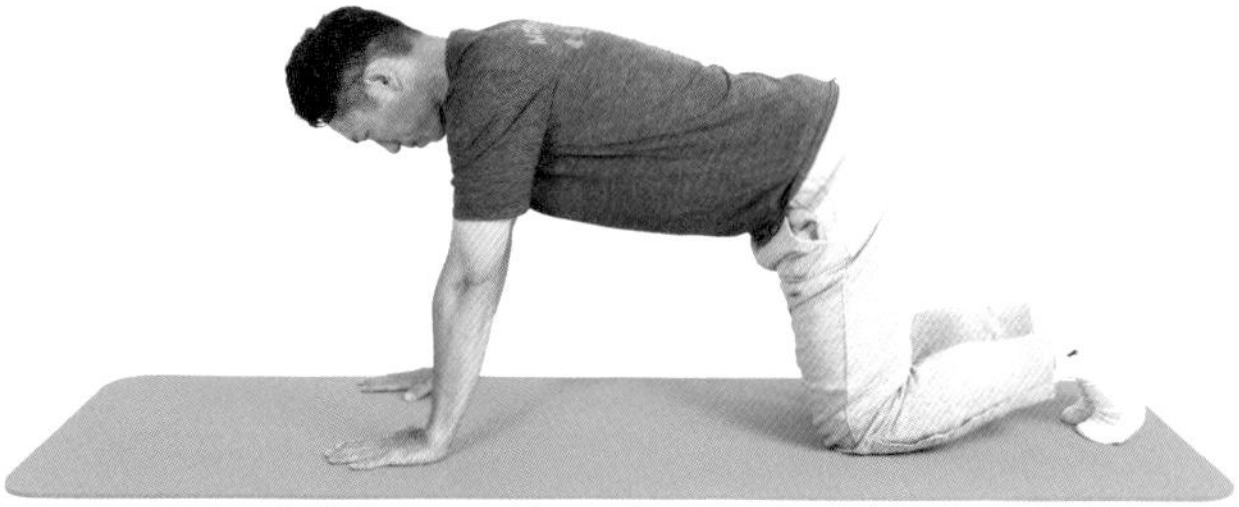

2 左手の横に左脚を持ってくる

左手の真横あたりに左足の
土踏まずあたりがくるようにします

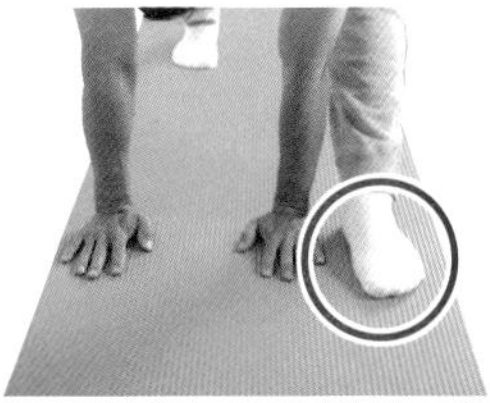

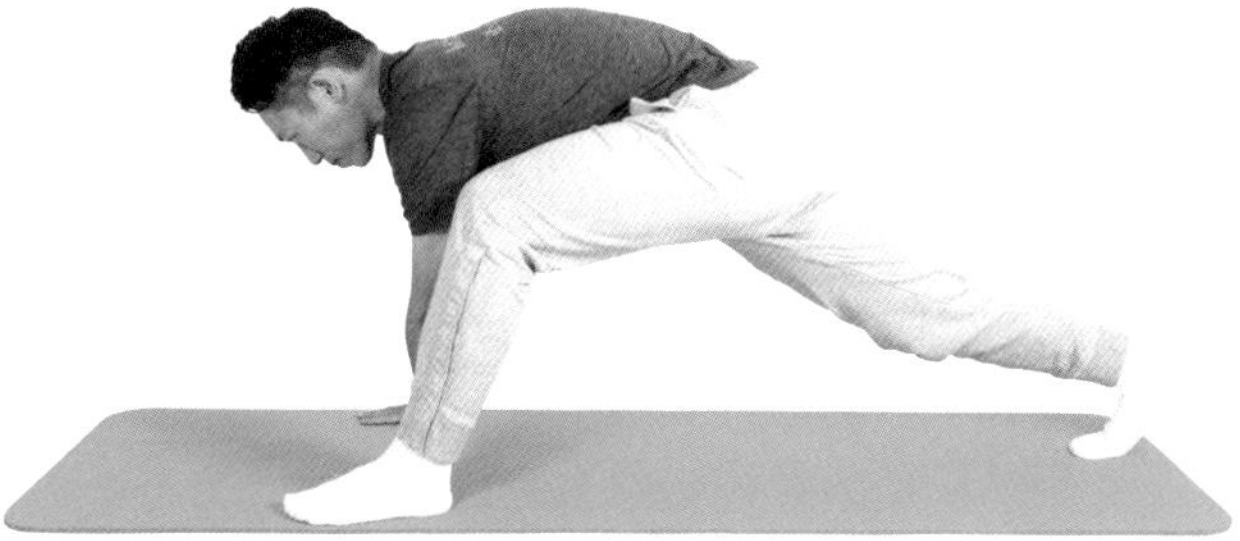

3 左脚の膝を伸ばす

お尻を斜め後ろに上げながら左脚の膝を伸ばします

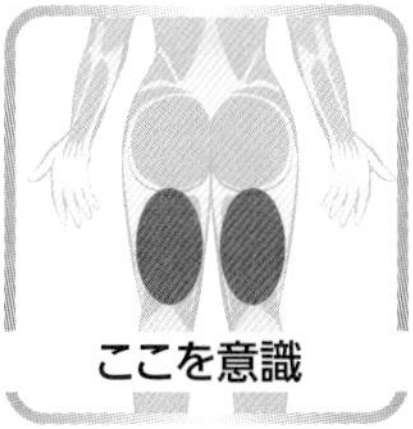
ここを意識

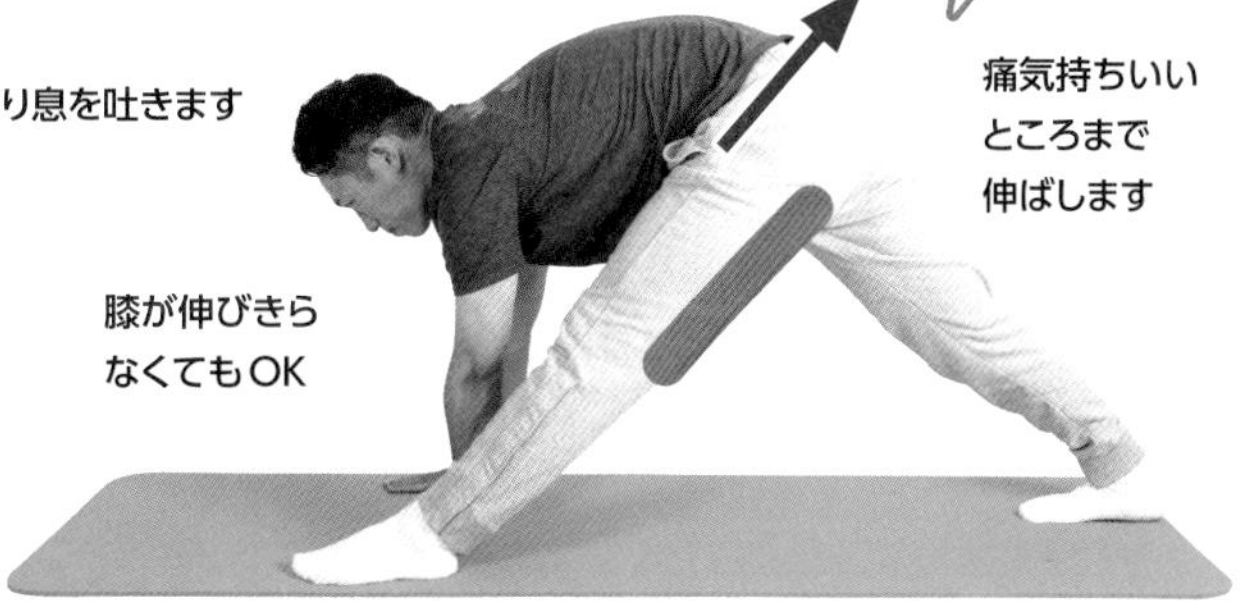
お尻の後ろ方向に
伸びていくイメージ
ゆっくり息を吐きます
痛気持ちいい
ところまで
伸ばします
膝が伸びきら
なくてもOK

背中の痛みをトル

背中の痛みは、腰回りの筋肉が原因の場合が多くあります。背中の痛みに効く4つのストレッチを紹介します。

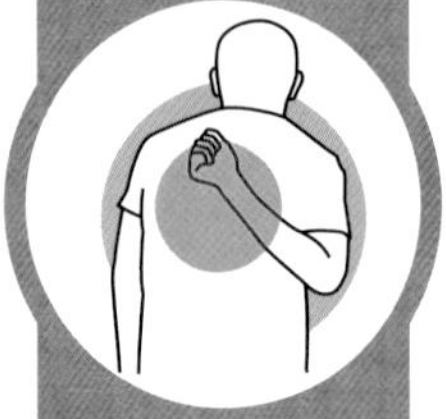

❶②③④ 脚をクロスして腰を捻じる

▶▶▶ 片側10秒／左右とも行う

1 脚をクロスして左肘で右膝を押す

左足を右膝の横に持ってきます。
右手を伸ばして右肘で左膝を押します

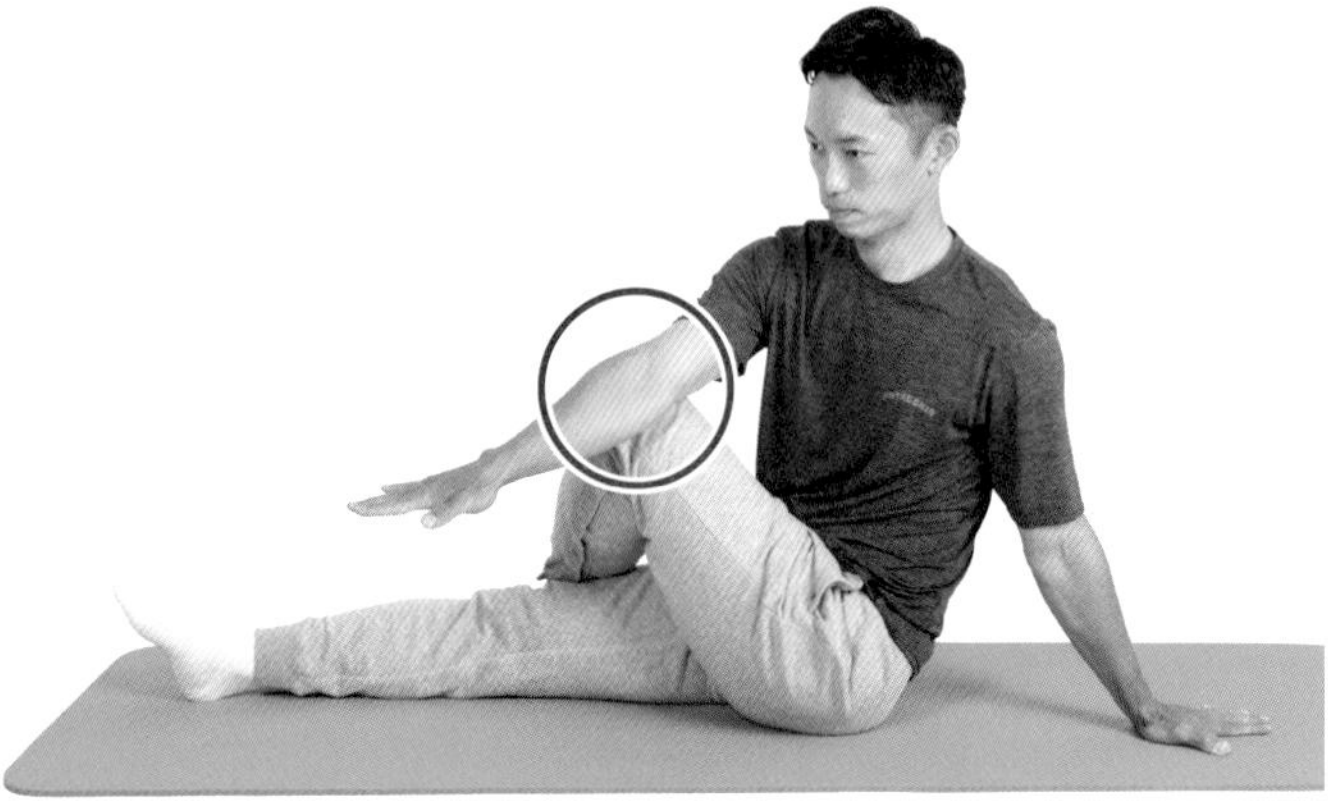

2 後ろを向いて腰を捻じる

右肘で左膝を押しながら顔を後方へ向けます

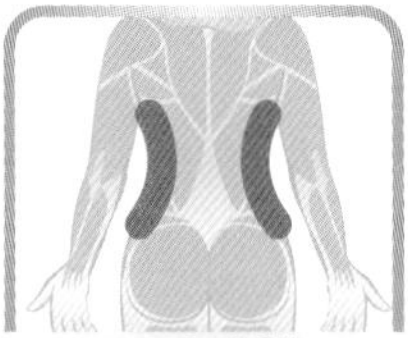

腰や背中がしっかりと伸びている感覚を持ちましょう

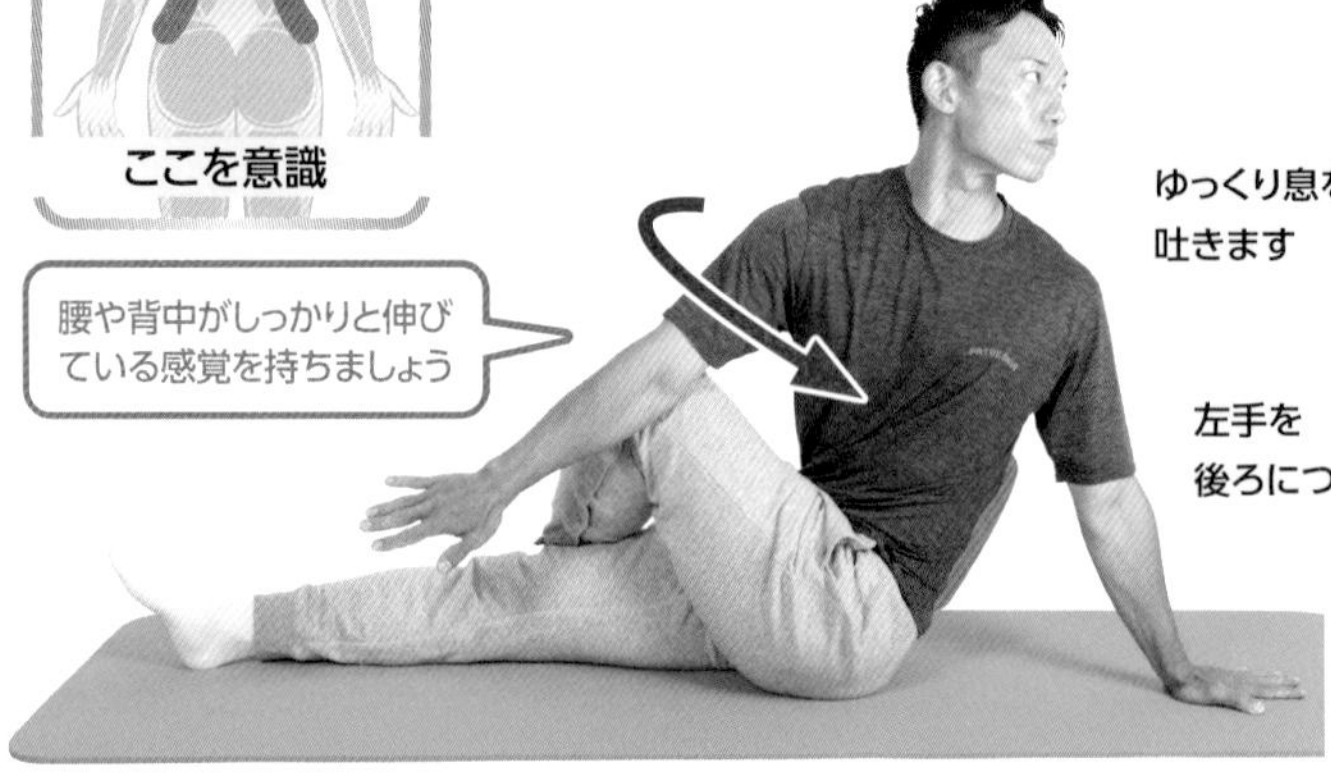

ゆっくり息を吐きます

左手を後ろにつく

動画はこちら

①②③④ 脚を伸ばして体を前に倒す

▶▶▶ 片脚10秒／左右とも行う

1 片方の脚を伸ばす

90度くらいに脚を開き、片方の脚を伸ばします

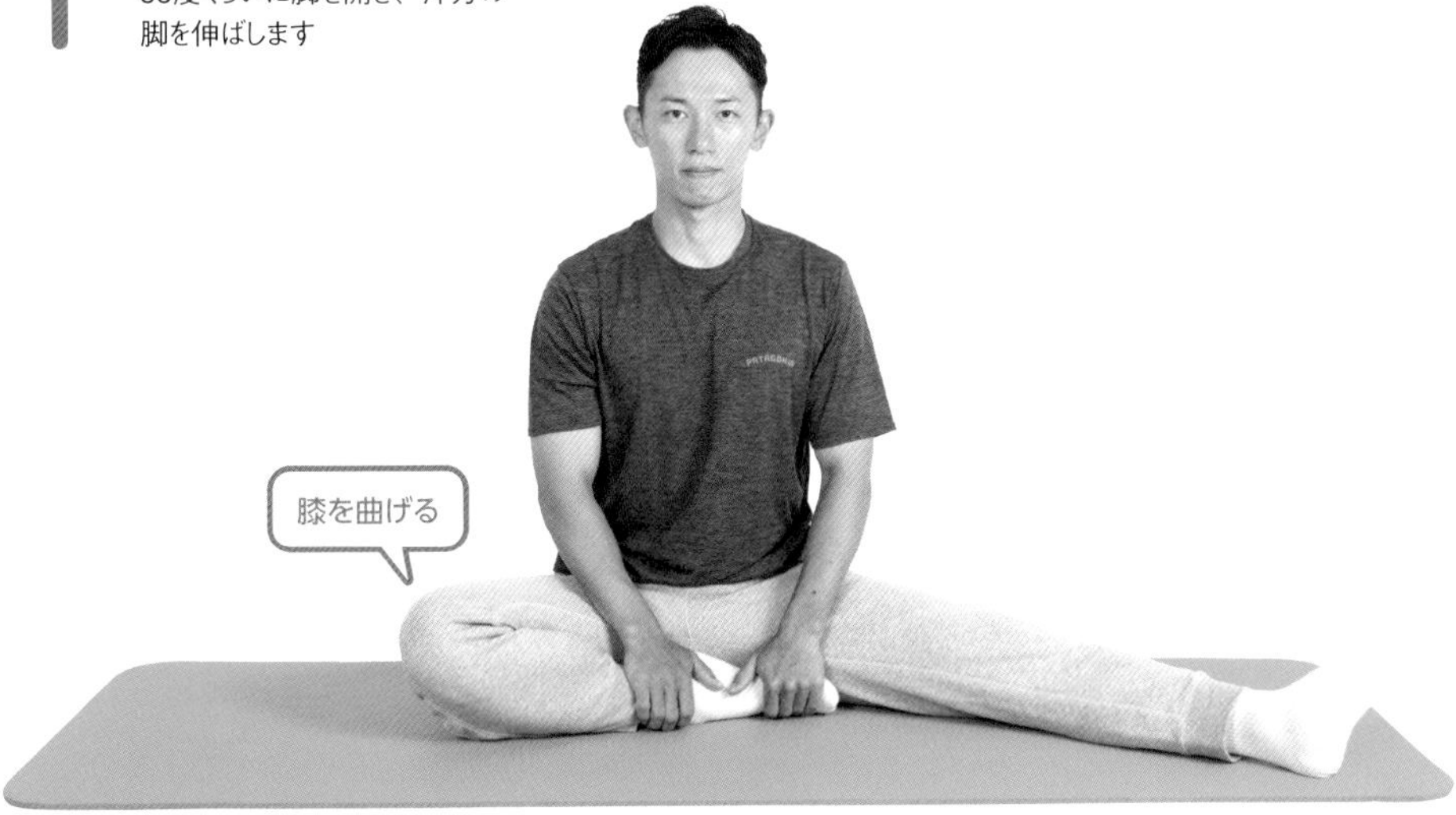
膝を曲げる

2 伸ばした足先のほうに体を倒す

伸ばした足先のほうに体を倒します

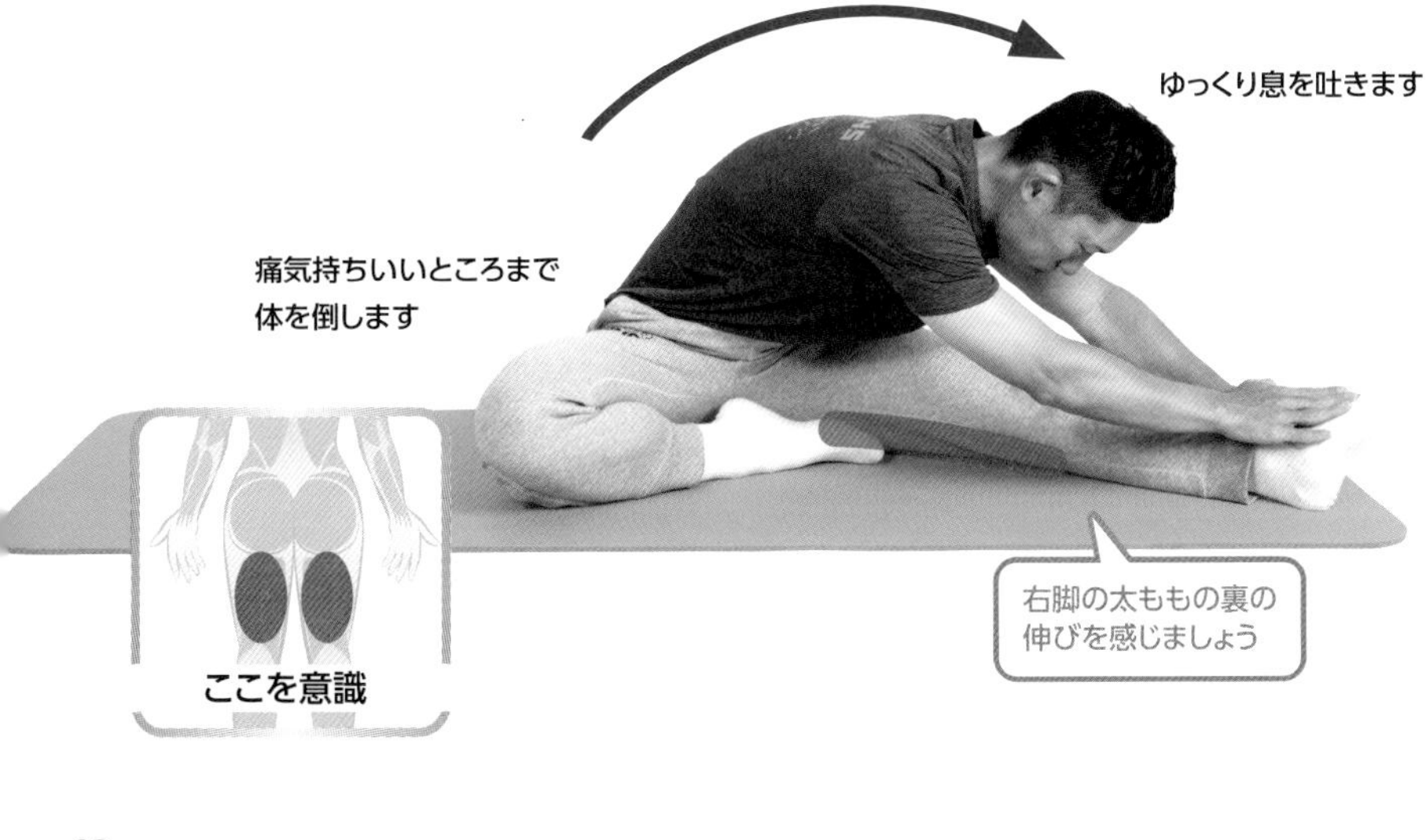
ゆっくり息を吐きます
痛気持ちいいところまで
体を倒します
ここを意識
右脚の太ももの裏の
伸びを感じましょう

①②③④

手首をつかんで体側を伸ばす

▶▶▶ 片側10秒／左右とも行う

1 片方の脚を伸ばして膝を曲げる

まずは右脚を伸ばして左膝を曲げます

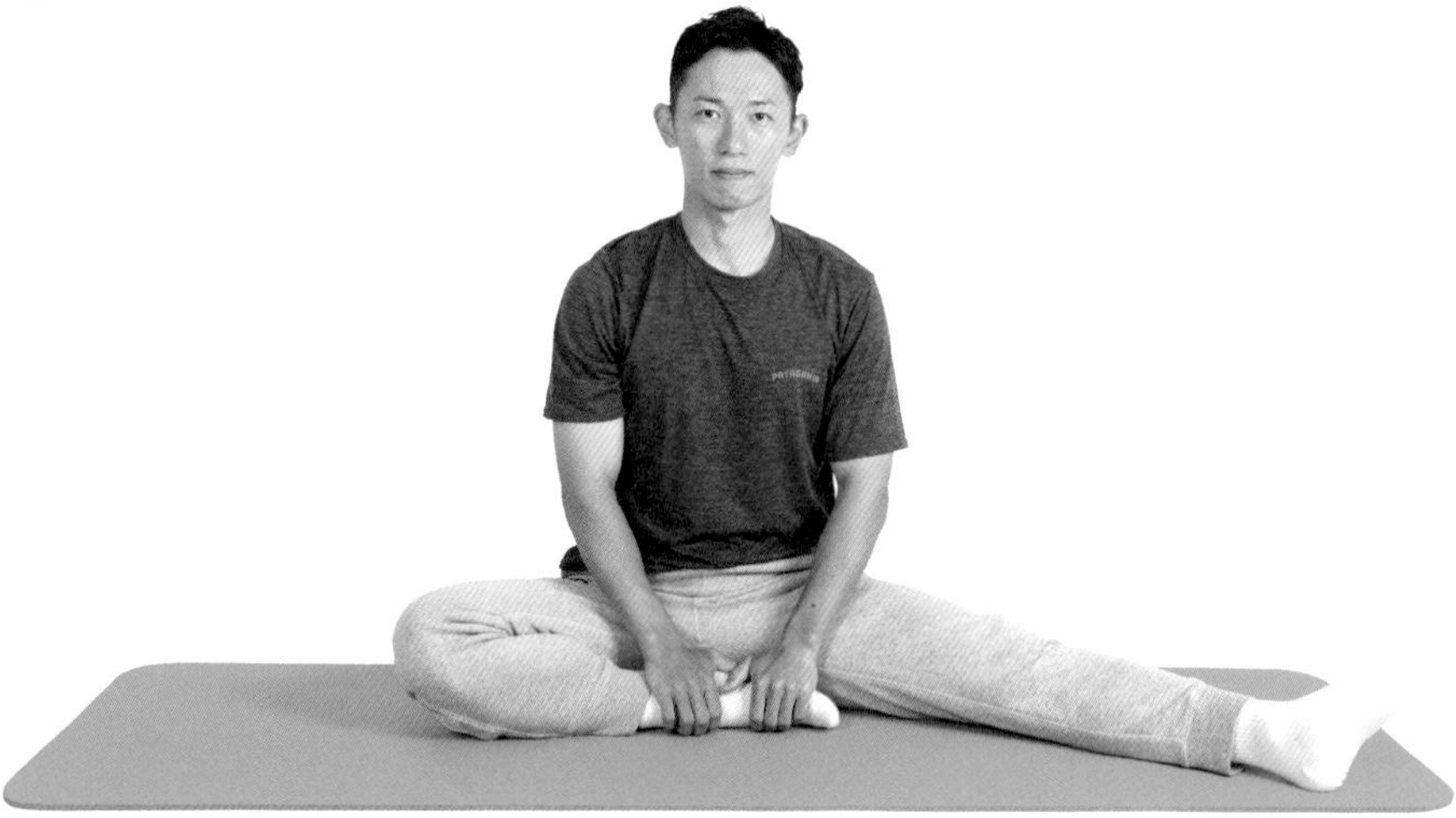

2 手首をつかんで伸ばした足先のほうへ

左手首をつかんで左腕を右足先のほうへ持っていきます

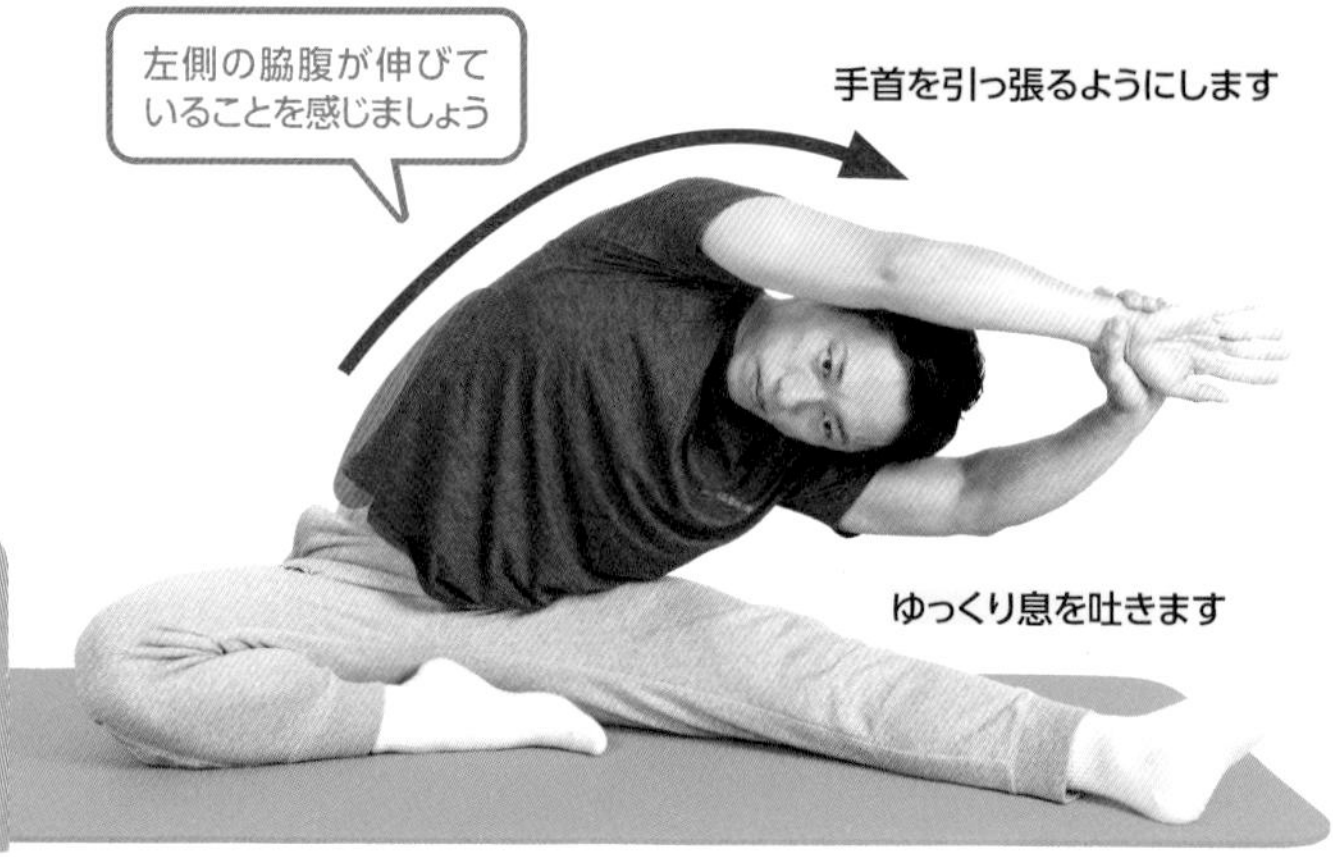
左側の脇腹が伸びていることを感じましょう
手首を引っ張るようにします
ゆっくり息を吐きます

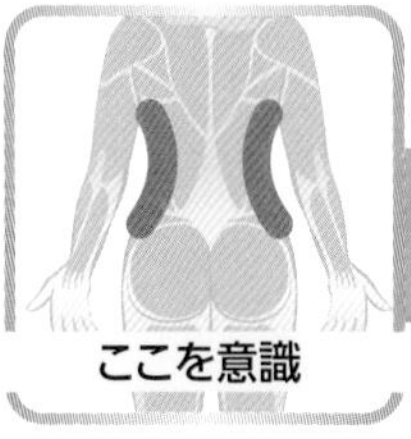
ここを意識

①②③❹ 脚を組んで膝を抱える

▶▶▶ 片側10秒／左右とも行う

1 膝を曲げて脚を深く組む

まずは右脚が上になるように脚を組みます

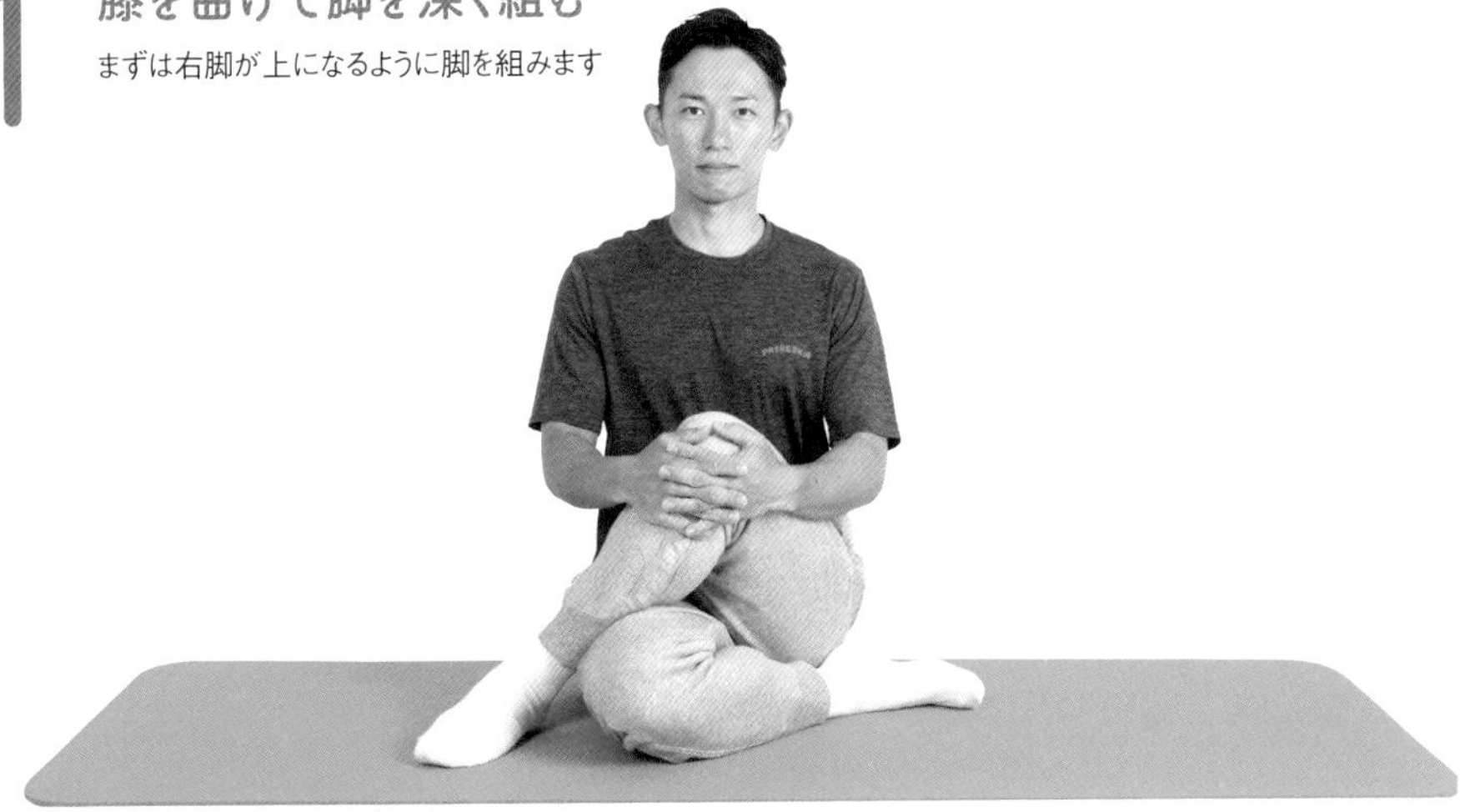

2 背中を伸ばして胸と膝を近づける

背筋を伸ばして両手で膝をつかみ、胸と膝を近づけると、
右のお尻の筋肉が伸びます

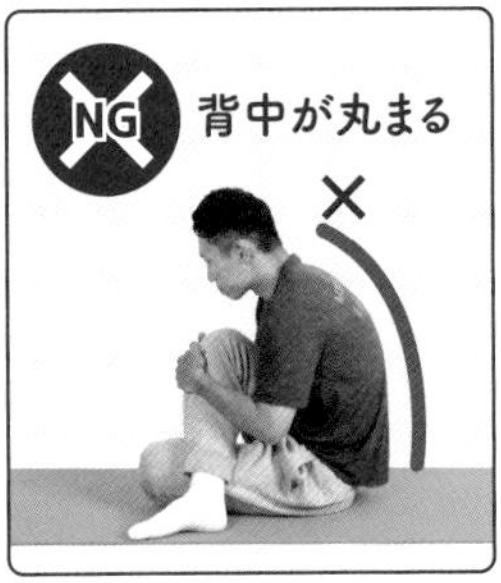
NG
背中が丸まる
×

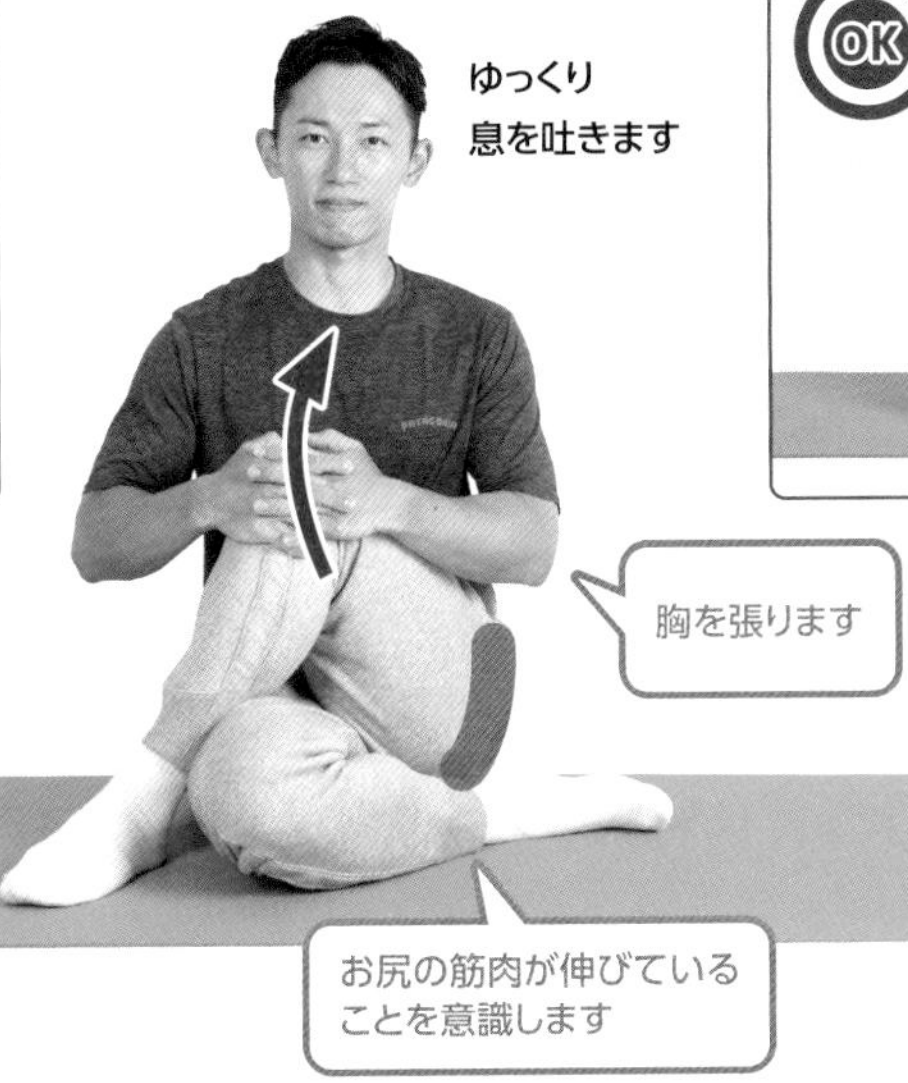
ゆっくり
息を吐きます
胸を張ります
お尻の筋肉が伸びている
ことを意識します

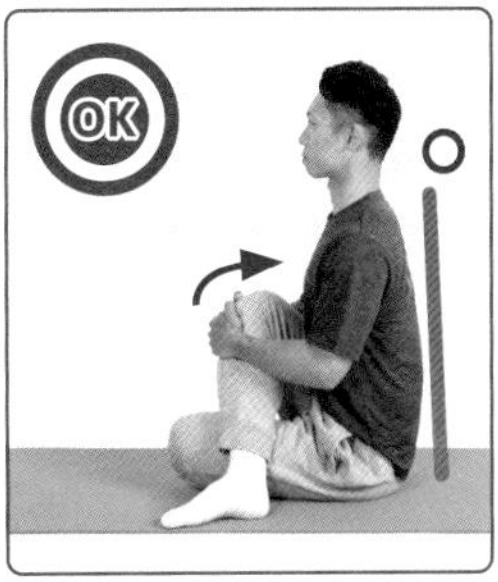
OK
○

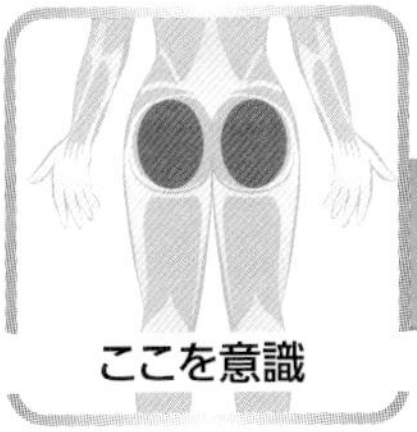
ここを意識

お尻の痛みをトル

耐え難い鈍痛など、お尻の痛みも腰回りの筋肉が原因の場合があります。
お尻の痛みに効く4つのストレッチを紹介します。

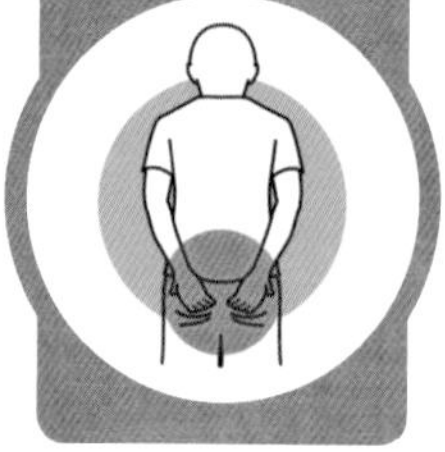

動画はこちら

❶②③④ 足裏を合わせて前屈

▶▶▶ 10秒×2セット

1 座って足の裏を合わせる

座って足の裏を合わせ、
かかとを体のほうに近づけます

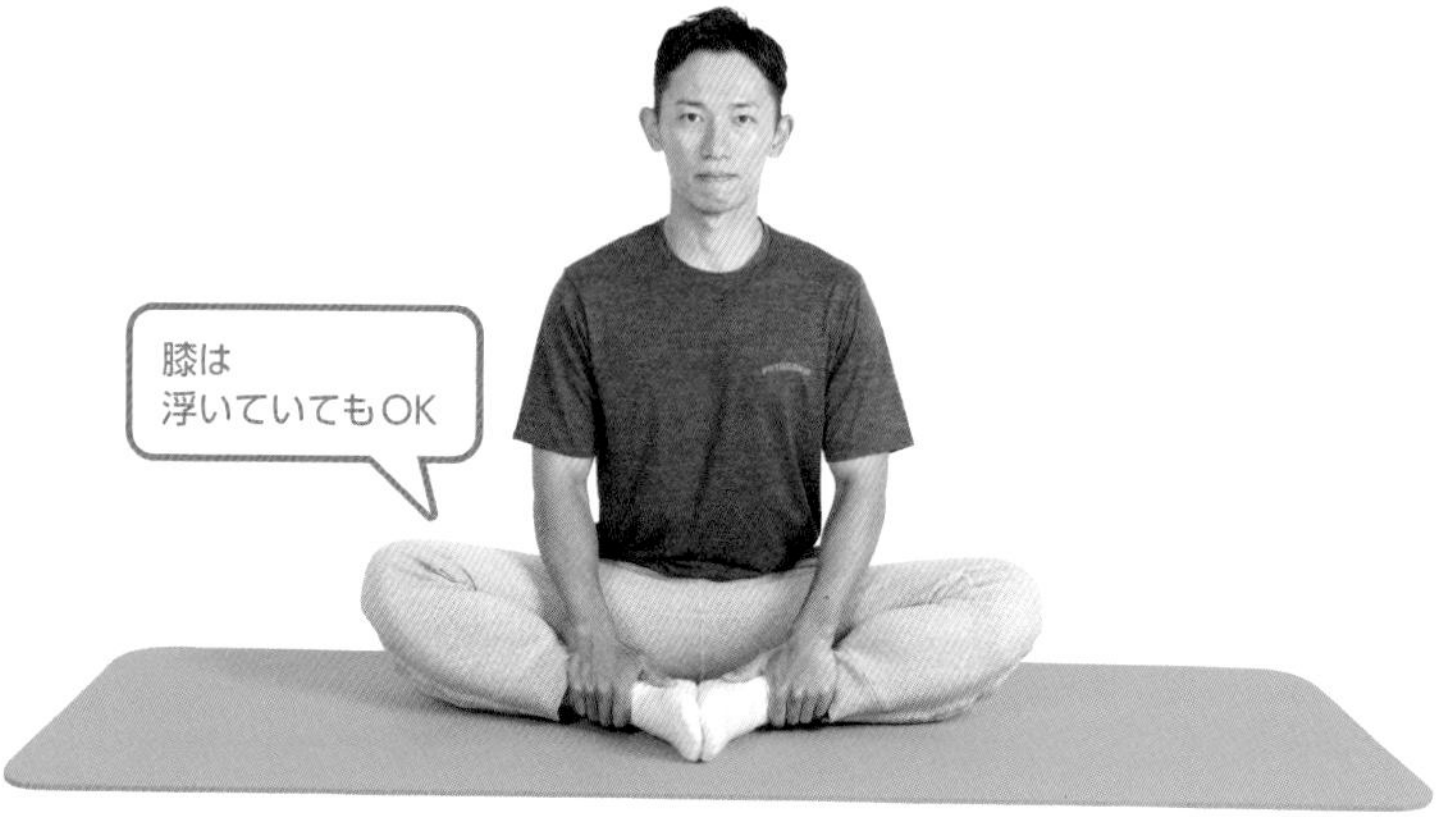
膝は
浮いていてもOK

2 痛気持ちいいところまで前屈

両側の股関節が痛気持ちいいところまで体を前に倒します

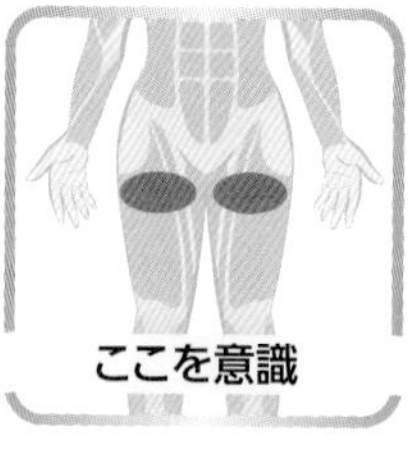
ここを意識

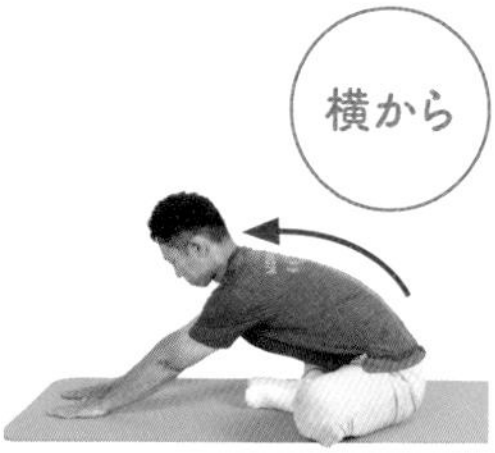
横から

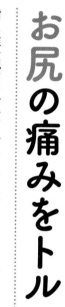

ゆっくり息を吐きます

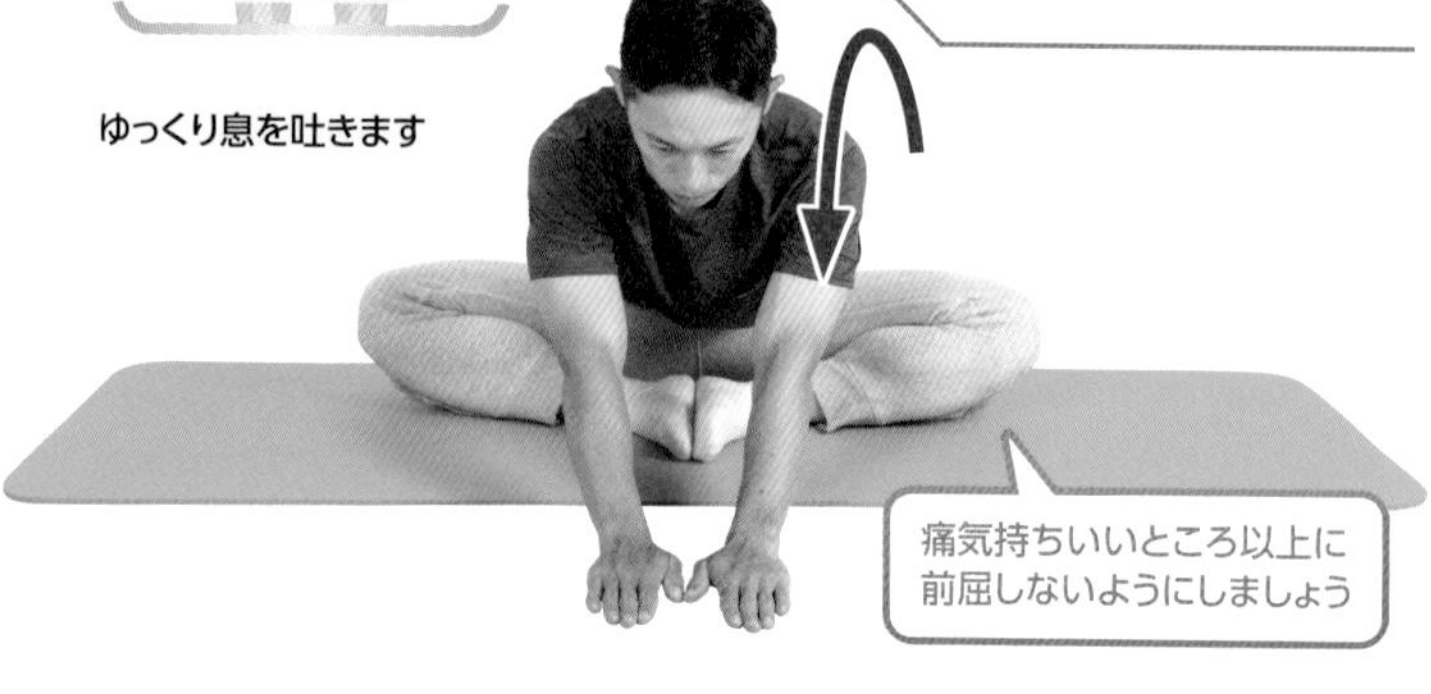
痛気持ちいいところ以上に
前屈しないようにしましょう

①②③④ 脚を組んで太ももを抱える

▶▶▶ 片脚10秒／左右とも行う

1 膝を曲げて座る

左足首のあたりを右膝の
上に乗せます

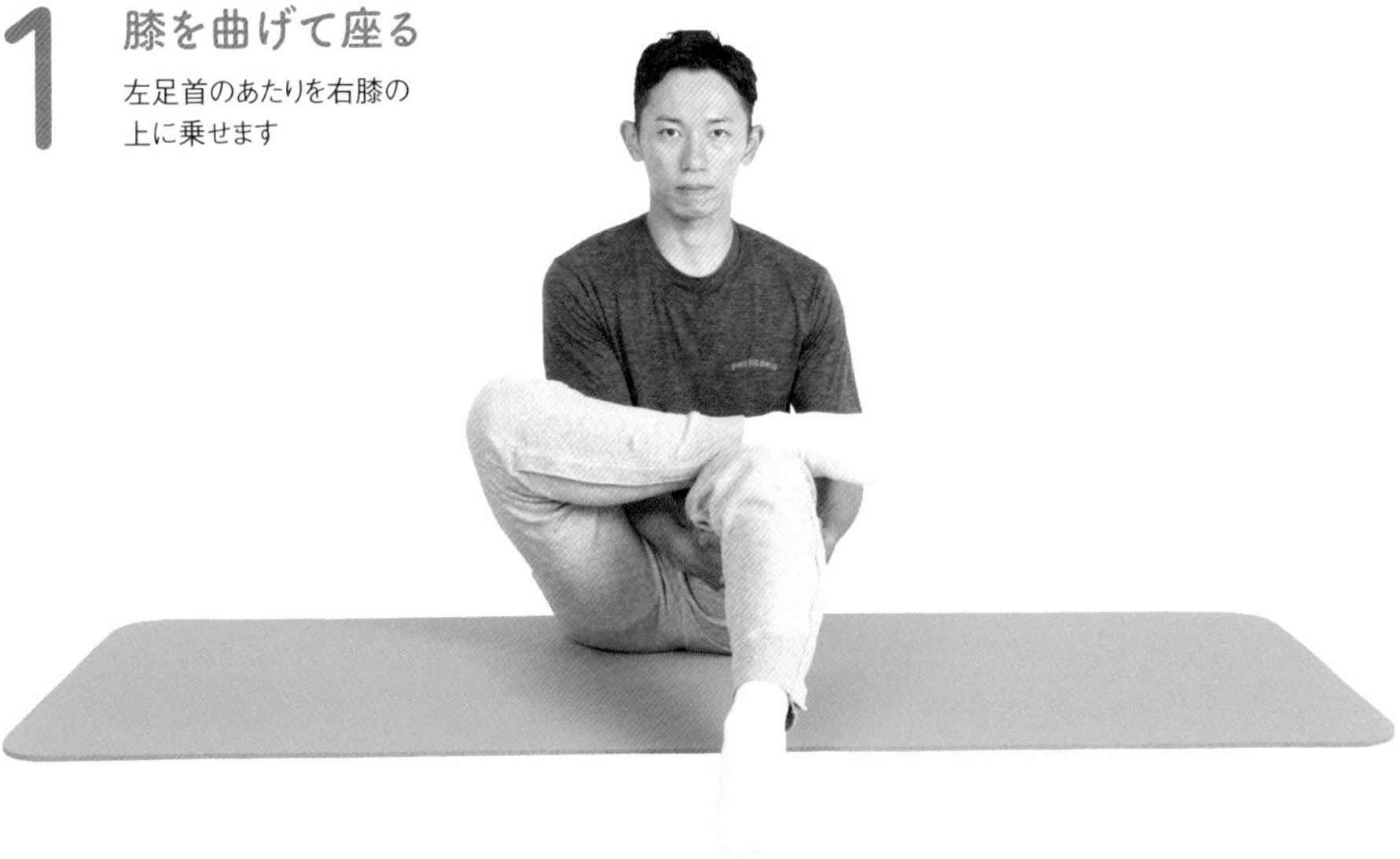

2 太ももの裏を持って引き寄せる

両手で右太ももをつかんで体を前に倒します

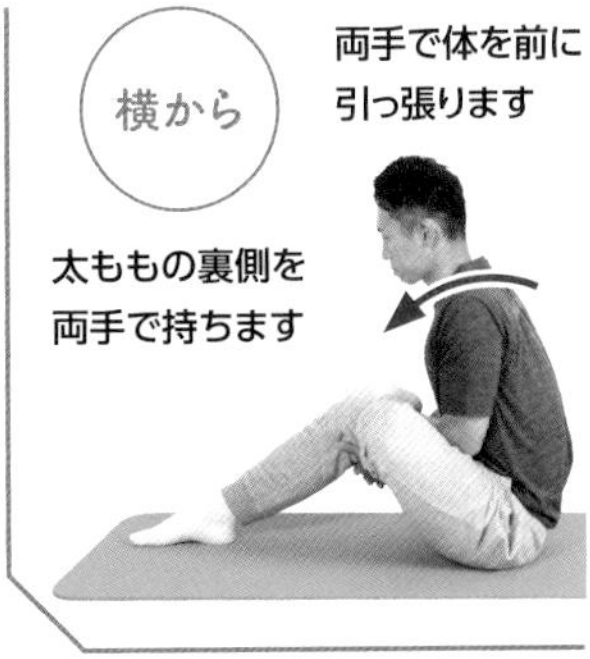
横から
両手で体を前に
引っ張ります
太ももの裏側を
両手で持ちます

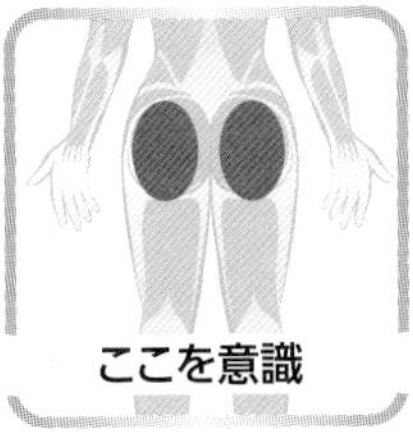
ここを意識

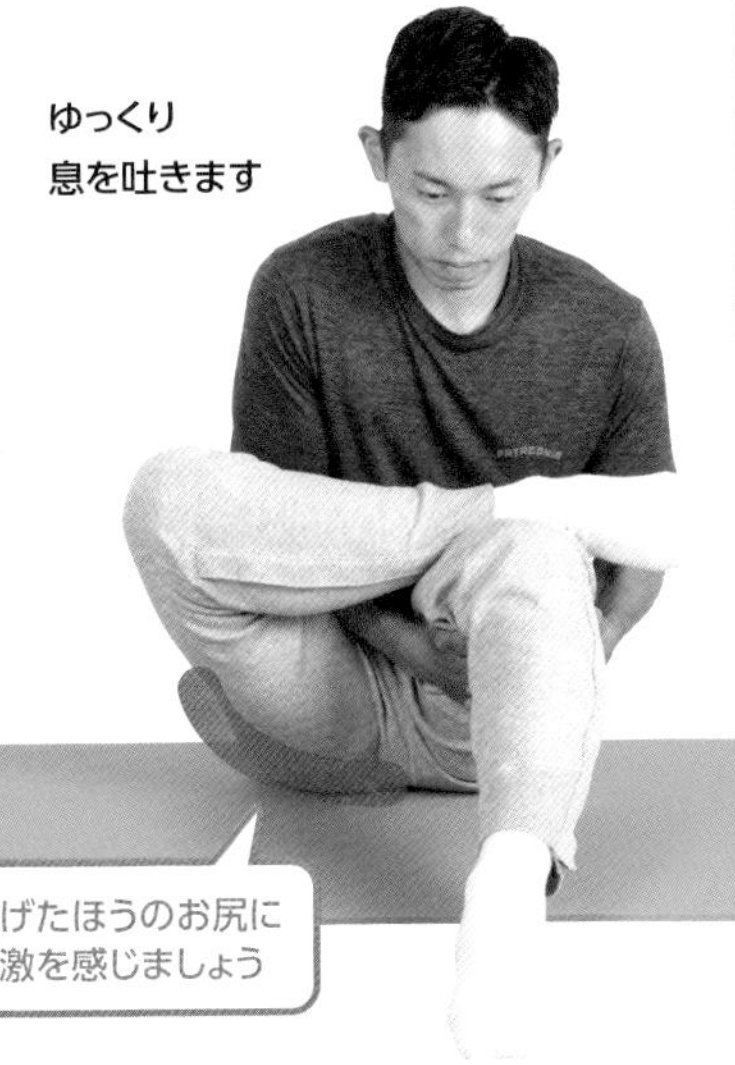
ゆっくり
息を吐きます
曲げたほうのお尻に
刺激を感じましょう

①②③④ 足を前後にずらして前屈

▶▶▶ 10秒×2セット

1 膝を曲げて座る

座って足を前後にずらして一列に並べる

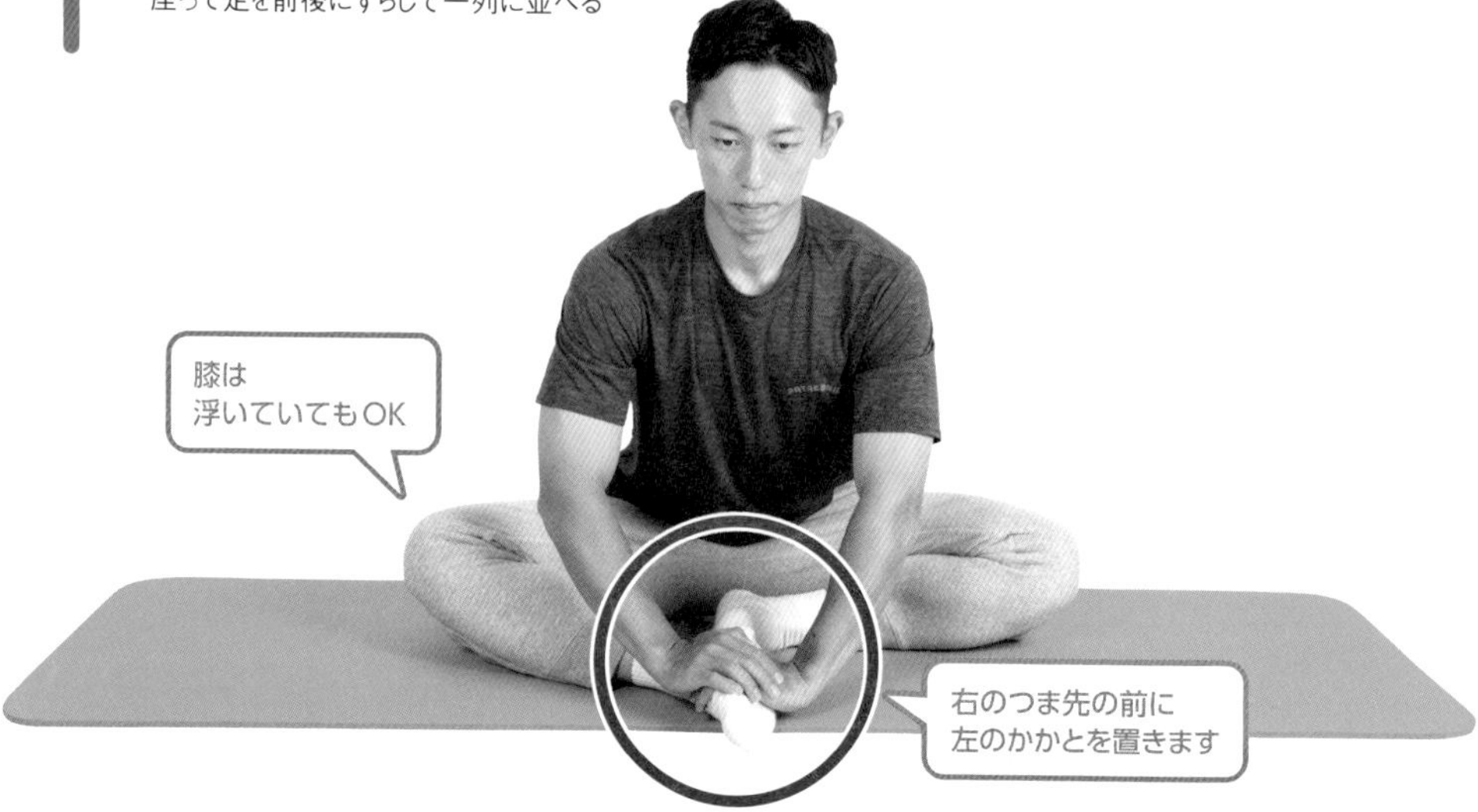
膝は
浮いていてもOK
右のつま先の前に
左のかかとを置きます

2 痛気持ちいいところまで前屈

左のお尻の筋肉が伸びるまで体を前に倒します

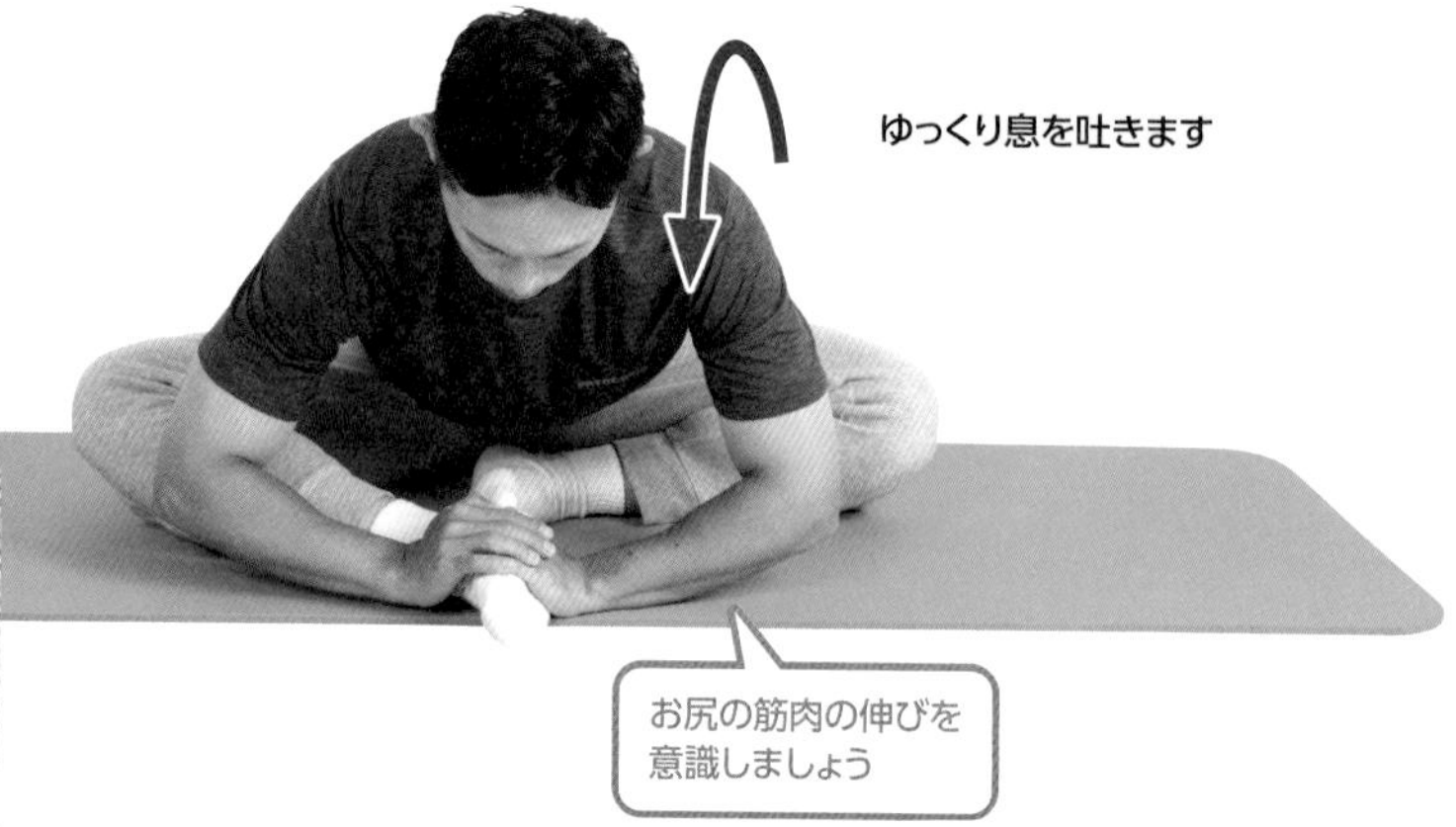
ゆっくり息を吐きます
お尻の筋肉の伸びを
意識しましょう

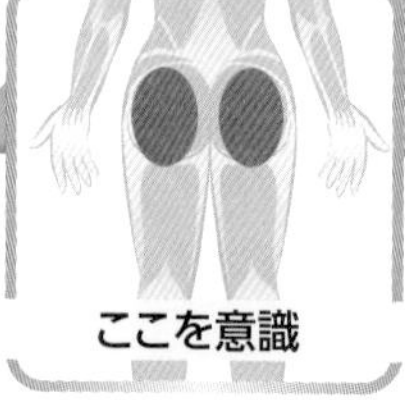
ここを意識

①②③④ 脚を伸ばして体を前に倒す

▶▶▶ 片脚10秒／左右とも行う

1 片方の脚を伸ばす

90度くらいに脚を開き、
片方の脚を伸ばします

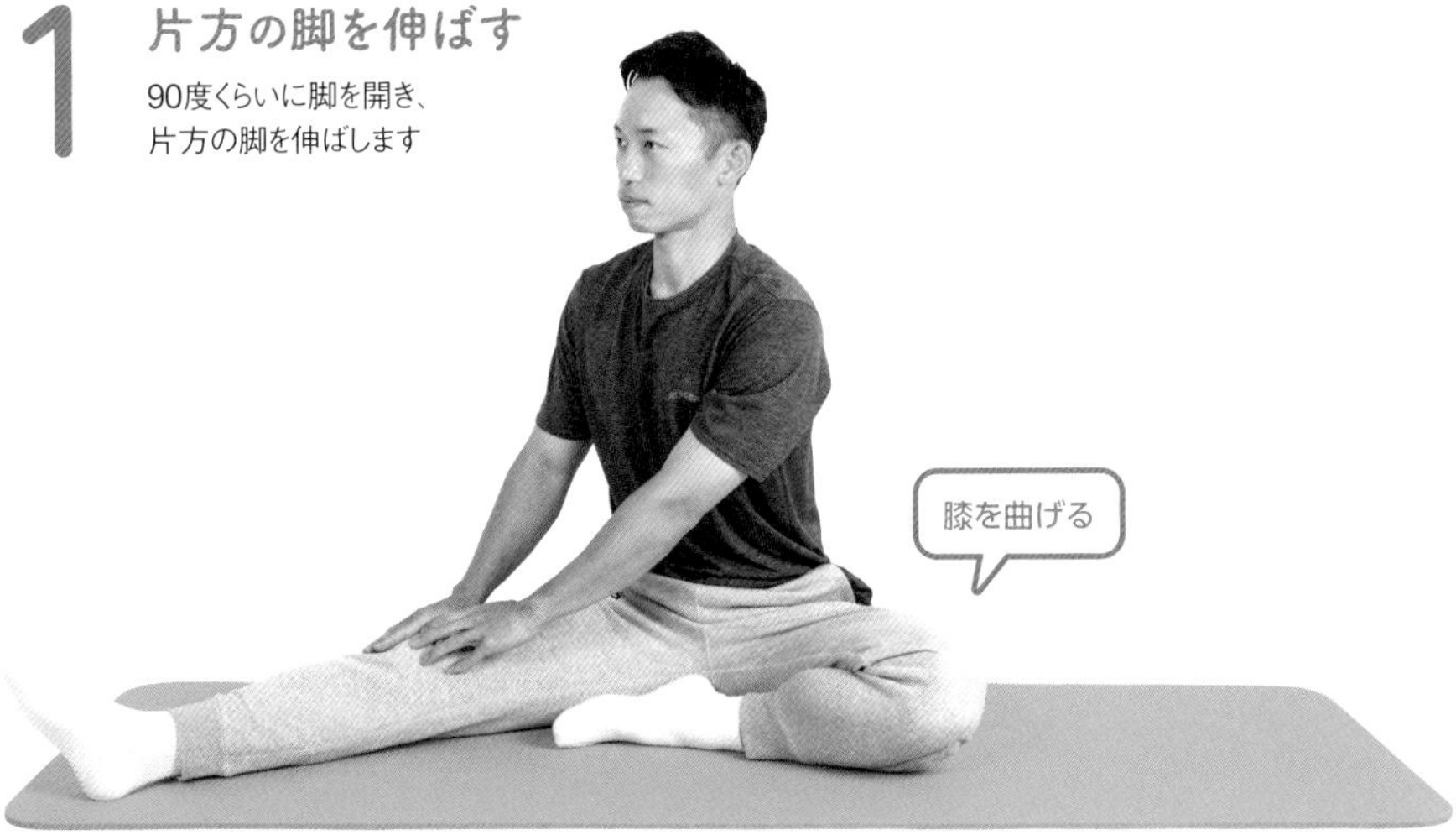
膝を曲げる

2 伸ばした足先のほうに体を倒す

伸ばした足先の方向に
体をまっすぐ倒していきます

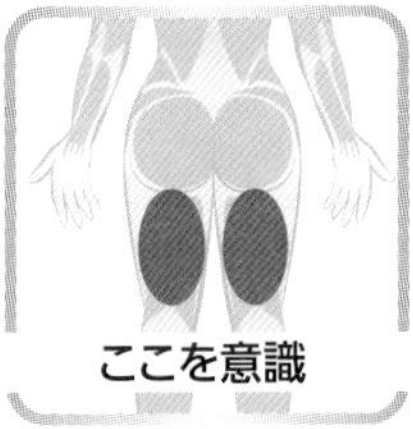
ここを意識

痛気持ちいいところ
まで体を倒します

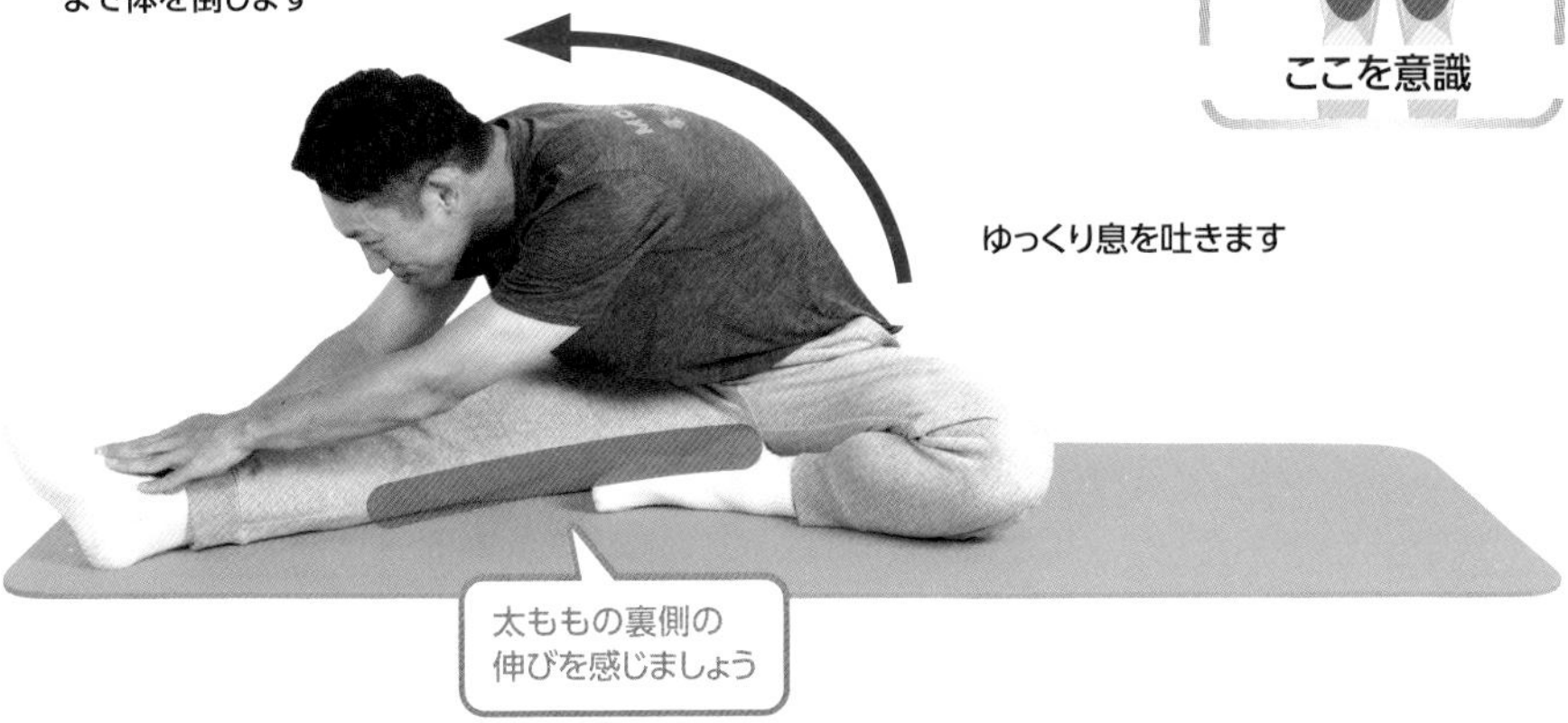
ゆっくり息を吐きます
太ももの裏側の
伸びを感じましょう

脊柱管狭窄症の痛みをトル

お尻や脚の痛みやしびれなど脊柱管狭窄症の痛みを改善する4つのストレッチです。

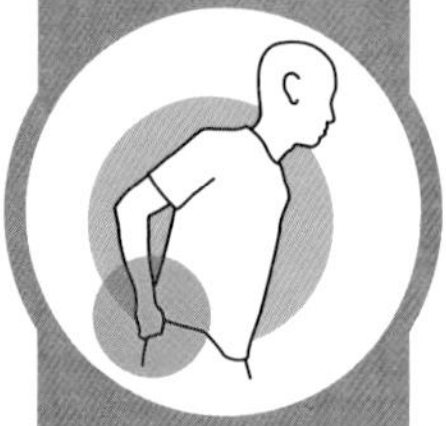

①②③④ 脚をクロスして腰を捻じる

▶▶▶ 片側10秒／左右とも行う

1 脚をクロスして右肘で左膝を押す

左足を右膝の横に持ってきます。
右手を伸ばして右肘で左膝を押します

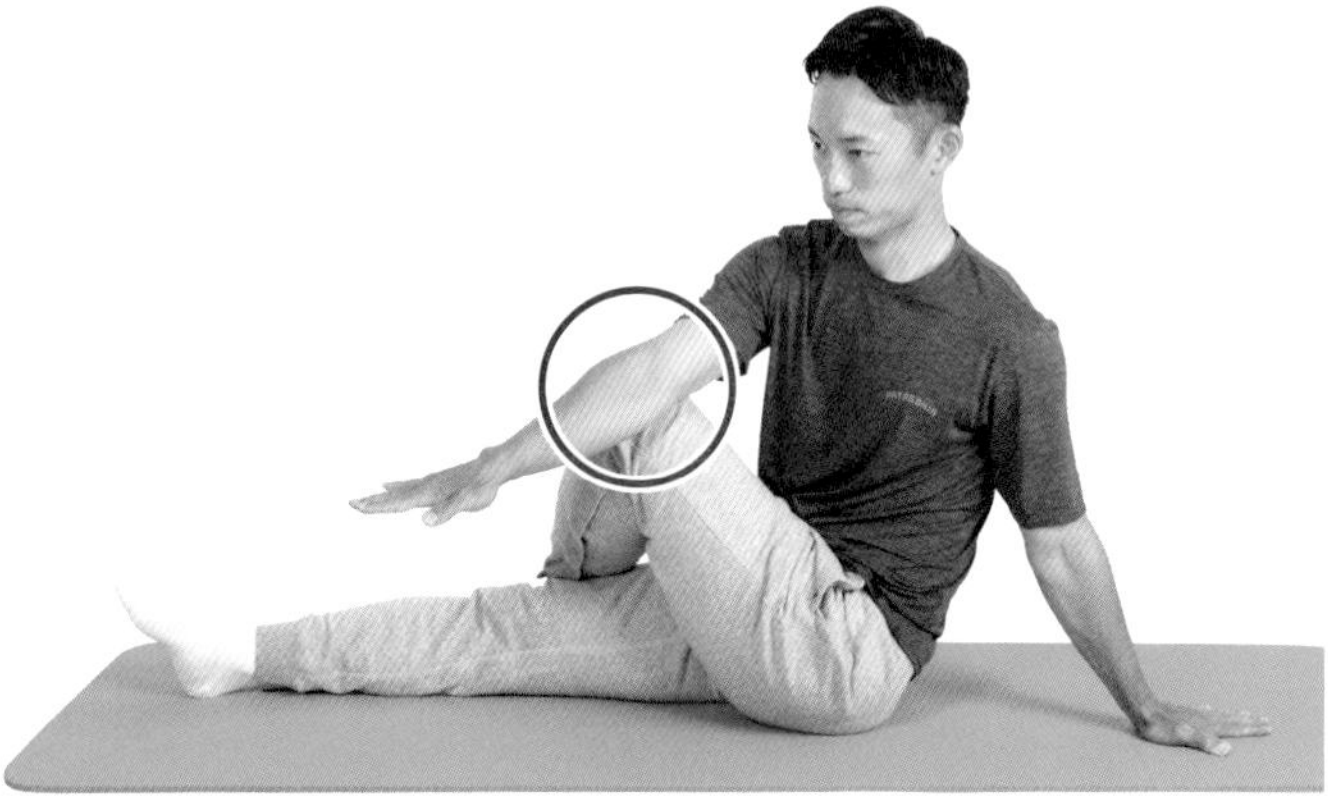

2 後ろを向いて腰を捻じる

右肘で左膝を押しながら顔を後方へ向けます

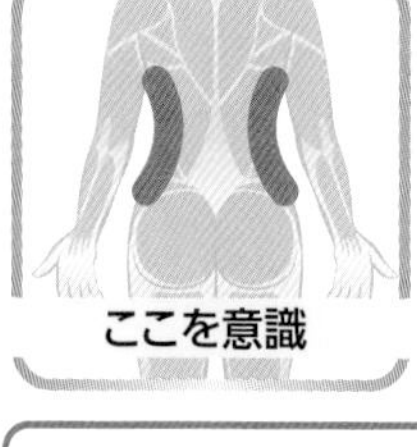
ここを意識

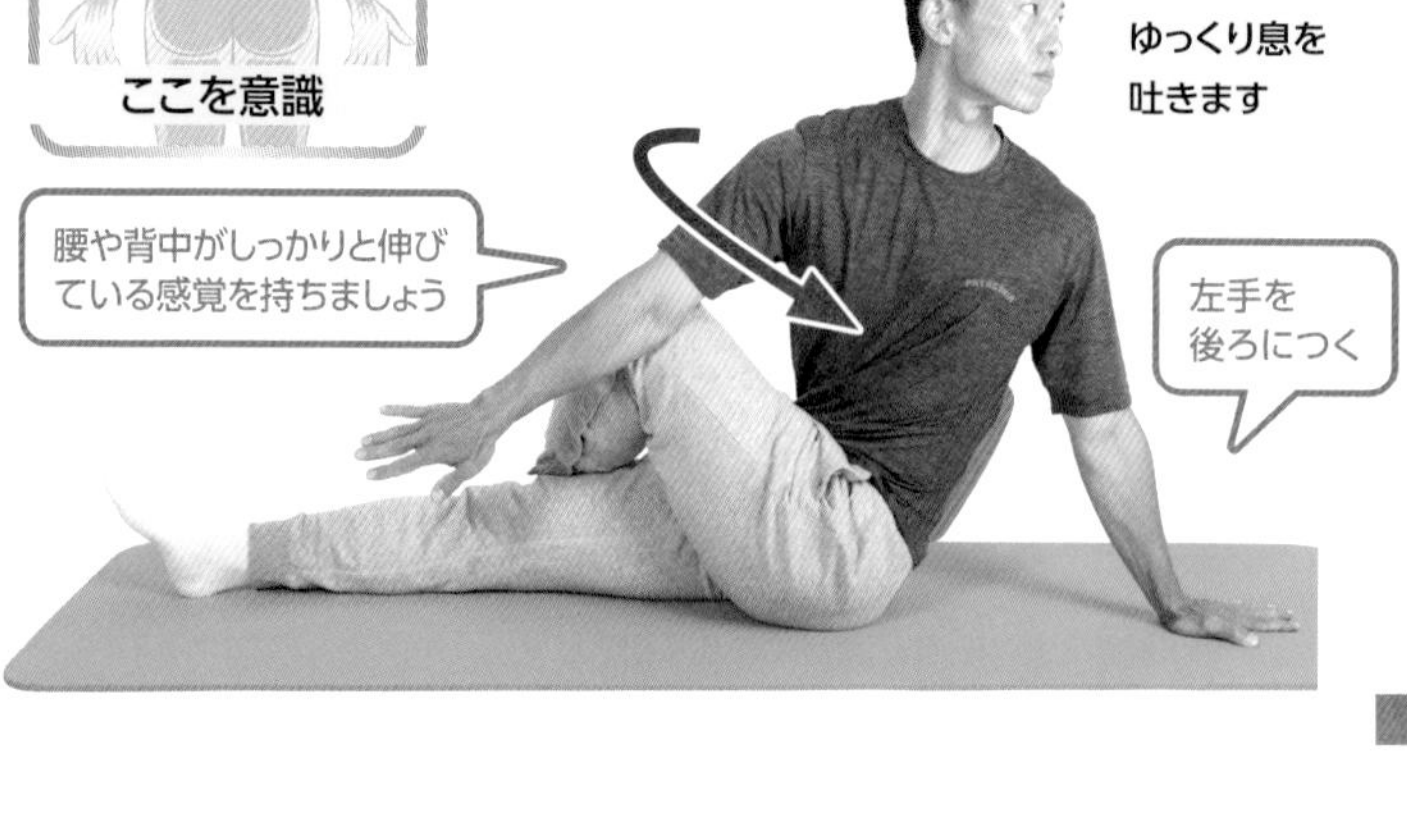
ゆっくり息を
吐きます
腰や背中がしっかりと伸びている感覚を持ちましょう
左手を
後ろにつく

動画はこちら

①②③④ 手首をつかんで体側を伸ばす

▶▶▶ 片側10秒／左右とも行う

1 片方の脚を伸ばして膝を曲げる

まずは右脚を伸ばして左膝を曲げます

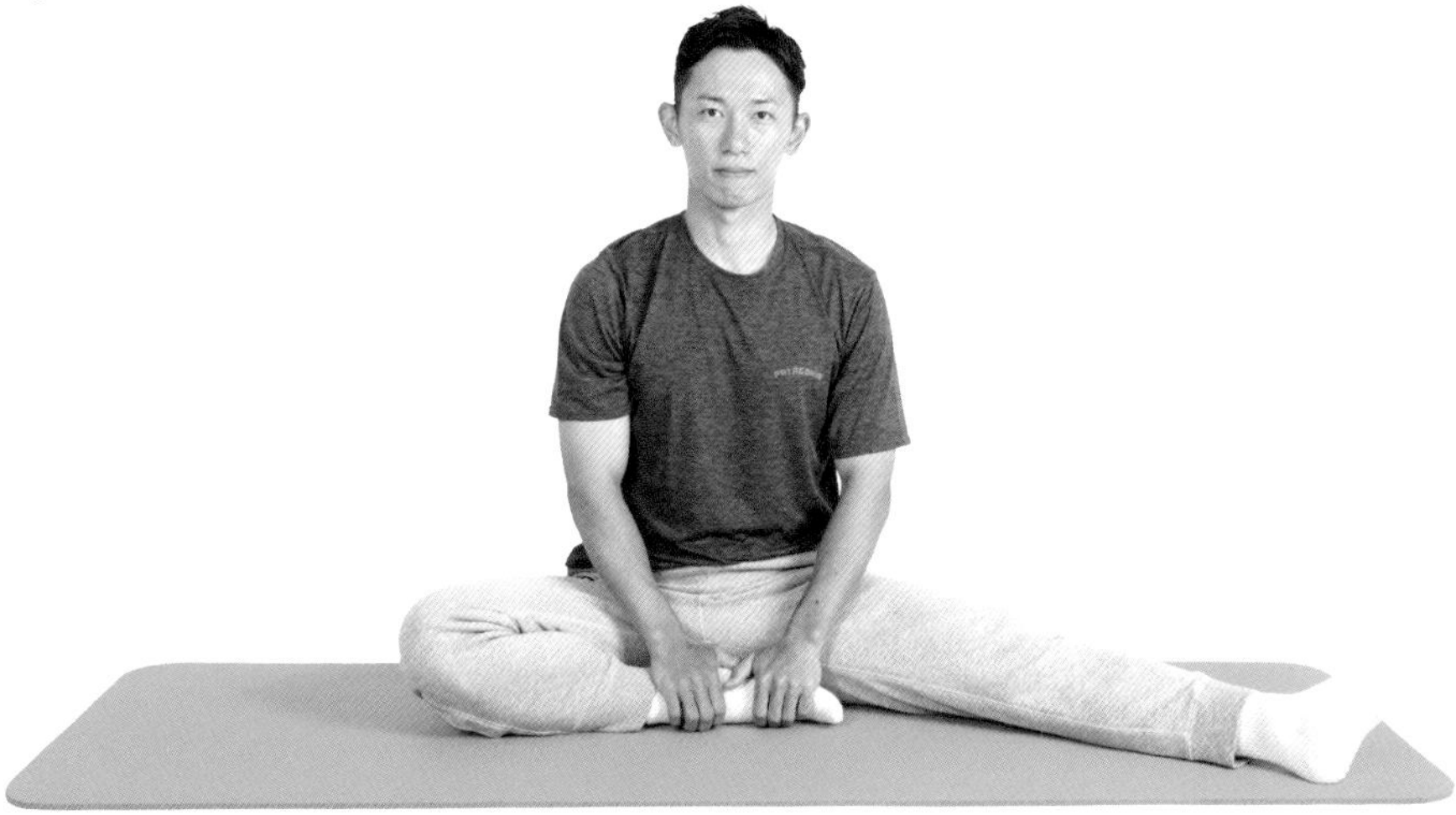

2 手首をつかんで伸ばした足先のほうへ

左手首をつかんで左腕を右足先のほうへ持っていきます

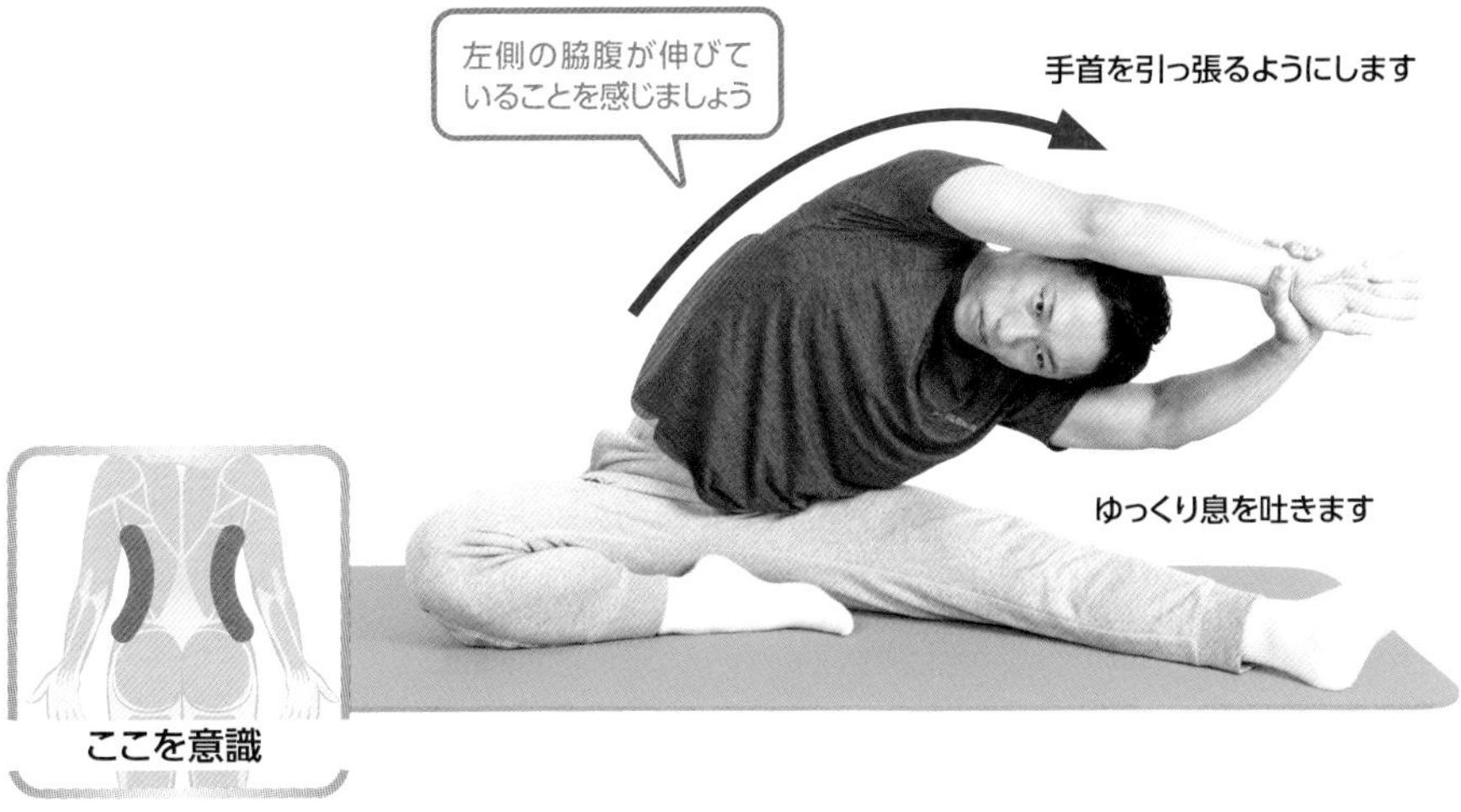
左側の脇腹が伸びて
いることを感じましょう
手首を引っ張るようにします
ゆっくり息を吐きます
ここを意識

①②③④ 脚を伸ばして体を前に倒す

▶▶▶ 片脚10秒／左右とも行う

1 片方の脚を伸ばす

90度くらいに脚を開き、
片方の脚を伸ばします

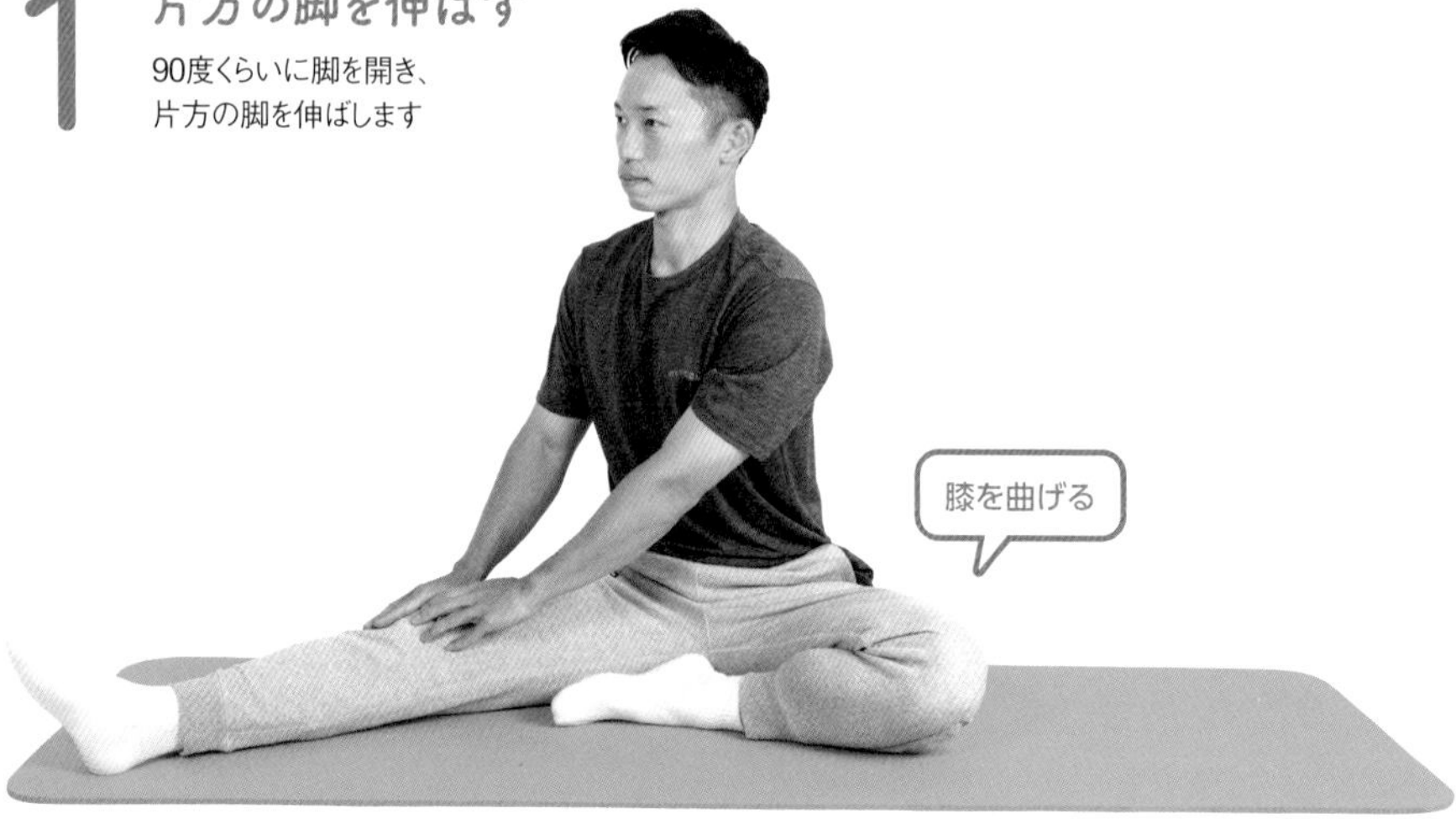

膝を曲げる

2 伸ばした足先のほうに体を倒す

伸ばした足先の方向に
体をまっすぐ倒していきます

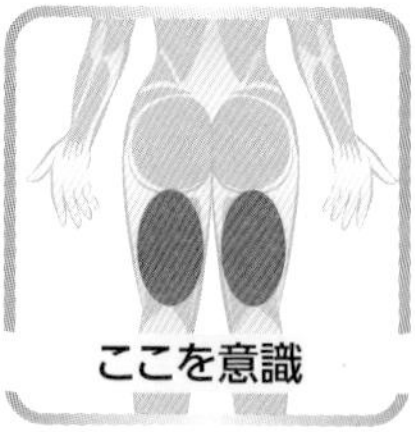

ここを意識

痛気持ちいいところ
まで体を倒します

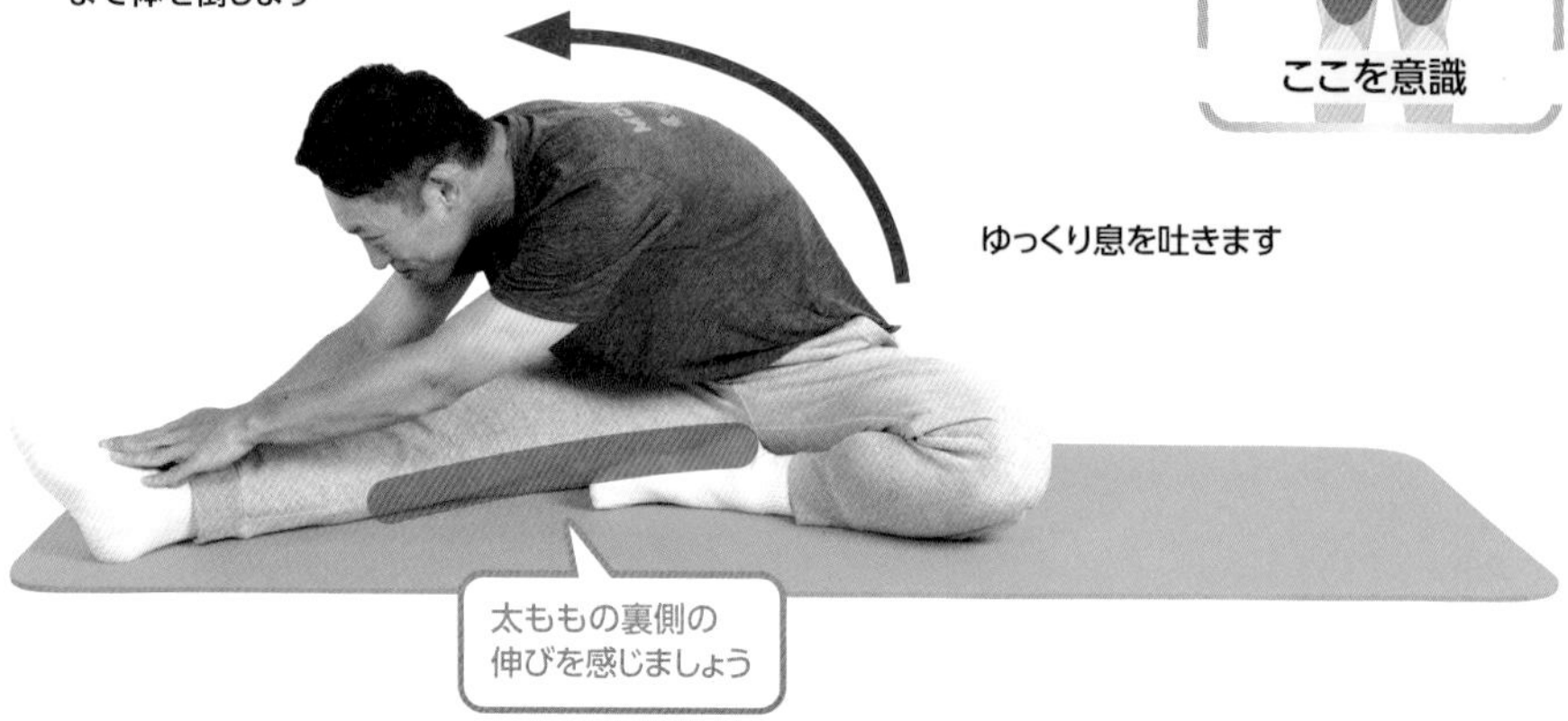

ゆっくり息を吐きます
太ももの裏側の
伸びを感じましょう

①②③④ 脚を組んで膝を抱える

▶▶▶ 片側10秒／左右とも行う

1 膝を曲げて脚を深く組む

まずは左脚が上になるように
脚を組みます

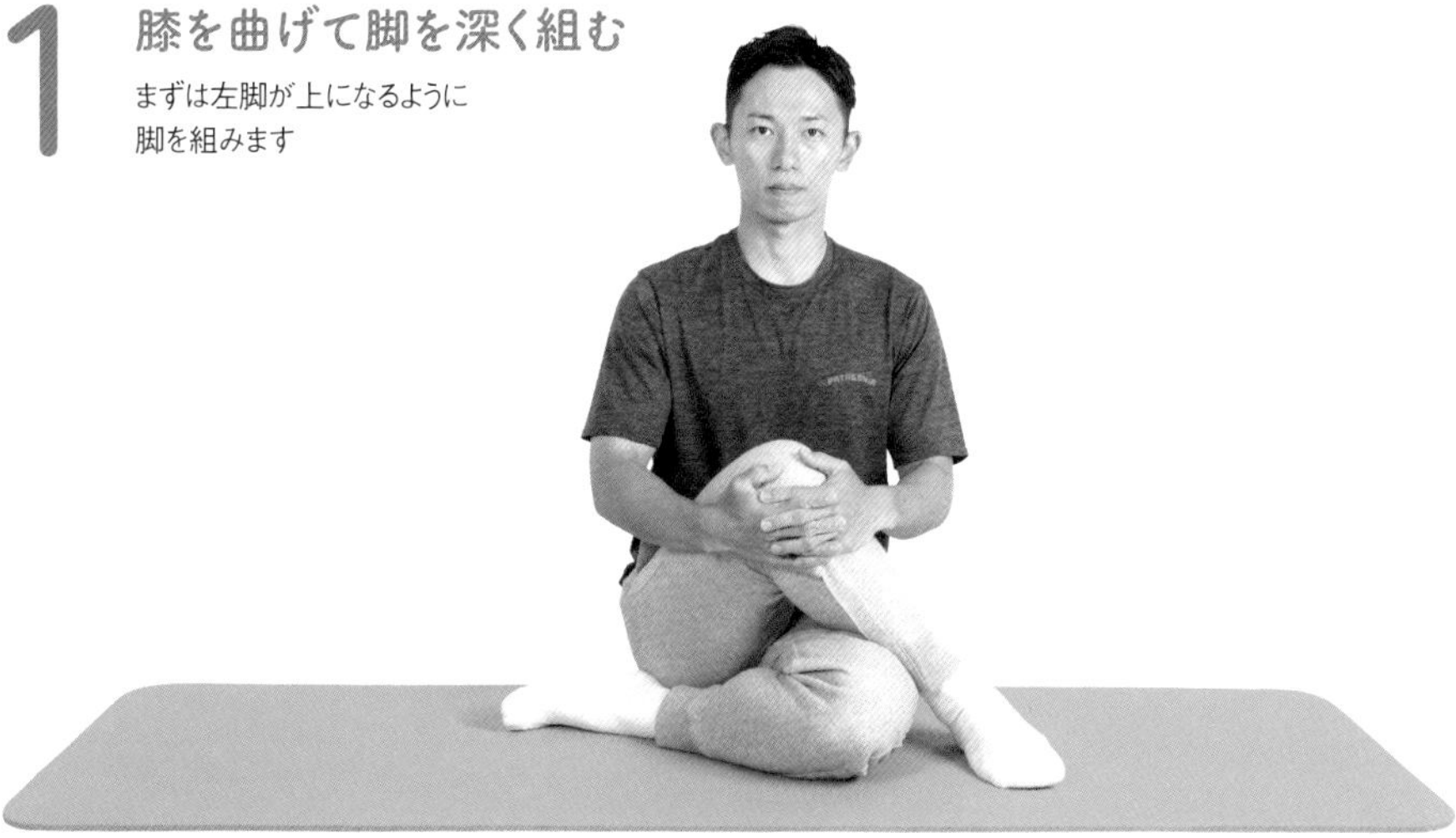

2 背中を伸ばして胸と膝を近づける

背筋を伸ばして両手で膝をつかみ、
胸と膝を近づけると、左のお尻の筋肉が伸びます

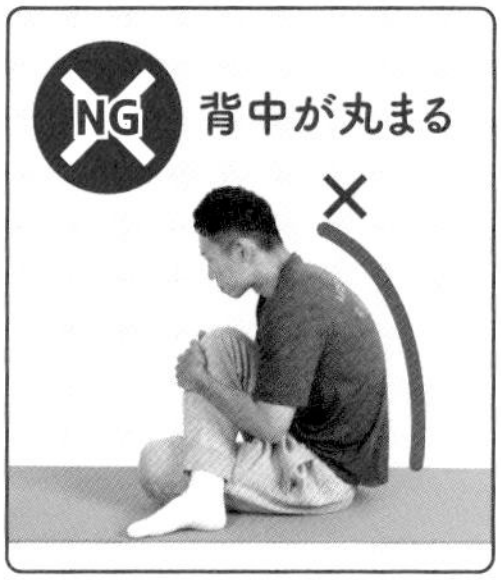
NG
背中が丸まる
×

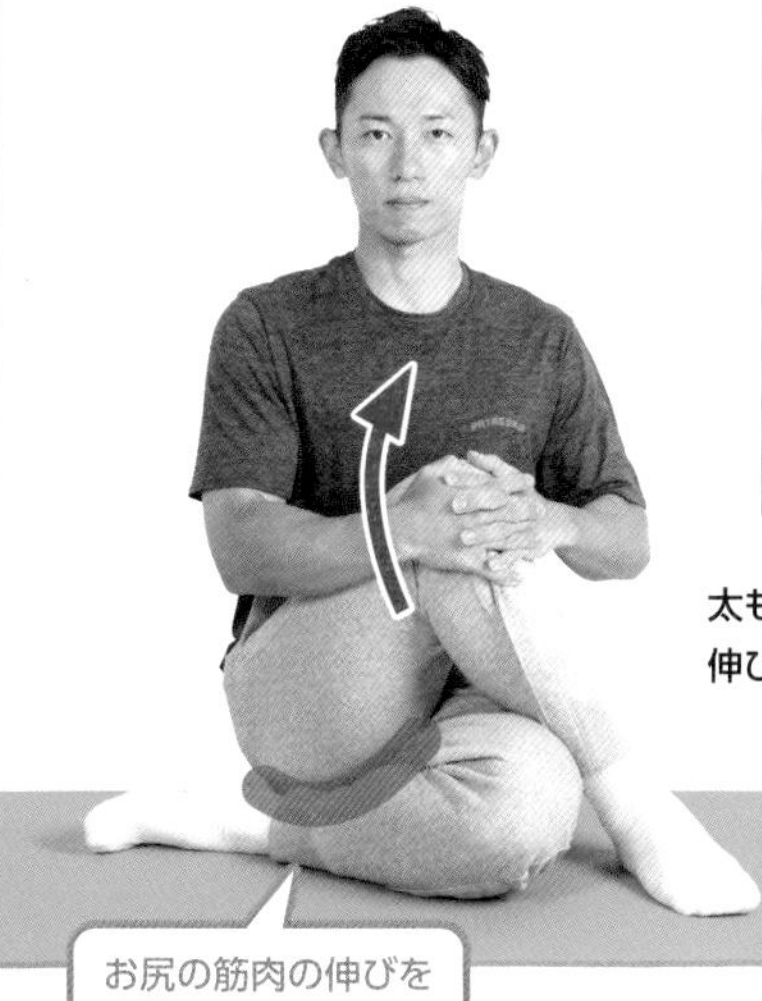
太ももの裏側の
伸びを感じましょう
お尻の筋肉の伸びを
意識しましょう

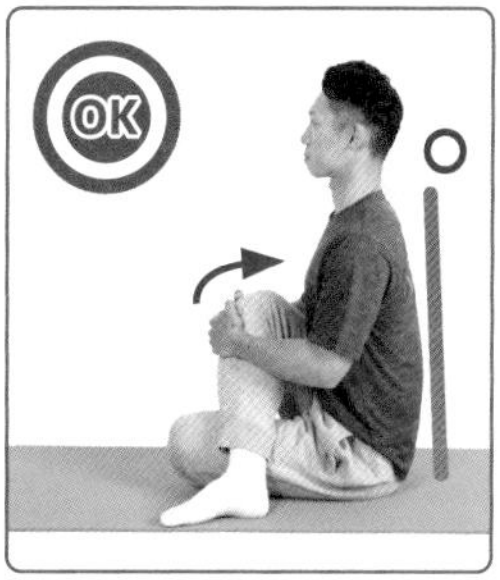
OK
○

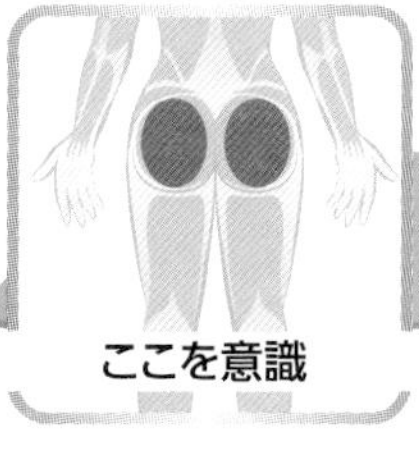
ここを意識

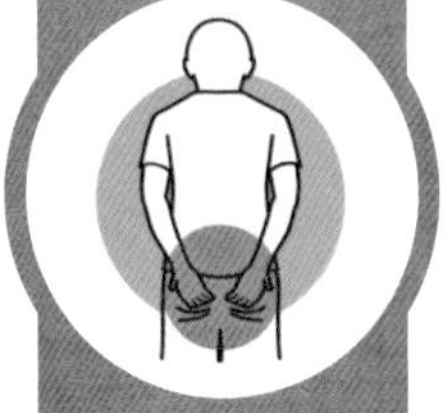

座骨神経痛の痛みをトル

お尻から脚にかけて鋭い痛みやしびれるような痛みがでることが多い座骨神経痛。
この痛みに即効性のある４つのストレッチです。

動画はこちら

①②③④ 脚を伸ばして体を前に倒す

▶▶▶ 片脚10秒／左右とも行う

1 片方の脚を伸ばす

90度くらいに脚を開き、片方の脚を伸ばします

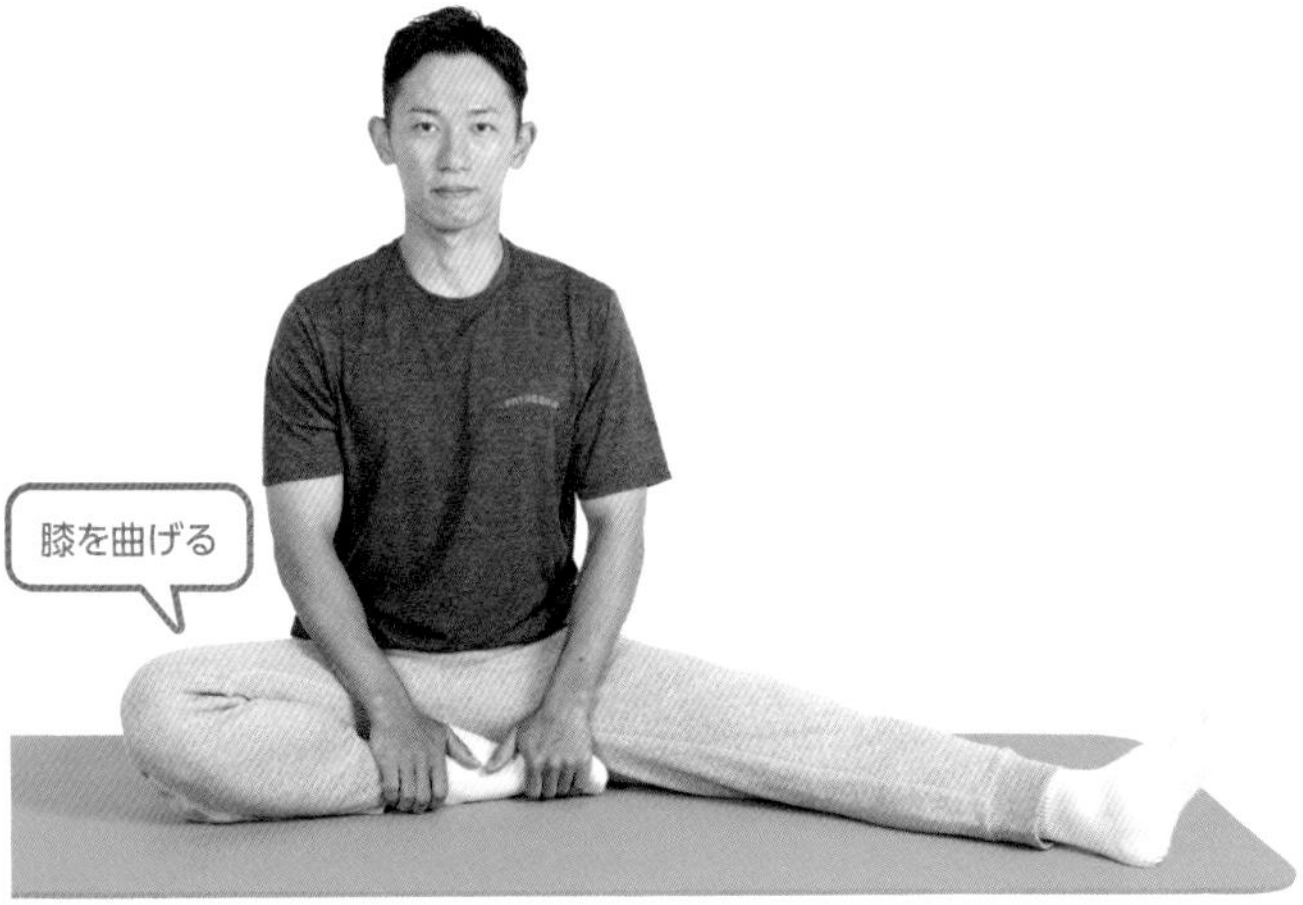

膝を曲げる

2 伸ばした足先のほうに体を倒す

伸ばした足先のほうに体を倒します

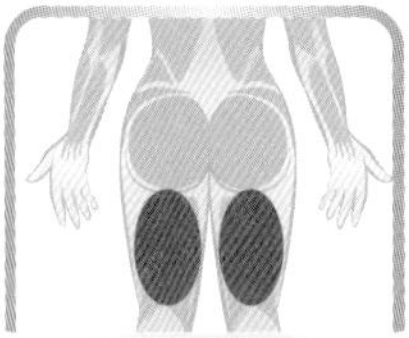

ここを意識

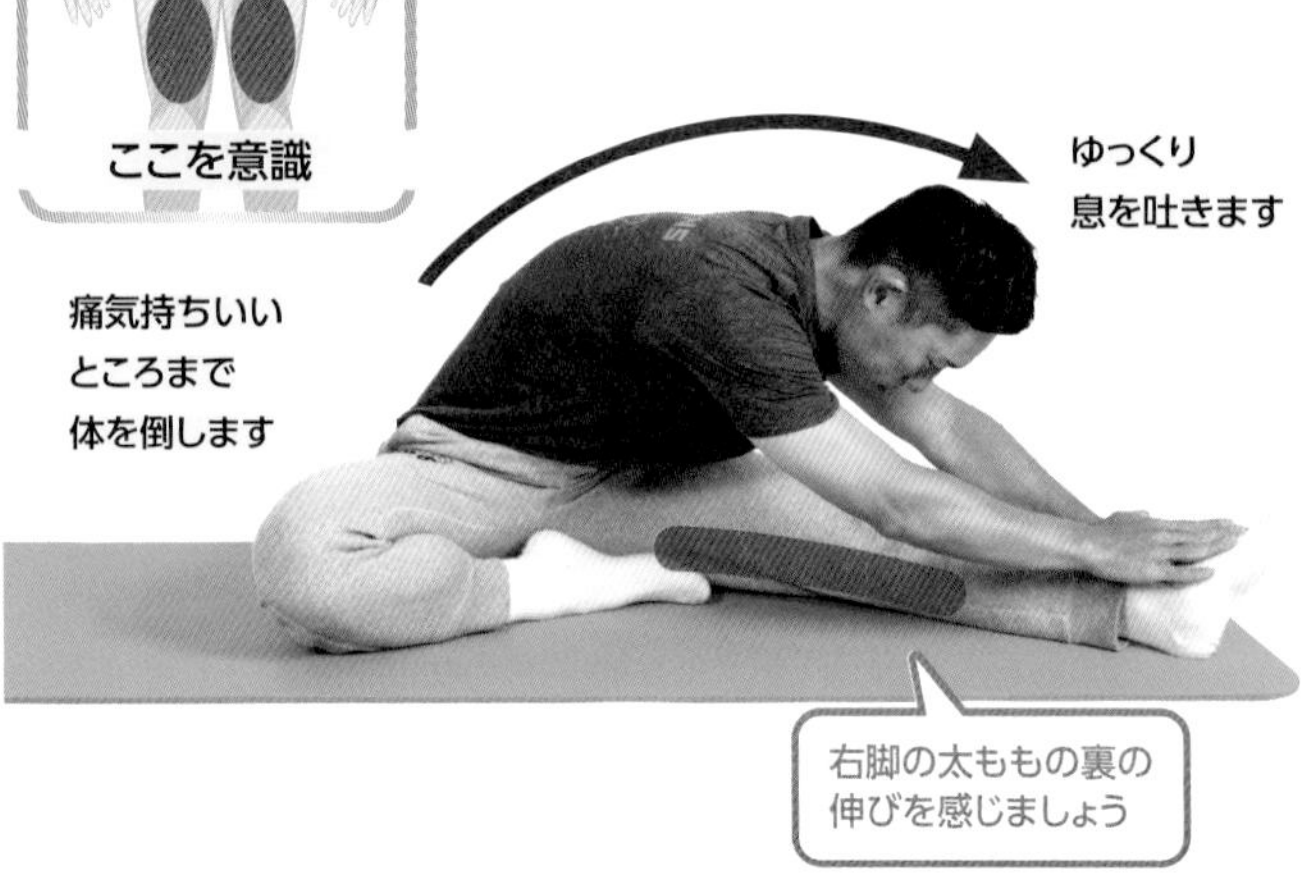

ゆっくり
息を吐きます
痛気持ちいい
ところまで
体を倒します
右脚の太ももの裏の
伸びを感じましょう

①②③④ 膝を曲げて脚を深く組む

▶▶▶ 片側10秒／左右とも行う

1 膝を曲げて脚を深く組む

右脚が上になるように
脚を組みます

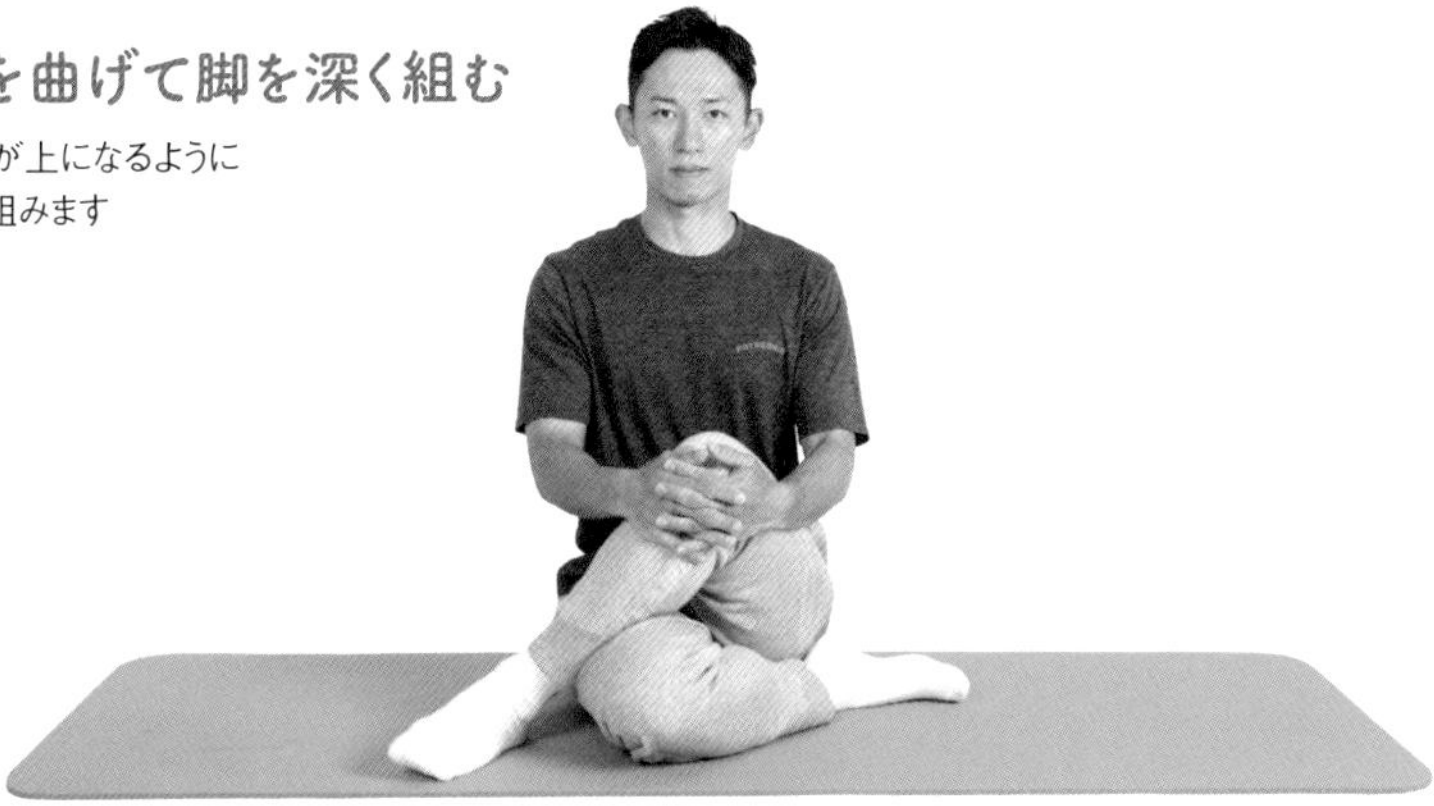

2 体を右へ向ける

脚を組んだら
体を右側へ向けます

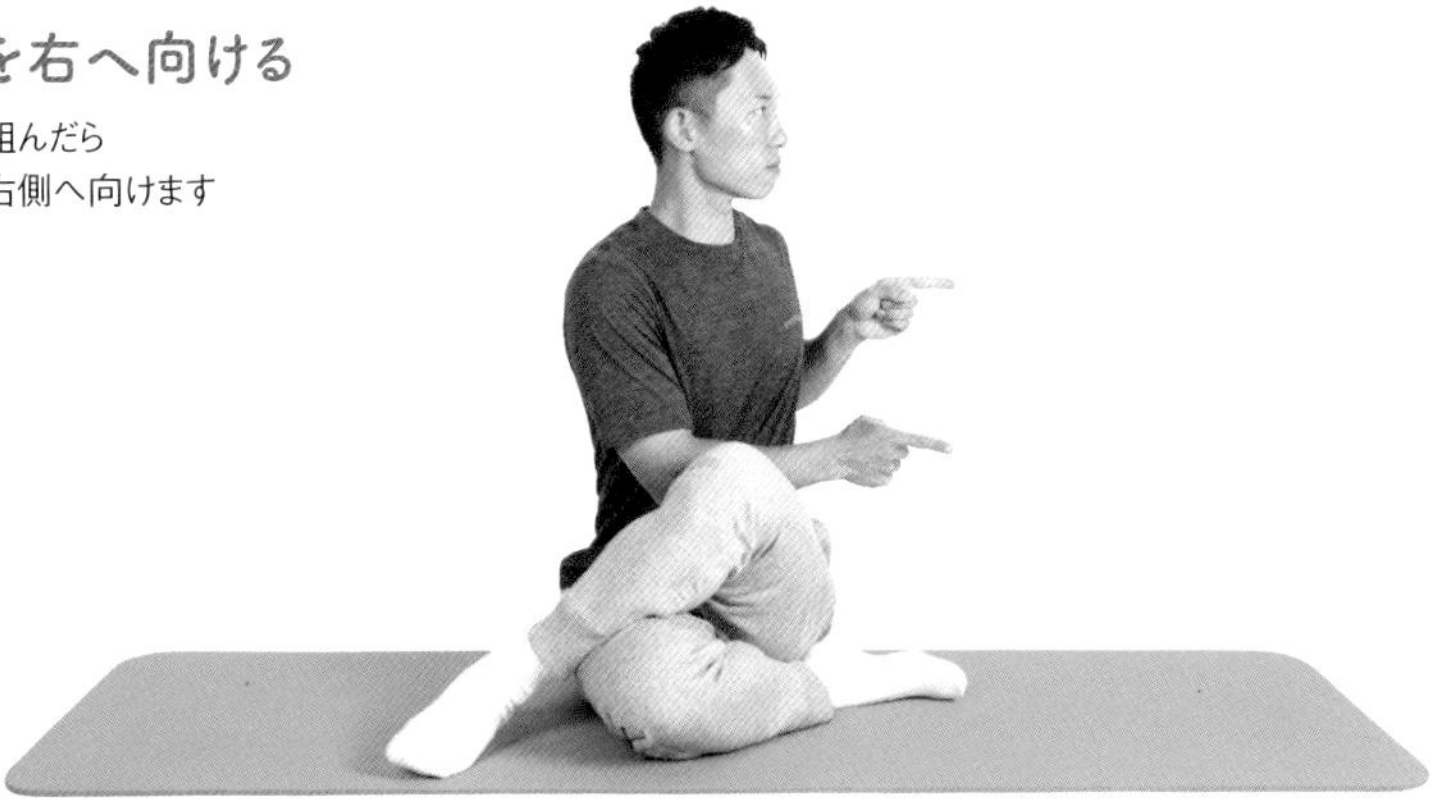

3 背中を伸ばして胸と膝を近づける

背筋を伸ばして胸と膝を近づけると
右のお尻の筋肉が伸びます

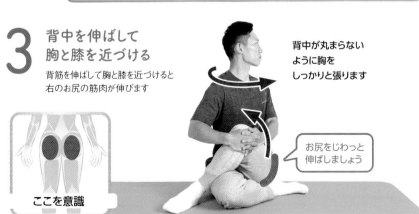

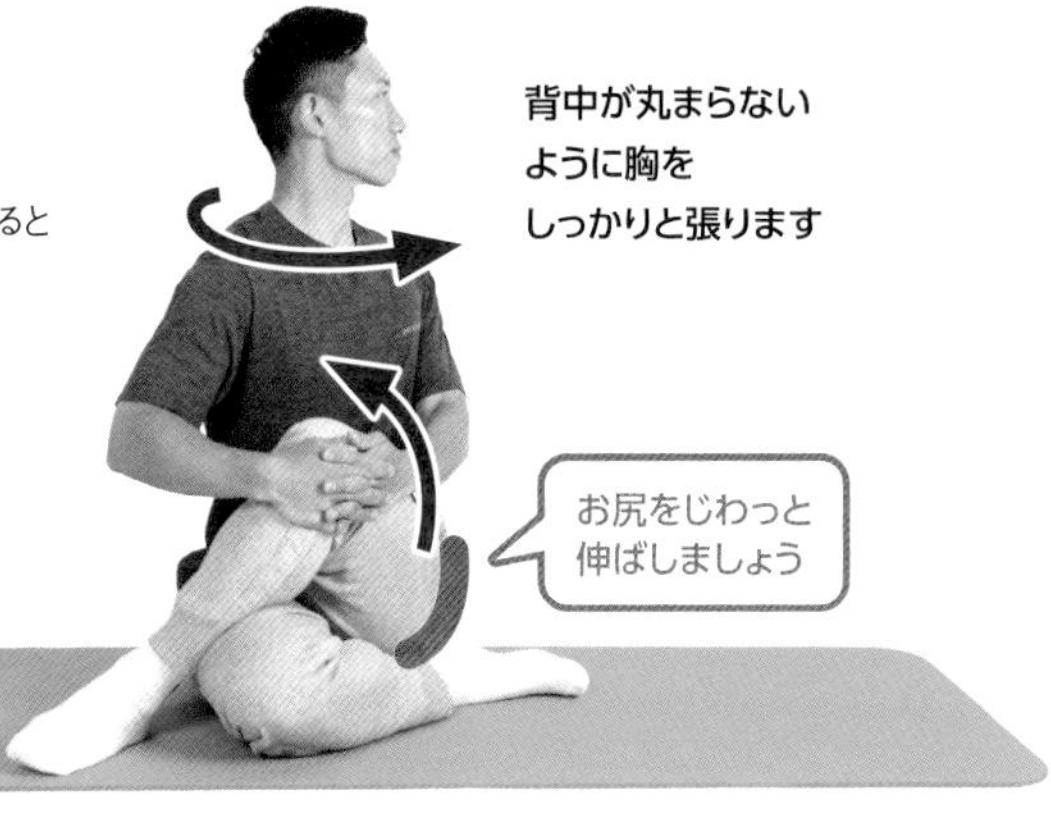
背中が丸まらない
ように胸を
しっかりと張ります
お尻をじわっと
伸ばしましょう

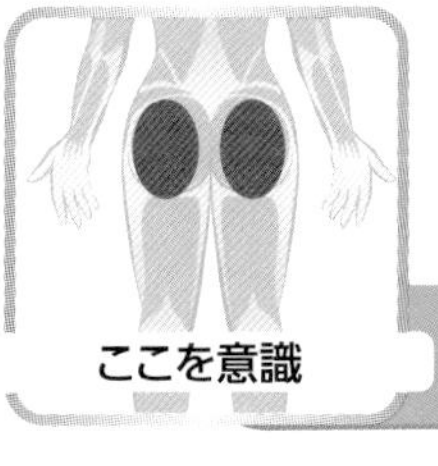
ここを意識

①②③④ 脚を組んで太ももを抱える

▶▶▶ 片側10秒／左右とも行う

1 膝を曲げて座る

左足首のあたりを右膝の
上に乗せます

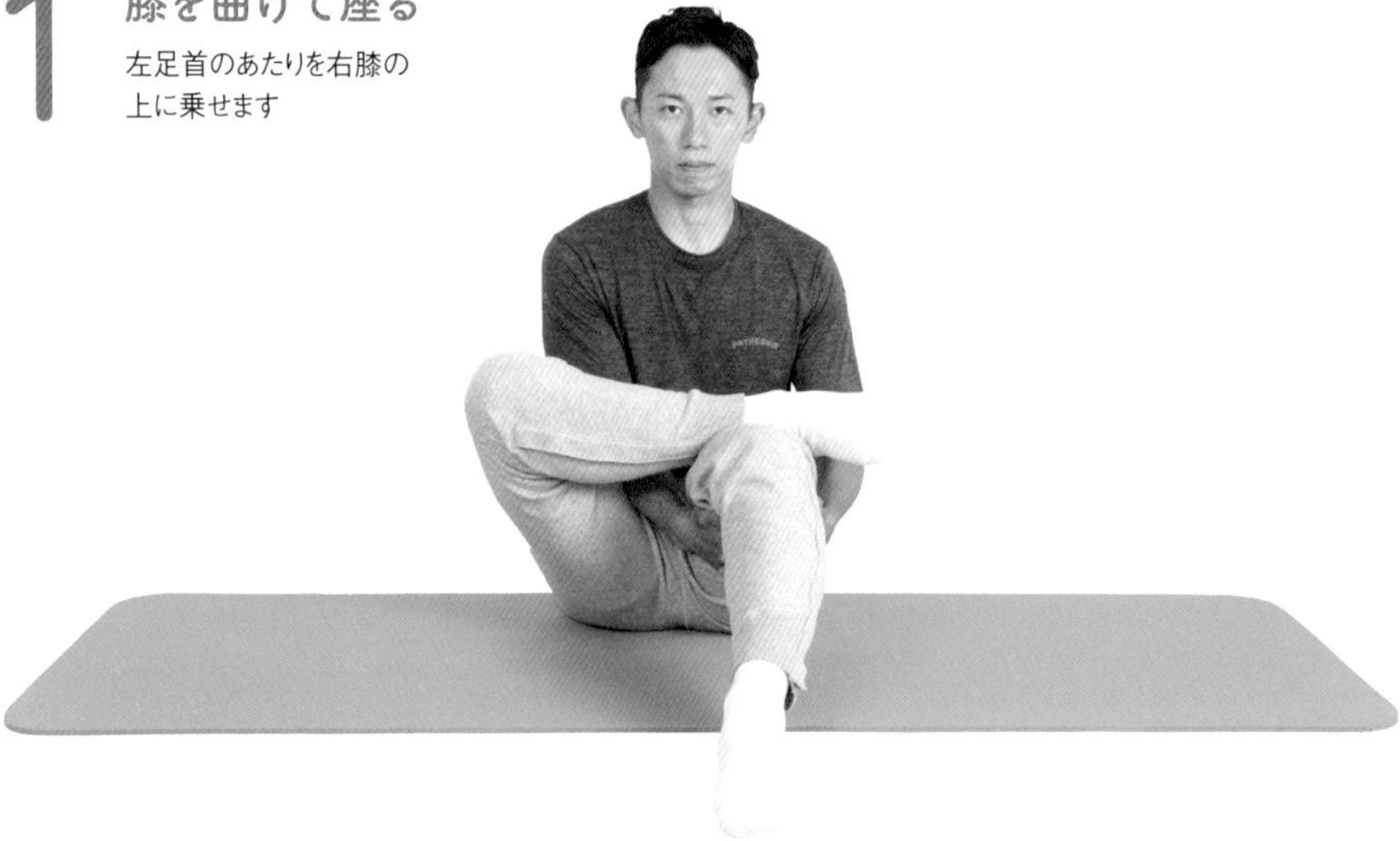

2 太ももの裏を持って引き寄せる

両手で右太ももをつかんで体を前に倒します

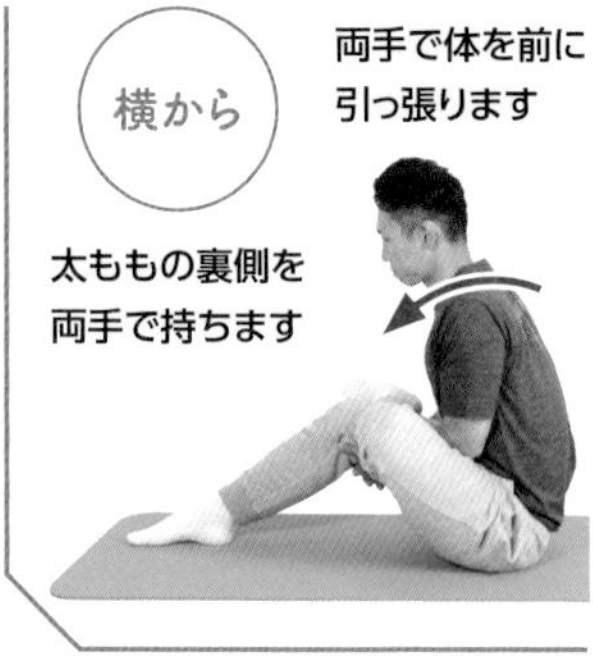
横から
両手で体を前に
引っ張ります
太ももの裏側を
両手で持ちます

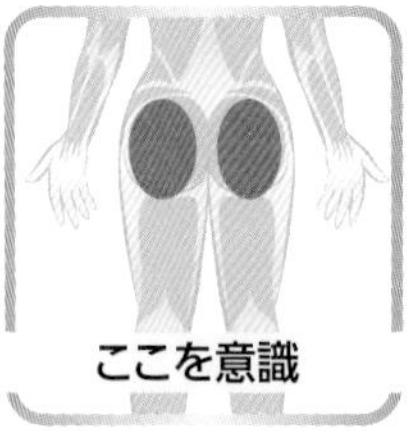
ここを意識

ゆっくり
息を吐きます

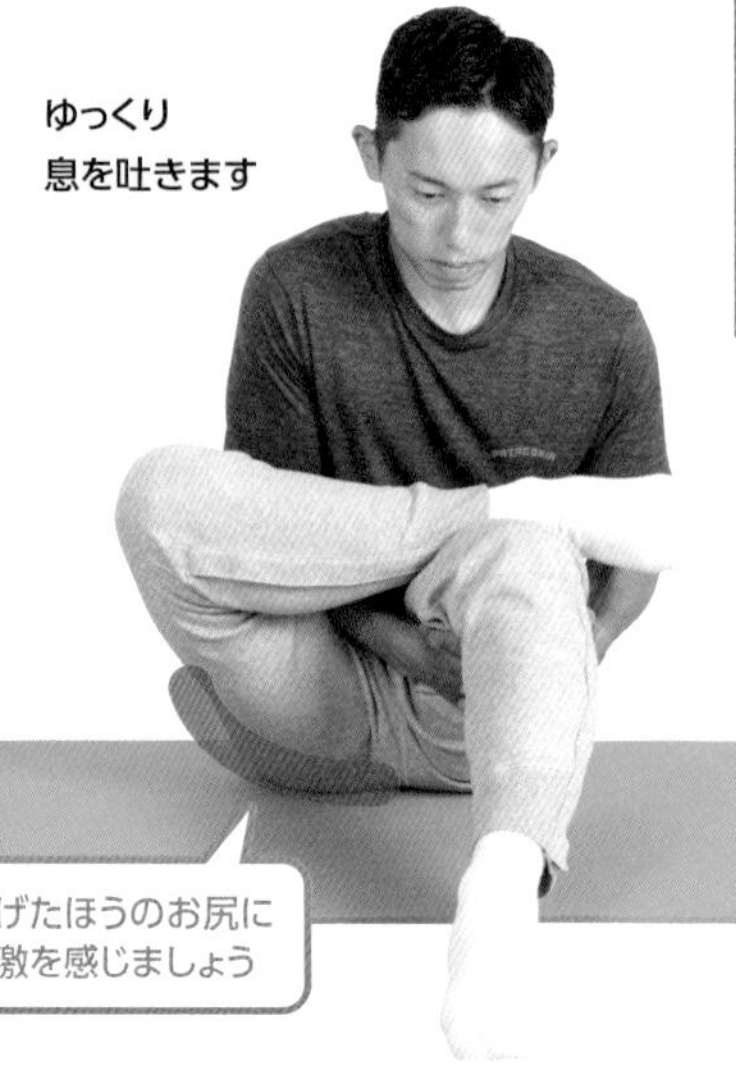

曲げたほうのお尻に
刺激を感じましょう

①②③❹ 前後に脚を開いて太ももの裏側を伸ばす

▶▶▶ 片脚10秒／左右とも行う

1 腕立て伏せの姿勢をとる

腕立て伏せの姿勢をとり、
肩幅程度に手を開きます

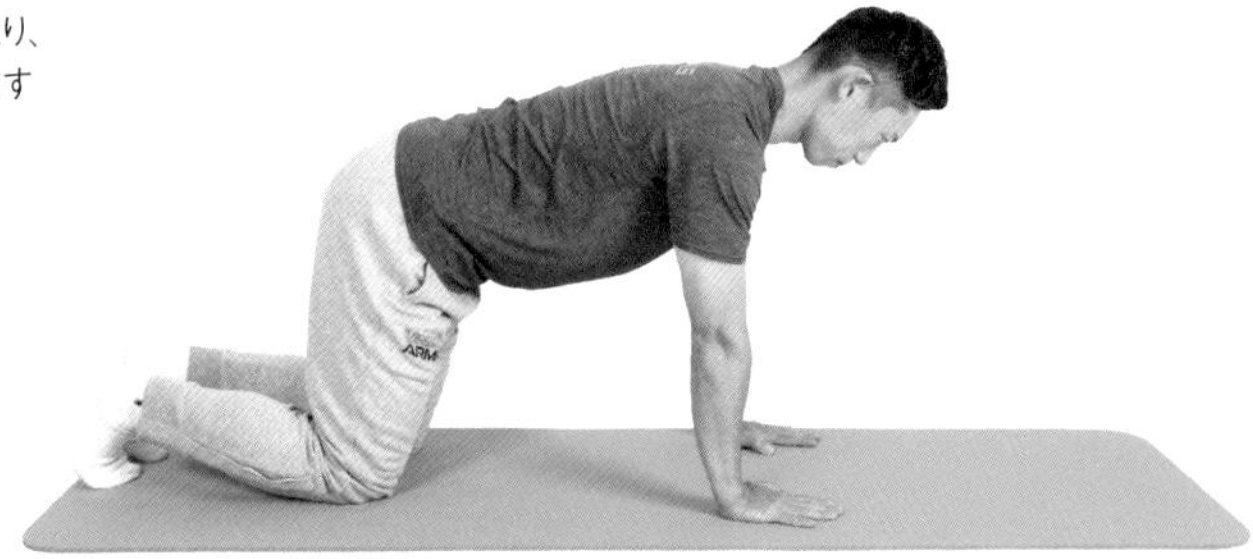

2 右手の横に右脚を持ってくる

右手の真横あたりに右足の
土踏まずあたりがくるようにします

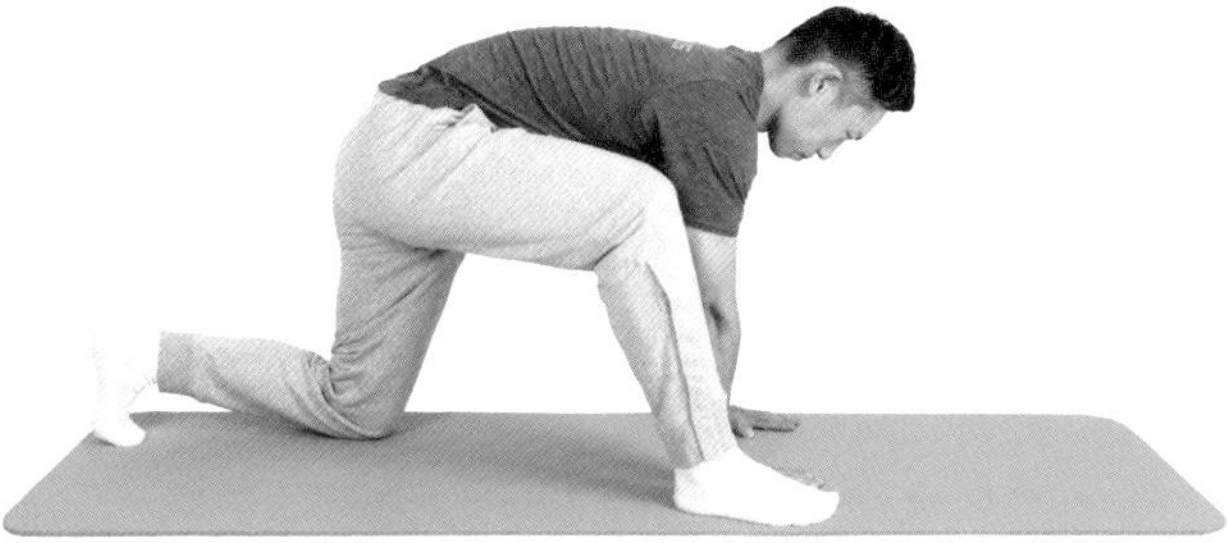

3 右脚の膝を伸ばす

お尻を斜め後ろに上げながら右脚の膝を伸ばします

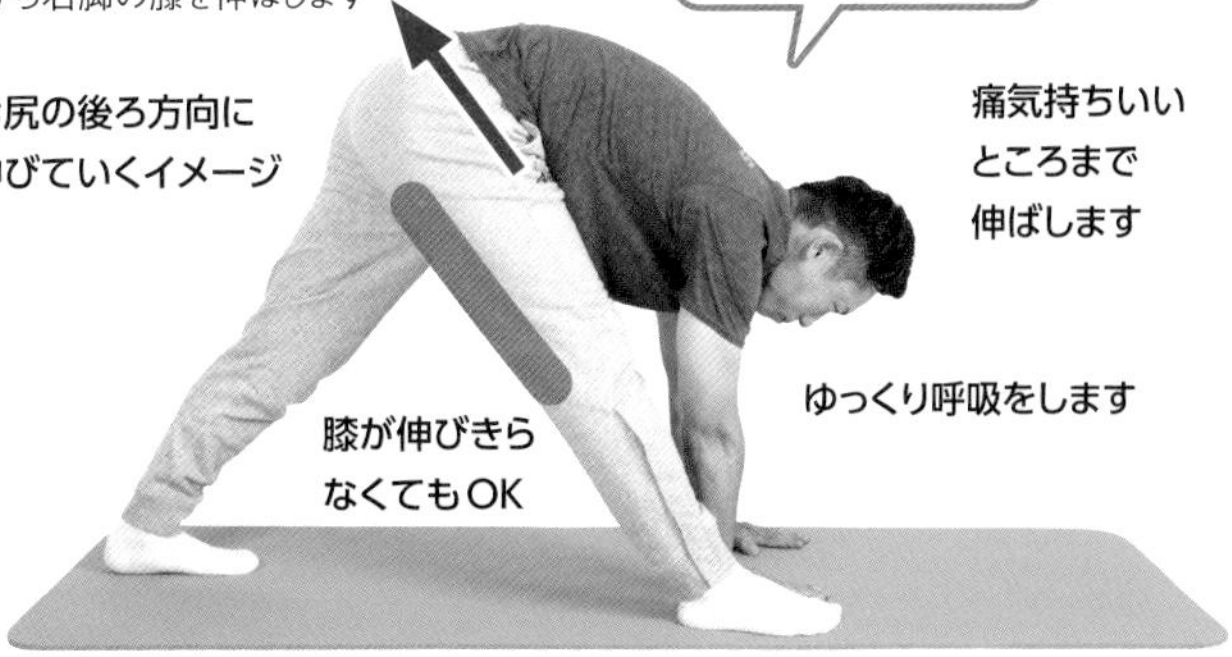
太ももの裏側の伸びを感じましょう
お尻の後ろ方向に伸びていくイメージ
痛気持ちいいところまで伸ばします
ゆっくり呼吸をします
膝が伸びきらなくてもOK

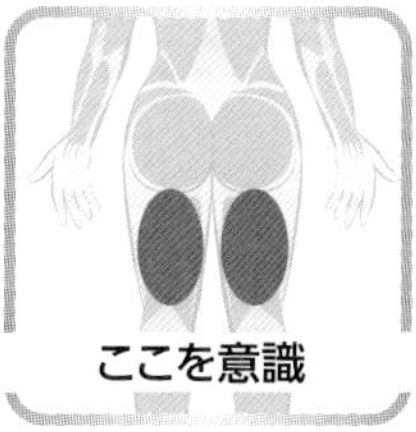
ここを意識

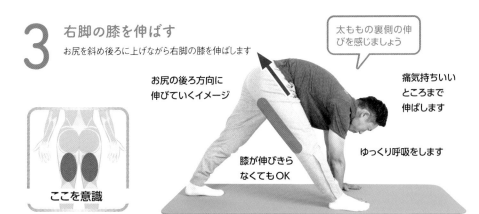

ぎっくり腰の痛みをトル

突然起こる強い腰の痛み。まずは安静にし、痛みが落ち着いてきたらここで紹介する４つのストレッチをやってみてください。

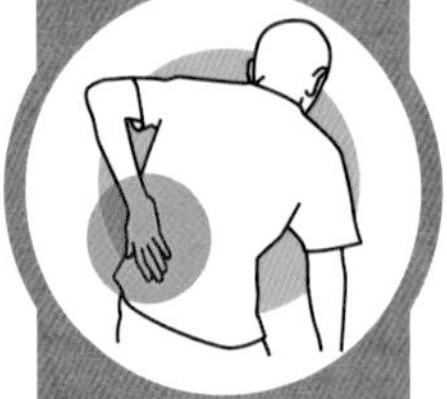

①②③④ 脚を伸ばして体を前に倒す

▶▶▶ 片脚10秒／左右とも行う

1 片方の脚を伸ばす

90度くらいに脚を開き、
片方の脚を伸ばします

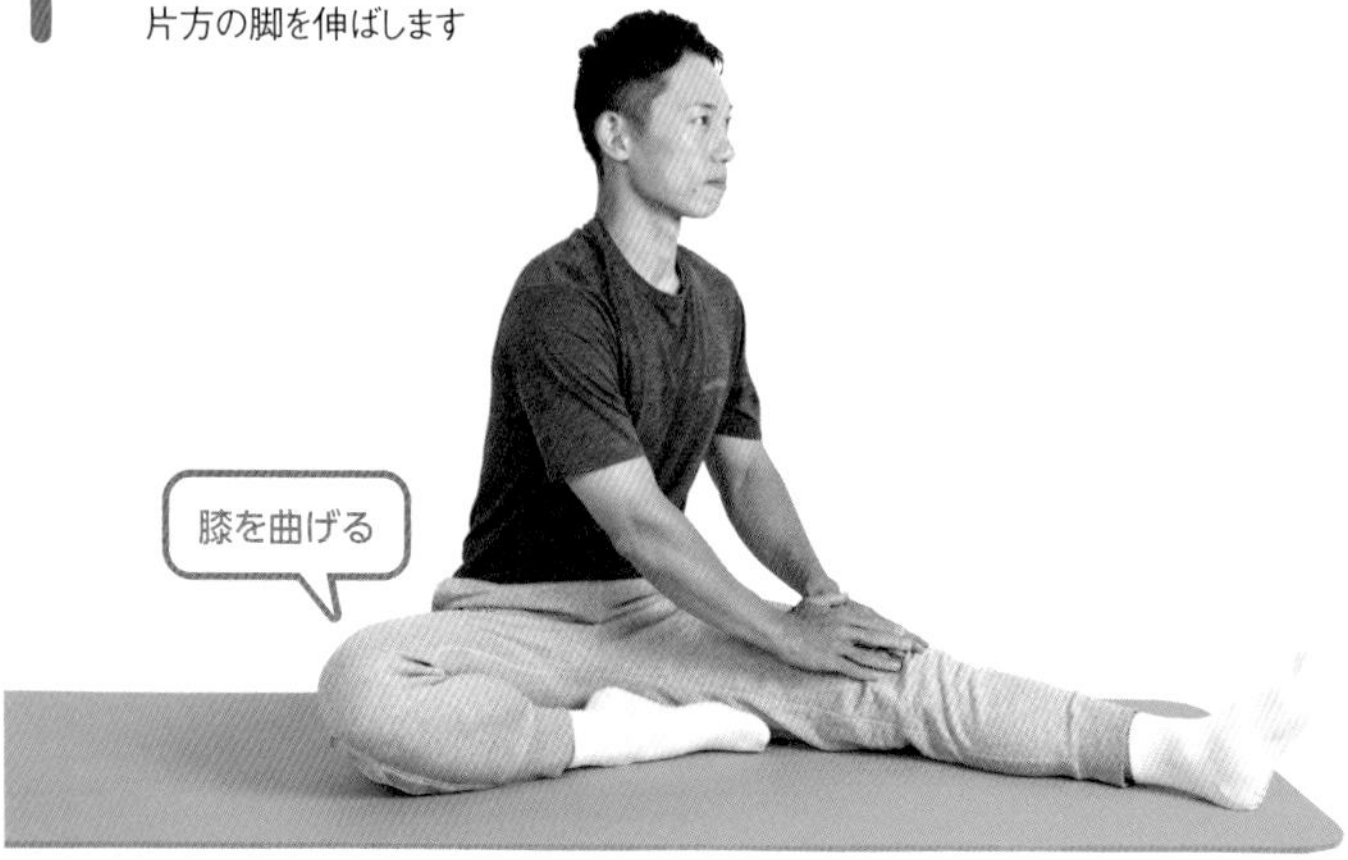
膝を曲げる

2 伸ばした脚のほうに体を倒す

伸ばした脚の方向に
体をまっすぐ倒していきます

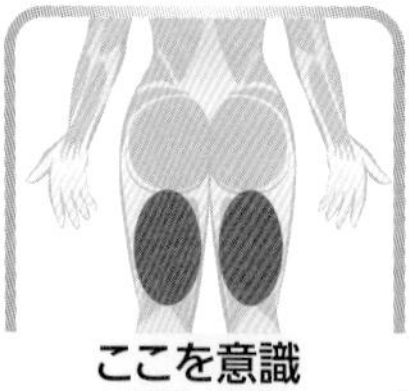
ここを意識

ゆっくり息を吐きます
痛気持ちいいところ
まで体を倒します
太ももの裏側の
伸びを感じましょう

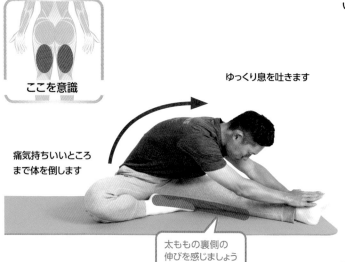

動画はこちら

①②③④ 手首をつかんで体側を伸ばす

▶▶▶ 片側10秒／左右とも行う

1 片方の脚を伸ばして膝を曲げる

まずは左脚を伸ばして右膝を曲げます

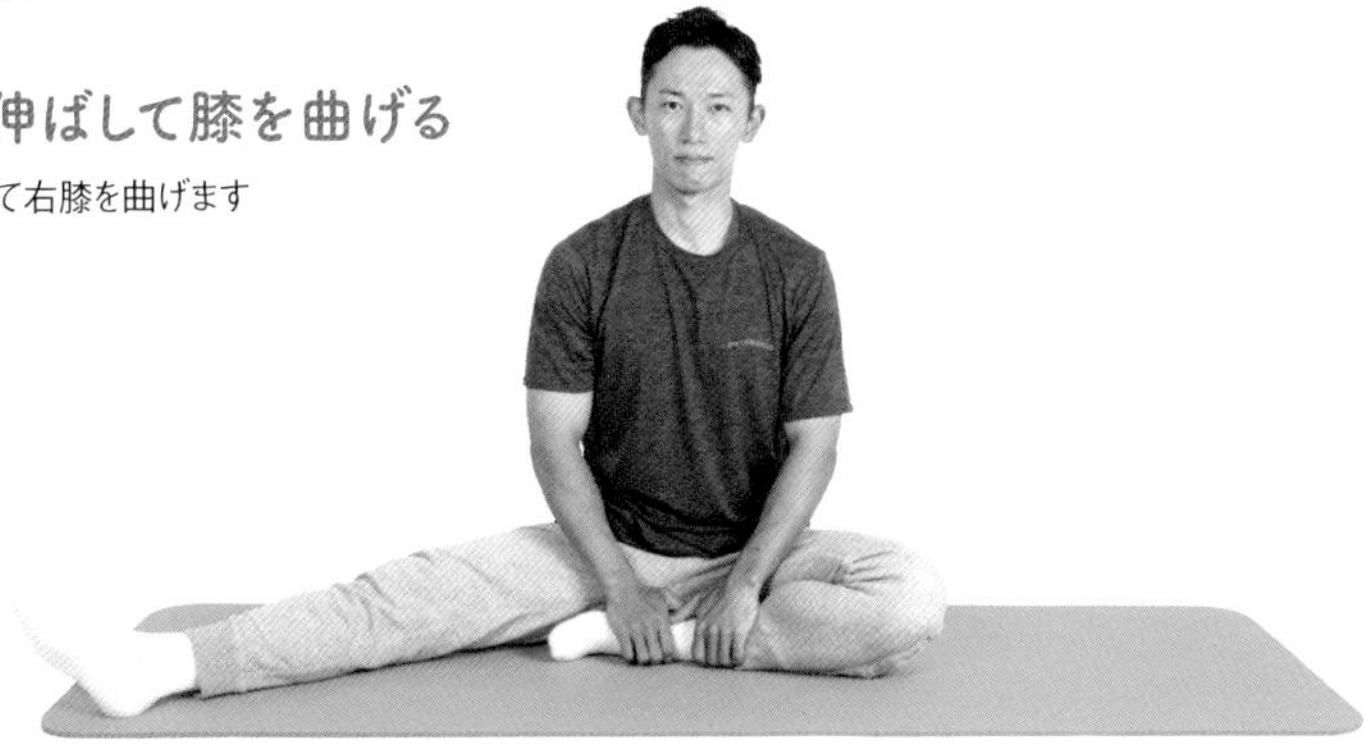

2 手首をつかむ

左手で右手首をつかみ、
右腕を引っ張ります

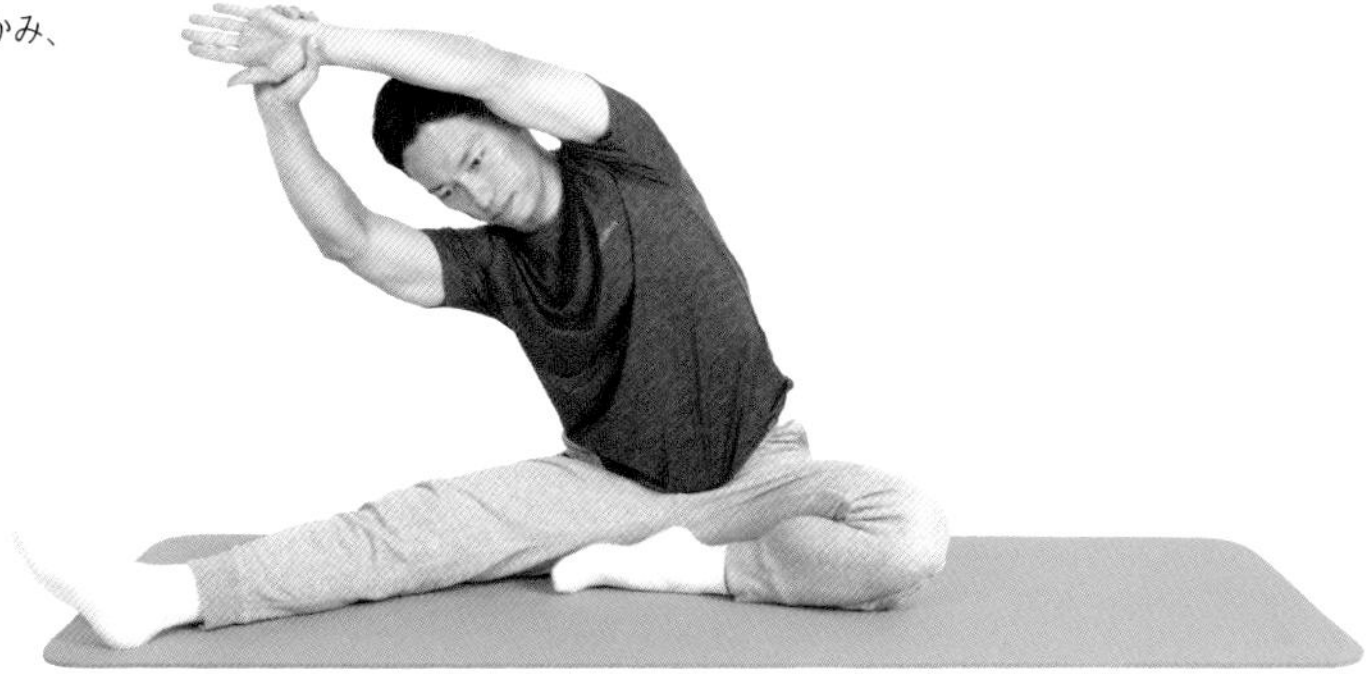

3 手を足先のほうへ

右腕を左足先のほうへ引っ張ります

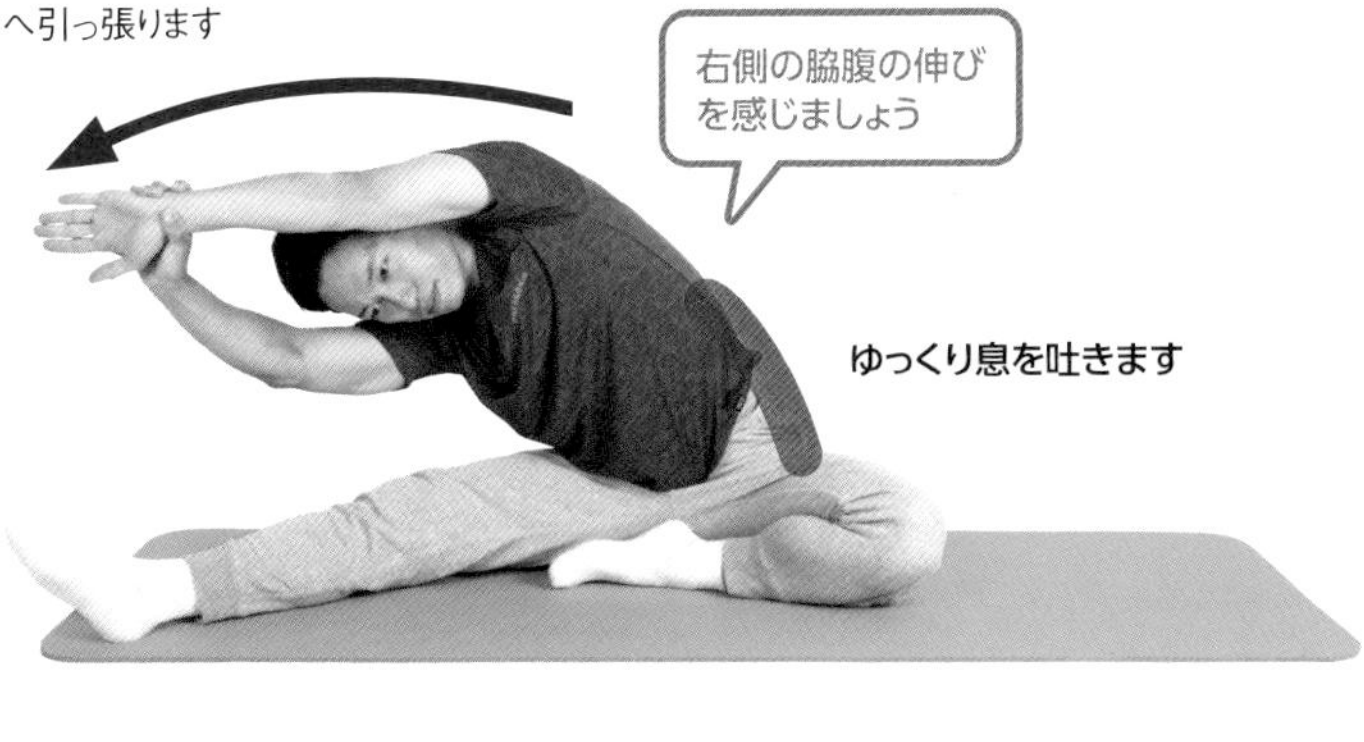
右側の脇腹の伸びを感じましょう
ゆっくり息を吐きます

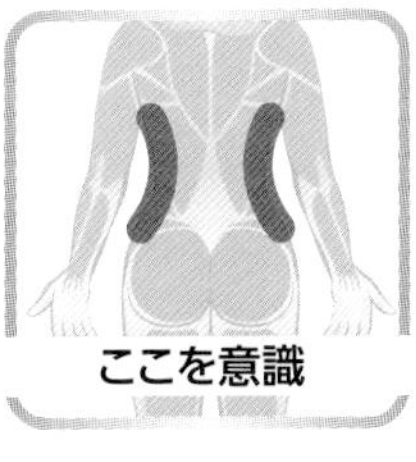
ここを意識

①②③④ **脚をクロスして腰を捻じる**

▶▶▶ 片側10秒／左右とも行う

1 脚をクロスして右肘で左膝を押す

右足を左膝の横に持ってきます

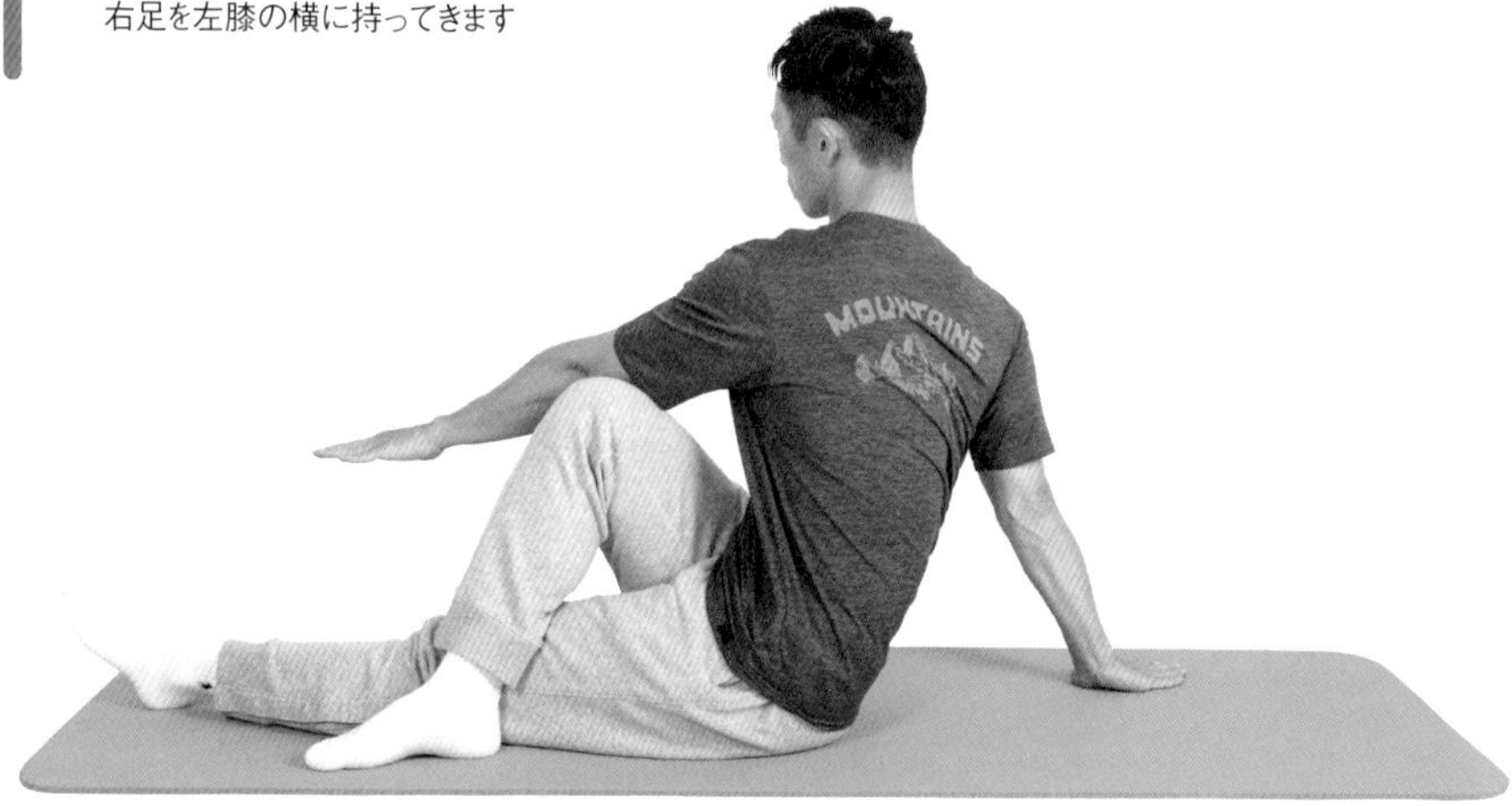

2 後ろを向いて腰を捻じる

左肘で右膝を押して腰を捻じりながら顔を後方へ向けます

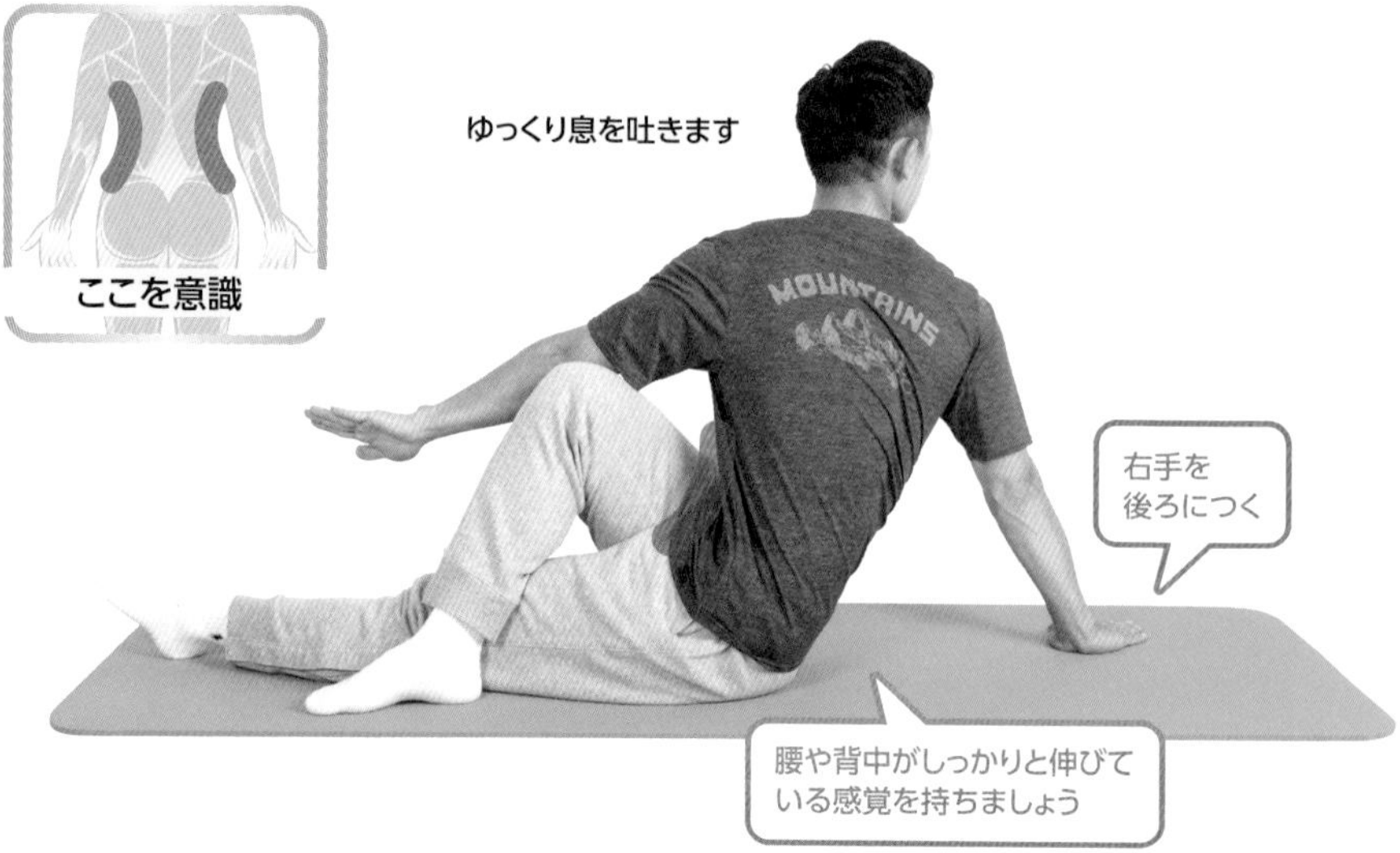
ここを意識
ゆっくり息を吐きます
右手を
後ろにつく
腰や背中がしっかりと伸びて
いる感覚を持ちましょう

①②③④ もう一度脚を伸ばして体を前に倒す

▶▶▶ 片脚10秒／左右とも行う

1 片方の脚を伸ばす

90度くらいに脚を開き、
片方の脚を伸ばします

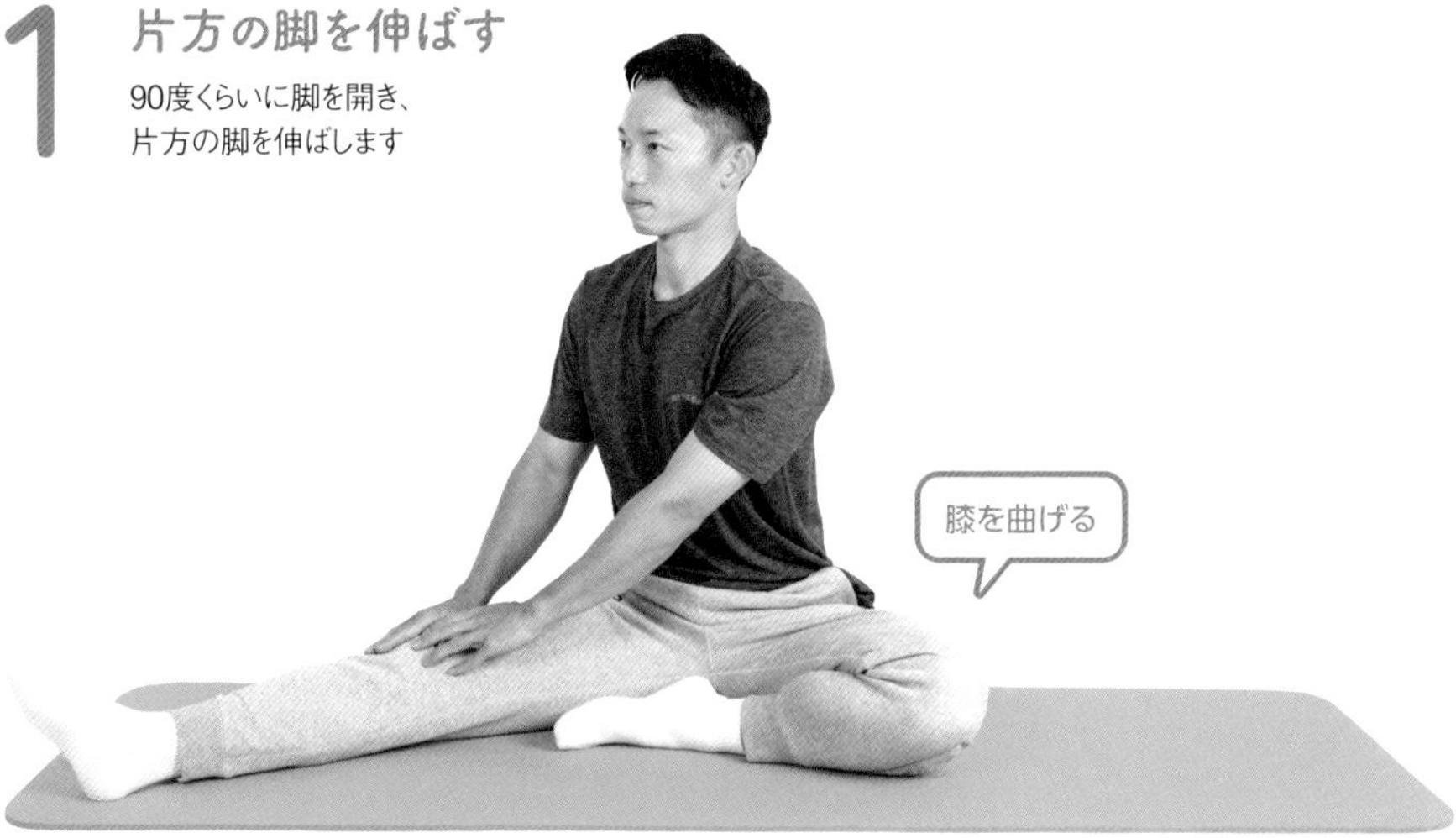
膝を曲げる

2 伸ばした足先のほうに体を倒す

伸ばした足先の方向に
体をまっすぐ倒していきます

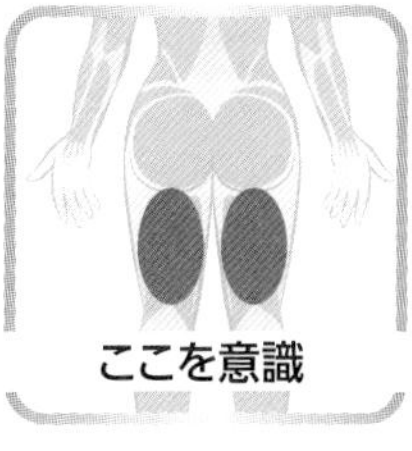
ここを意識

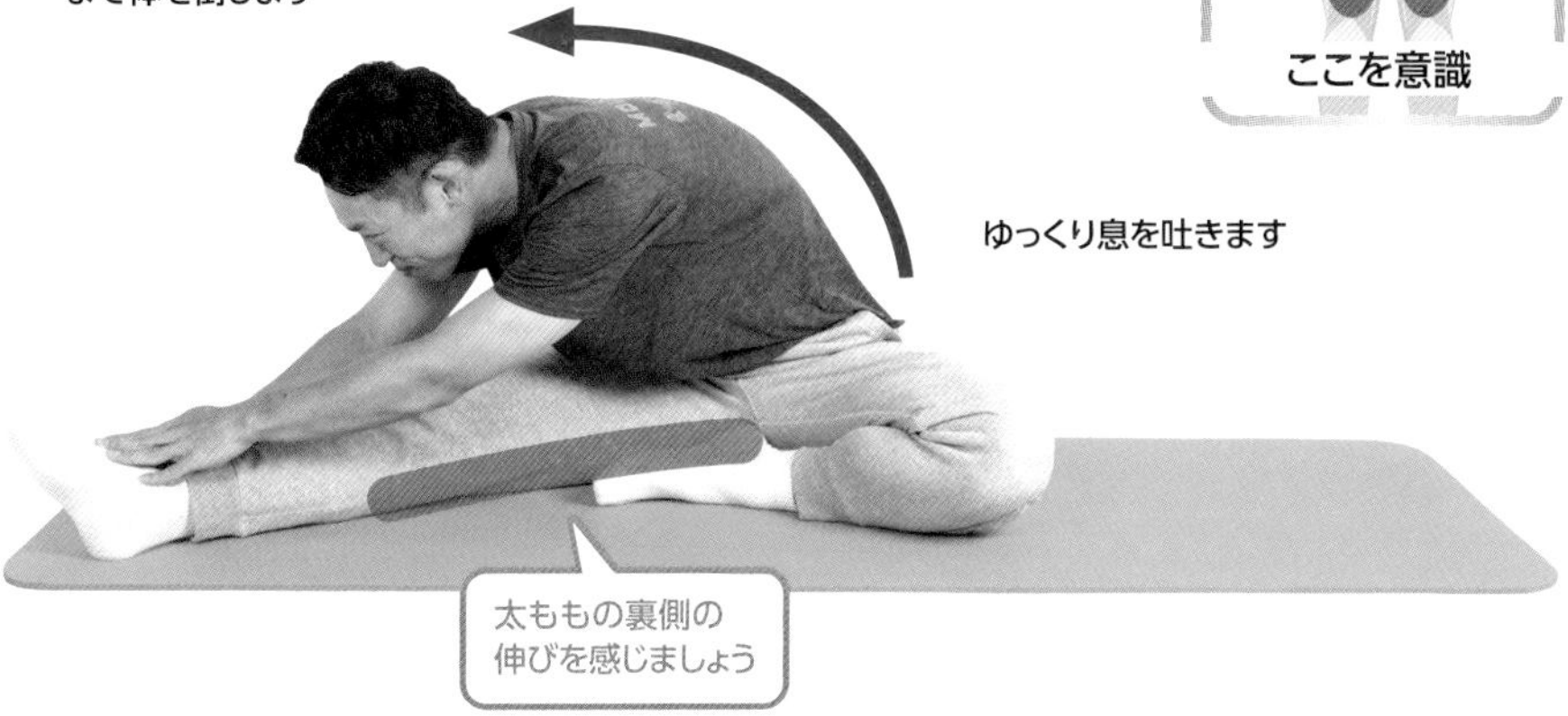
痛気持ちいいところ
まで体を倒します
ゆっくり息を吐きます
太ももの裏側の
伸びを感じましょう

後ろ反りをしたときの痛みをトル

腰を後ろに反らしたときに生じる痛み。この痛みに効く4つのストレッチを紹介します。

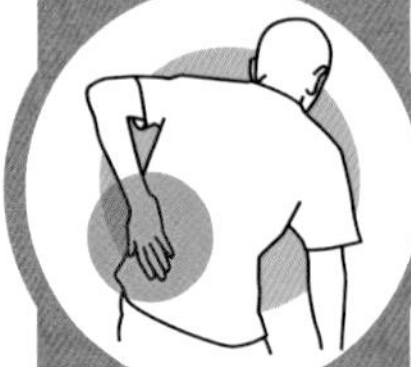

動画はこちら

❶②③④ 片膝を曲げて体を後ろへ倒す

▶▶▶ 片脚10秒／左右とも行う

1 右脚を伸ばして左膝を曲げる

右脚を伸ばして左膝を曲げ、
両手を後ろにつきます

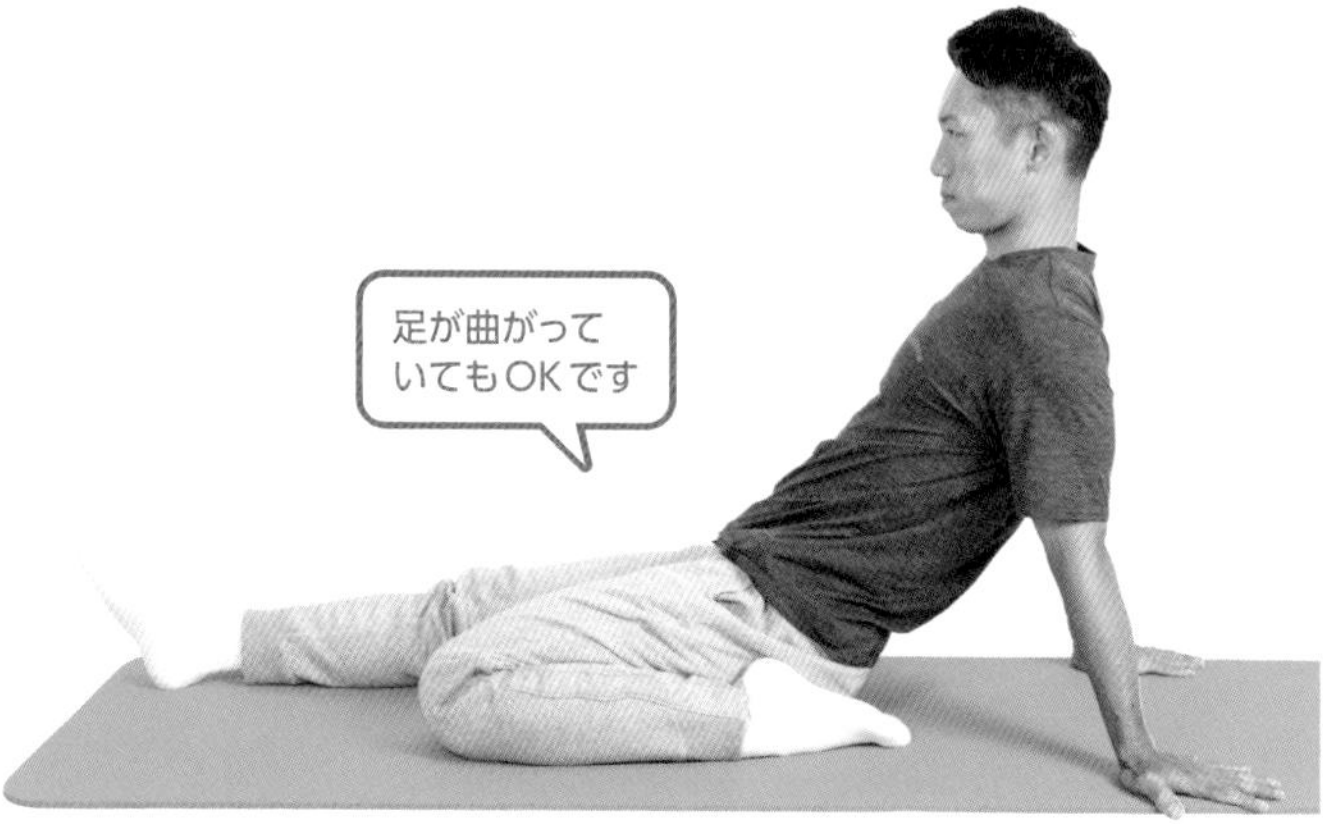

足が曲がって
いてもOKです

2 体を後ろに倒して太ももを伸ばす

左の太ももの上に右足を乗せ、左膝が浮くのを押さえます

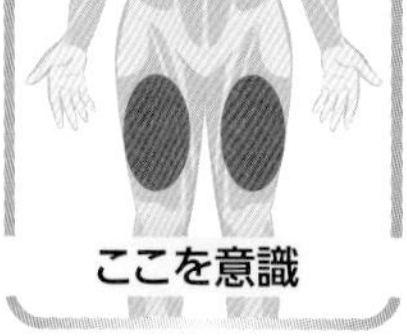

ここを意識

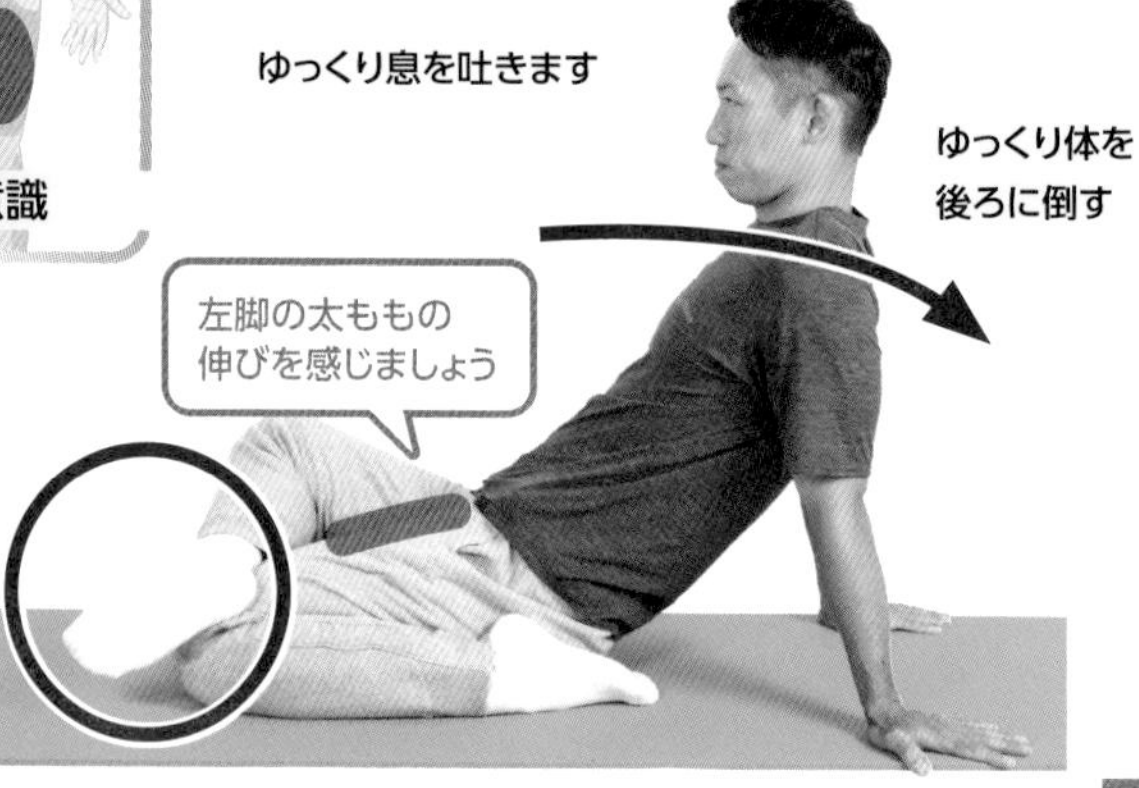

ゆっくり息を吐きます
ゆっくり体を
後ろに倒す
左脚の太ももの
伸びを感じましょう

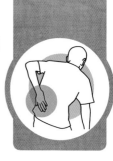

①②③④ 脚をクロスして腰を捻じる

▶▶▶ 片側10秒／左右とも行う

1 脚をクロスして右肘で左膝を押す

左足を右膝の横に持ってきます。
右手を伸ばして右肘で左膝を押します

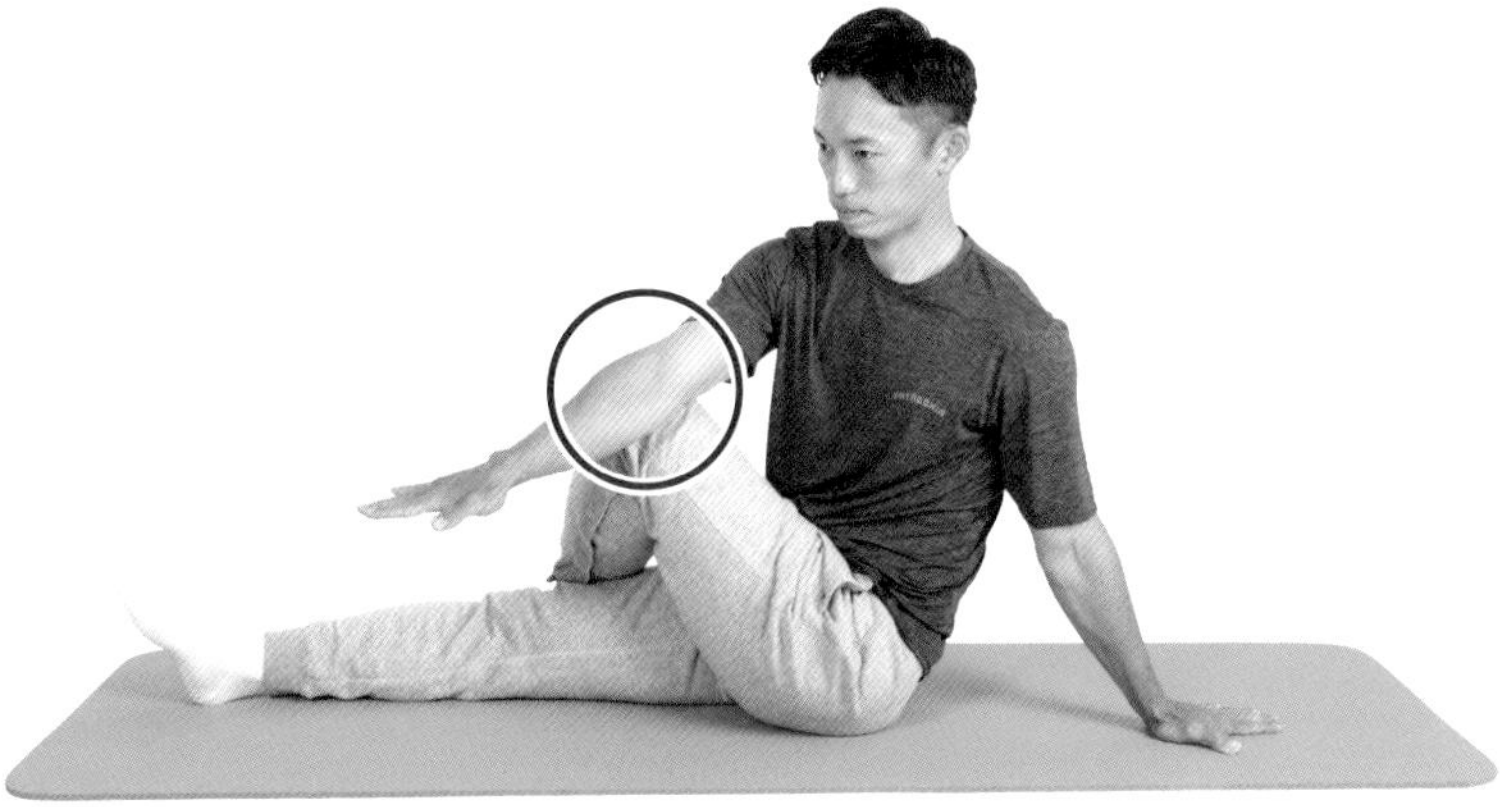

2 後ろを向いて腰を捻じる

右肘で左膝を押して腰を捻じりながら顔を後方へ向けます

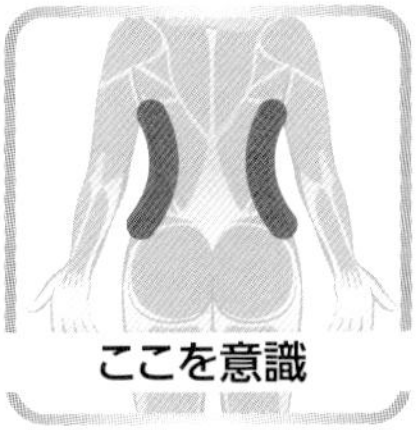
ここを意識

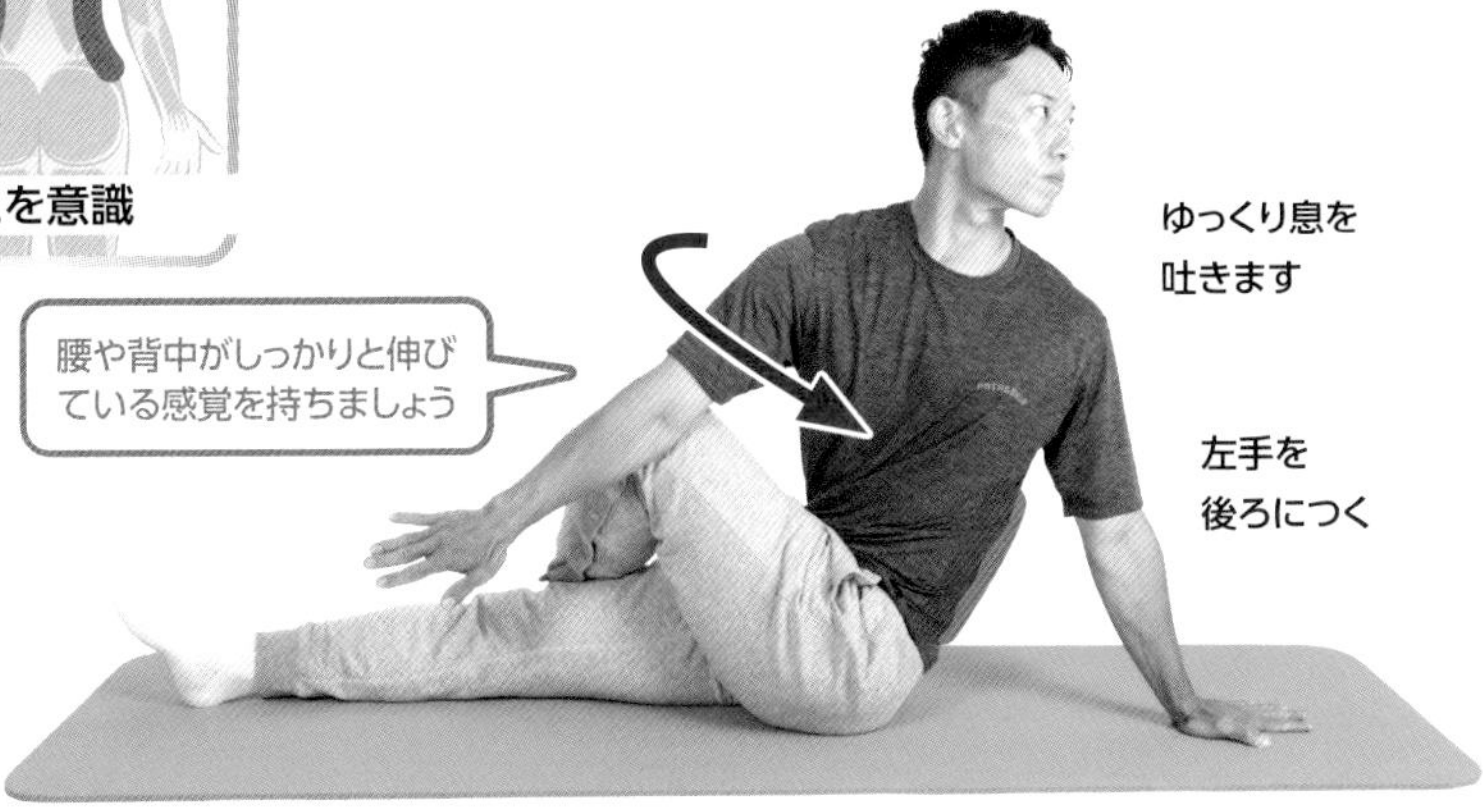
腰や背中がしっかりと伸びている感覚を持ちましょう
ゆっくり息を吐きます
左手を後ろにつく

①②③④

脚を伸ばして体を前に倒す

▶▶▶ 片脚10秒／左右とも行う

1 片方の脚を伸ばす

90度くらいに脚を開き、
片方の脚を伸ばします

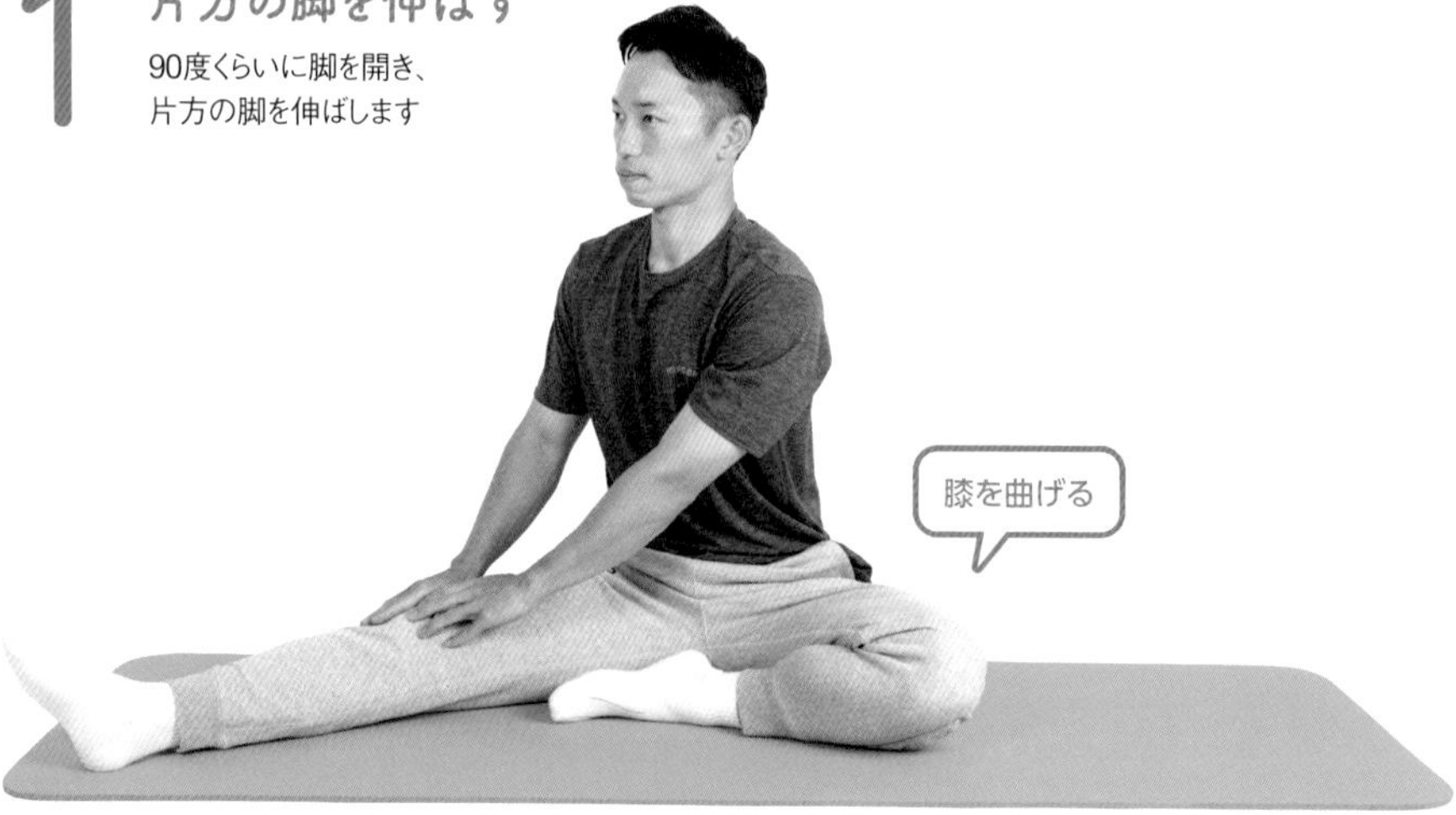
膝を曲げる

2 伸ばした足先のほうに体を倒す

伸ばした足先の方向に
体をまっすぐ倒していきます

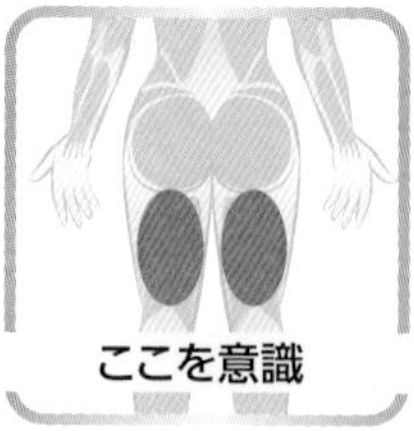
ここを意識

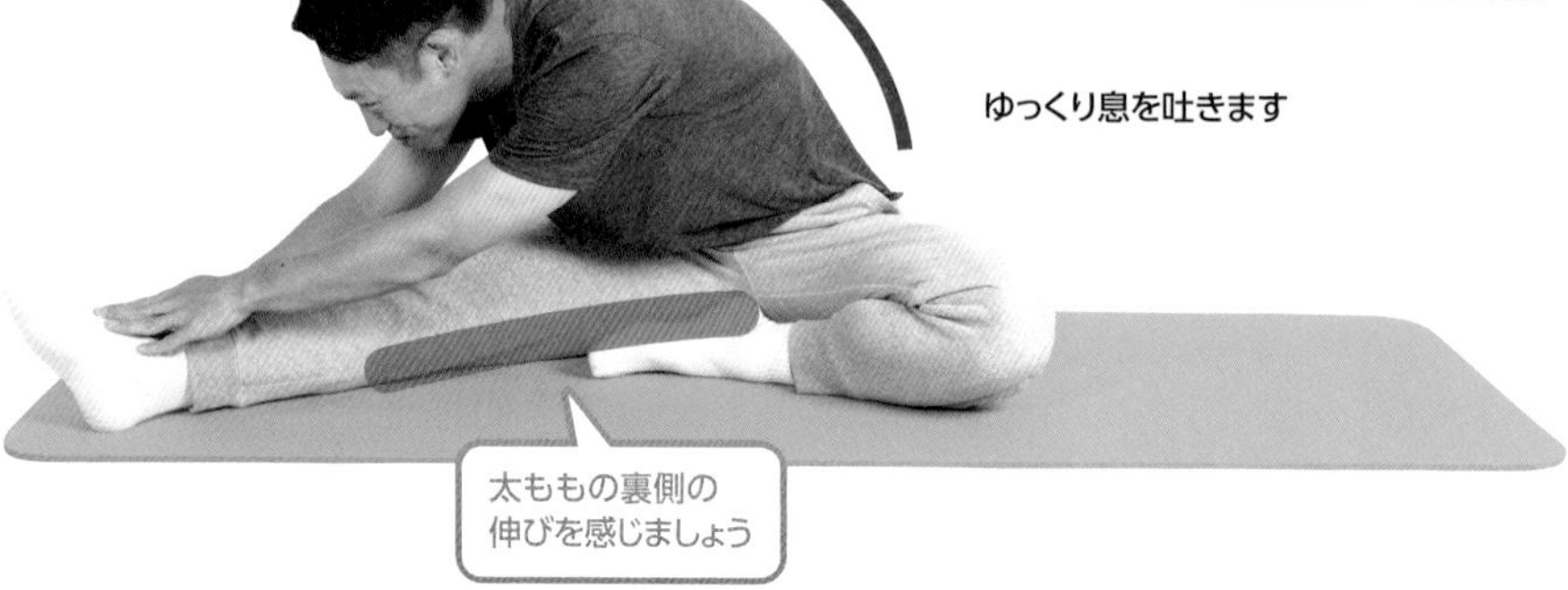
痛気持ちいいところ
まで体を倒します
ゆっくり息を吐きます
太ももの裏側の
伸びを感じましょう

①②③④ 脚を組んで膝を抱える

▶▶▶ 片脚10秒／左右とも行う

1 膝を曲げて脚を深く組む

まずは右脚が上になるように脚を組みます

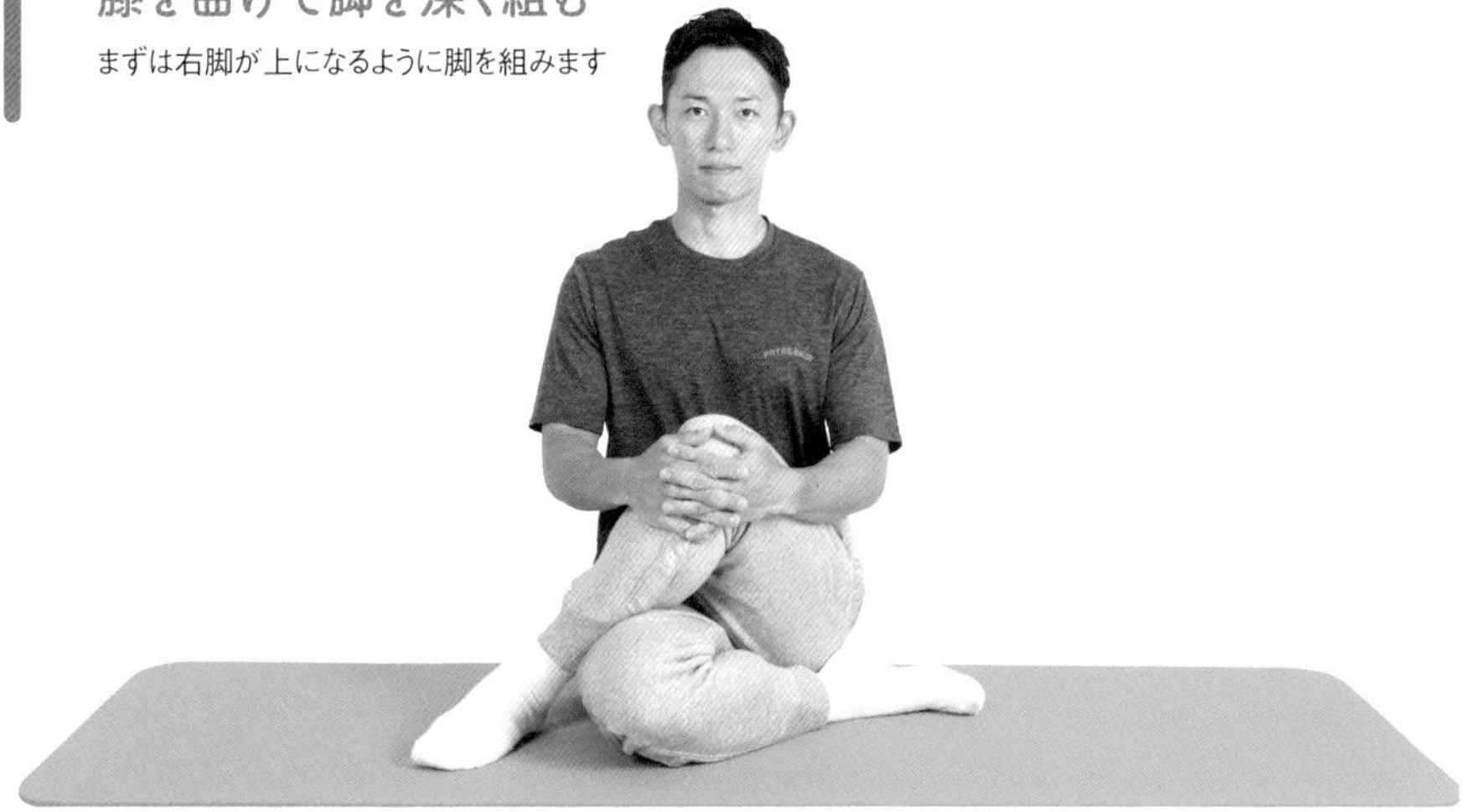

2 背中を伸ばして胸と膝を近づける

背筋を伸ばして両手で膝をつかみ、胸と膝を近づけると、
右のお尻の筋肉が伸びます

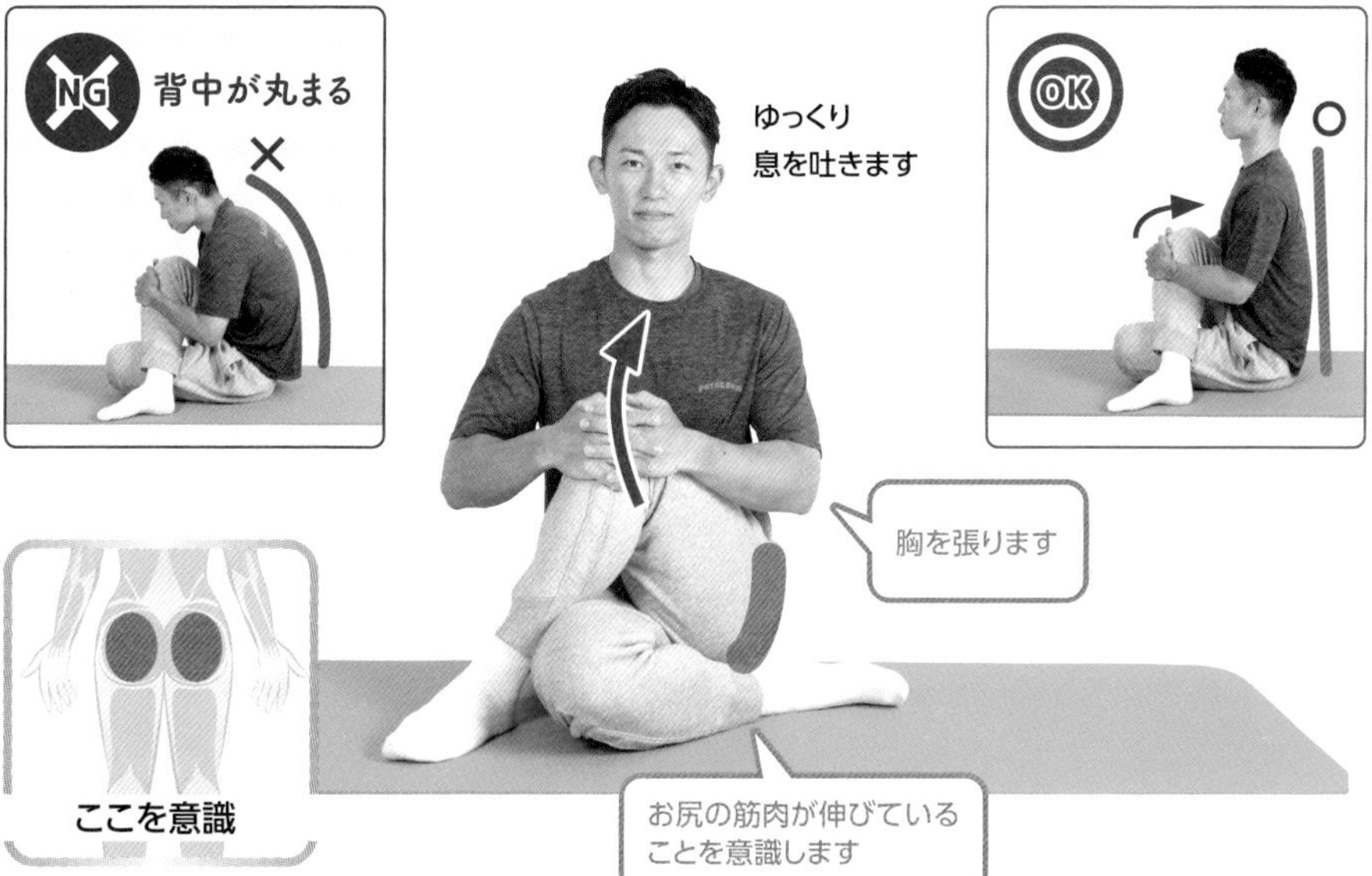
NG
背中が丸まる
×
ゆっくり
息を吐きます
OK
○
胸を張ります
ここを意識
お尻の筋肉が伸びている
ことを意識します

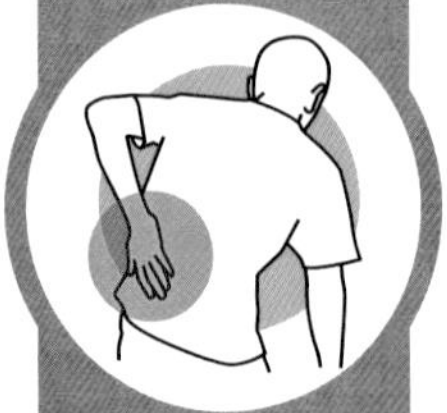

反り腰の痛みをトル

腰のカーブが深くなりすぎているのが反り腰。
反り腰の痛みを解消できる4つのストレッチです。

①②③④ 脚を伸ばして体を前に倒す

▶▶▶ 片脚10秒／左右とも行う

1 片方の脚を伸ばす

90度くらいに脚を開き、
片方の脚を伸ばします

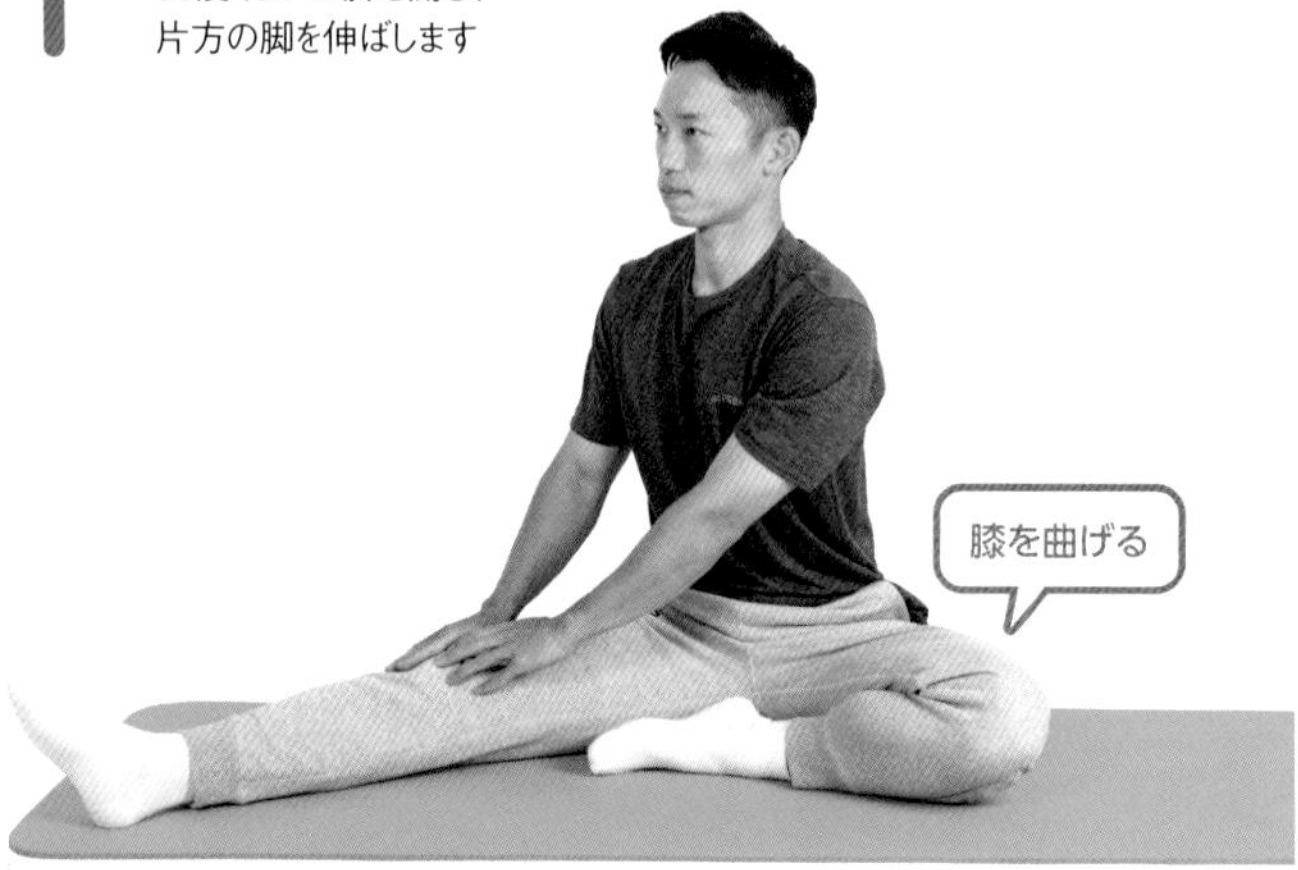
膝を曲げる

2 伸ばした足先のほうに体を倒す

伸ばした足先の方向に
体をまっすぐ倒していきます

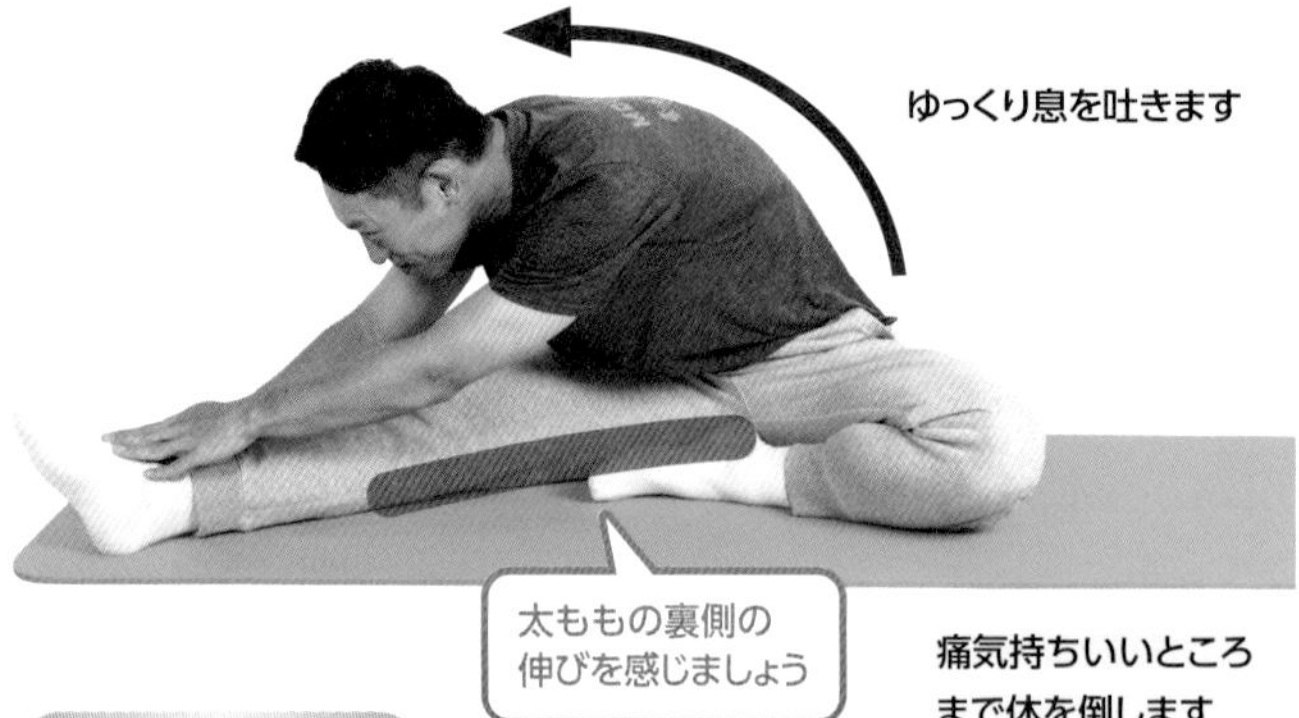
ゆっくり息を吐きます
太ももの裏側の伸びを感じましょう
痛気持ちいいところまで体を倒します

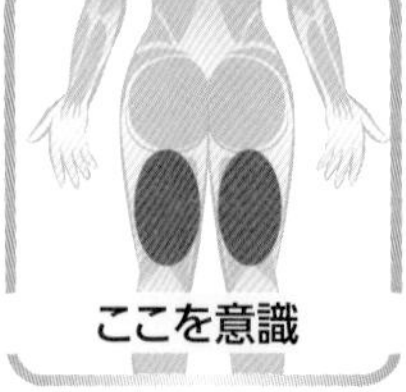
ここを意識

動画はこちら

①②③④ 足裏を合わせて前屈

▶▶▶ 10秒×2セット

1 座って足の裏を合わせる

座って足の裏を合わせ、
かかとを体のほうに近づけます

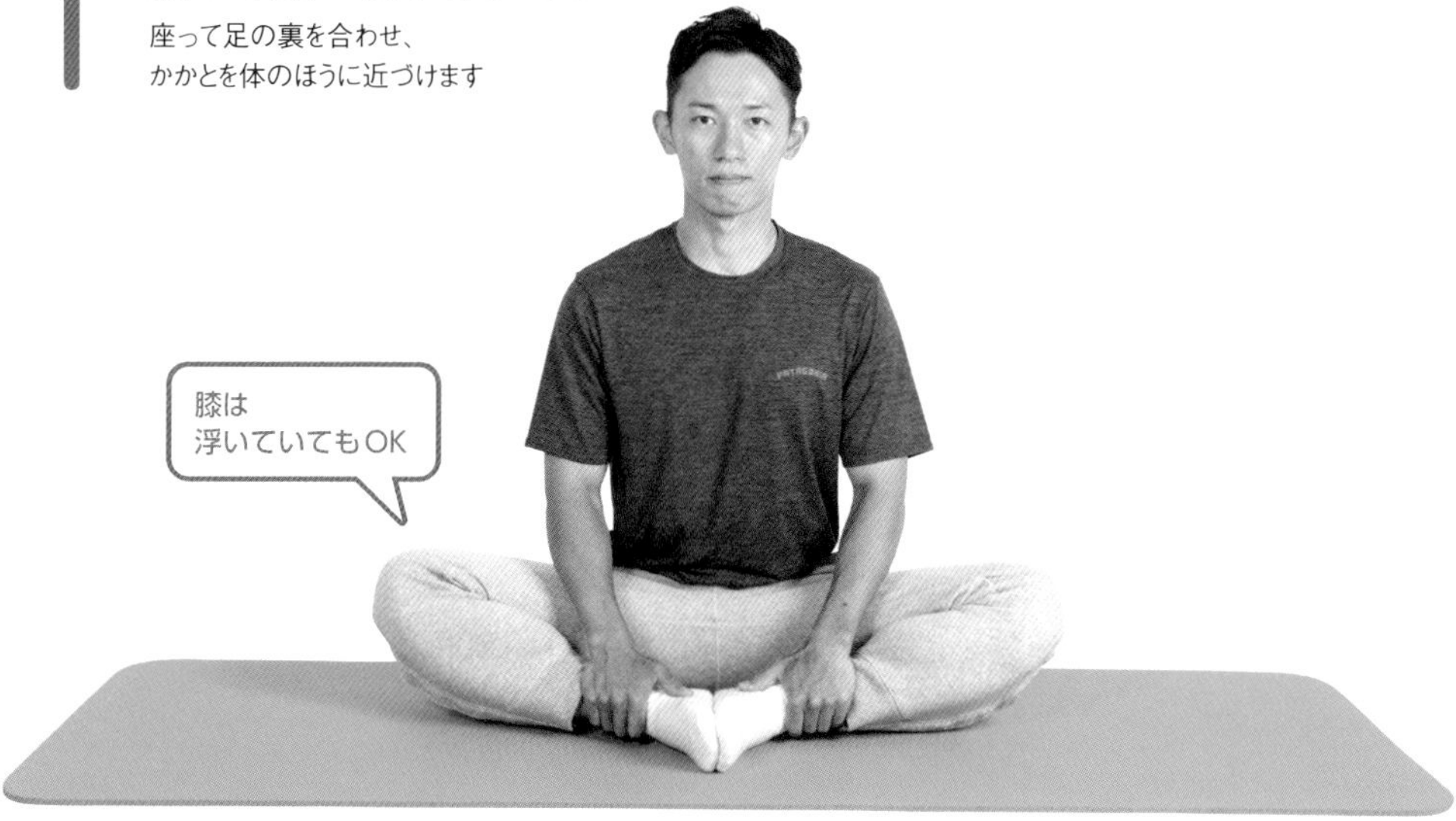
膝は
浮いていてもOK

2 痛気持ちいいところまで前屈

両側の股関節が痛気持ちいいところまで体を前に倒します

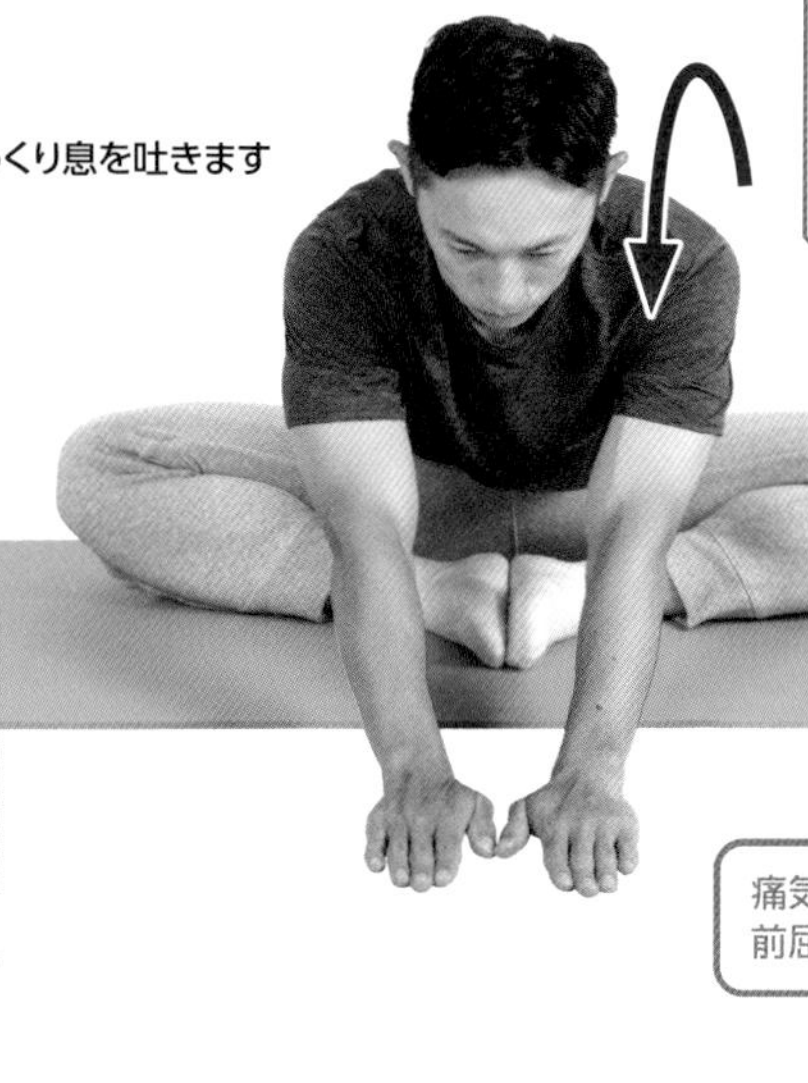
ゆっくり息を吐きます
痛気持ちいいところ以上に
前屈しないようにしましょう

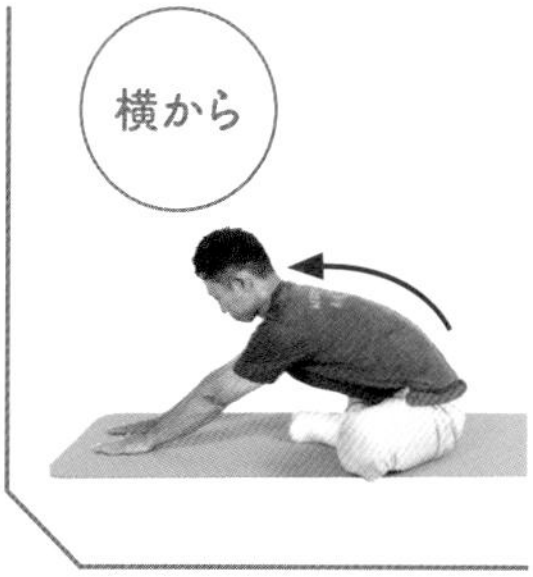
横から

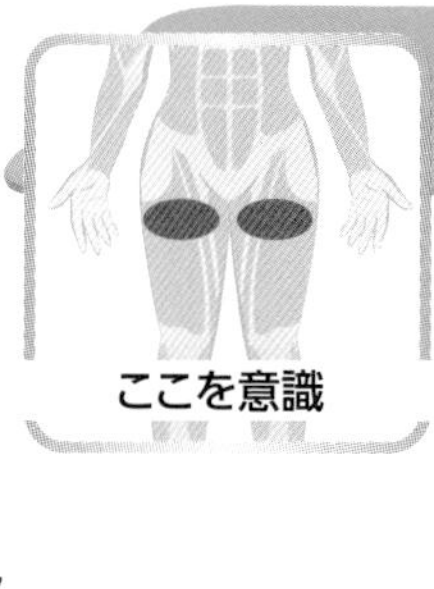
ここを意識

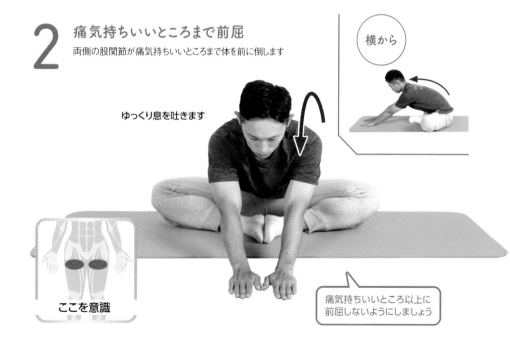

①②③④ 足を前後にずらして前屈

▶▶▶ 10秒×2セット

1 膝を曲げて座る

座って足を前後にずらして一列に並べる

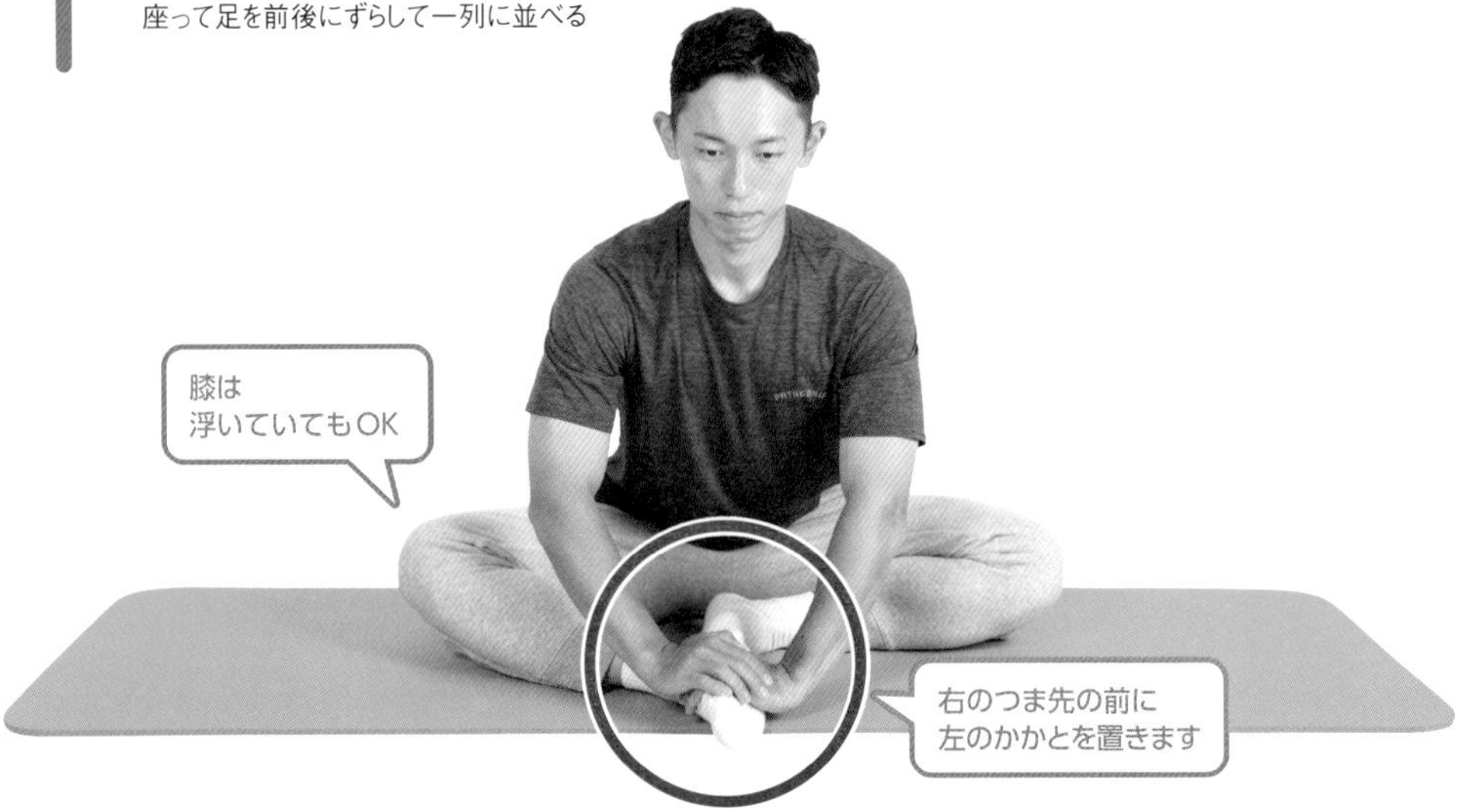
膝は
浮いていてもOK
右のつま先の前に
左のかかとを置きます

2 痛気持ちいいところまで前屈

左のお尻の筋肉が伸びるまで体を前に倒します

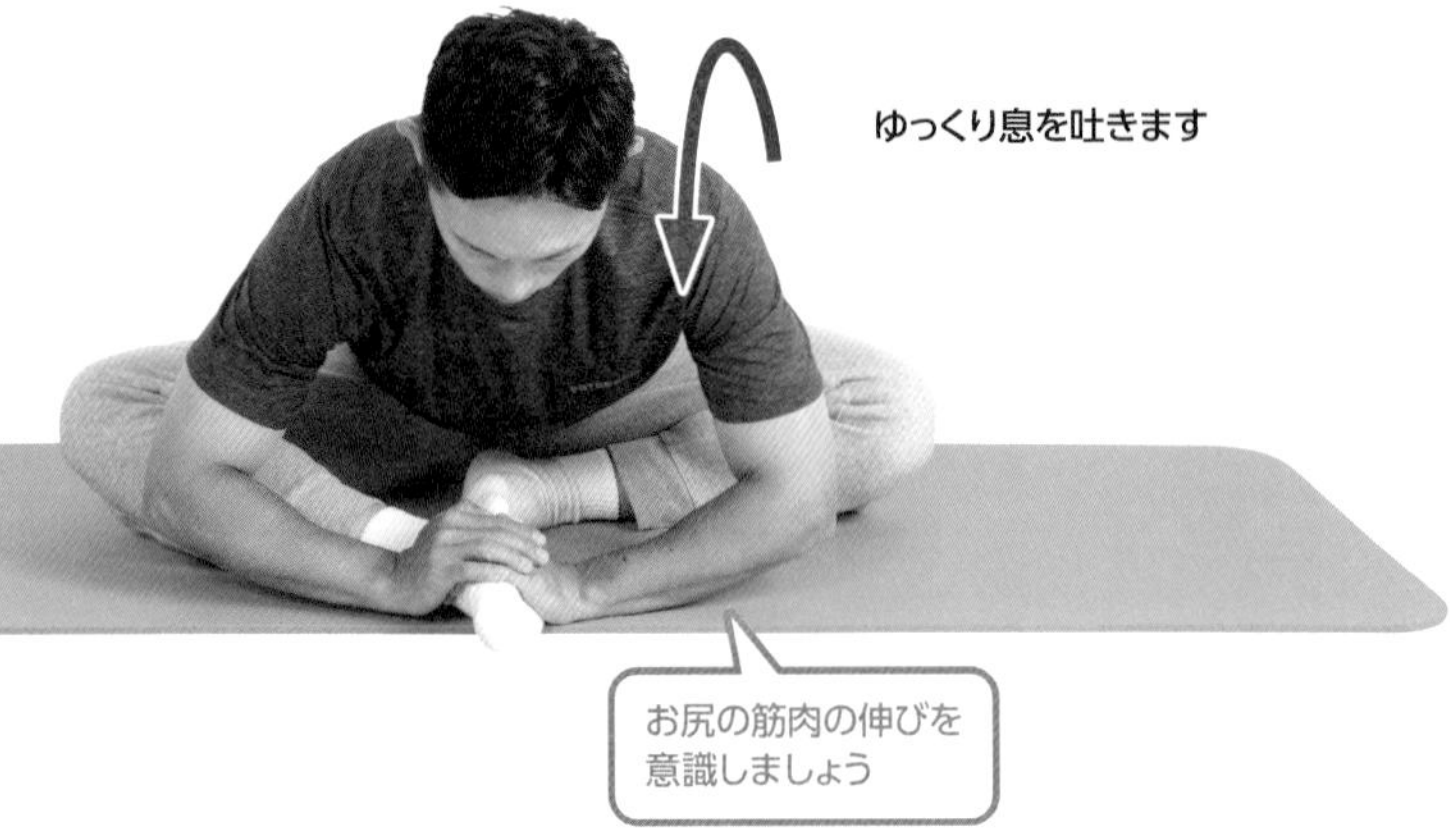
ゆっくり息を吐きます
お尻の筋肉の伸びを
意識しましょう

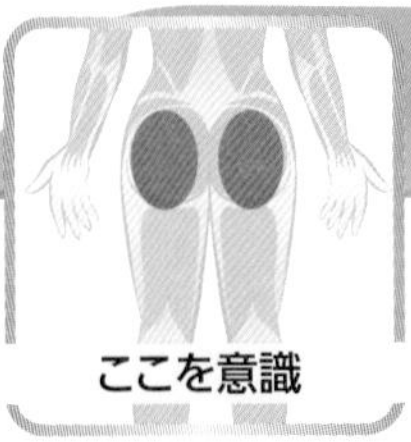
ここを意識

①②③④ 片膝を曲げて体を後ろへ倒す

▶▶▶ 片脚10秒／左右とも行う

1 右脚を伸ばして左膝を曲げる

右脚を伸ばして左膝を曲げ、
両手を後ろにつきます

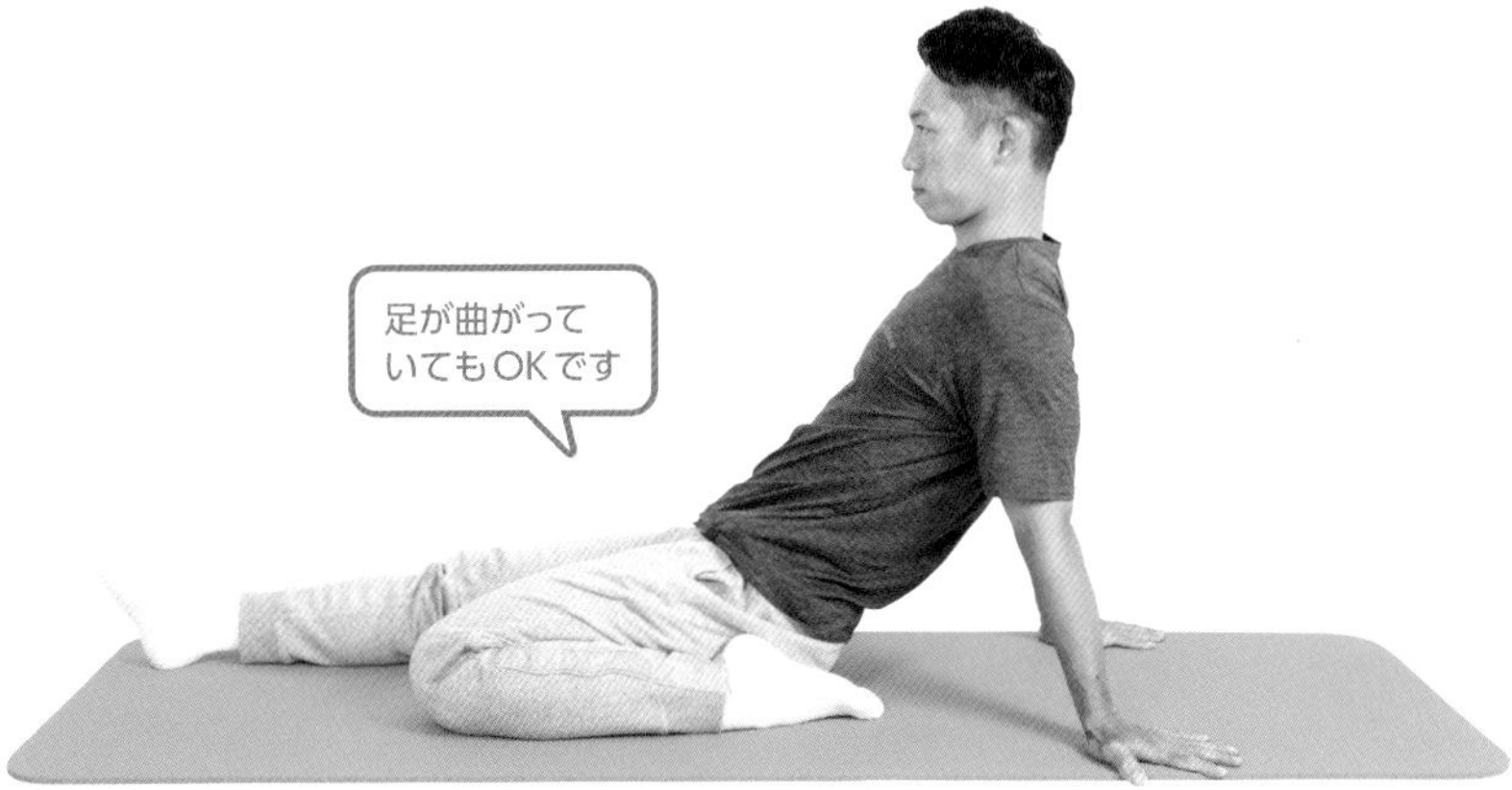
足が曲がって
いてもOKです

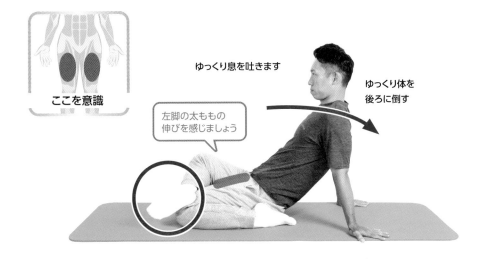

2 体を後ろに倒して太ももを伸ばす

左の太ももの上に右足を乗せ、左膝が浮くのを押さえます

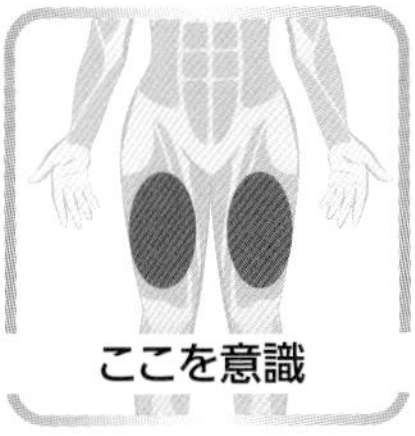
ここを意識

ゆっくり息を吐きます
ゆっくり体を
後ろに倒す
左脚の太ももの
伸びを感じましょう

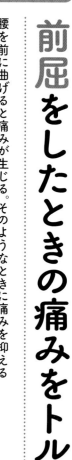

前屈をしたときの痛みをトル

腰を前に曲げると痛みが生じる。そのようなときに痛みを抑える4つのストレッチを紹介します。

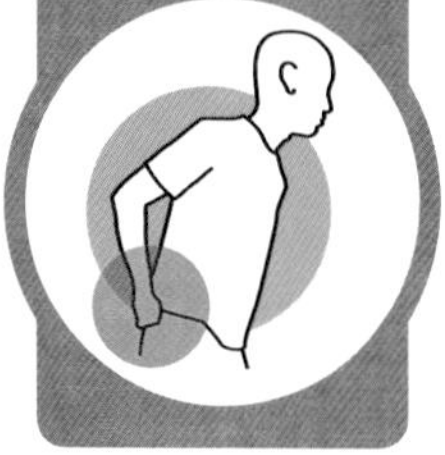

動画はこちら

①②③④ 脚を伸ばして体を前に倒す

▶▶▶ 片脚10秒／左右とも行う

1 片方の脚を伸ばす

90度くらいに脚を開き、
片方の脚を伸ばします

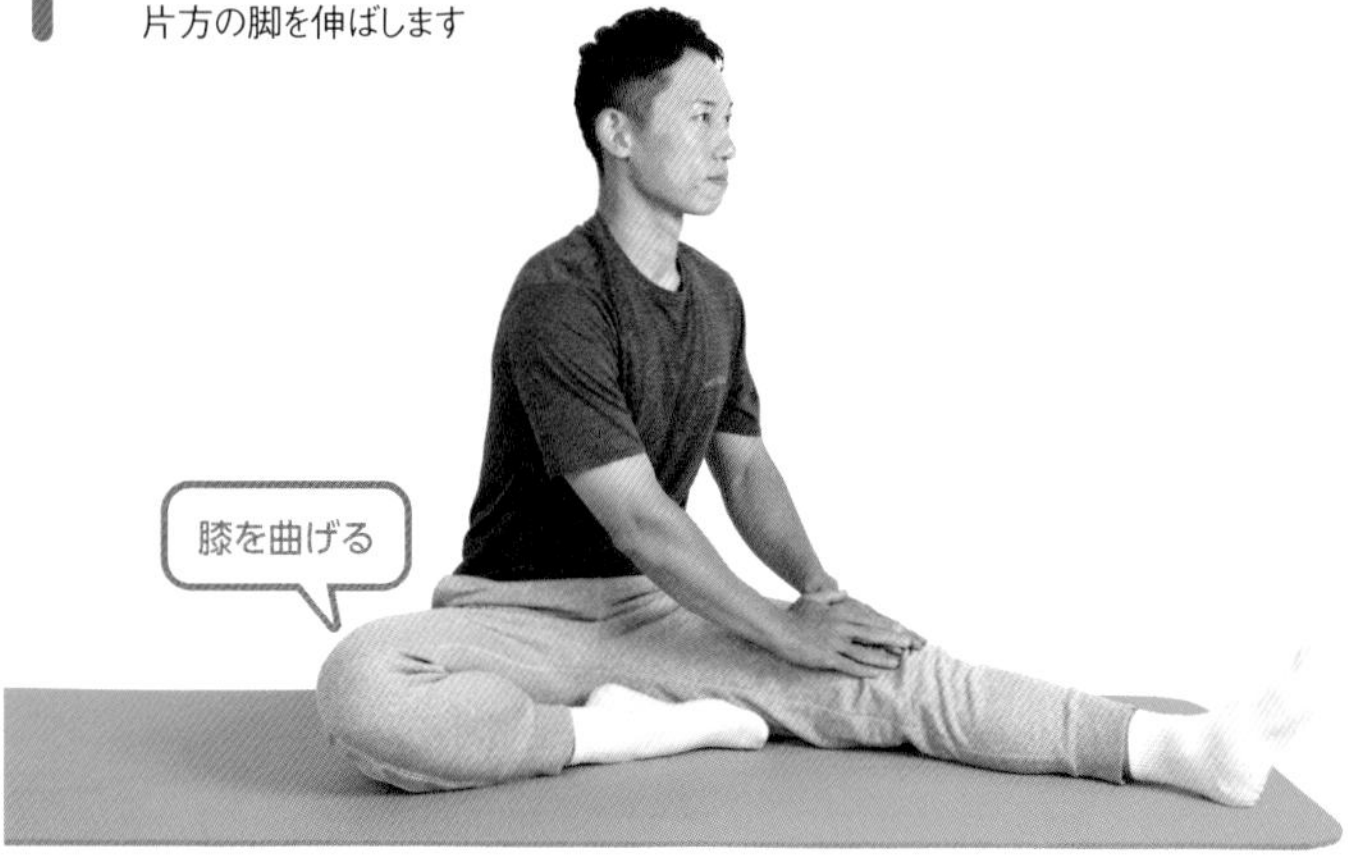
膝を曲げる

2 伸ばした脚のほうに体を倒す

伸ばした脚の方向に
体をまっすぐ倒していきます

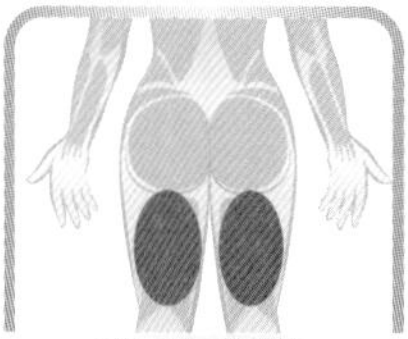
ここを意識

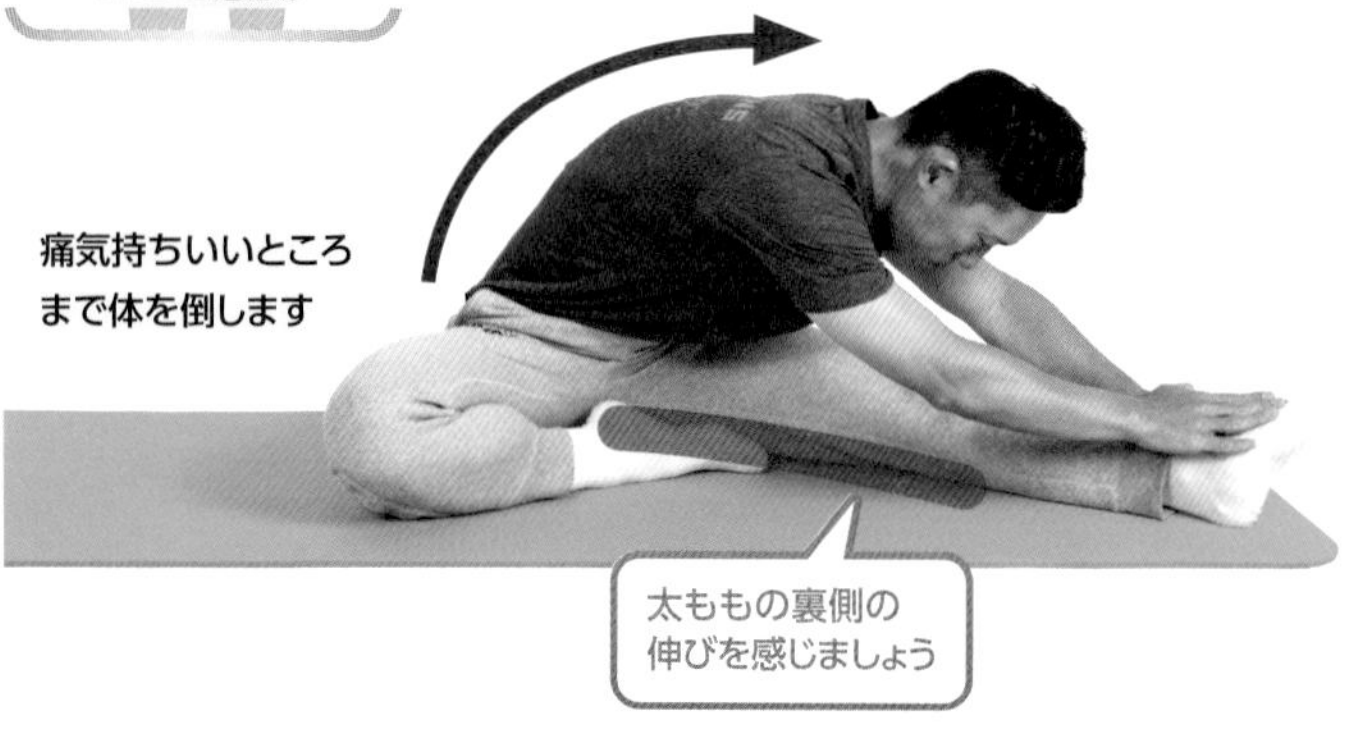
ゆっくり息を吐きます
痛気持ちいいところ
まで体を倒します
太ももの裏側の
伸びを感じましょう

①②③④ 脚を組んで膝を抱える

▶▶▶ 片側10秒／左右とも行う

1 膝を曲げて脚を深く組む

まずは左脚が上になるように
脚を組みます

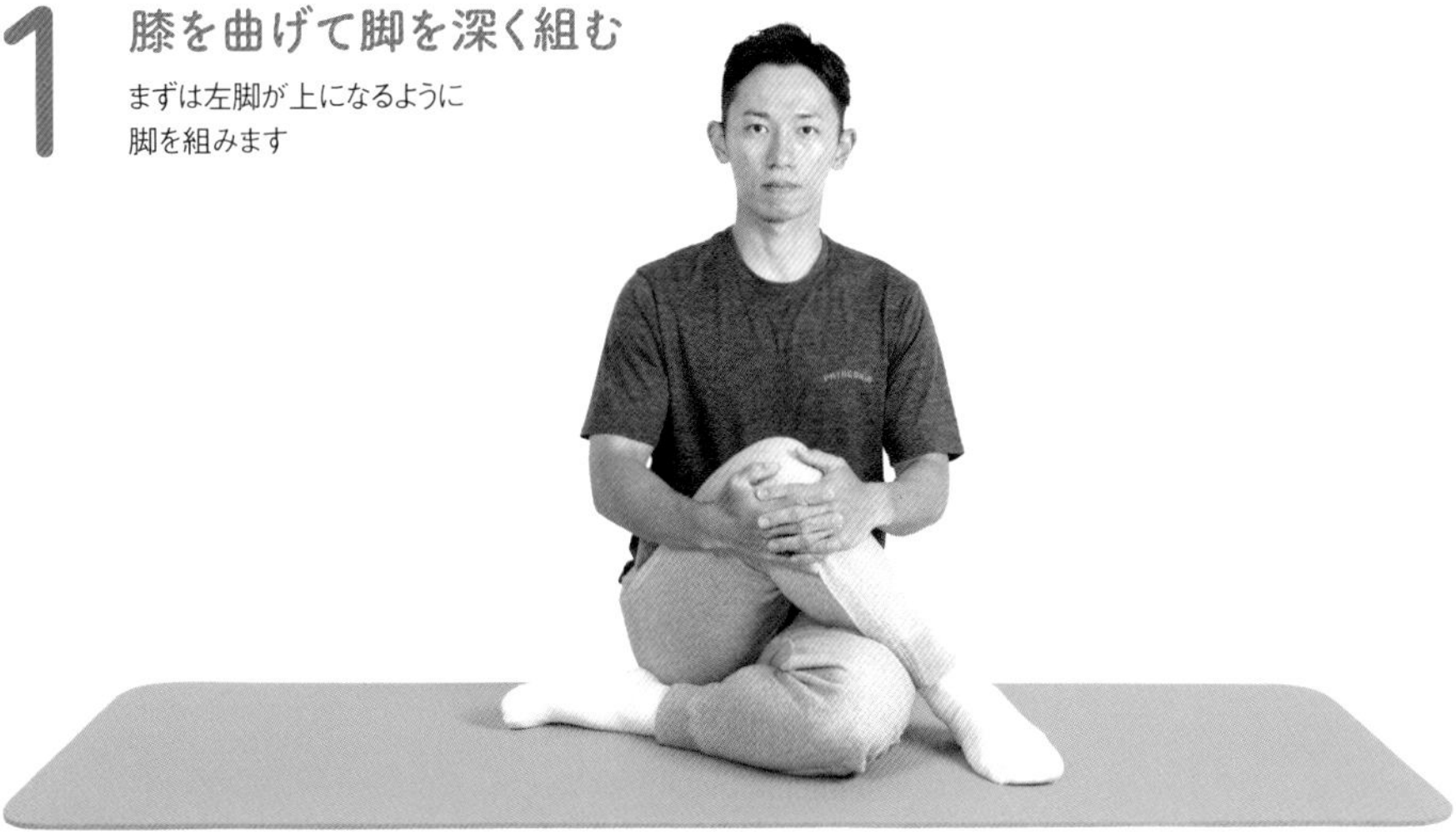

2 背中を伸ばして胸と膝を近づける

背筋を伸ばして両手で膝をつかみ、
胸と膝を近づけると、左のお尻の筋肉が伸びます

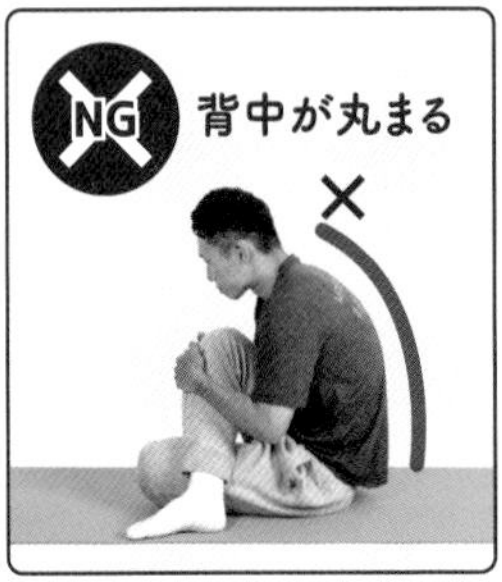
NG
背中が丸まる
×

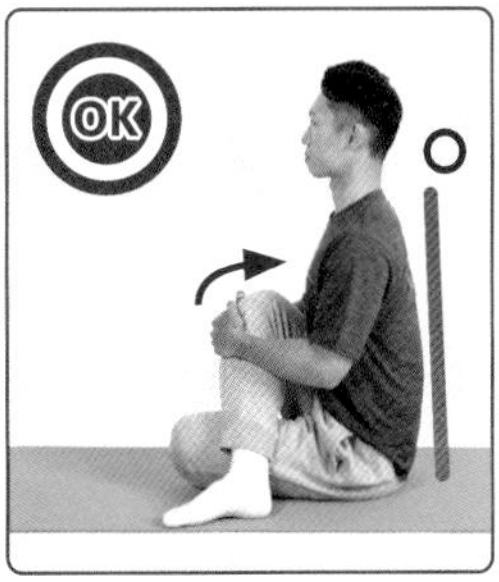
OK
○

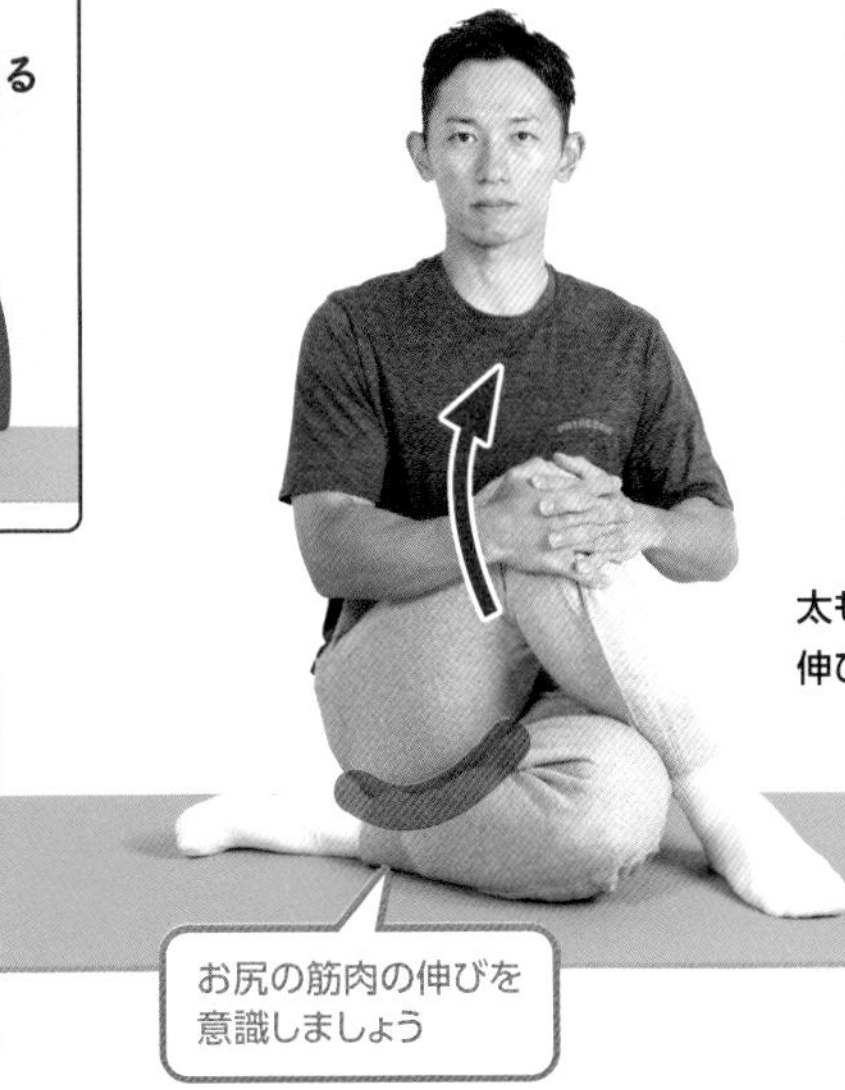
太ももの裏側の
伸びを感じましょう
お尻の筋肉の伸びを
意識しましょう

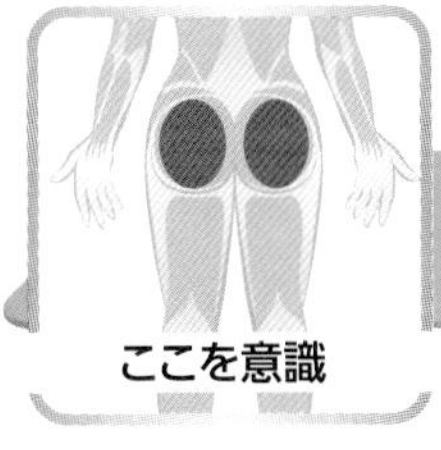
ここを意識

①②③④
足裏を合わせて前屈

▶▶▶ 10秒×2セット

1 座って足の裏を合わせる

座って足の裏を合わせ、
かかとを体のほうに近づけます

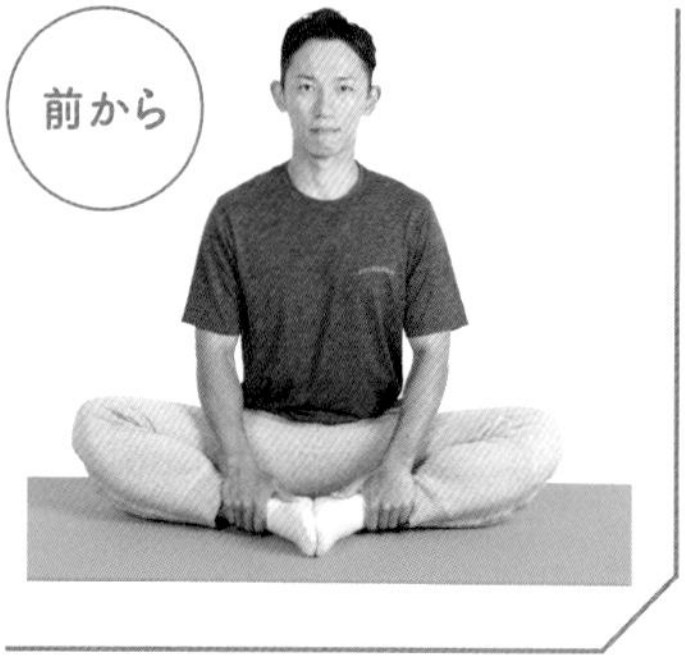
前から

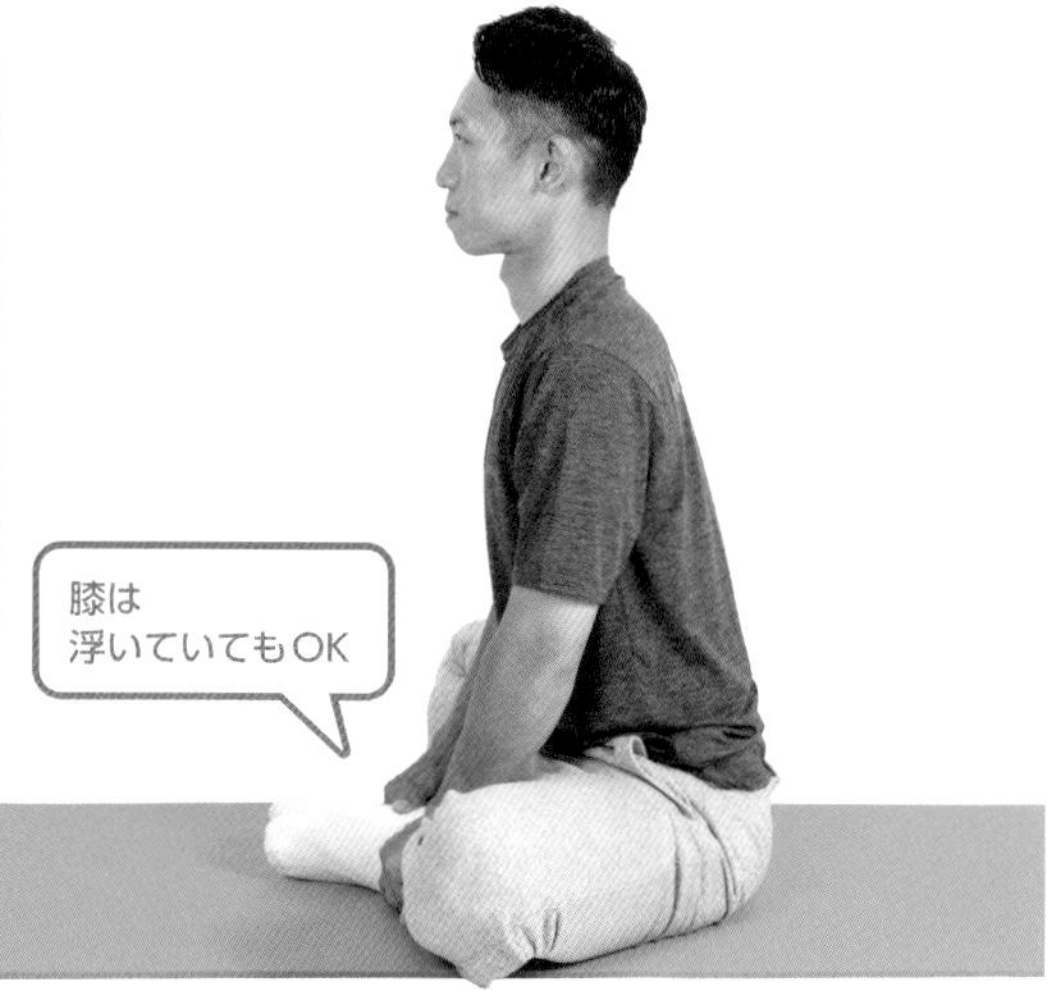
膝は
浮いていてもOK

2 痛気持ちいいところまで前屈

両側の股関節が痛気持ちいいところまで体を前に倒します

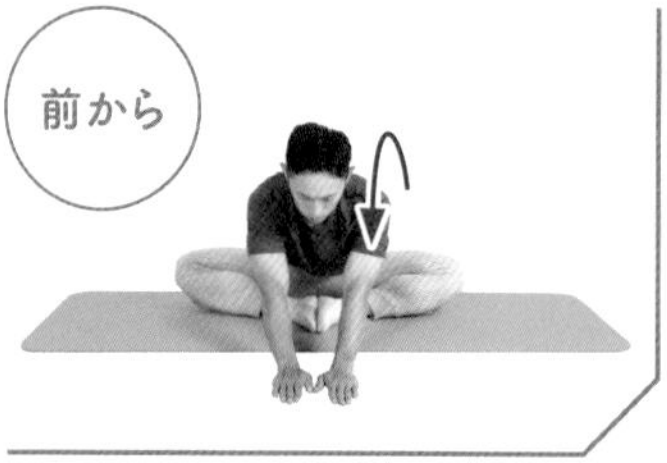
前から

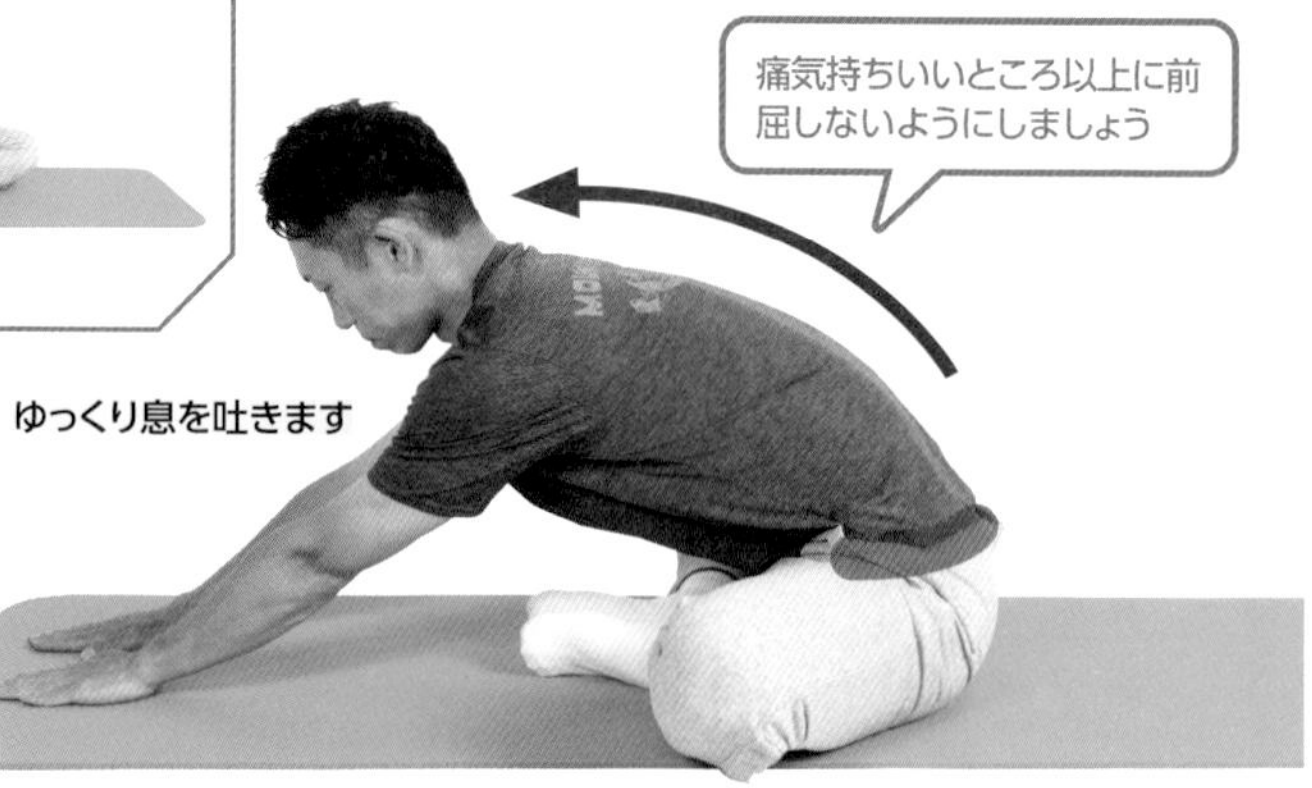
痛気持ちいいところ以上に前
屈しないようにしましょう
ゆっくり息を吐きます

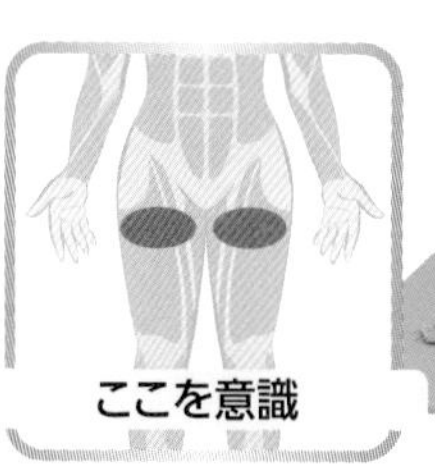
ここを意識

①②③④ 足を前後にズラして前屈

▶▶▶ 10秒×2セット

1 膝を曲げて座る

座って足を前後にズラして一列に並べる

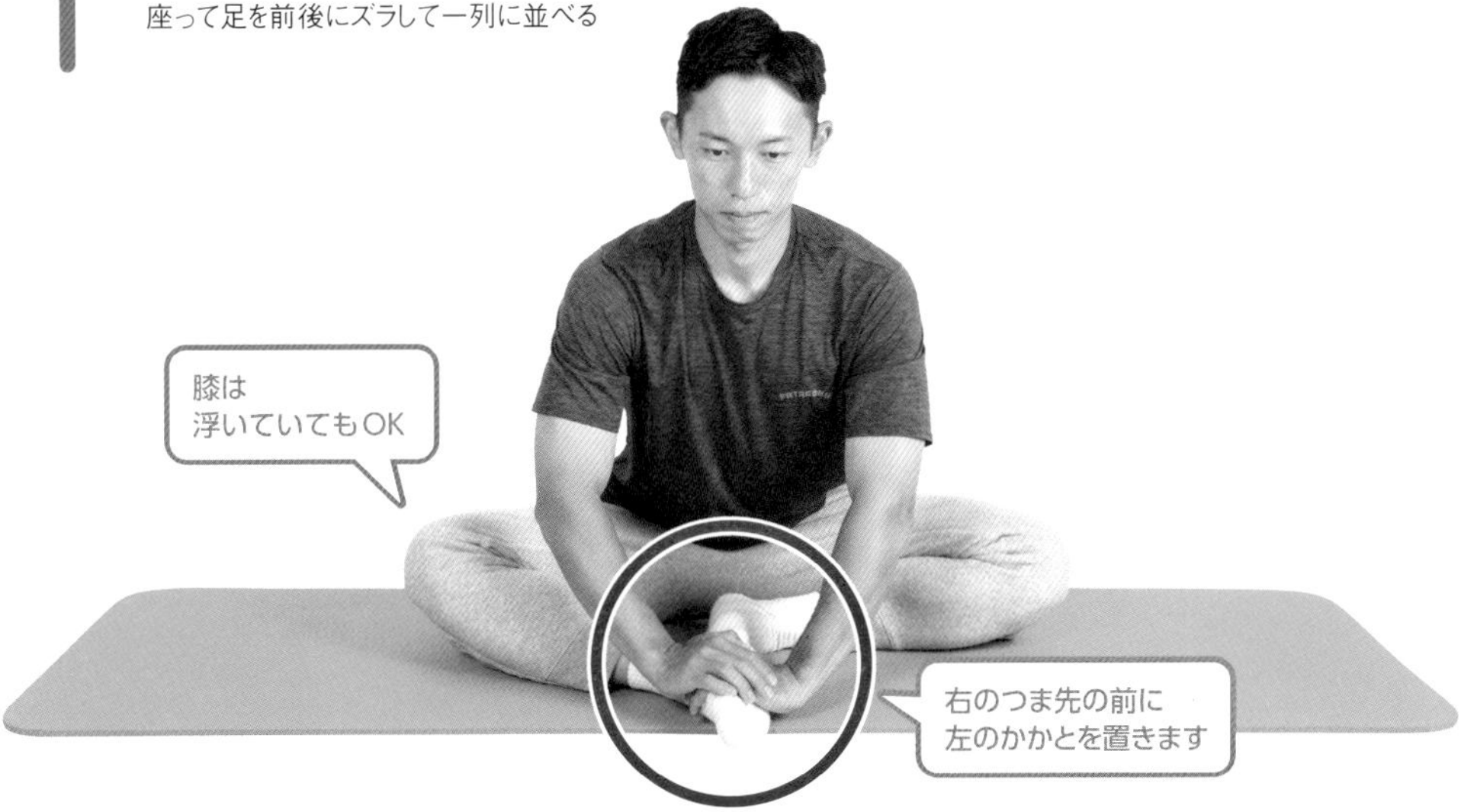
膝は
浮いていてもOK
右のつま先の前に
左のかかとを置きます

2 痛気持ちいいところまで前屈

左のお尻の筋肉が伸びるまで体を前に倒します

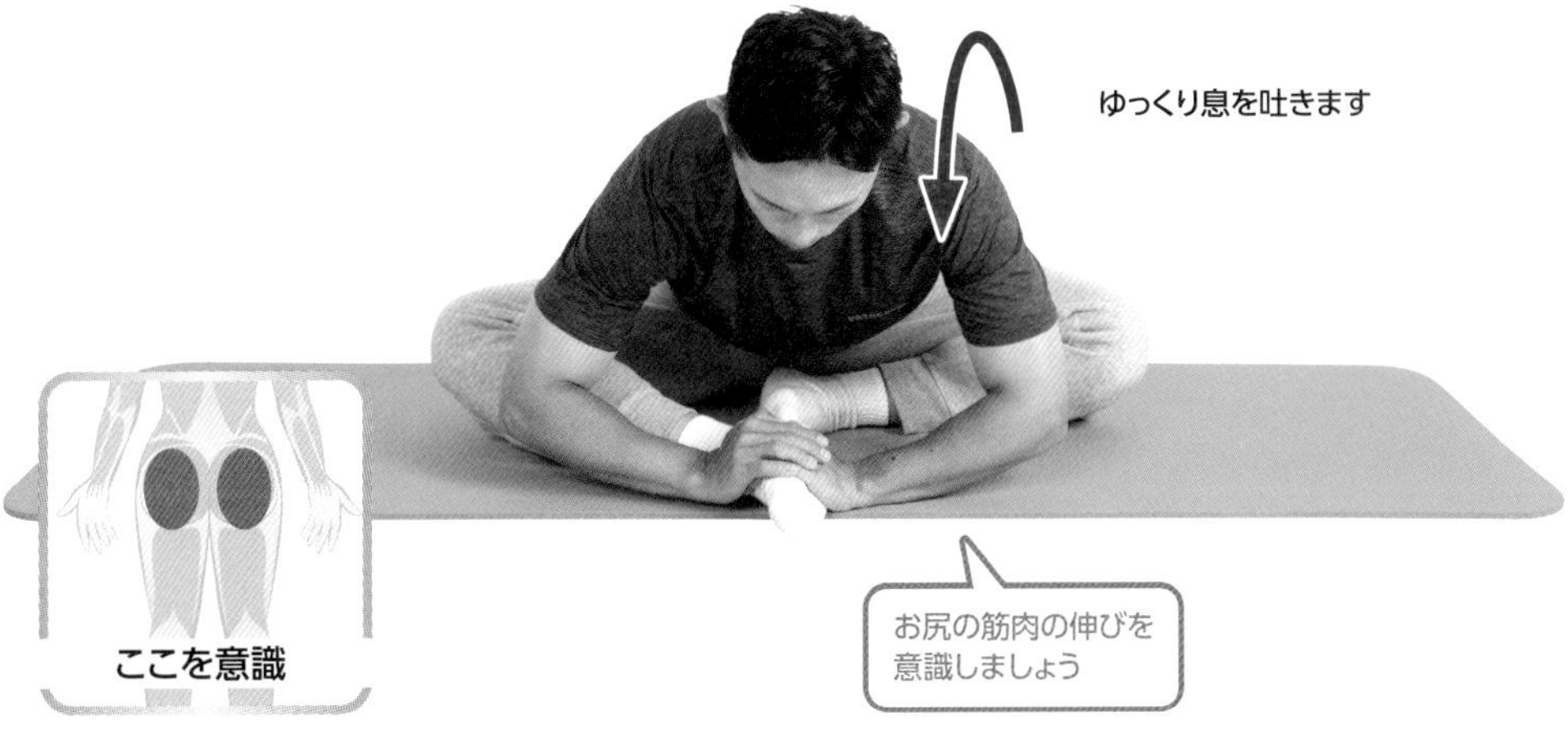
ゆっくり息を吐きます
ここを意識
お尻の筋肉の伸びを
意識しましょう

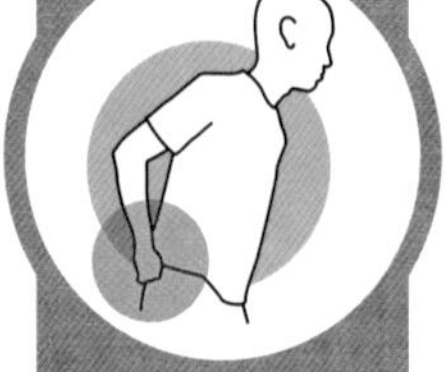

イスに座ったときの腰の痛みをトル

座った姿勢は、立っているときと比べて腰への負担が大きくなります。そのようなときに痛みを解消する4つのストレッチです。

動画はこちら

❶②③④ 脚を伸ばして体を前に倒す

▶▶▶ 片脚10秒／左右とも行う

1 片方の脚を伸ばす

90度くらいに脚を開き、
片方の脚を伸ばします

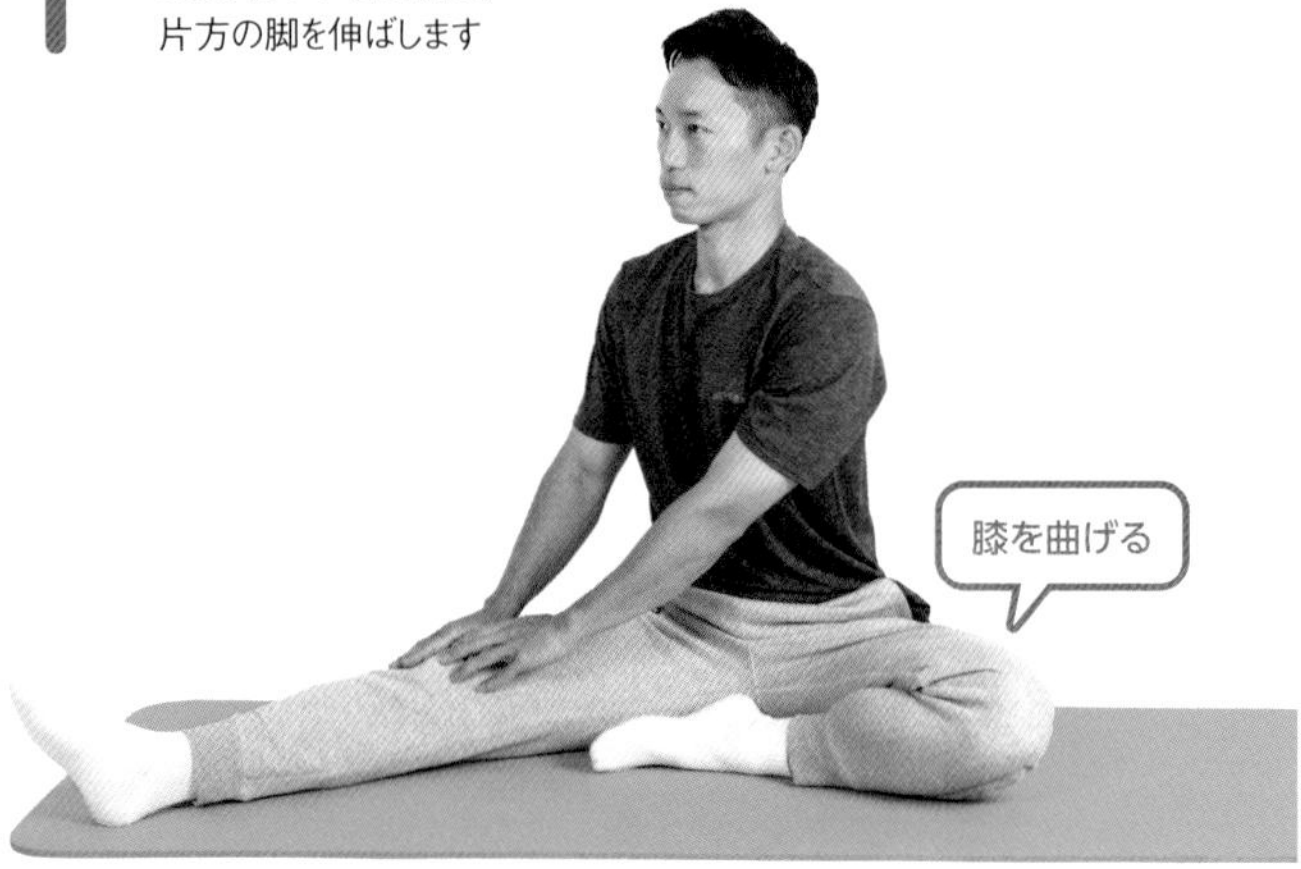
膝を曲げる

2 伸ばした足先のほうに体を倒す

伸ばした足先の方向に
体をまっすぐ倒していきます

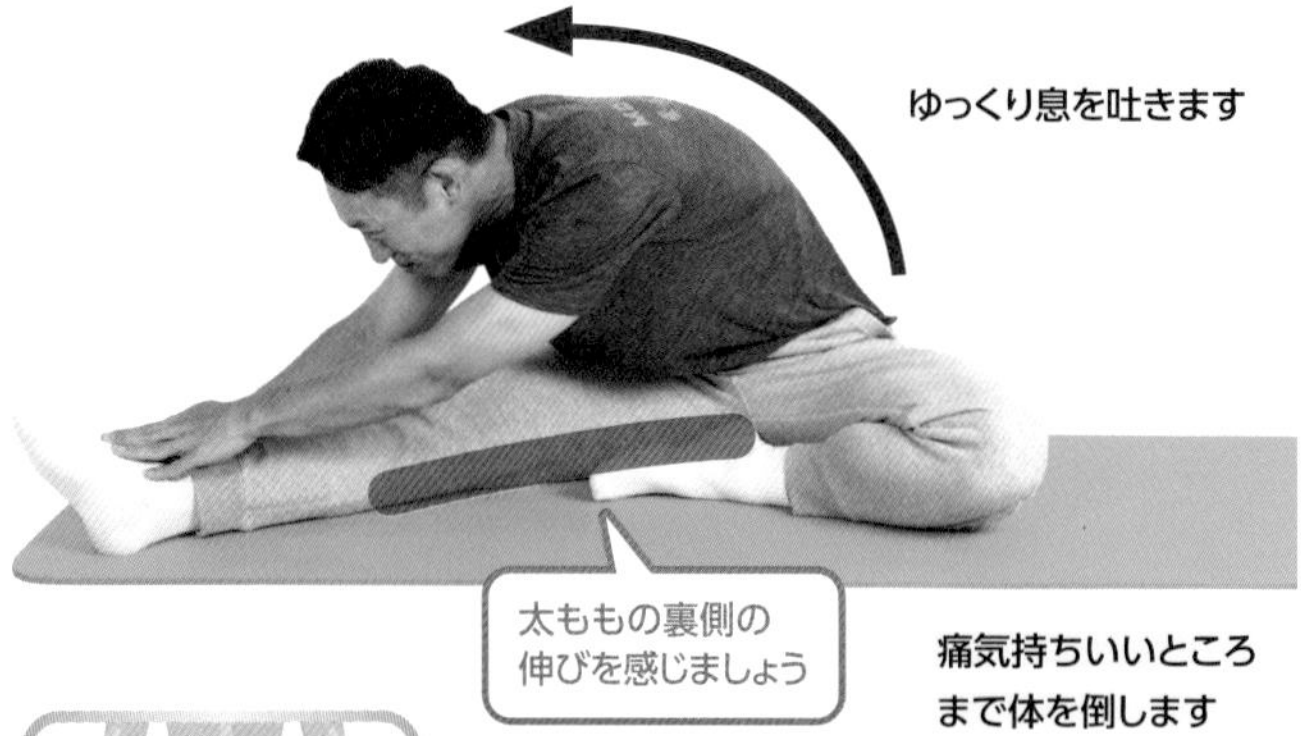
ゆっくり息を吐きます
太ももの裏側の伸びを感じましょう
痛気持ちいいところまで体を倒します

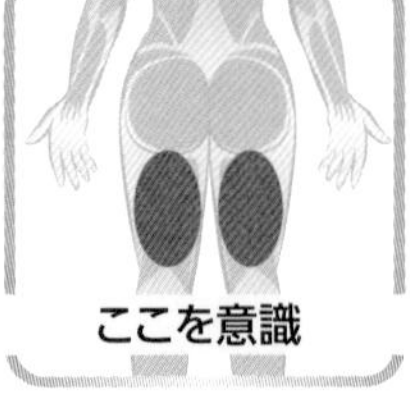
ここを意識

①②③④ 脚を組んで膝を抱える

▶▶▶ 片側10秒／左右とも行う

1 膝を曲げて脚を深く組む

まずは右脚が上になるように脚を組みます

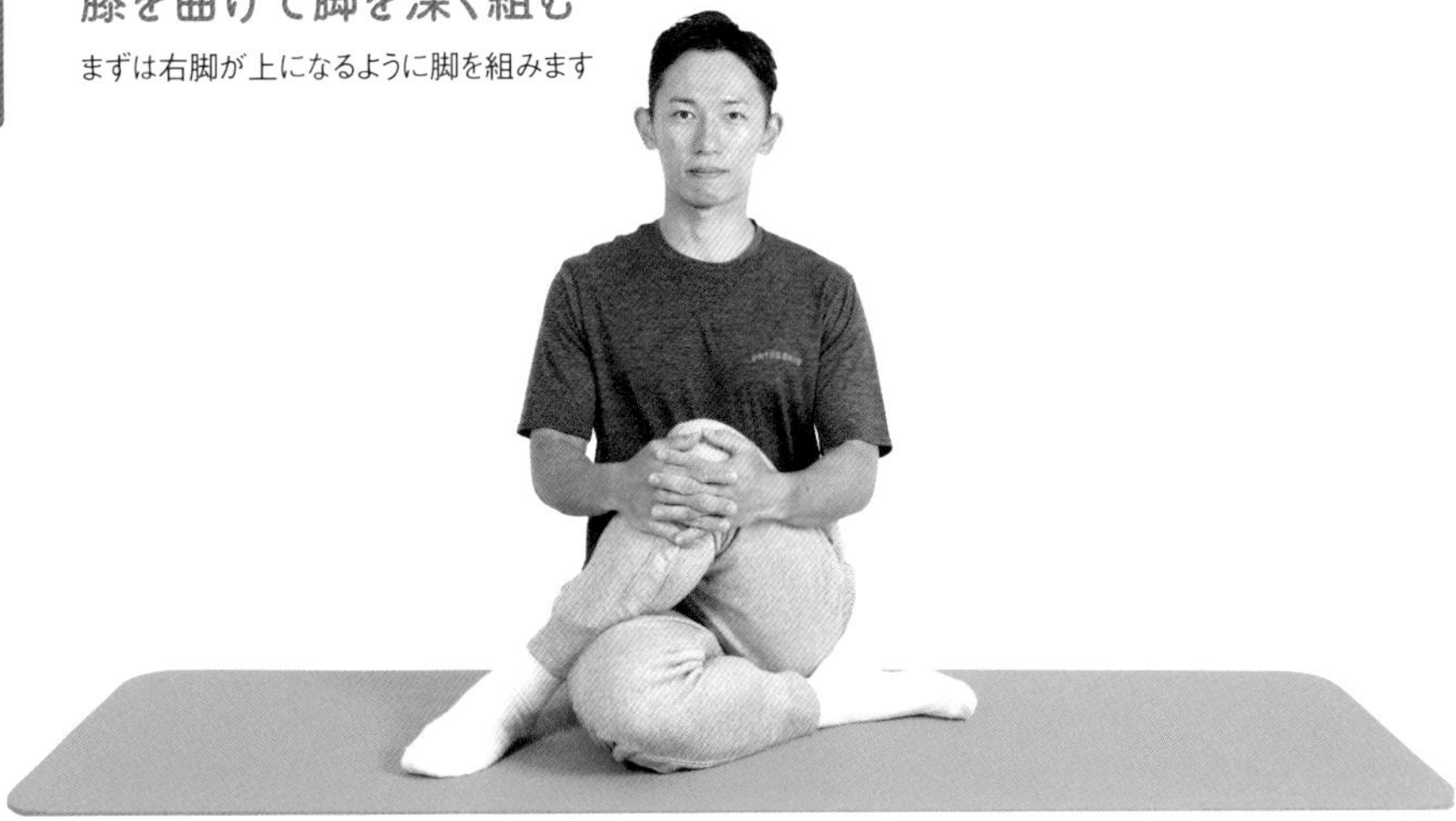

2 背中を伸ばして胸と膝を近づける

背筋を伸ばして両手で膝をつかみ、胸と膝を近づけると、
右のお尻の筋肉が伸びます

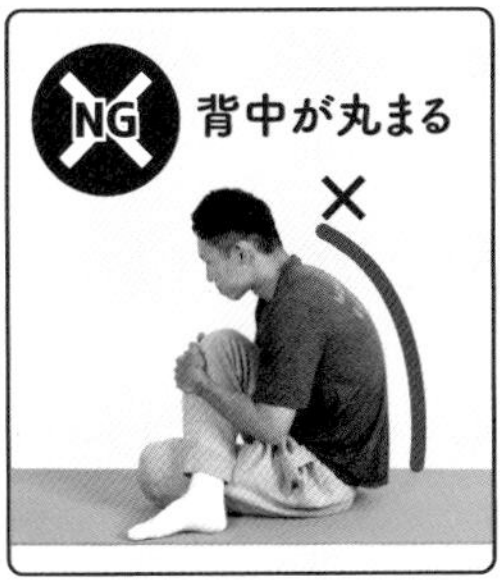
NG
背中が丸まる
×

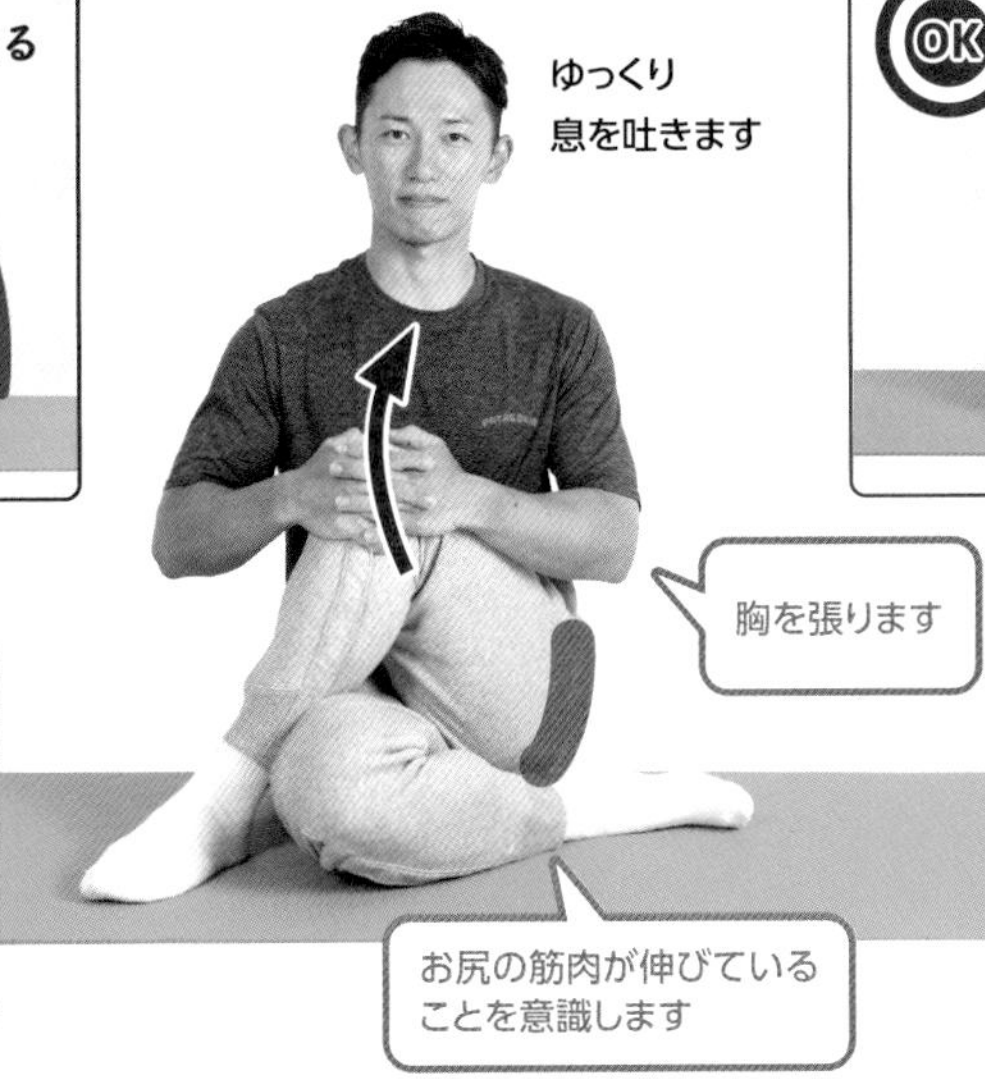
ゆっくり
息を吐きます
胸を張ります
お尻の筋肉が伸びている
ことを意識します

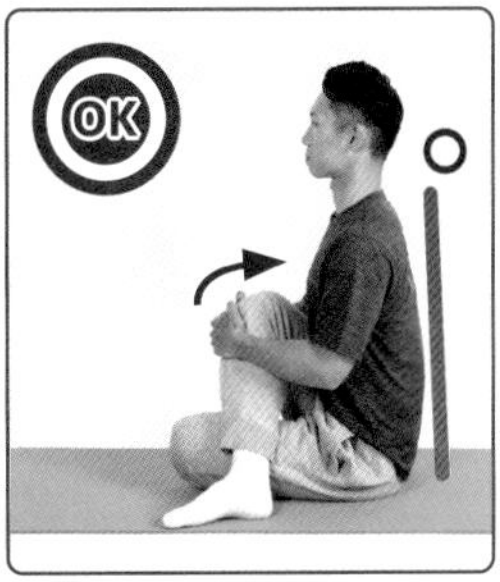
OK
○

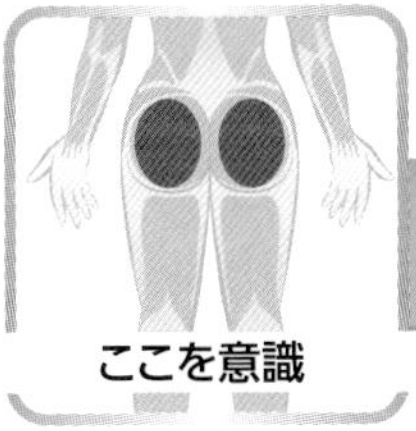
ここを意識

①②③④

足裏を合わせて前屈

▶▶▶ 10秒×2セット

1 座って足の裏を合わせる

座って足の裏を合わせ、
かかとを体のほうに近づけます

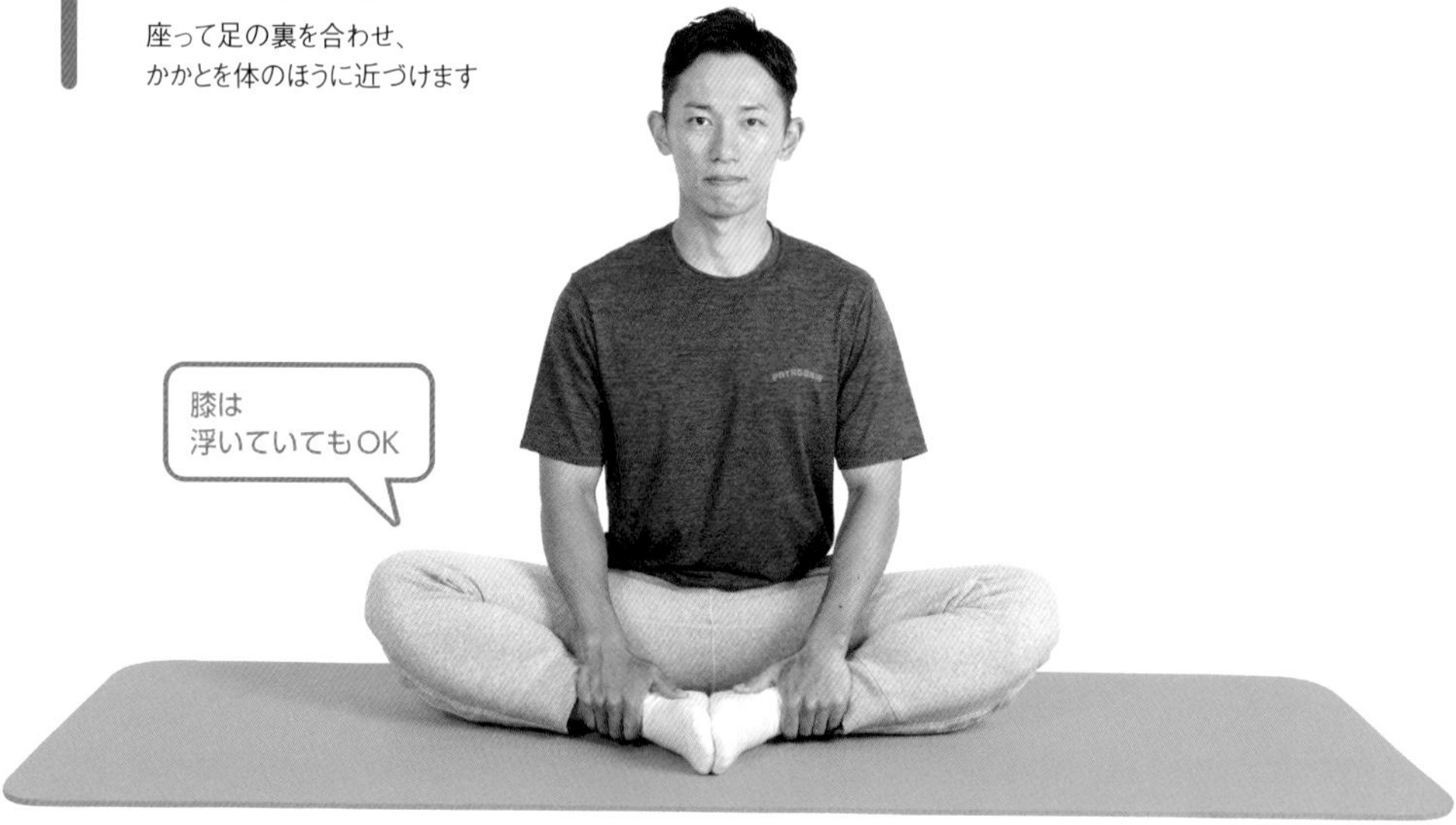
膝は
浮いていてもOK

2 痛気持ちいいところまで前屈

両側の股関節が痛気持ちいいところまで体を前に倒します

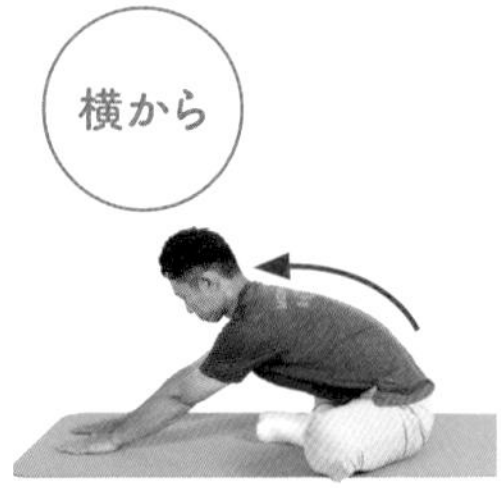
横から

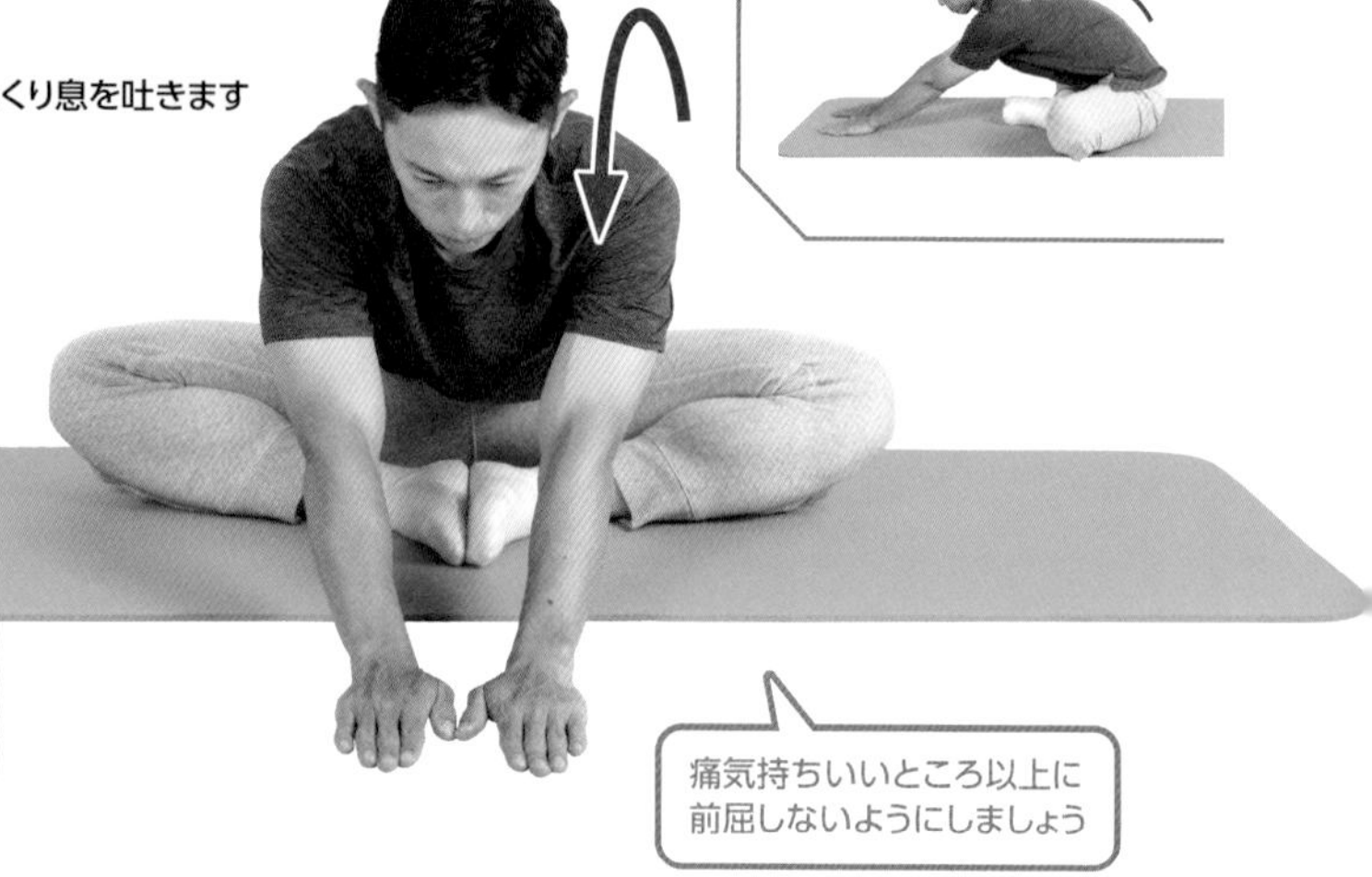
ゆっくり息を吐きます
痛気持ちいいところ以上に
前屈しないようにしましょう

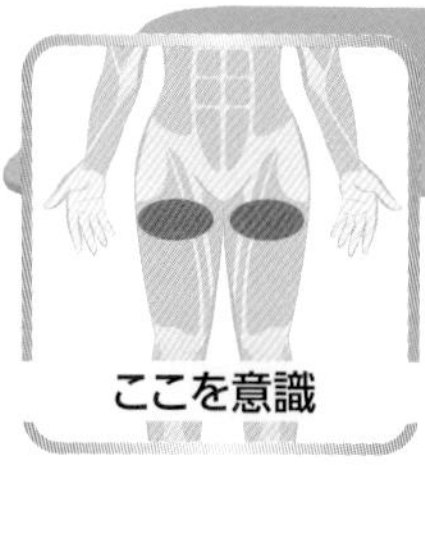
ここを意識

①②③❹ 足を前後にずらして前屈

▶▶▶ 10秒×2セット

1 膝を曲げて座る

座って足を前後にずらして一列に並べる

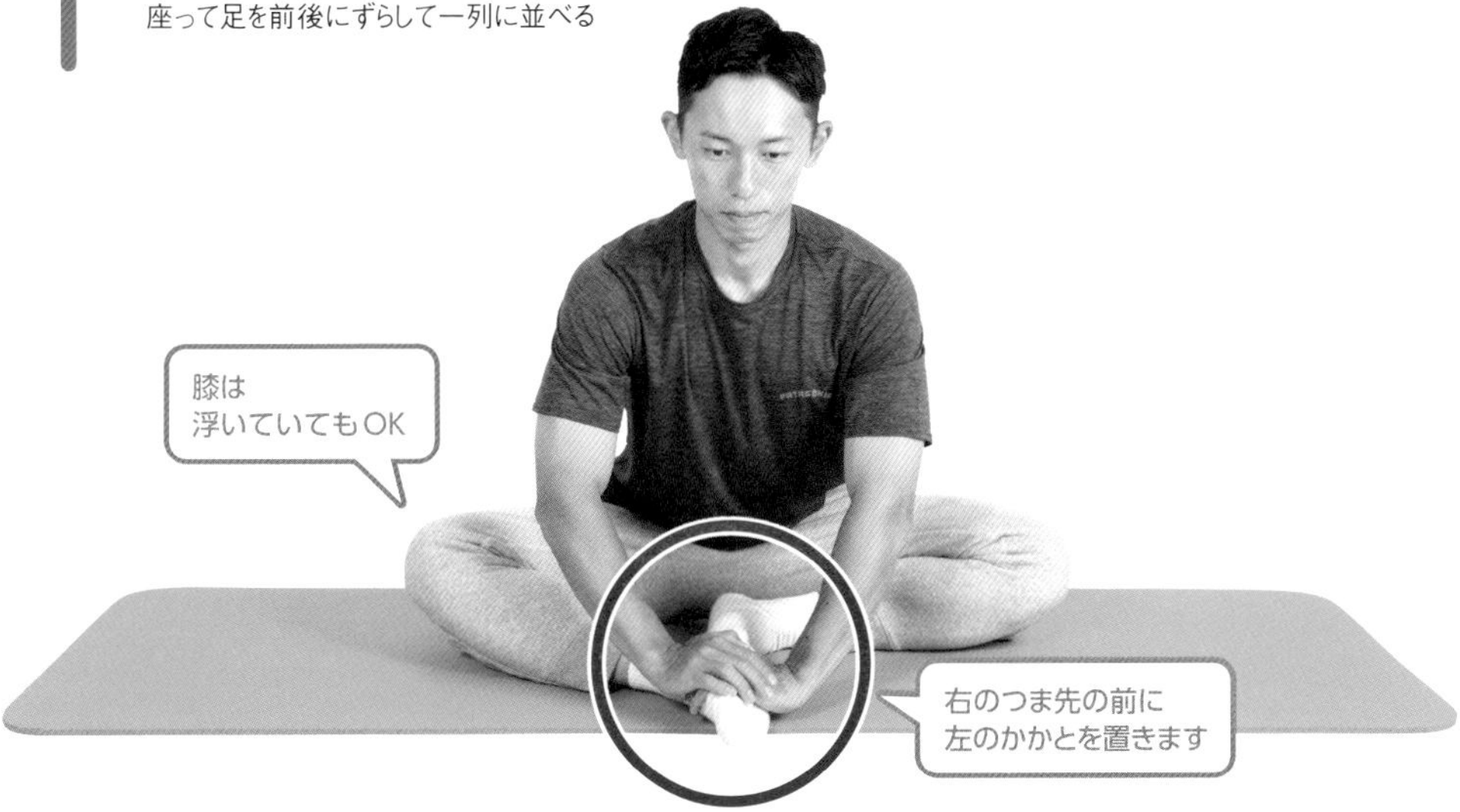
膝は
浮いていてもOK
右のつま先の前に
左のかかとを置きます

2 痛気持ちいいところまで前屈

左のお尻の筋肉が伸びるまで体を前に倒します

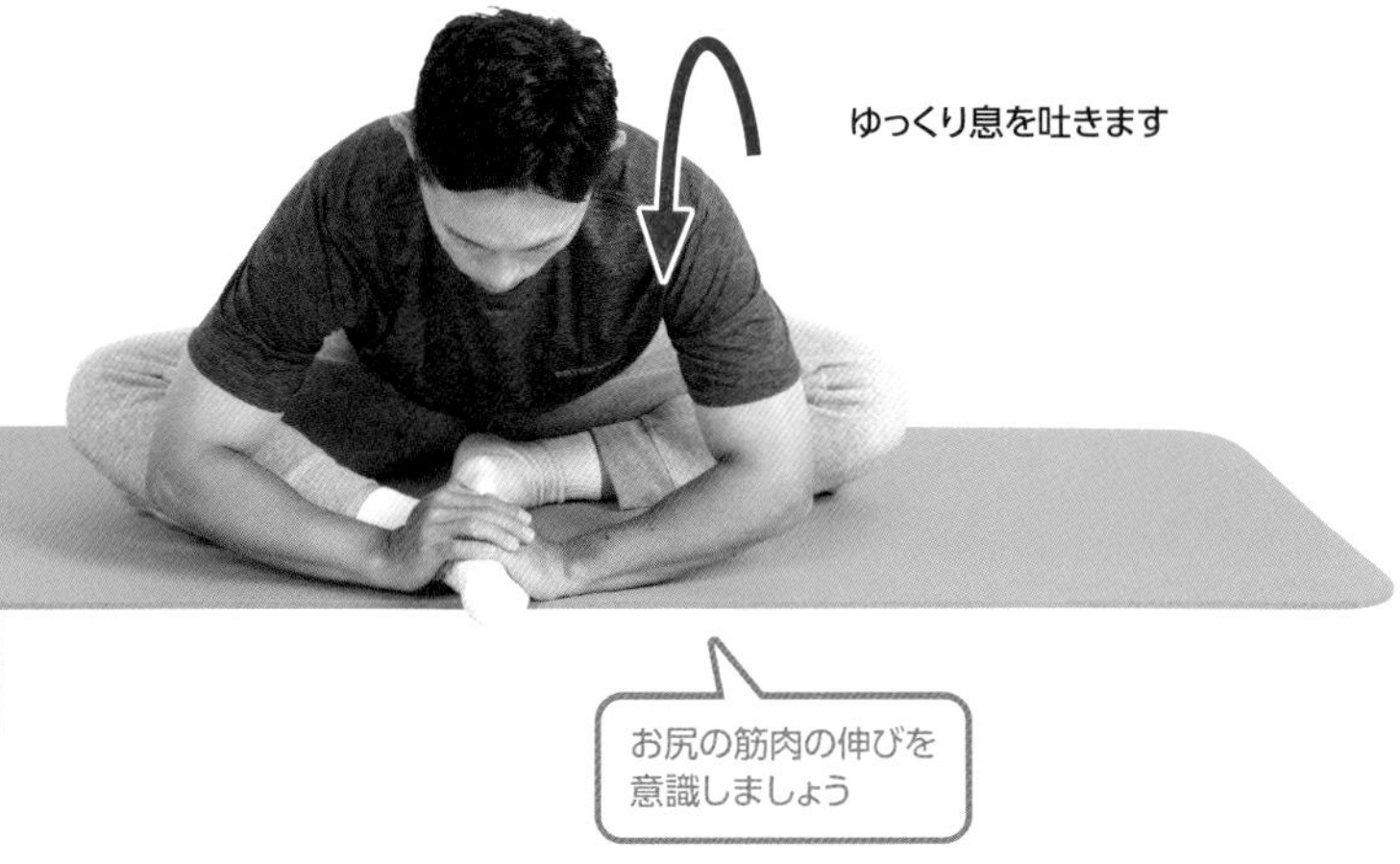
ゆっくり息を吐きます
お尻の筋肉の伸びを
意識しましょう

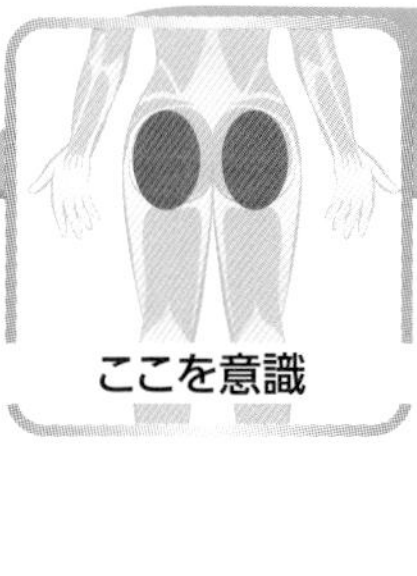
ここを意識

COLUMN

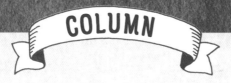

ストレッチは何回やるといい？

ストレッチは1日1回だけでも効果があります。より早く痛みを楽にしたいなら、朝・昼・晩の1日3回が理想です。

例えば1日10秒のストレッチで筋肉が1mm柔らかくなったとします。10日続ければ1cm柔らかくなりますが、一晩寝たり同じ姿勢で長時間いると筋肉の柔軟性はリセットされてしまいます。

10秒のストレッチを1日1回しただけだと、今のカラダの柔らかさを維持するレベルです。そこからさらに10秒や10秒×2回のストレッチをすることで、筋肉をより柔らかくすることができます。

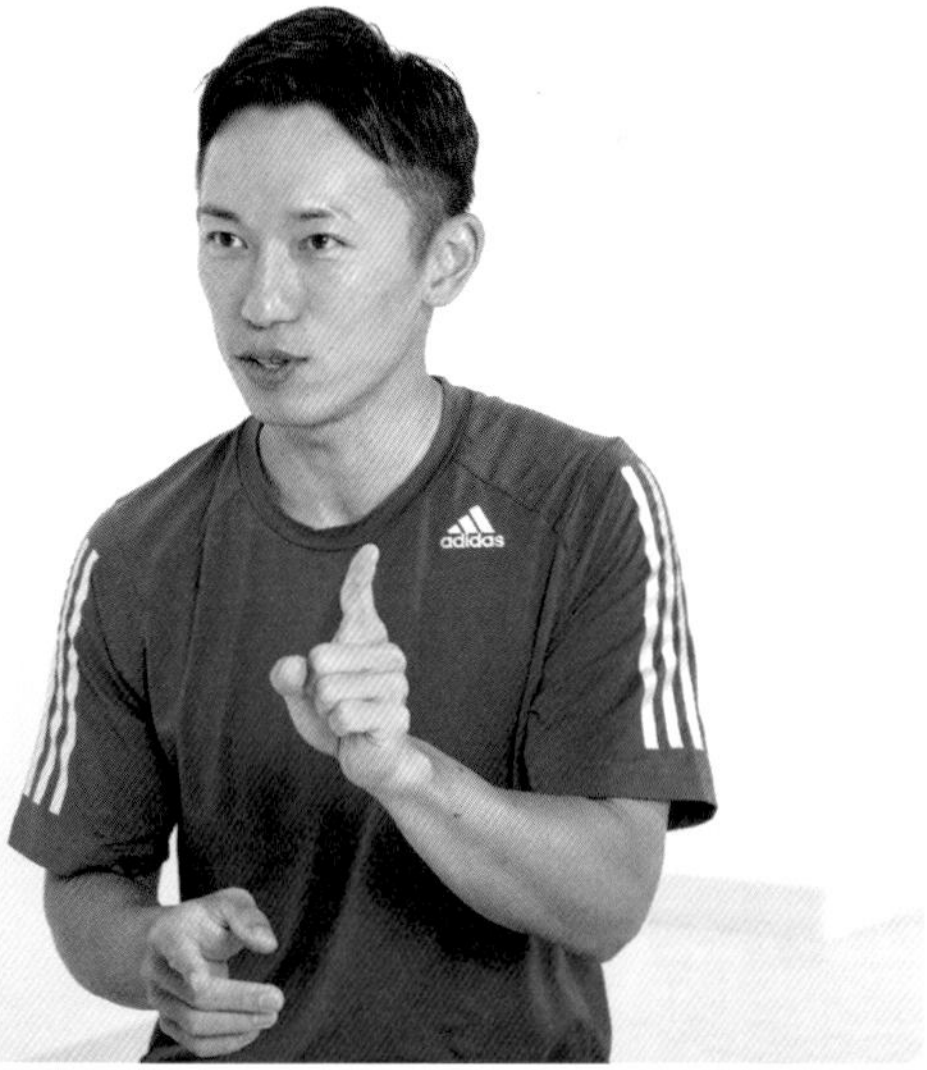

10秒ストレッチ

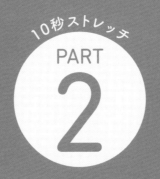

PART 2

知っておきたい痛みのメカニズム

腰痛の原因や痛くなる仕組みを知っておくことで、自分で腰痛の改善方法を考えられるようになります。

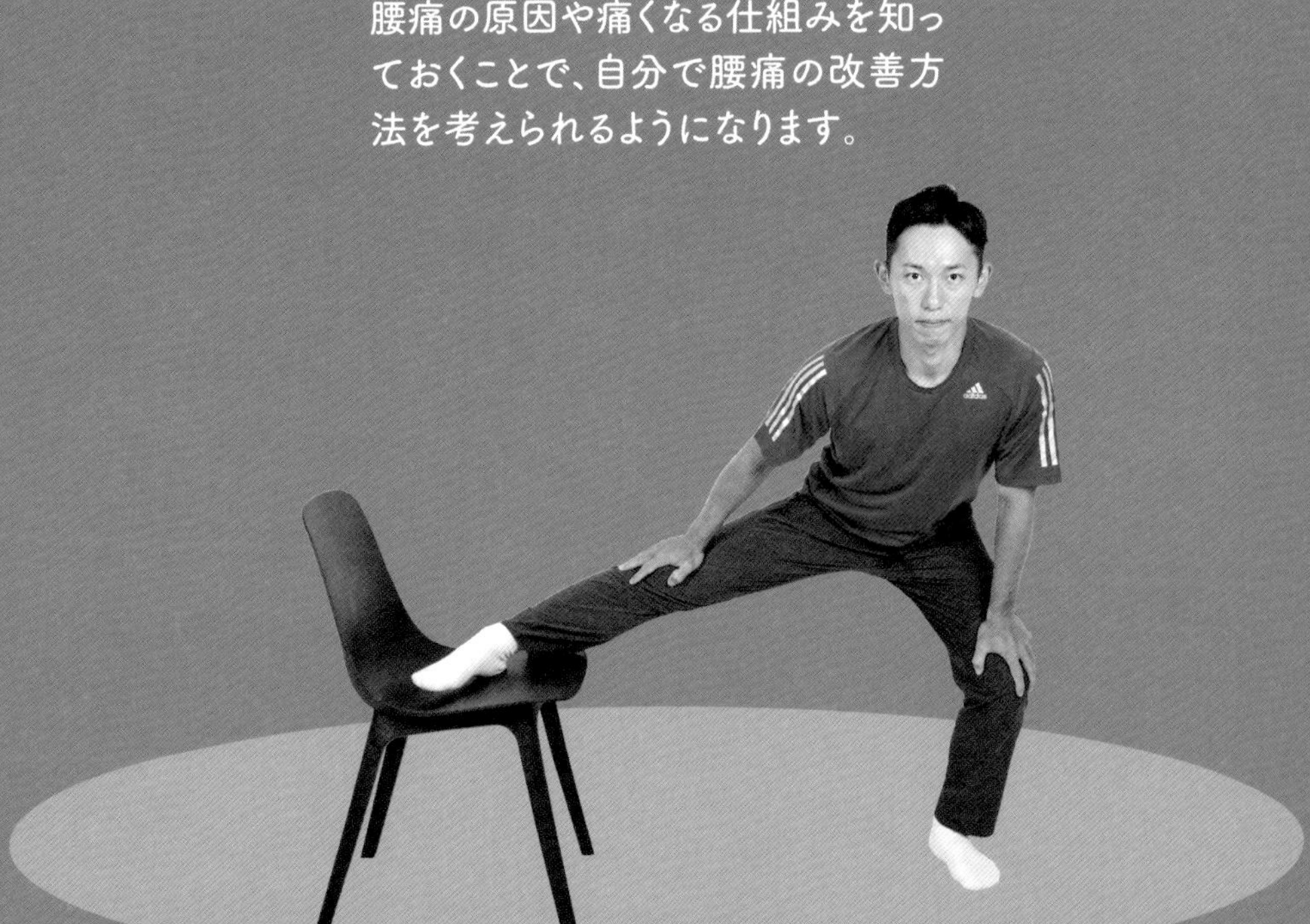

姿勢が悪くなると いろいろな部位への負荷が増える

理想的な背骨のカーブ

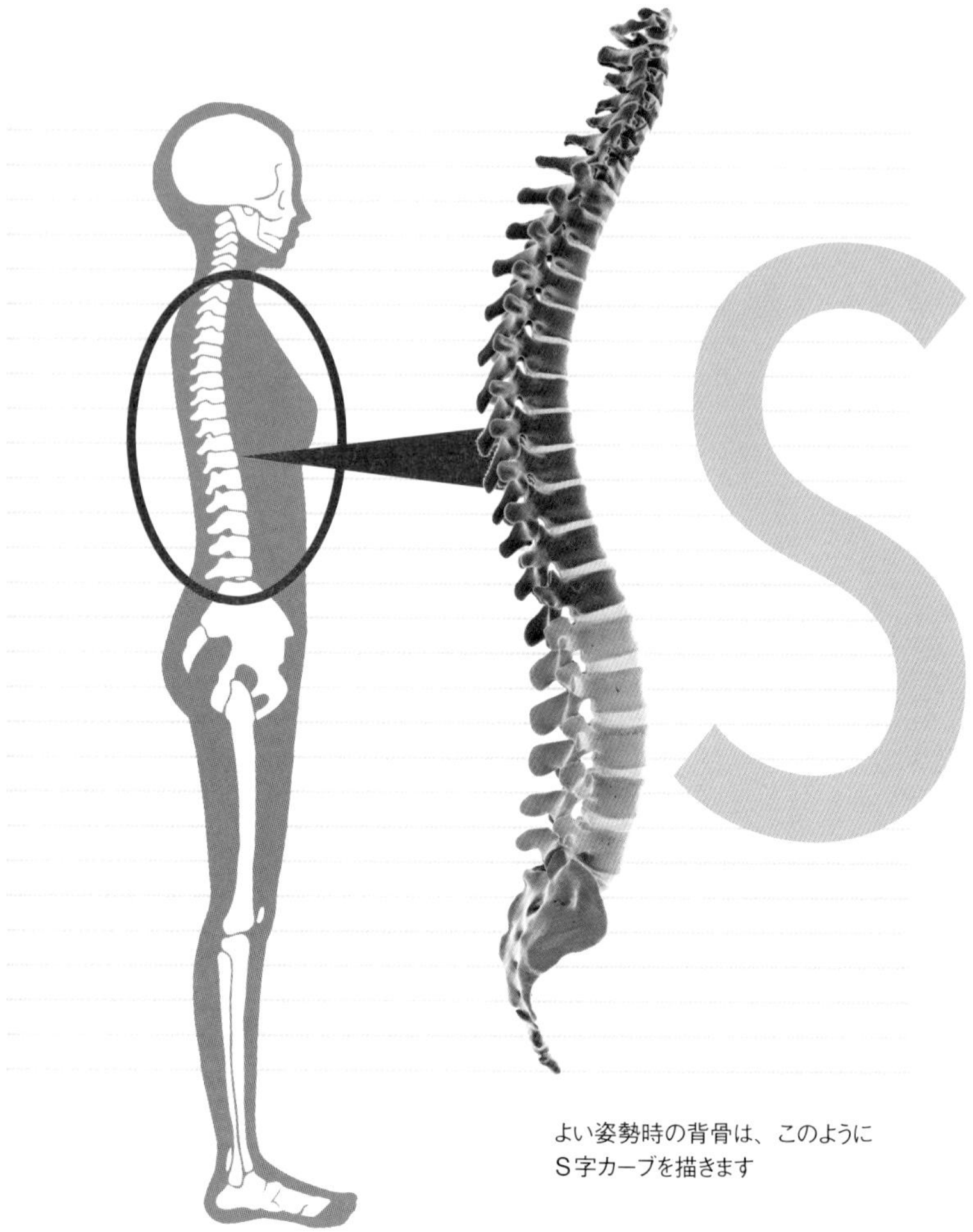

よい姿勢時の背骨は、このように
S字カーブを描きます

背骨は本来 S字カーブを描く

正しい背骨のカーブは、上のイラストのようにS字を描きます。おそらく腰痛に悩んでいる方の多くは、すでにご存知でしょう。

背骨のS字は、大切な役割を果たします。具体的には、①脊椎のカーブと筋肉で重たい頭を支える、②クッションのように衝撃を分散する、③内臓を正しい位置に保つなどです。そして背骨の正しいカーブによって、体の重心をまっすぐに保つことができるのです。

いろいろな負荷によって 背骨のカーブがゆがんでしまう

いろいろな姿勢が背骨のカーブをゆがませる

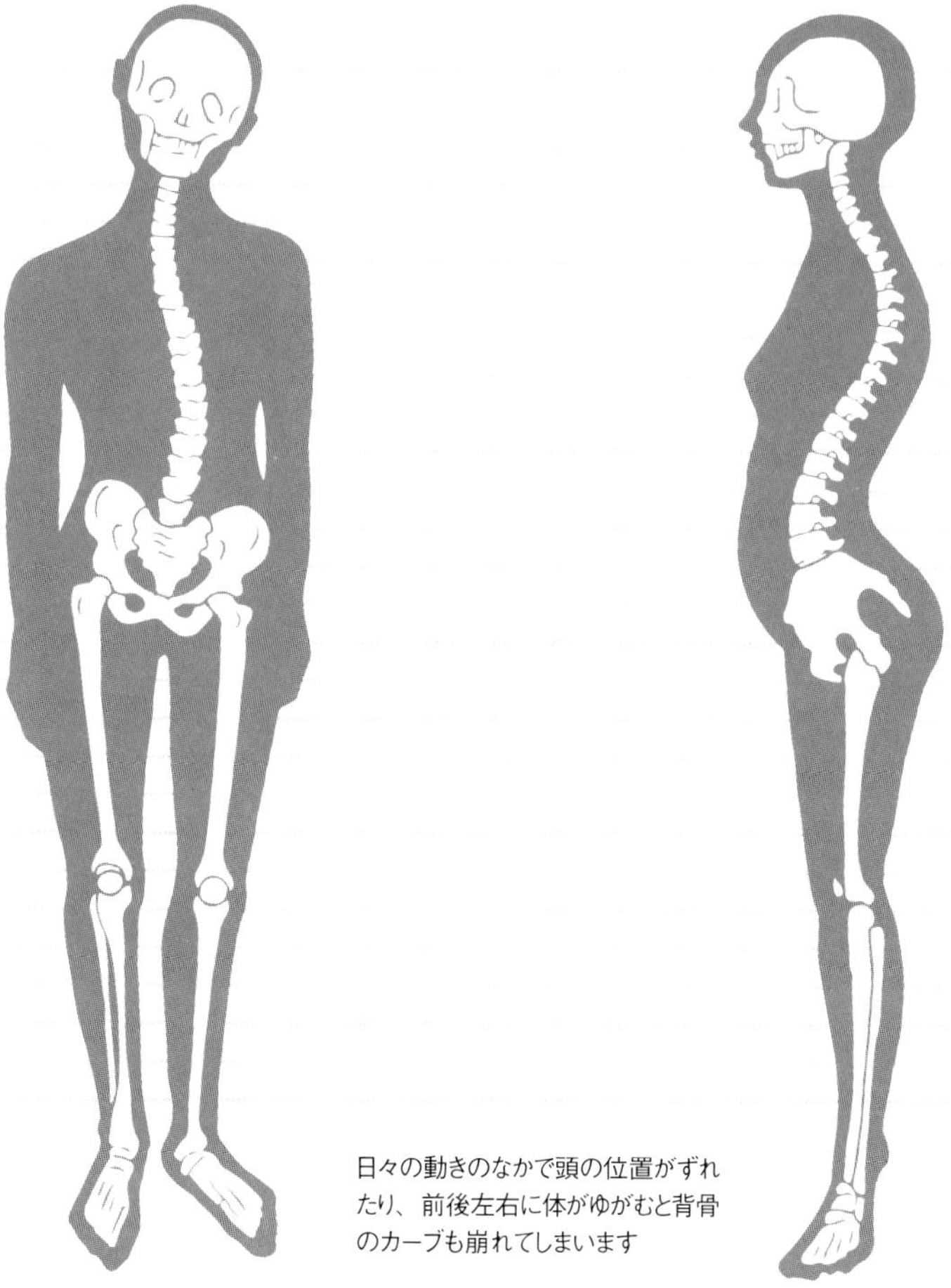

日々の動きのなかで頭の位置がずれたり、前後左右に体がゆがむと背骨のカーブも崩れてしまいます

止まっている状態であれば、よい姿勢や背骨のカーブを意識しやすいのですが、私たちは生活のなかでいろいろな姿勢になります。そのときに、筋肉が不均等に引っ張ったり、縮まったりすることで、姿勢がゆがんだり、頭の位置や重心がずれていろいろな部位に負荷をかけてしまうのです。

とくに人の頭はボーリングのボールほどの重さがあり、その重さを無理な姿勢で支えていることになります。この負荷が蓄積することで、腰痛を引き起こしているケースが少なくありません。

頭をまっすぐに保とうとする

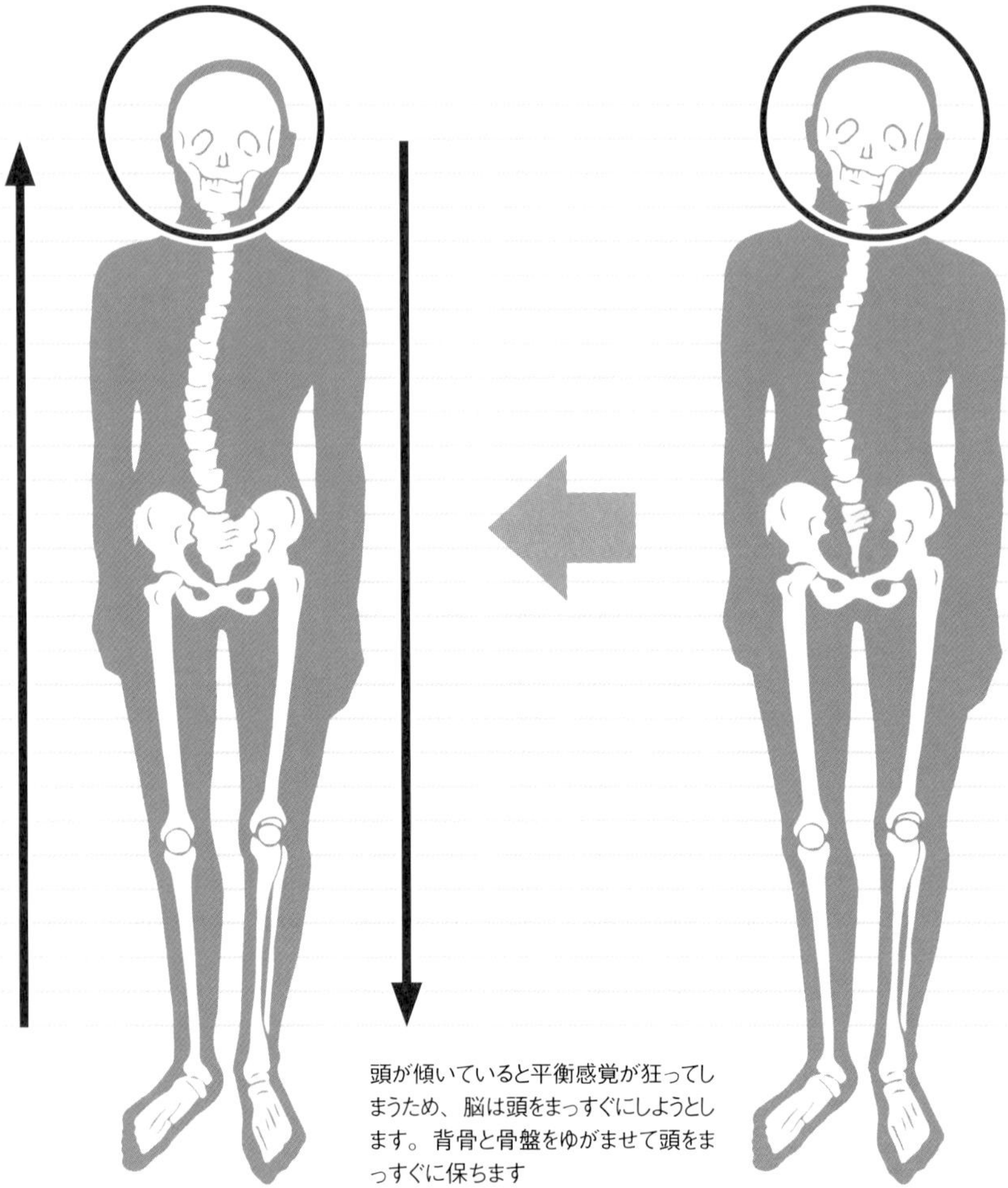

頭が傾いていると平衡感覚が狂ってしまうため、脳は頭をまっすぐにしようとします。背骨と骨盤をゆがませて頭をまっすぐに保ちます

他の部位が原因で腰に痛みがでる理由

筋肉の緊張のバランスが崩れた姿勢が右のイラストです。人の体はよくできていて、このような状態になると平衡感覚が狂わないように、頭をまっすぐにしようとします（左のイラスト）。そうすると頭から下はさらに引っ張る筋肉と縮む筋肉のバランスが崩れてしまい、前後左右上下のいろいろな部位に負荷をかける姿勢になってしまうのです。「首が痛いときに首の治療だけをしていても治らない」などは、腰回りの筋肉が根本的な原因になっている典型的なケースです。

骨盤の高さが変わってしまう

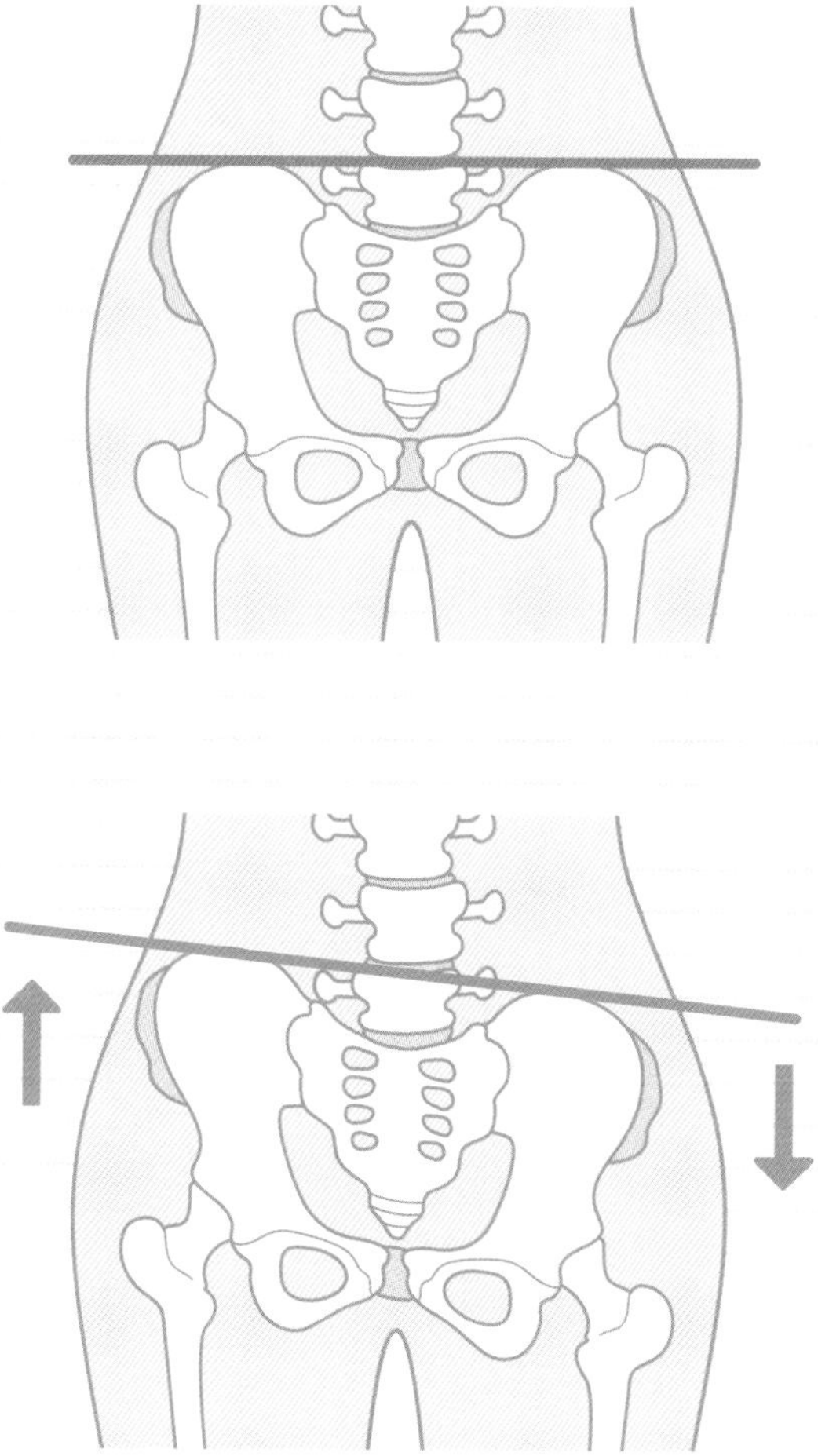

背骨回りの筋肉のバランスが変わると骨盤が前後左右上下にずれてしまいます。その結果、膝や足首への不均等な負担が生まれ、痛みにつながってしまいます

骨盤のゆがみも筋肉が原因

背骨にゆがみが出ている場合は、骨盤の左右の高さも変わってしまいます。その状態で立ったとしましょう。

すると骨盤の高さが左右で異なるため、お尻の片方の筋肉は伸ばされた状態になり、反対側の筋肉は強く収縮した状態になります。これで左右の脚への負担が変わるため、脚の長さが変わったり、膝や足首に痛みが出てしまうのです。

お尻や太ももの裏側の筋肉が硬くなると腰痛を引き起こす

お尻や太ももの裏側が硬いと…

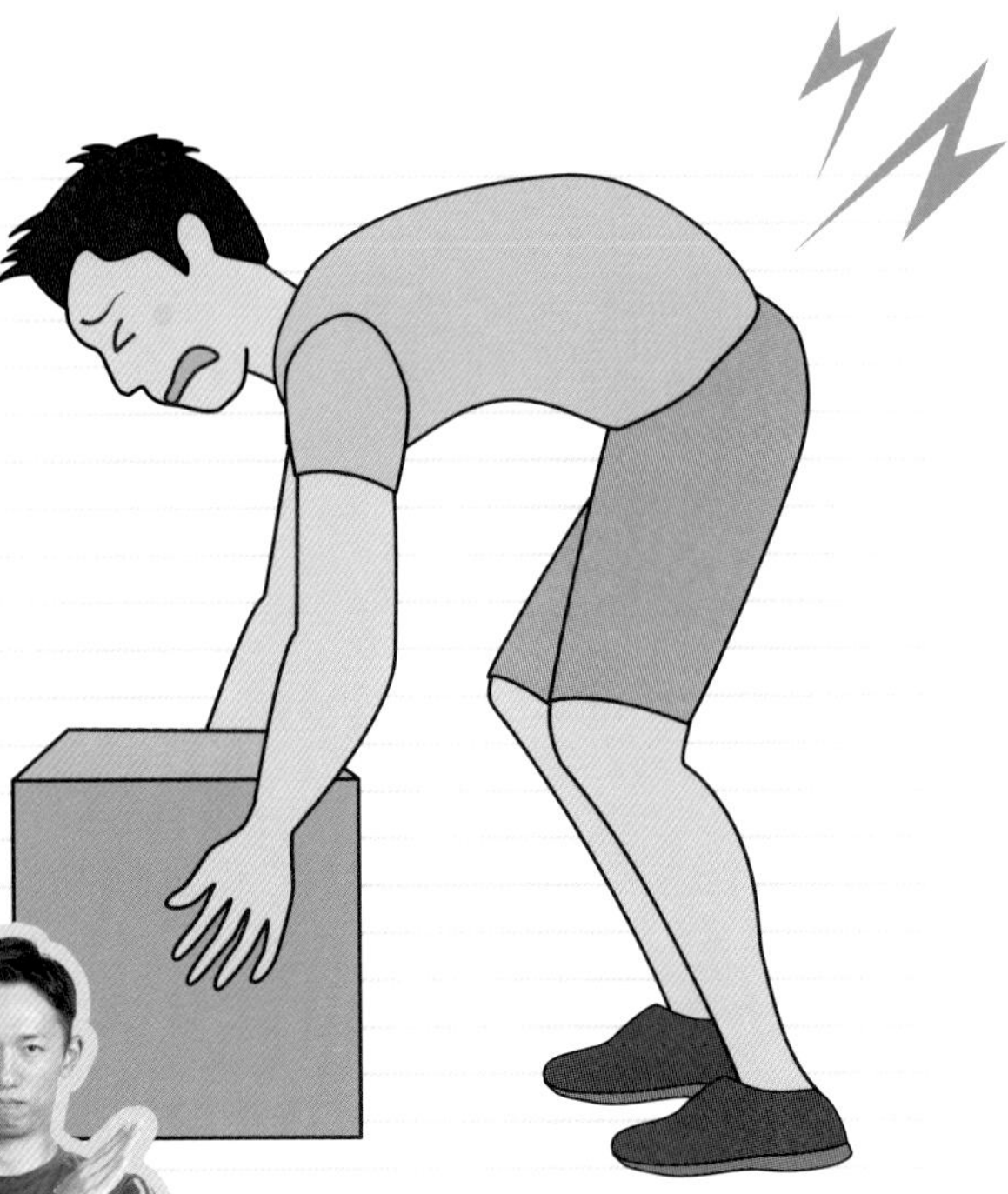

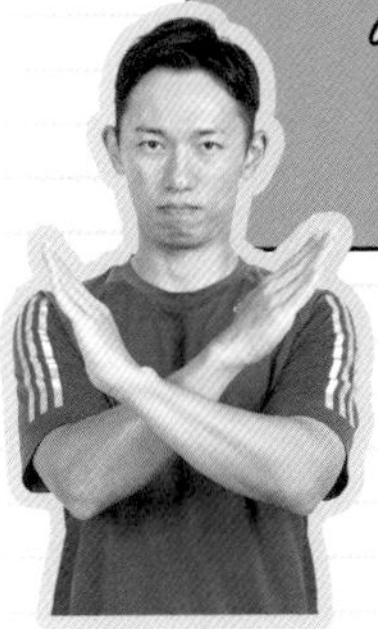

前かがみになったときに体が硬い人は、腰を深く曲げることになるので腰に大きな負担がかかります

後ろ側の筋肉が硬いと無理な動きになる

お尻や太ももの裏側の筋肉が硬くなると、動ける範囲が少なくなります。

例えば地面にある物を拾うとき。太ももの裏側が柔らかい人は、背骨のよいS字カーブを保ったまま物を拾えます。ところがお尻や太ももの裏側が硬い人は、体を前に曲げていくため背骨のS字カーブが崩れ、腰に大きな負担がかかることになります。その結果、腰の痛みを発症したり、痛みがさらに強くなってしまいます。

しゃがむことで背骨のカーブを保てる

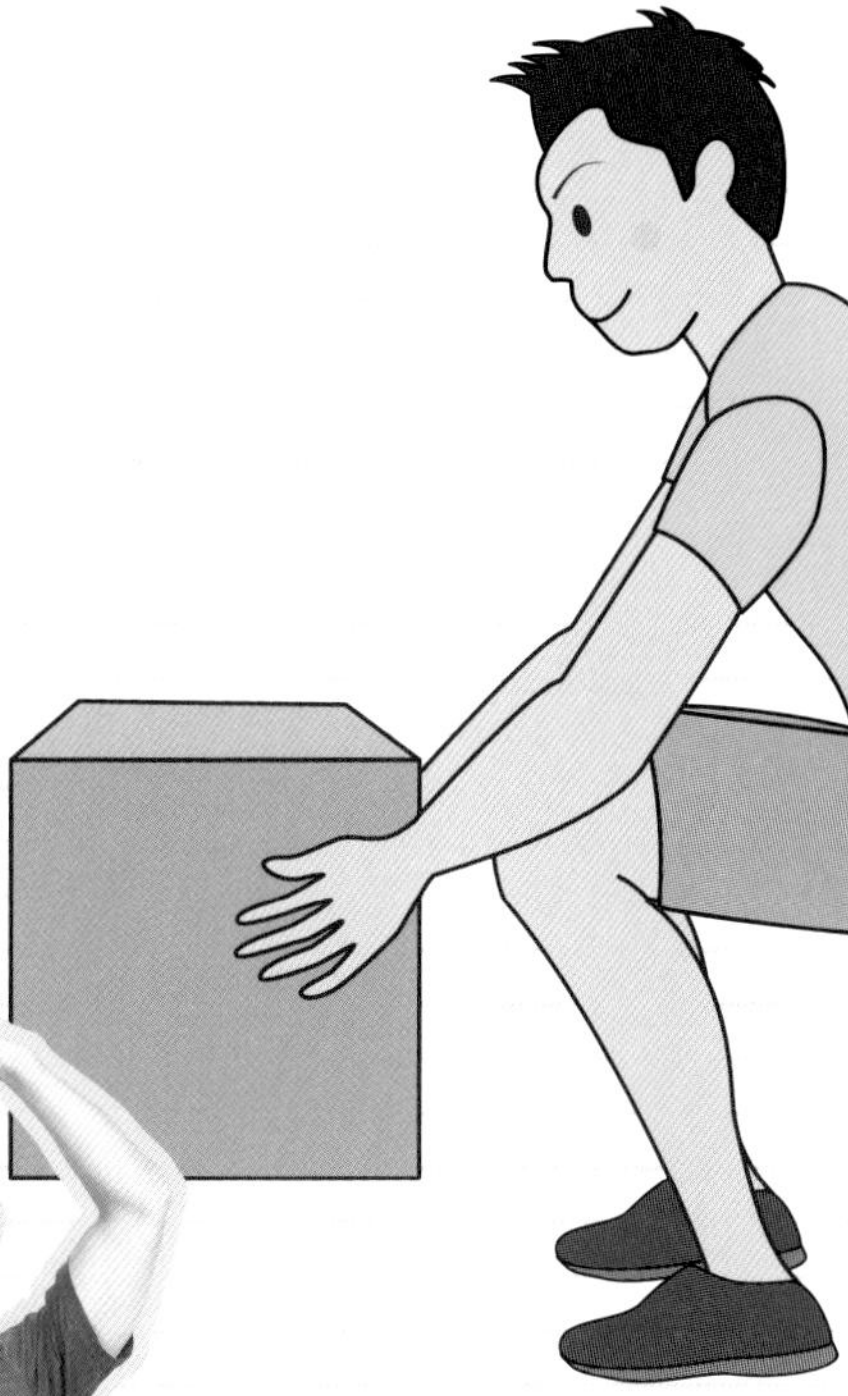

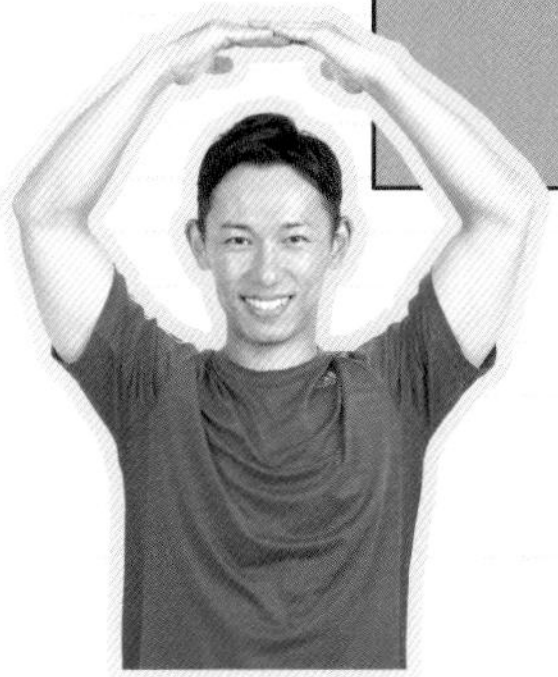

膝を曲げ、姿勢を低くしてから物を持つと、背骨のＳ字カーブを保ったまま持ち上げることができます

重い物を持ち上げるときは膝を曲げて姿勢を低くする

本書のストレッチで、お尻や太ももの裏側の筋肉を柔らかくすることができますが、できるだけ筋肉に負担をかけない動作を覚えることも、同じように大切です。

腰に痛みがない方も、膝を曲げ、姿勢を低くしてから物を拾うようにすると、背骨のＳ字カーブを崩さずに持ち上げることができます。そしてこの動きは洗濯をするときや掃除機をかけるとき、顔を洗うときや歯を磨くときなどにも有効です。

どうして筋肉が痛みの原因なのか

筋肉は片方が伸びると片方は縮む

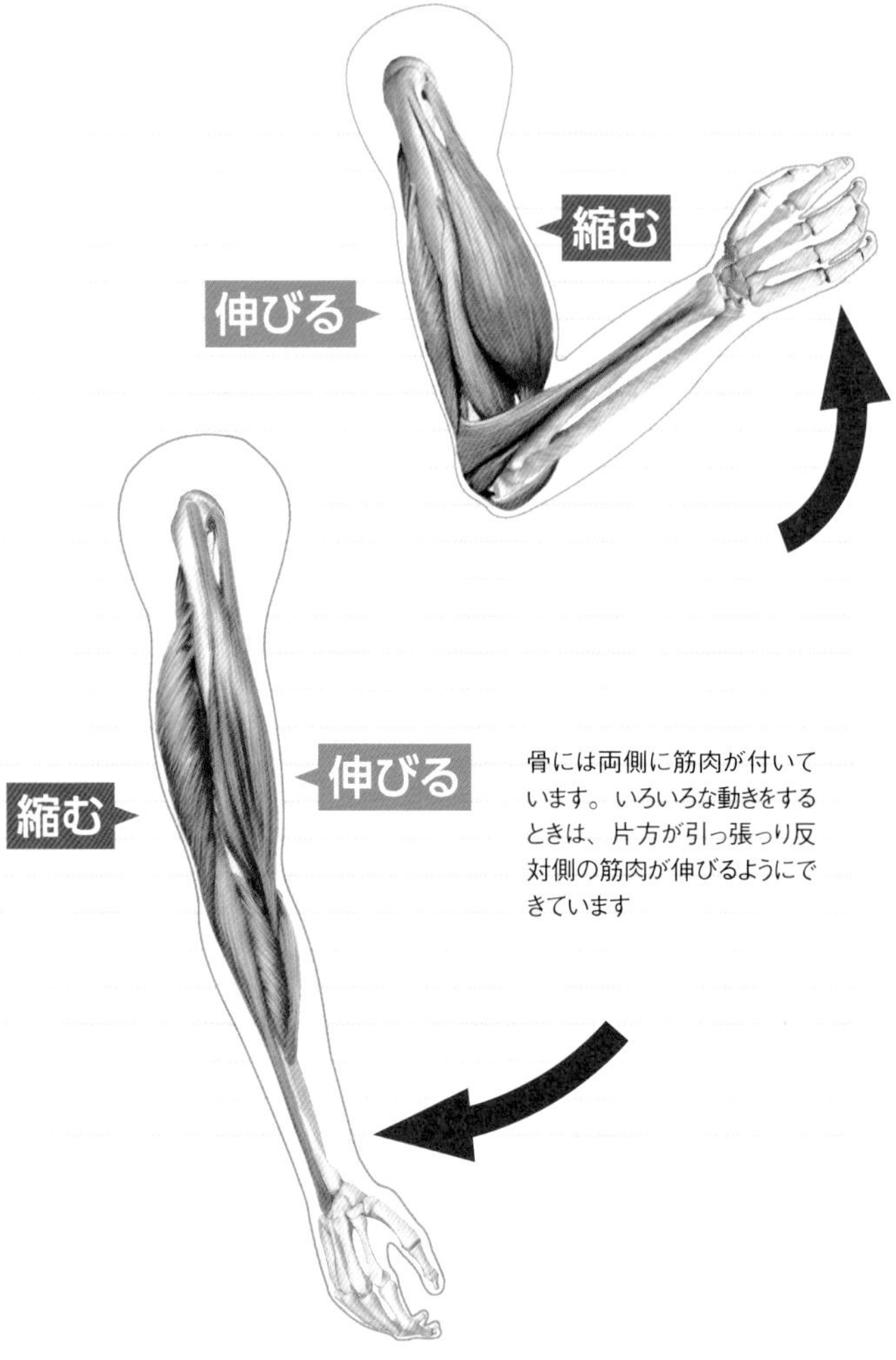

骨には両側に筋肉が付いています。いろいろな動きをするときは、片方が引っ張り反対側の筋肉が伸びるようにできています

生活のクセが筋肉のバランスを崩す

11ページで少し触れましたが、私は「痛みの原因は筋肉にある」と考えています。人の関節には、必ず両側に筋肉が付いていて、片方の筋肉が縮んだら反対側の筋肉は伸びるようにできています（上のイラスト）。本来であれば、両方の筋肉が適度に緊張して、骨の位置を維持します。ところが人それぞれの動きのクセによって、筋肉の適度な緊張のバランスが崩れてしまうと、片方の筋肉が強く骨を引っ張ることで骨の位置がずれてしまい、関節に痛みが出ます。

筋肉の引っ張りと伸びのバランスの崩れが痛みに

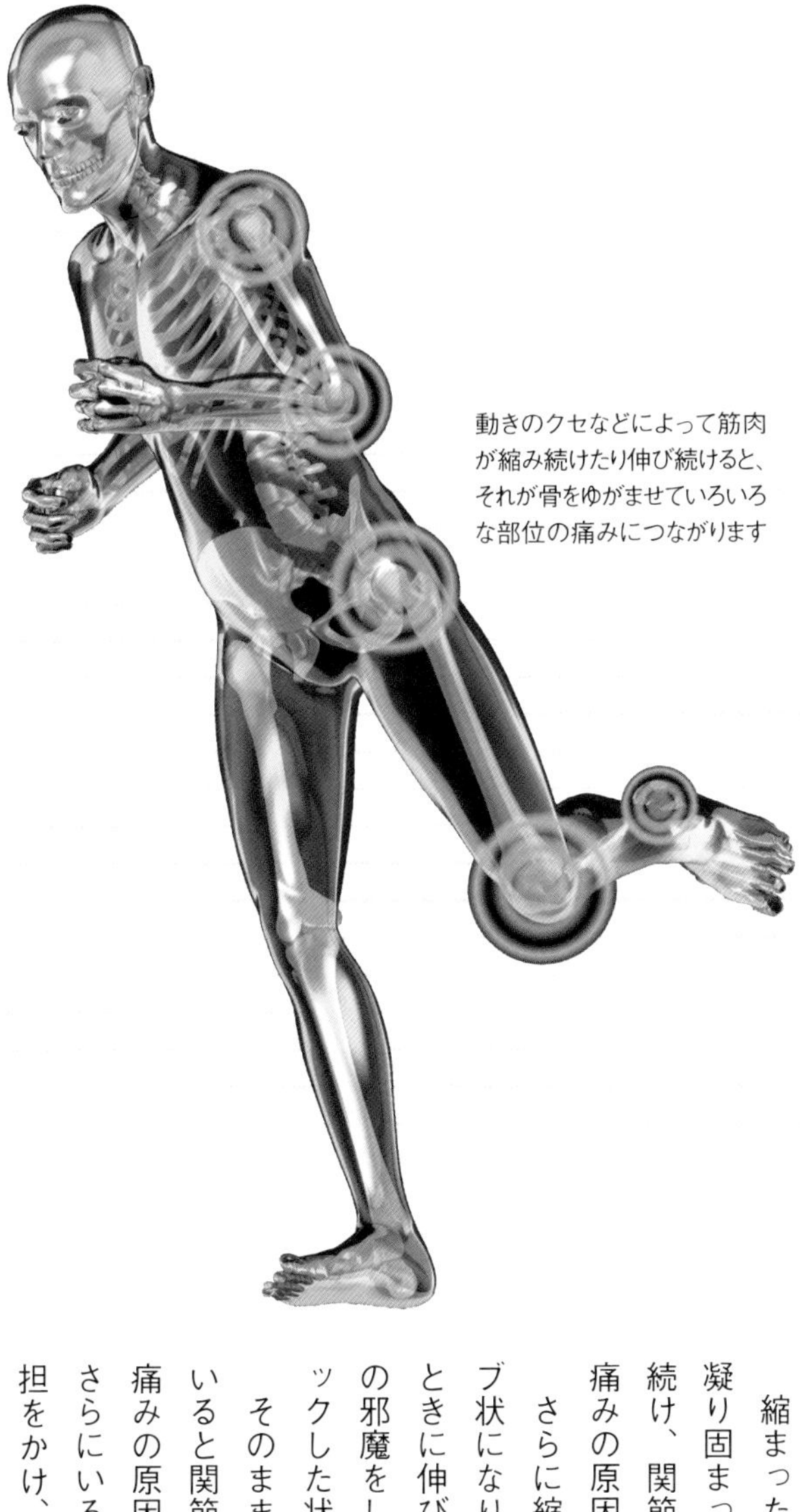

動きのクセなどによって筋肉が縮み続けたり伸び続けると、それが骨をゆがませていろいろな部位の痛みにつながります

筋肉の過度な緊張が痛みになる

縮まった筋肉は、徐々に凝り固まって骨を引っ張り続け、関節の位置がずれて痛みの原因になります。

さらに縮まった筋肉はコブ状になり、関節を動かすときに伸びないので、動きの邪魔をします（関節がロックした状態）。

そのままの状態を続けていると関節の位置がずれて痛みの原因になりますし、さらにいろいろな部位に負担をかけ、痛みが強くなります。

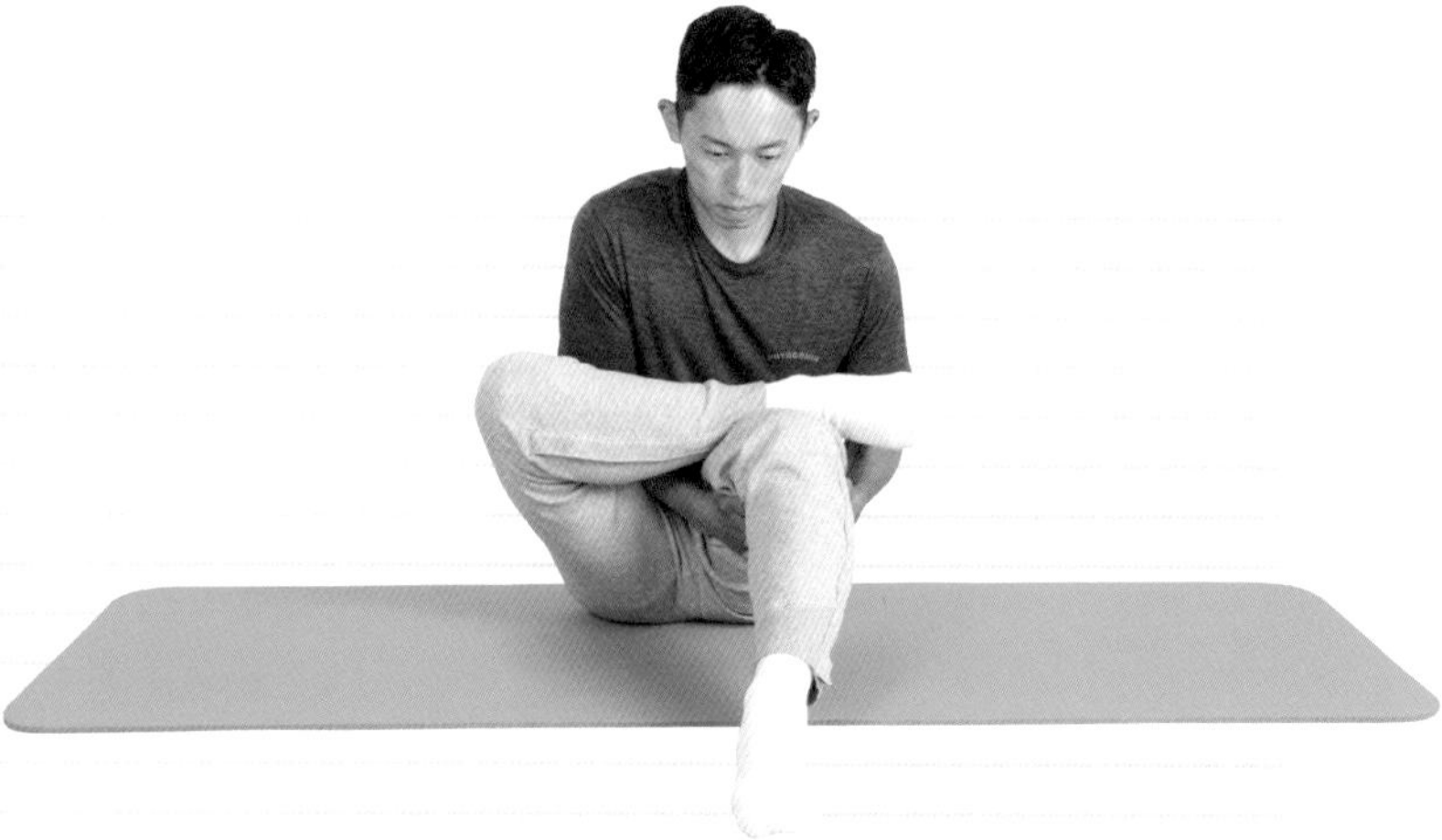

ストレッチで体を改善

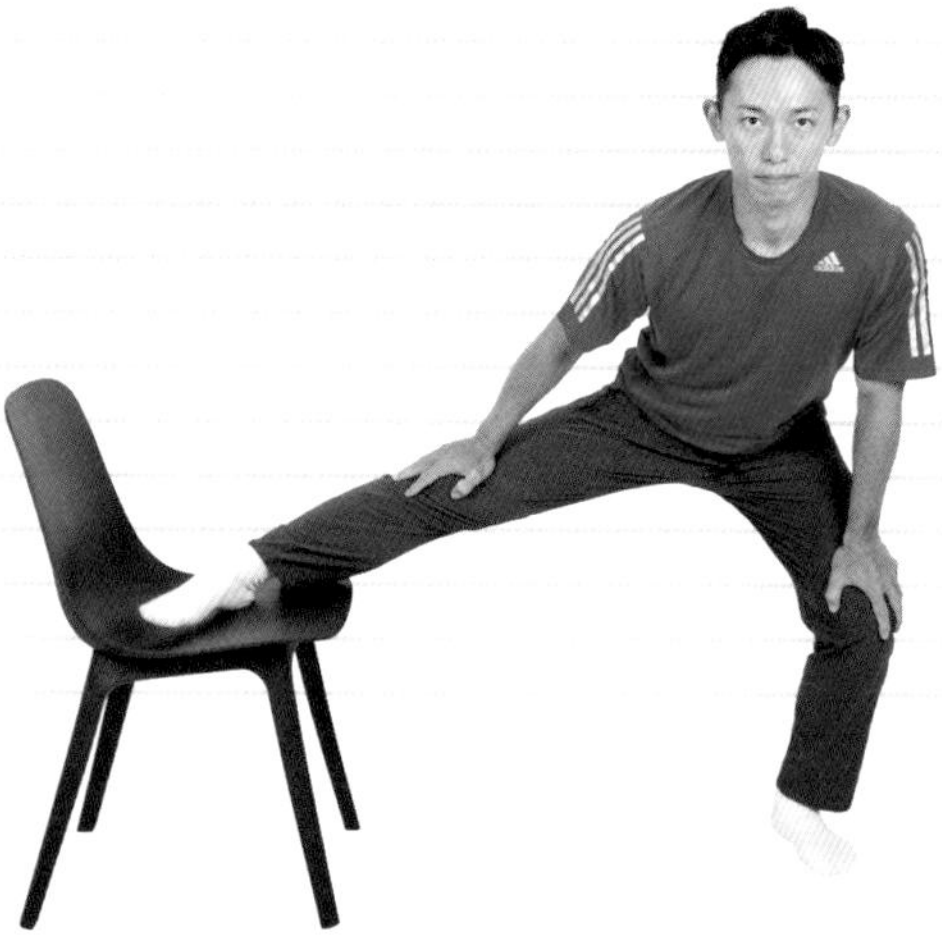

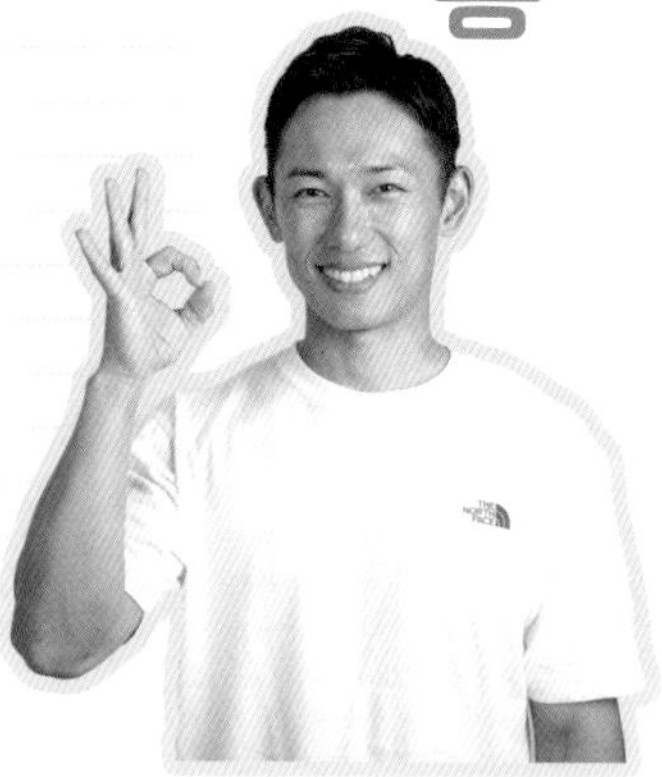

筋肉を伸ばして骨をニュートラルに

これまで説明したように、「凝り」や「張り」、「ゆがみ」、「痛み」の原因は筋肉にあります。だから硬くなった筋肉を柔かくするストレッチがとても効果的になります。

人の骨は基本的に体重を支える支柱の役割をしています。それを外的な要因でゆがめてしまっているのが筋肉です。体の使い方のクセは誰にでもありますが、ストレッチで筋肉のおかしな引っ張りを緩めることで、正しい骨の位置に戻すことができます。

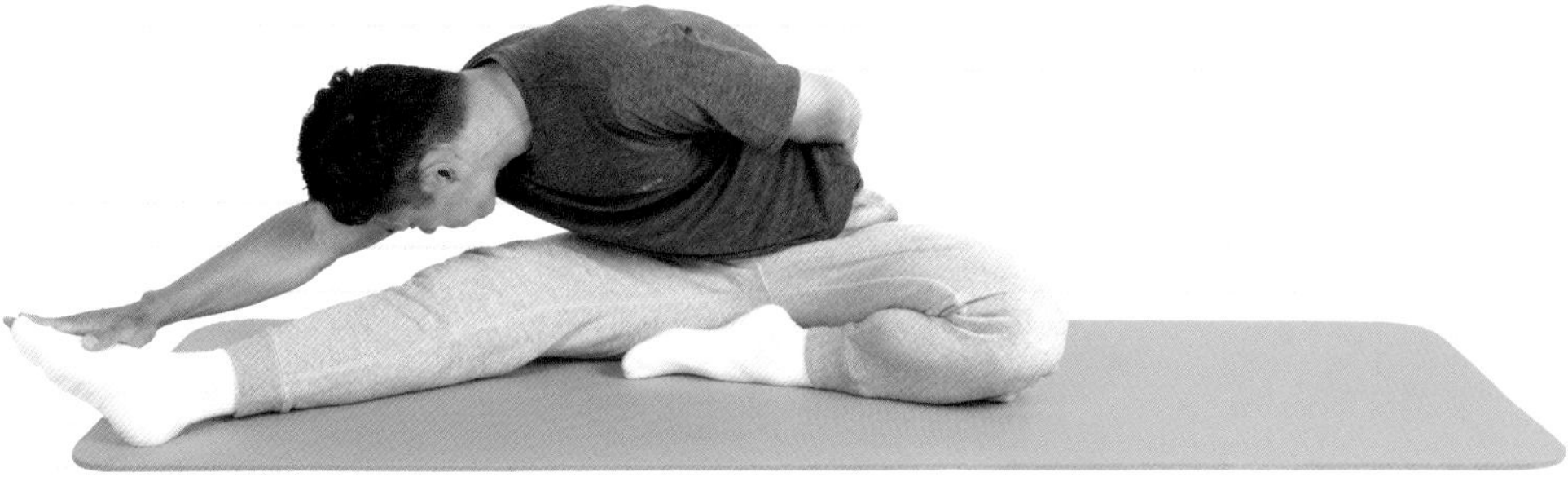

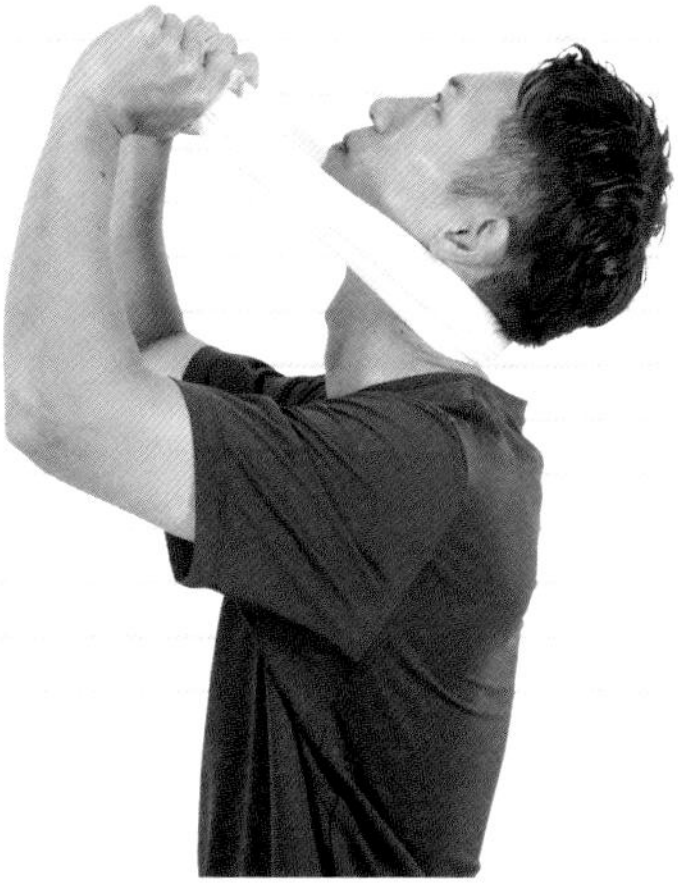

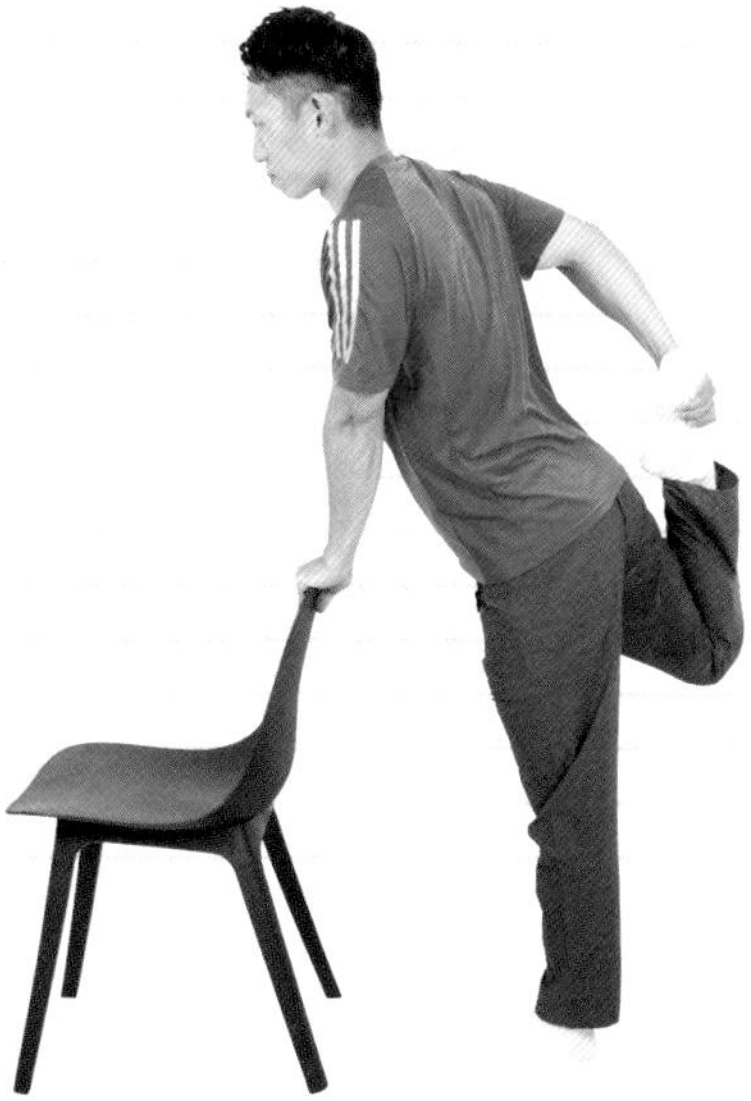

ストレッチの習慣化で若返り

16ページで紹介したように、本書で紹介しているストレッチは「誰でも」「簡単に」「今すぐ」「楽になる」ことを目的にしています。そのため痛みを感じたときにだけやればいいと思うかもしれませんが、痛みが出ていなくても筋肉は縮まって関節をゆがませています。

だから私は、ストレッチの習慣化をお勧めしています。ストレッチは痛み解消だけでなく若返りにもつながる、体にいいことずくめの運動なのですから。

腰痛が治らない！ありがちな9つの原因

「なんとか腰痛を治したい」という気持ちはよくわかりますが、そのがんばりや日常生活の何気ない動作が腰痛を悪化させることもあります。「なぜ治らないのか」を理解し、運動の考え方や日常の行動を見直してみましょう。

動画はこちら

下の9つの原因が少ないほど、腰痛になりにくく、多いほど腰痛になりやすくなります。日頃から腰によいことをしていても、それ以上に腰に悪いことをしていては、さらに腰痛が悪化してしまいます。

ありがち1
脚を伸ばした腹筋運動

ありがち2
刺激が強すぎるストレッチ

ありがち3
ソファーに座る

ありがち4
柔らかいベッド

ありがち5
腰をかがめる姿勢

ありがち6
コルセットの使用

ありがち7
湿布の使用

ありがち8
アイシング

ありがち9
薄いソールの靴

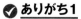

ありがち1

脚を伸ばした腹筋運動

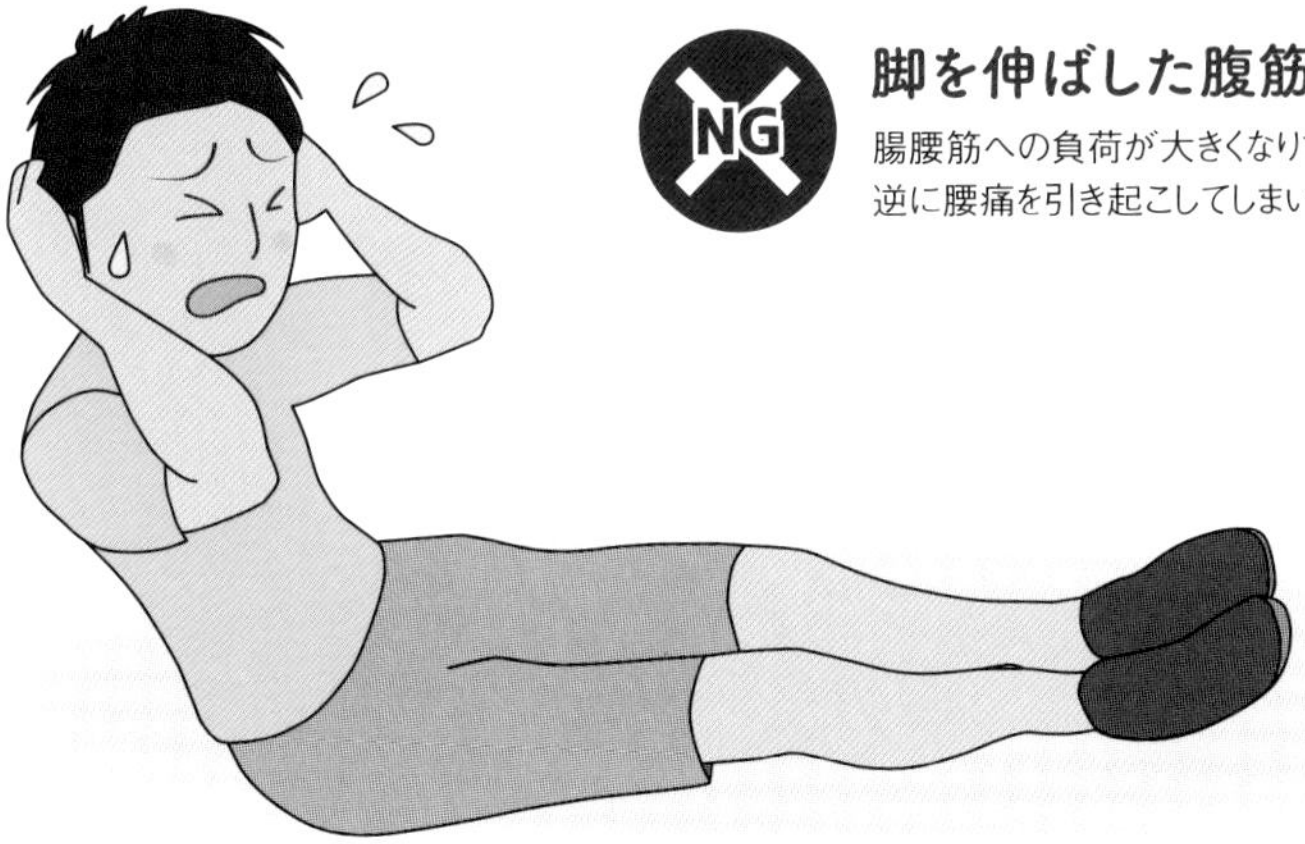

NG

脚を伸ばした腹筋

腸腰筋への負荷が大きくなりすぎて、逆に腰痛を引き起こしてしまいます

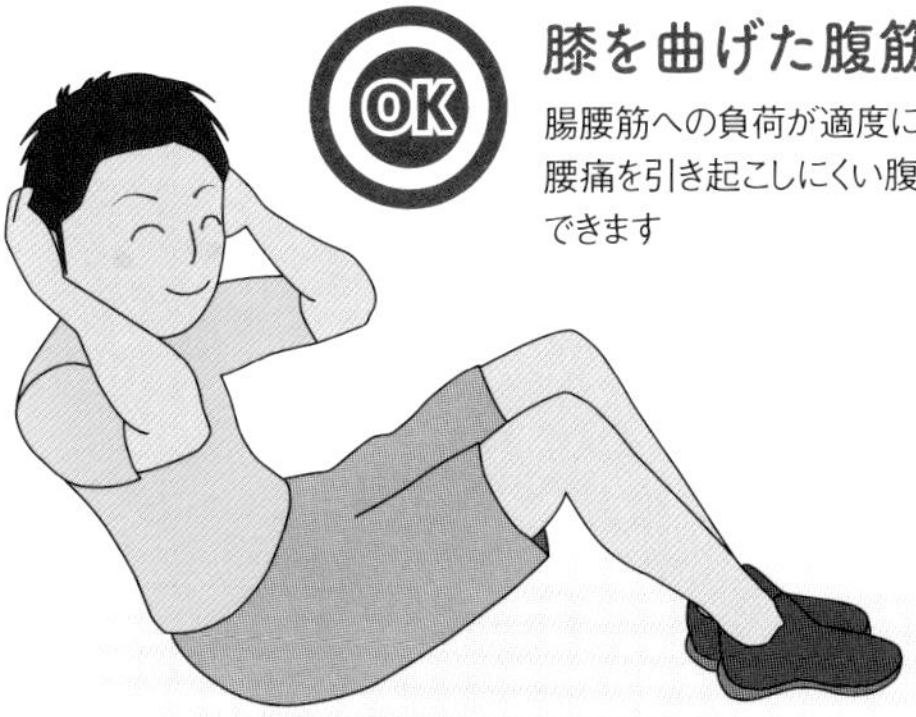

OK

膝を曲げた腹筋

腸腰筋への負荷が適度になるので、腰痛を引き起こしにくい腹筋運動ができます

腸腰筋はココ

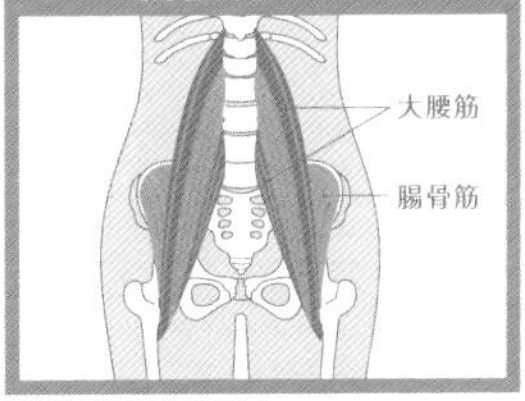

脊柱から付着する大腰筋と小腰筋、骨盤から付着する腸骨筋の2つから成り立つ筋肉が腸腰筋です。歩いたり、太ももを前に持ち上げる動きで使われ、ぎっくり腰の原因にもなります。

腸腰筋への負担が腰の痛みを倍増させる

ある年代以上の方は、体育の授業で行った腹筋運動は膝を伸ばしていませんでしたか？

脚を伸ばして腹筋をすると、腰痛の原因とされる腸腰筋に大きな負荷をかけてしまいます。腸腰筋に大きな負荷がかかると、筋がダメージを受けてしまい、それがさらに腰痛を引き起こすことになります。

腹筋をする際は、必ず膝を曲げて行ないましょう。膝を曲げると腸腰筋にかかる負荷が減り、腰痛を引き起こしにくい腹筋運動ができます。

ありがち2

強すぎるストレッチ

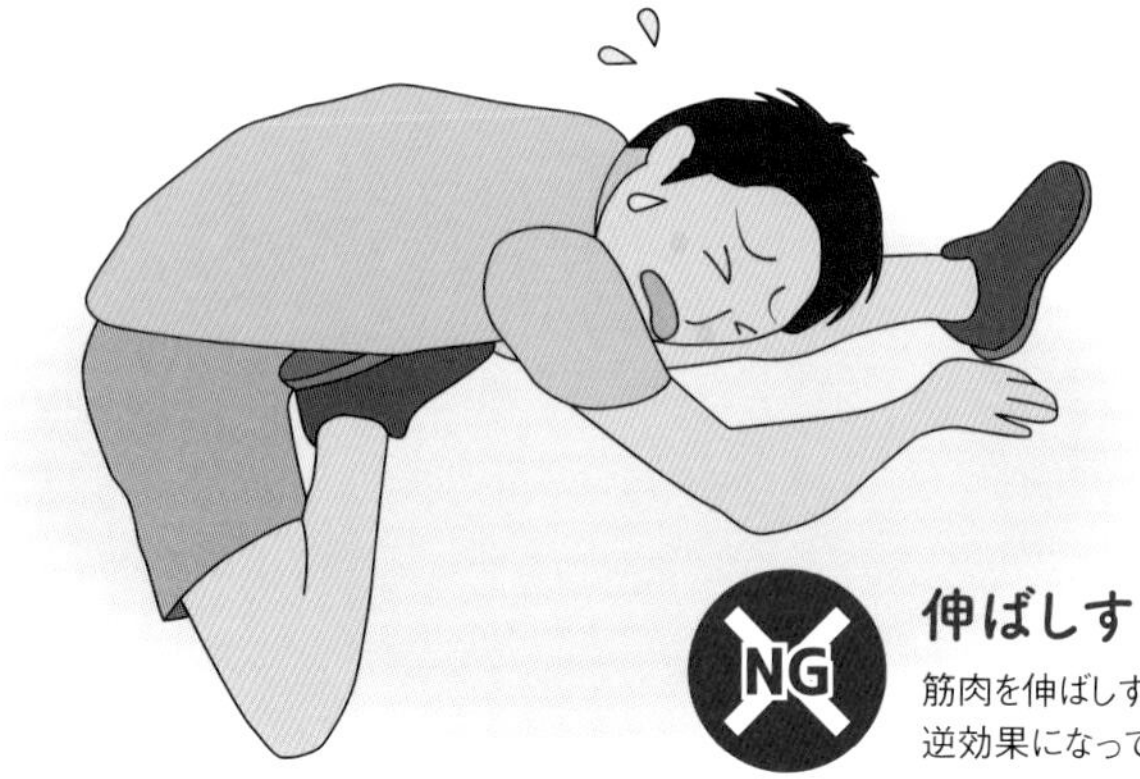

NG

伸ばしすぎるストレッチ

筋肉を伸ばしすぎると負荷が強すぎるため、逆効果になってしまいます

OK

痛気持ちいいがちょうどいい

痛気持ちよさを感じるくらいの強度が、いちばん効果のある強度です

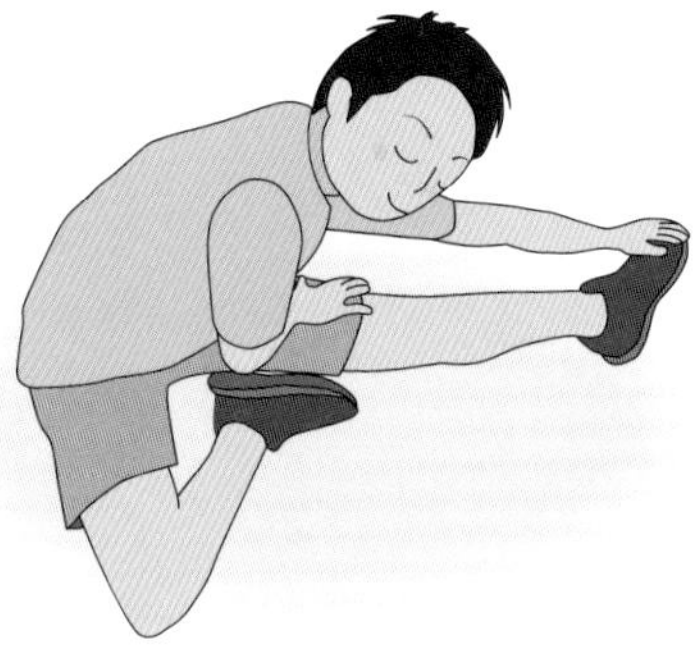

筋肉は筋繊維の集合体

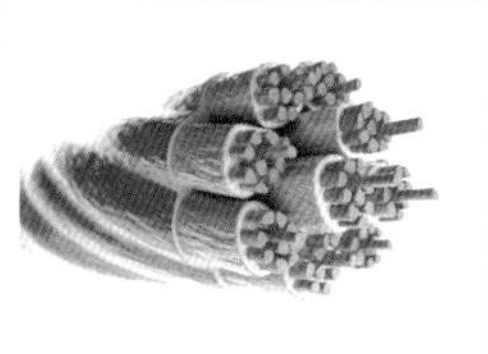

筋肉は数多くの筋繊維が集まって機能しています。必要以上に筋肉を伸ばしてしまうと、何万本もある筋繊維のいくつかがプチプチちぎれていきます。すると筋繊維が再生してつながるときに、ちぎれた部分が硬くなってしまいます。

負荷が強いストレッチは逆効果

ストレッチをすることで腰痛は劇的に解消できます。しかし、伸ばせば伸ばすほど、筋肉は柔らかくなると思っていませんか？　残念ながら人の体はそうではなありません。筋肉は強く伸ばしすぎると切れてしまいますので、脳が切れないように縮まるように筋肉に指令を送ります。

本書のストレッチで推奨しているように「痛気持ちいい」くらいの伸び具合がちょうどよく、それ以上伸ばすのは逆効果です。

ありがち3

ソファーへ楽に座る

NG ソファーにぐにゃっと座る

腰のＳ字カーブが崩れて後ろに丸くなってしまうため、腰に大きな負担がかかってしまいます

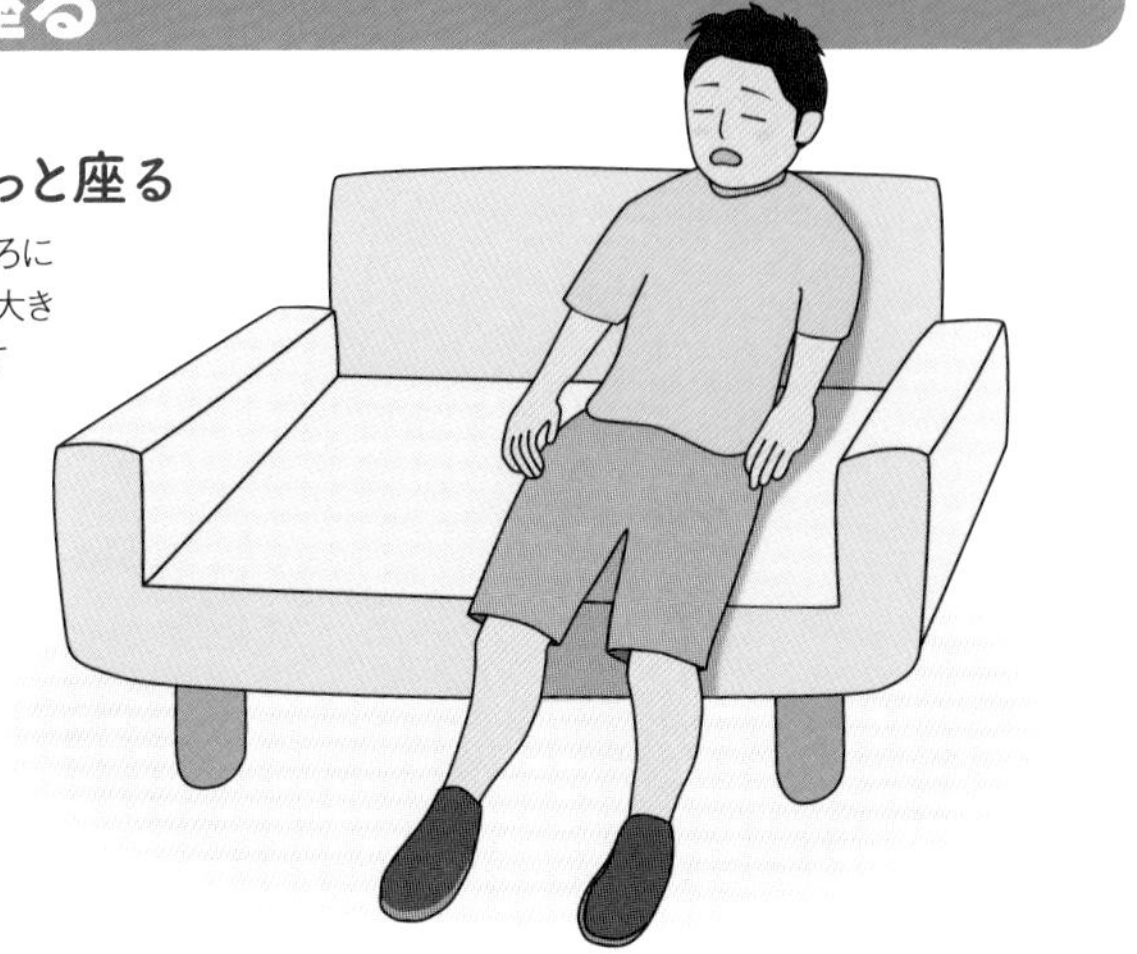

OK ソファーとの間にクッションを入れる

クッションを入れることで背骨のＳ字カーブが保たれ、腰への負担が軽減されます

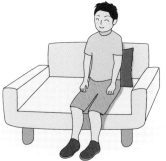

クッションを活用

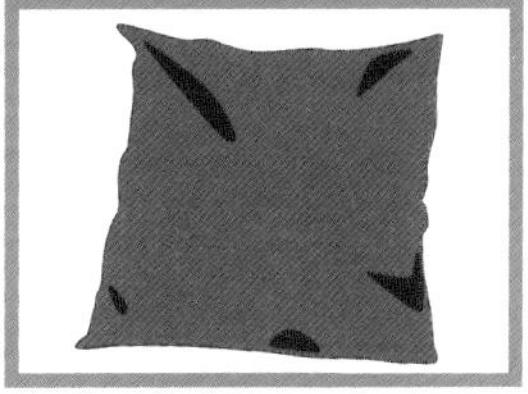

ソファーとクッションがセットになっていることには理由があり、腰とソファーの間にクッションを入れて腰への負担を減らすことができます。欧米の人たちはソファーに慣れているため、クッションの使い方が上手です。皆さんも日常的にクッションを使ってくださいね。

座り方が悪いと腰への負担が増える

ソファーに座るときに、上のNGイラストのように浅く腰掛けてぐにゃっとなっていませんか？　このように座ると、背骨の腰の部分のS字カーブが崩れ、後ろに丸くなってしまいます。つまり腰に大きな負担がかかった姿勢になるのです。

背骨はS字カーブを描いていることが理想です。ぐにゃっとなりがちなソファーに座るときは、クッションを活用しましょう。腰とソファーの間にクッションを入れて、S字のカーブが崩れないようにすると、腰への負担が軽減されます。

ありがち4

柔らかいベッド（マットレス）

柔らかすぎる

柔らかすぎると腰回りが大きく沈んでしまい、背骨のＳ字カーブが崩れてしまいます

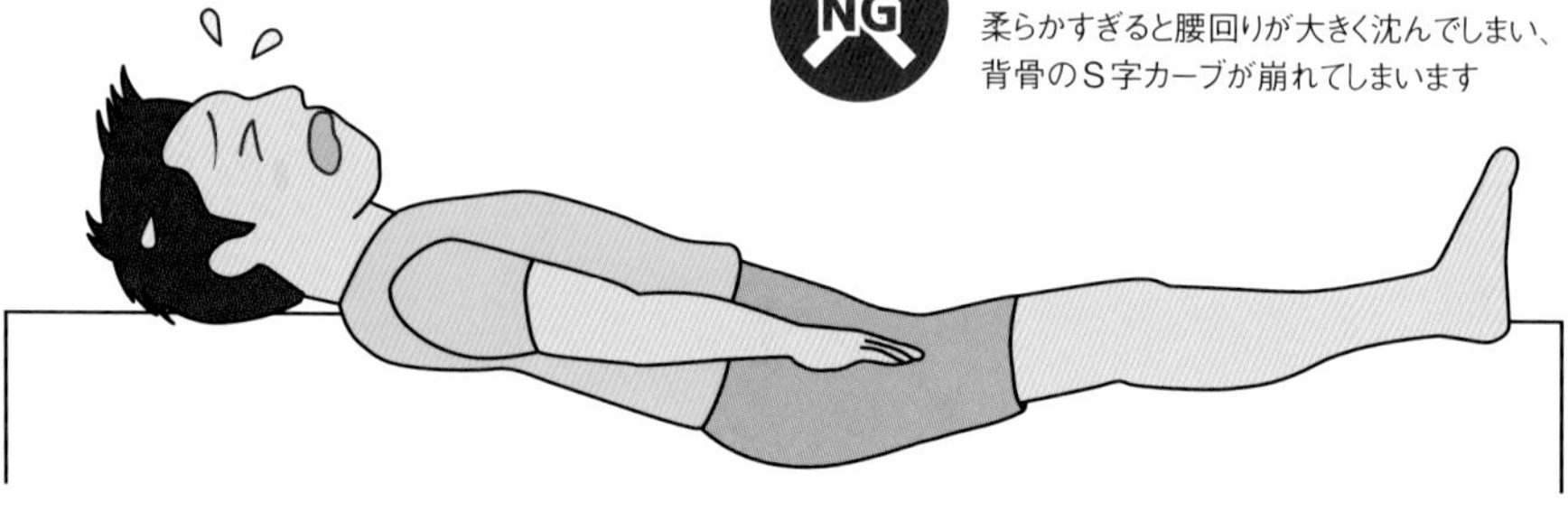

適度に硬い

適度な硬さがあると背骨のＳ字カーブが崩れにくく、腰への負担も少なくなります

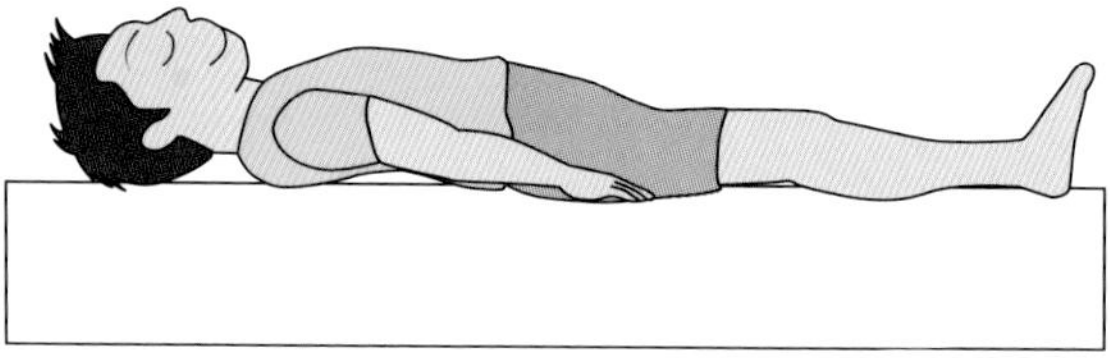

※腰が高くなりすぎると反り腰になるので注意してください

薄いクッションやタオルを敷く

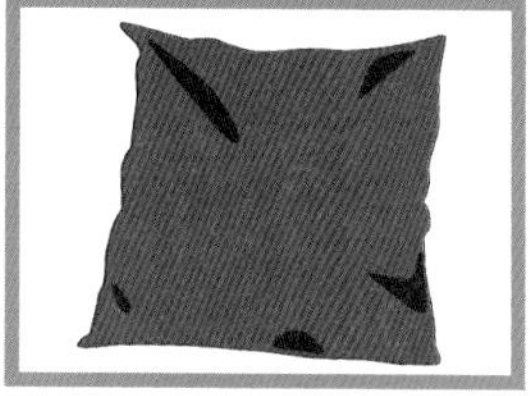

マットレスが柔らかい場合、腰とマットレスの間に薄いクッションや折りたたんだタオルを入れてみましょう。腰の下に少し厚みができることで、腰の負担が軽減されやすくなります。

柔らかすぎると背骨のS字カーブが崩れる

腰回りはとても重量があるので、寝ているときには腰回りが沈んだ状態になります。この状態は背骨のS字カーブを崩してしまいます。多くの人は6～8時間ほど寝ますから、それだけ長い時間姿勢が崩れているので、腰へ大きな負担がかかります。

　理想は腰が沈みすぎない硬さのベッド（マットレス）を使うことですが、すでに柔らかいマットレスを使っていて替えられない場合は、腰の下に薄いクッションやバスタオルを入れてみましょう。

ありがち5

腰をかがめる姿勢

NG

前かがみになる

前かがみは腰に負担が大きいため、
腰痛をさらに悪化させてしまう危険があります

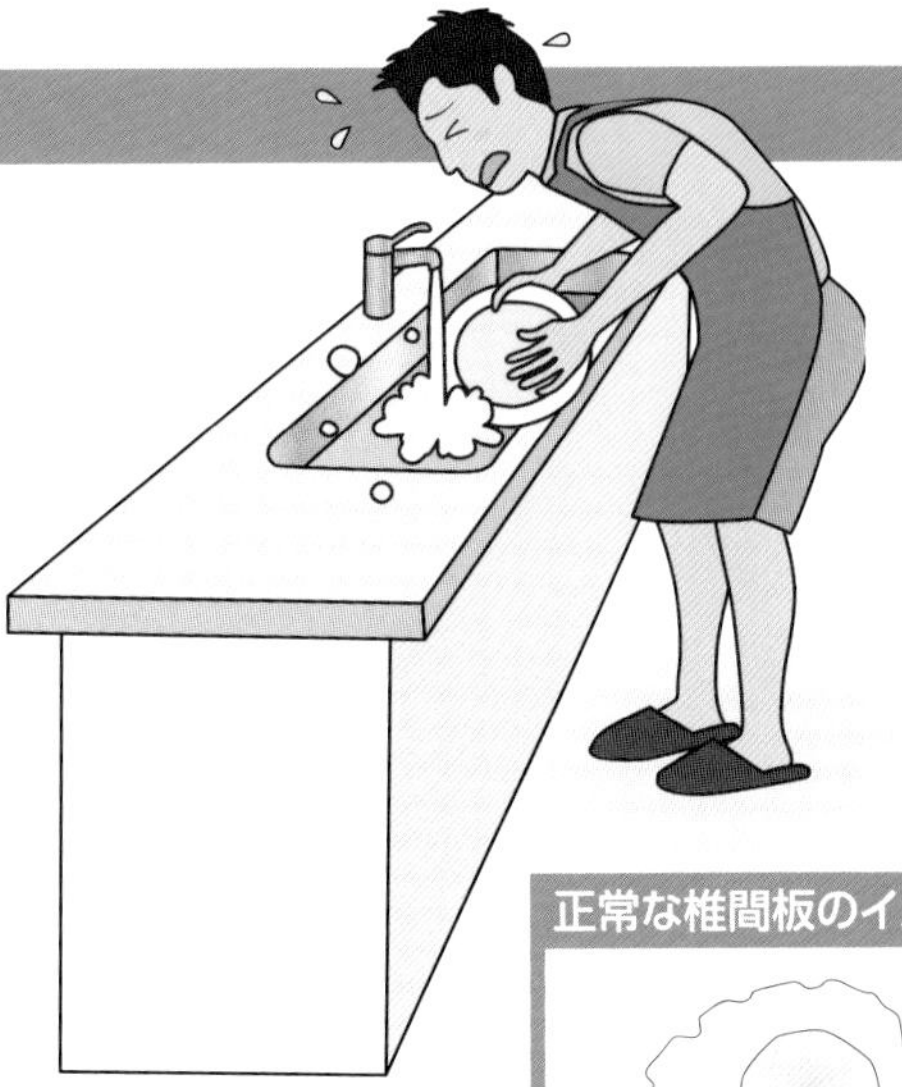

OK

お腹を当てて腰への負担を減らす

炊事や顔を洗う場合にはシンクにお腹を当てることで体重を逃がすことができ、腰への負担を軽減できます

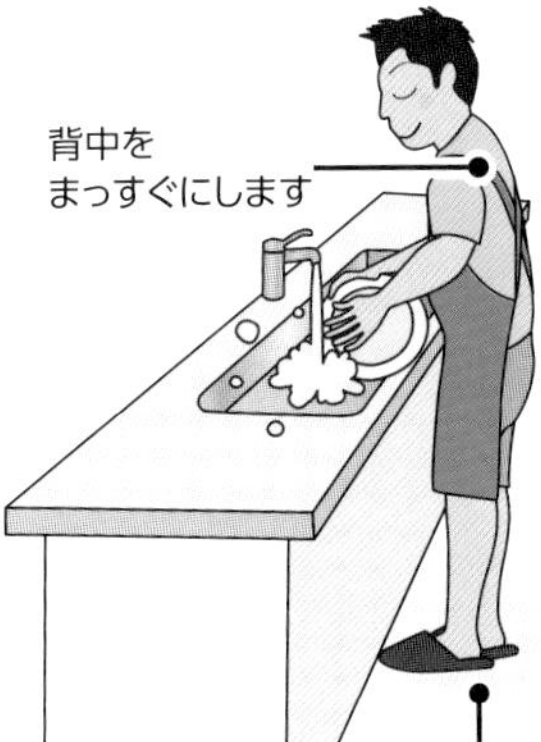
背中をまっすぐにします
脚を開いて高さを調節します

正常な椎間板のイメージ

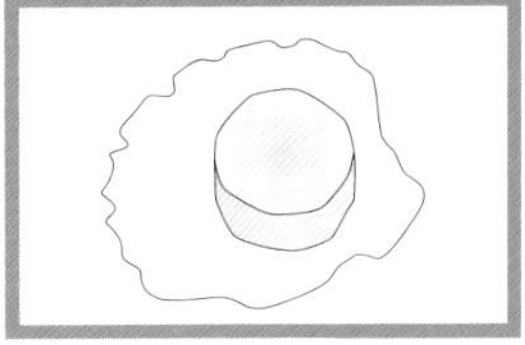

劣化した椎間板のイメージ

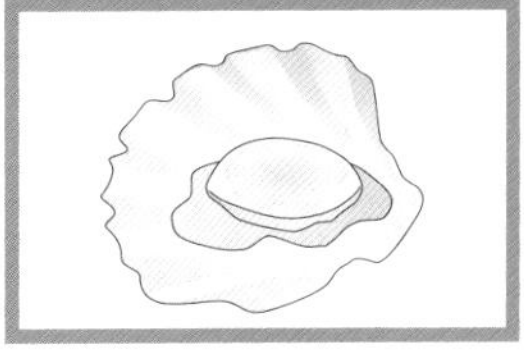

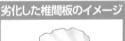

正常な椎間板は新鮮なホタテのように弾力があり、衝撃を吸収してくれます。ところが負担をかけすぎて劣化してしまうと、衝撃を吸収できずに崩れたり、液漏れしてしまいます。

前かがみは腰に大きな負担がかかる体勢

とくに体が硬い人は前かがみの姿勢によって、腰の痛みが増してしまうことがあります。

上から腰を引っ張り上げるような構造であればよいのですが、残念ながら私たちの体は、骨盤から背中を引っ張って上体を起こすので、腰椎や背骨と背骨の間にある椎間板に負荷がかかりやすいのです。できるだけ腰に負担をかけないよう、65ページやこのページで紹介しているような前かがみの姿勢を取らない工夫をしましょう。

ありがち6

コルセットの使用

NG

コルセットは常用しない

コルセットを日常的に使い続けると腰回りの筋肉が弱くなってしまい、コルセットなしでは動けなくなってしまいます

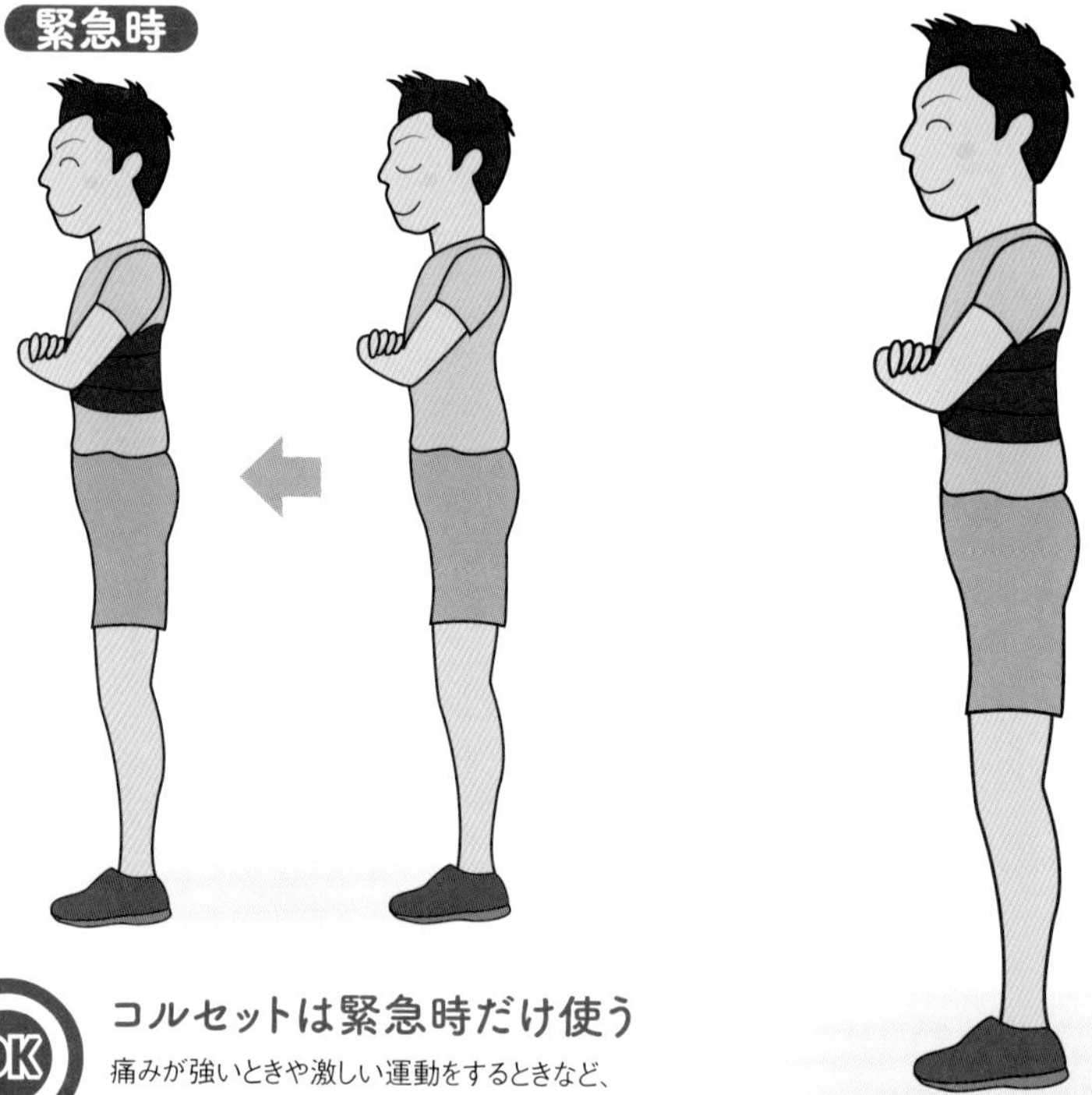

OK

コルセットは緊急時だけ使う

痛みが強いときや激しい運動をするときなど、限られた場面でのみコルセットを使うようにしましょう

コルセットを常用する弊害とは

コルセットで「腰の痛みが減る」と感じている方は多いでしょう。しかしコルセットが腰痛を悪化させる要因になることもあります。

コルセットをつけると腰回りが締まって安定しますが、これは本来、腹筋などを使って行うことです。つまりコルセットをつけていると、筋肉が楽をしている状態になります。この状態が続くと筋肉が弱くなってしまうため、コルセットなしだと腰回りをしっかりと支えられず、痛みが出るようになります。

コルセットの理想的な使い方

メリハリをつけて、できるだけコルセットに頼らないことが重要です

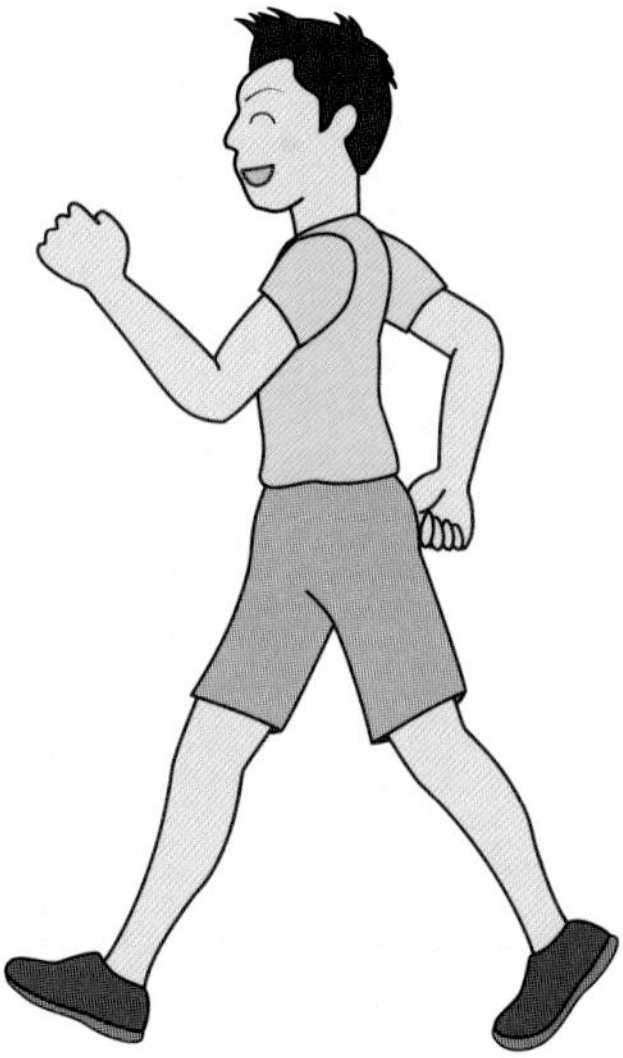

軽い運動のときはコルセットをしない

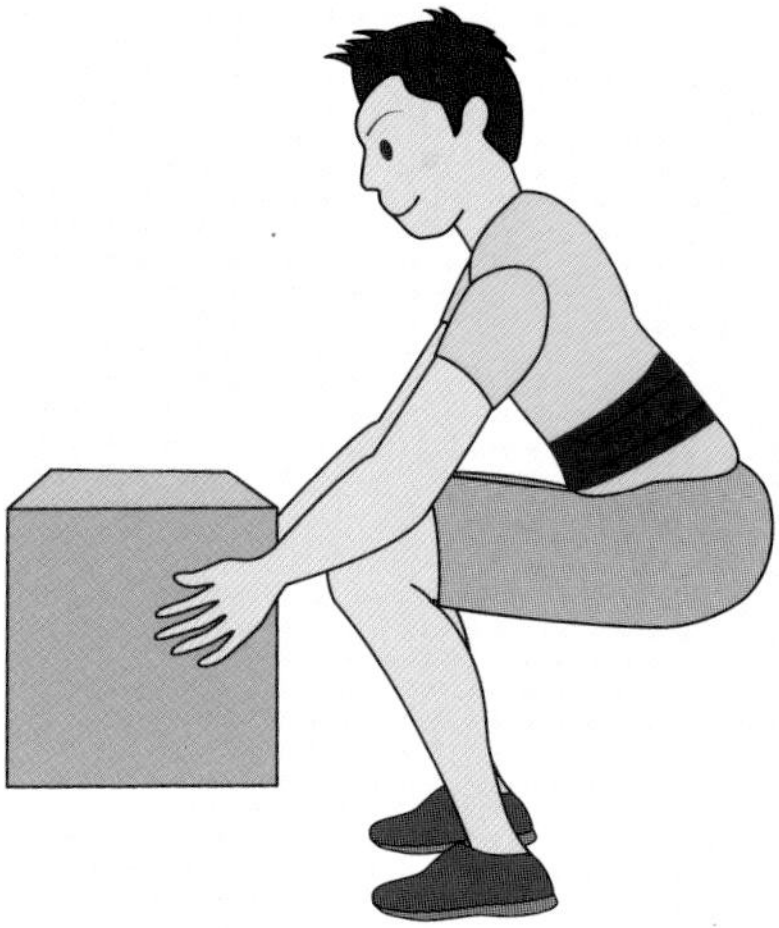

強い痛みがあったり激しい運動のときはコルセットをする

コルセットは痛みがあるときだけ使う

理想的なコルセットの使い方は、痛みが強いときや腰に負担がかかる激しい動作（運動など）をするときだけ装着することです。それ以外の日常生活やあまり負担がかからない動作では、極力コルセットを使わないようにしてください。

　このようにメリハリをつけて使うことで、腰回りの筋肉ができるだけ弱くならないようにします。「コルセットは非常事態のときに使う」ようにしないと、コルセット依存になってしまうので気をつけてください。

ありがち7

湿布の使用

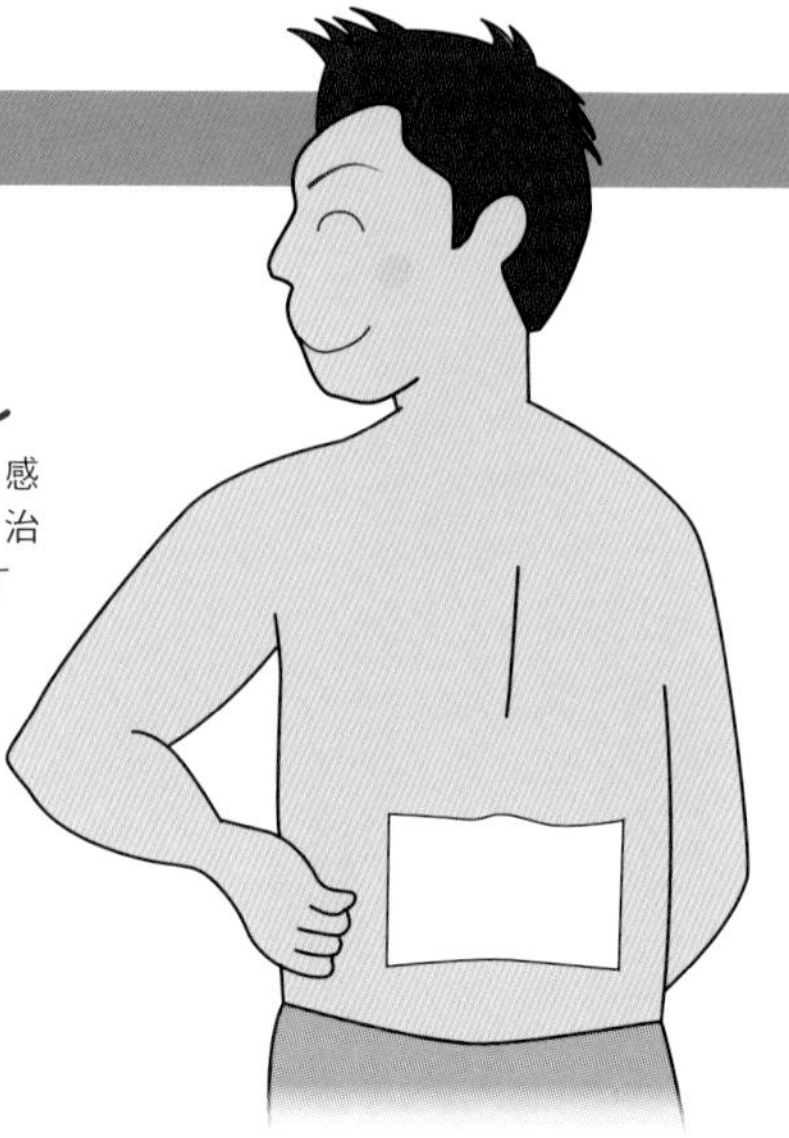

NG

湿布を貼りっぱなし

湿布は痛みを治すのではなく、感じさせないようにしているので、治ったと勘違いすることがあります

OK

痛いときだけ湿布を貼る

つらい痛みが出たときだけ湿布を貼り、痛みがないときは、不安だからといって湿布を貼らないようにしましょう

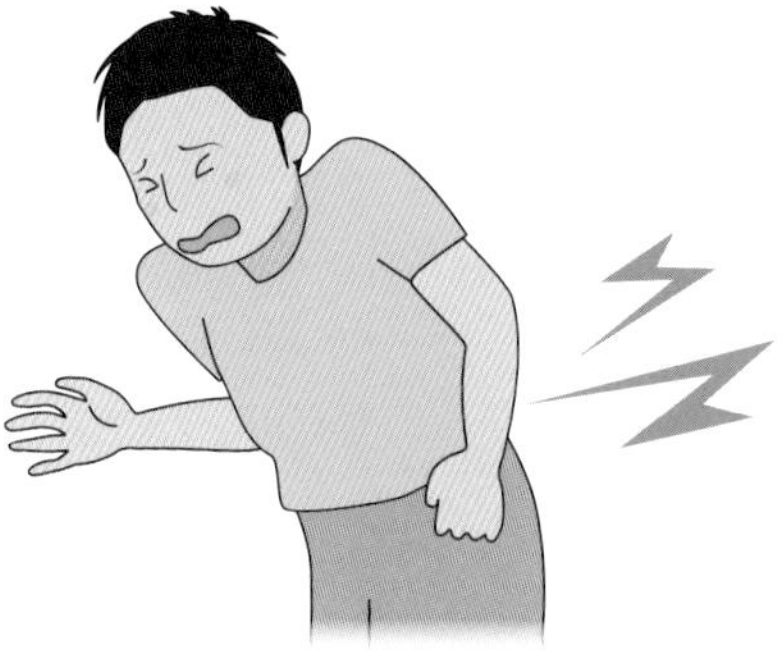

湿布は麻酔!?

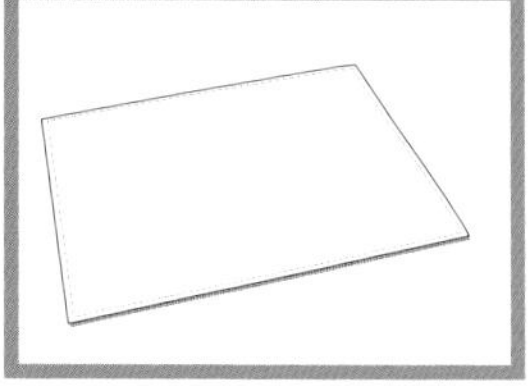

湿布は痛みを感じないようにさせます。痛みが和らいだからといって治ったとは限らないことを知っておいてください。

湿布を貼りっぱなしにしない

湿布を長い間毎日貼っている方も多いでしょう。

湿布は痛みを和らげてくれます。これは痛みの原因を治しているわけではなく、感じさせなくしているのです。いわゆる麻酔がかかった状態です。そのため治ったと勘違いして無理な動きをしがちですし、その結果さらに腰痛を悪化させてしまうこともあります。

コルセットと同じで、「痛みがある」ときだけ貼るようにしてください。

筋肉が冷えると痛みが増すことがある

ありがち8

いつでもアイシング

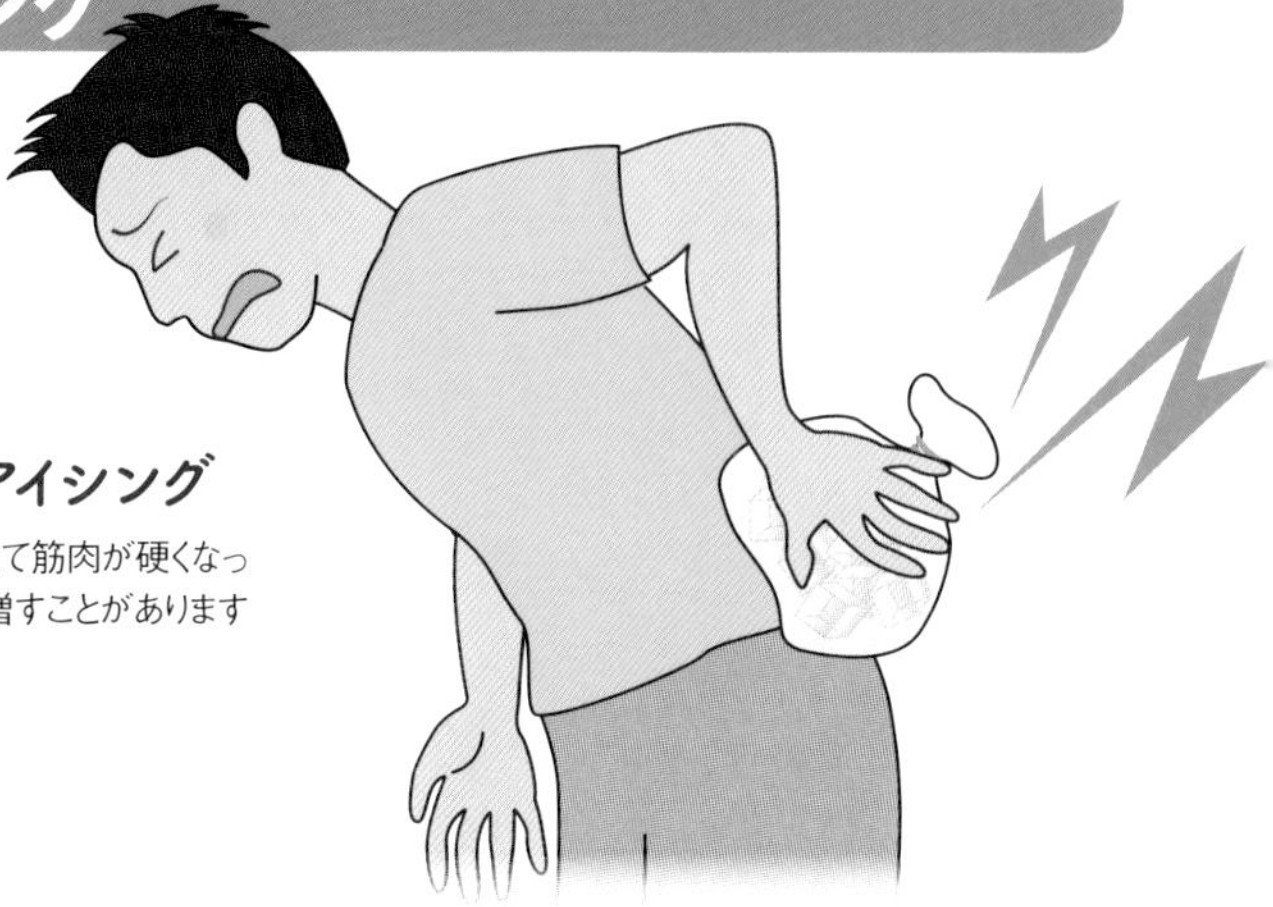

NG

痛いときは常にアイシング

アイシングによって体が冷えて筋肉が硬くなってしまい、かえって痛みが増すことがあります

OK

痛みによっては体を温める

体の芯まで温めることで痛みが治まる場合もあります。温まることで筋肉が柔らかくほぐれますし、血流もよくなります

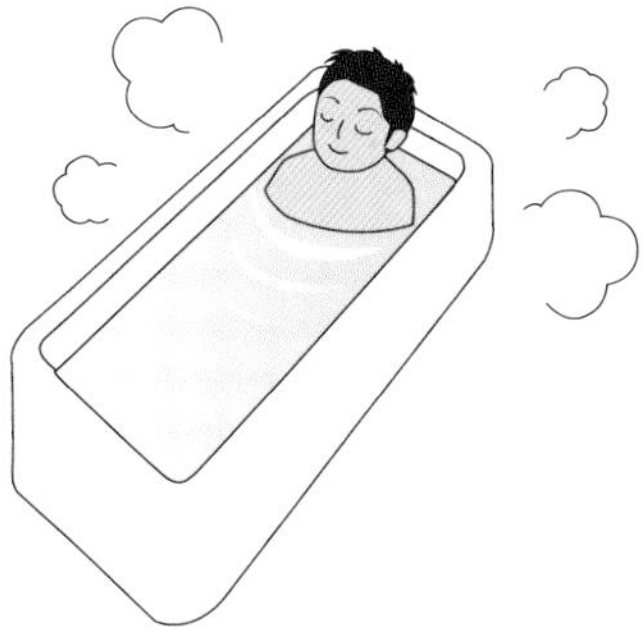

お風呂はしっかりと浸かる

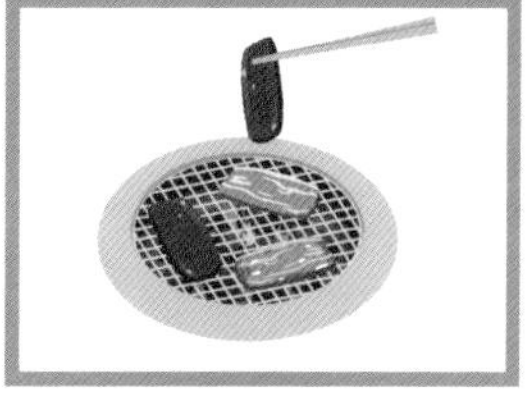

熱いお風呂に浸かって1分くらいで出てしまうと、体の芯まで温まっていません。強火で表面だけ焼けた焼肉のような状態です。肉を焼くときと同じで時間をかけてゆっくり浸かると、体の芯まで温めることができます。

痛みが激しいときは「どんなときでも冷やしたほうがいい」と思い込んでいる方もいますが、慢性腰痛などの場合は、温めたほうがよいことが多いのです。ぎっくり腰など熱を持っている場合だけ、冷やすようにしてください。

ストレッチの目的の1つに血流をよくして体を温めることがあります。痛いからといって安静にするよりもストレッチをするほうが、早く楽になることが多くあります。

効率的に体を温める場合には、適度な温度のお風呂に十分に浸かって体の芯まで温めてください。

ありがち9

ソールが薄い靴

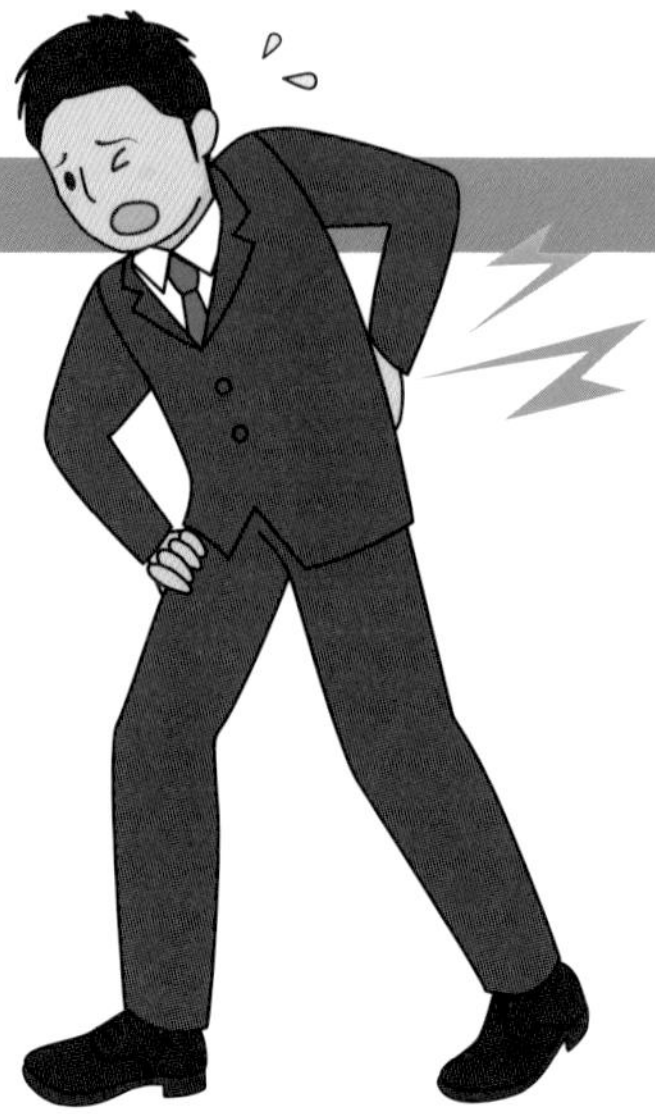

NG

薄いソール

ソールが薄くて硬い革靴やパンプス、ハイヒールなどはクッション性が少ないため、衝撃を十分に吸収しきれないことが多いのです

OK

厚みのあるソール

スニーカーなどのクッション性が高い靴は、衝撃の多くを吸収してくれます

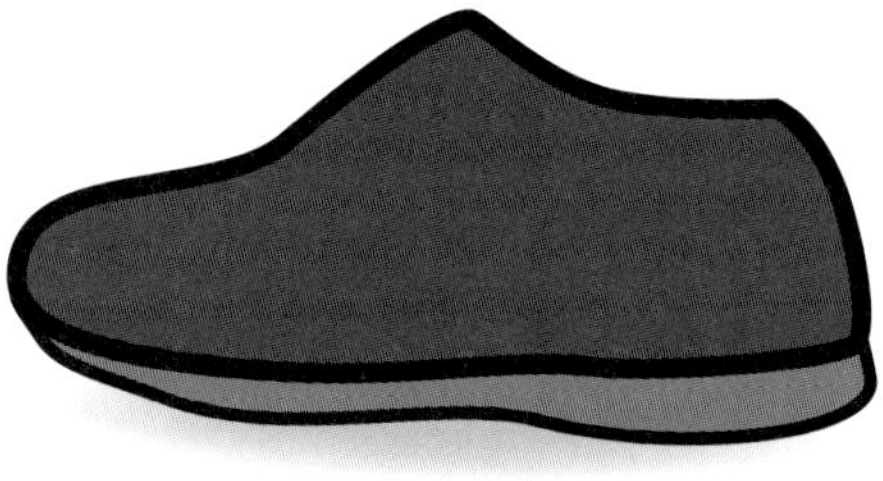

インソールで対応する

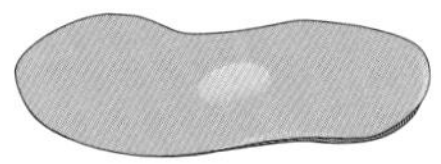

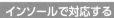

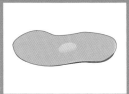

靴に元々入っているインソールは薄いタイプがほとんどです。厚手でクッション性の高いインソールは、靴屋さんやスポーツ用品店で購入できます。現代は地面がコンクリートのため、地面が土の頃と比べて、よりインソールの衝撃吸収性が大切になっています。

下肢で吸収できない衝撃は腰への負担となる

頭の重さは体重の約10%で、ボーリングのボールくらいの重さがあります。歩く際には頭が上下に振動するため、この衝撃を足首や膝、股関節で吸収しています。しかし、下肢だけですべての衝撃を吸収することはできず、背骨のS字カーブでも衝撃を吸収せざるを得ず、それが腰への負担となってしまいます。衝撃はできるだけ少ないほうがよいので、衝撃吸収に大きく影響するインソール（中敷き）に気を使いましょう。インソールを変えただけで腰の痛みが変わる人もいます。

10秒ストレッチ

PART

3

腰から来る 部位別 痛みをトル

「腰と関係ない」と思う痛みでも、腰回りが原因のケースも多くあります。ここでは痛む部位や症状ごとに、すぐに痛みを解消するストレッチを紹介します。

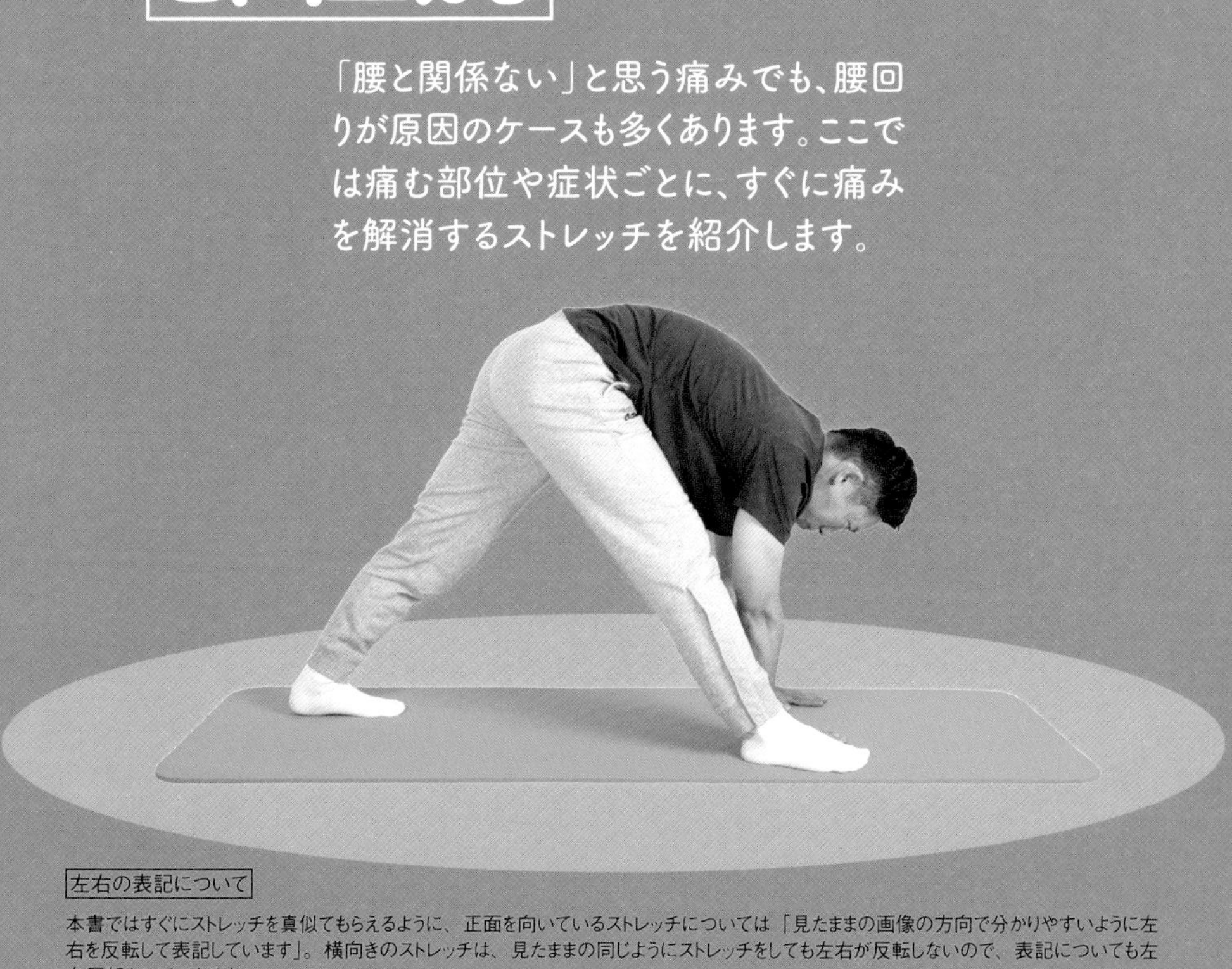

左右の表記について

本書ではすぐにストレッチを真似てもらえるように、正面を向いているストレッチについては「見たままの画像の方向で分かりやすいように左右を反転して表記しています」。横向きのストレッチは、見たままの同じようにストレッチをしても左右が反転しないので、表記についても左右反転させていません。

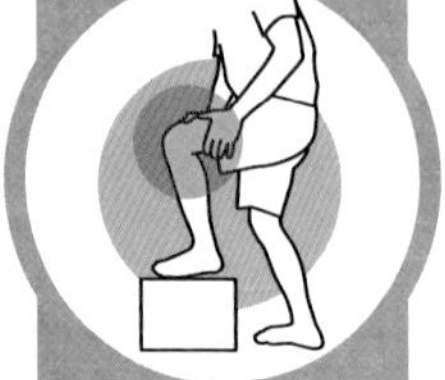

脚の痺れの痛みをトル

太ももや足の先、足首などの痛みやしびれが起きたときに、すぐに症状を解消できる4つのストレッチを紹介します。

動画はこちら

①②③④ 脚を伸ばして体を前に倒す

▶▶▶ 片脚10秒／左右とも行う

1 片方の脚を伸ばして片膝を曲げる

まずは左脚を伸ばして
右脚を曲げます

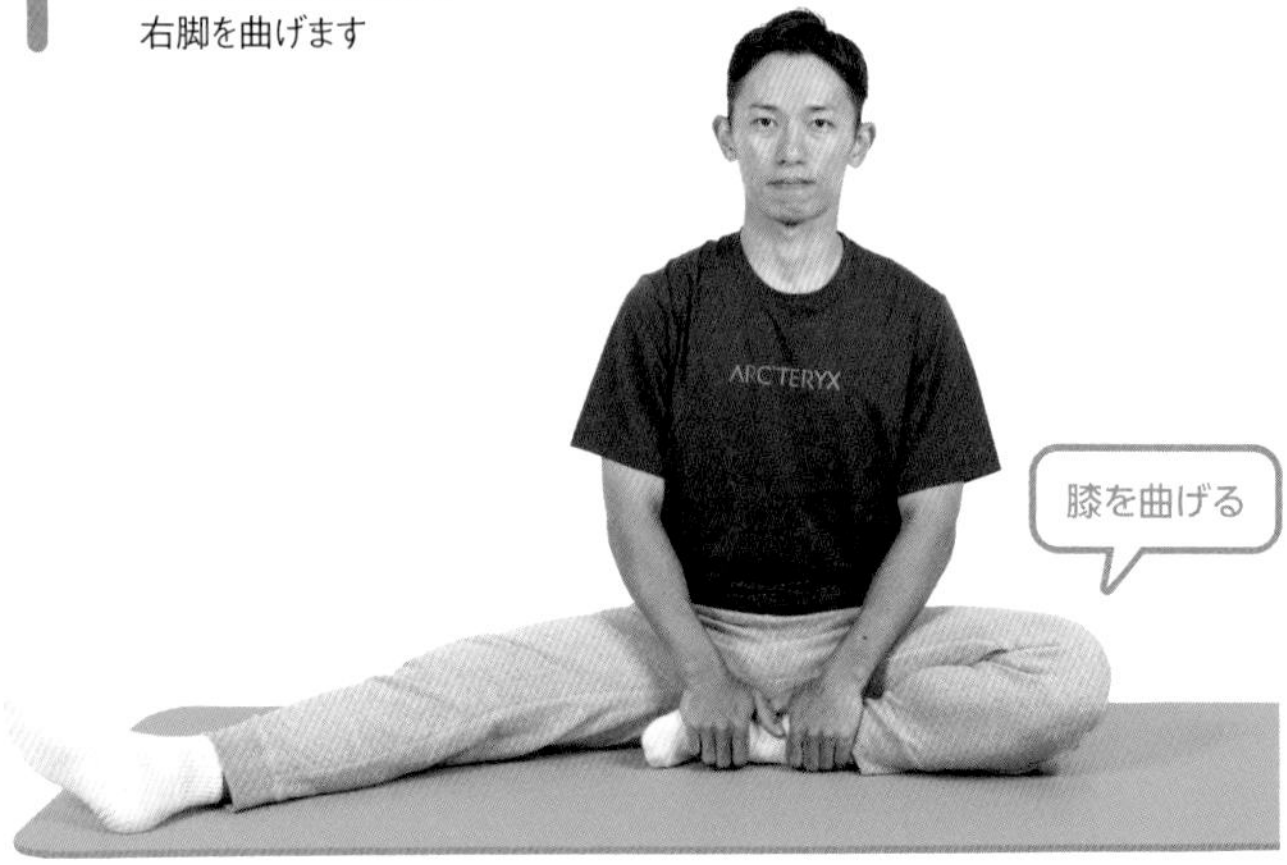

ARCTERYX
膝を曲げる

2 体を足先の方向に倒す

伸ばした足先のほうに上体を倒します

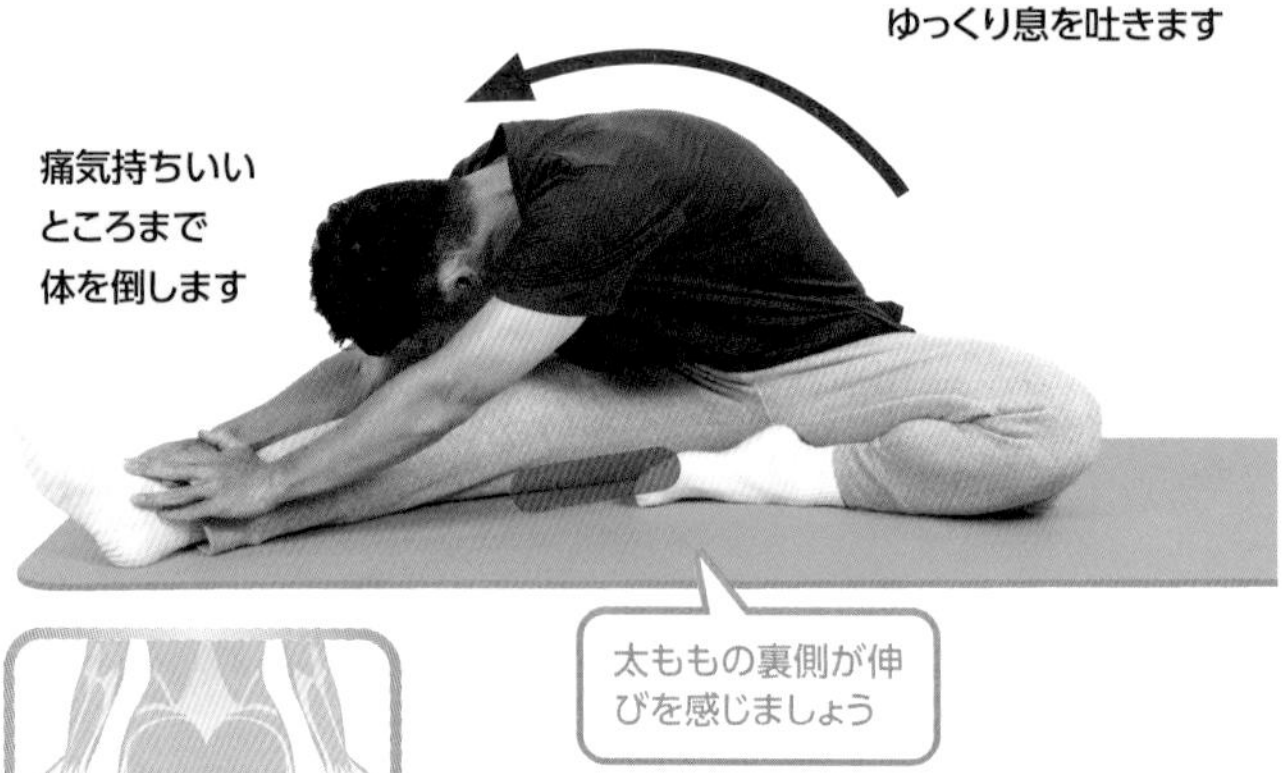

ゆっくり息を吐きます
痛気持ちいい
ところまで
体を倒します
太ももの裏側が伸びを感じましょう

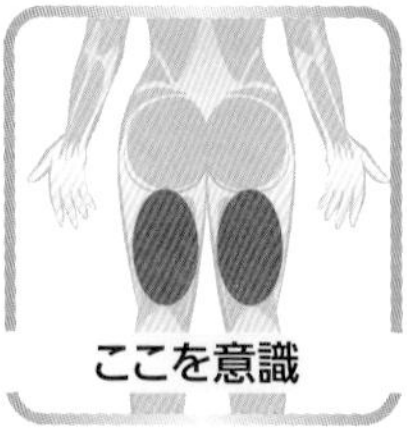

ここを意識

①②③④ 脚を組んで膝を抱える

▶▶▶ 片側10秒／左右とも行う

1 膝を曲げて脚を深く組む

まずは右脚が上になるように脚を組みます

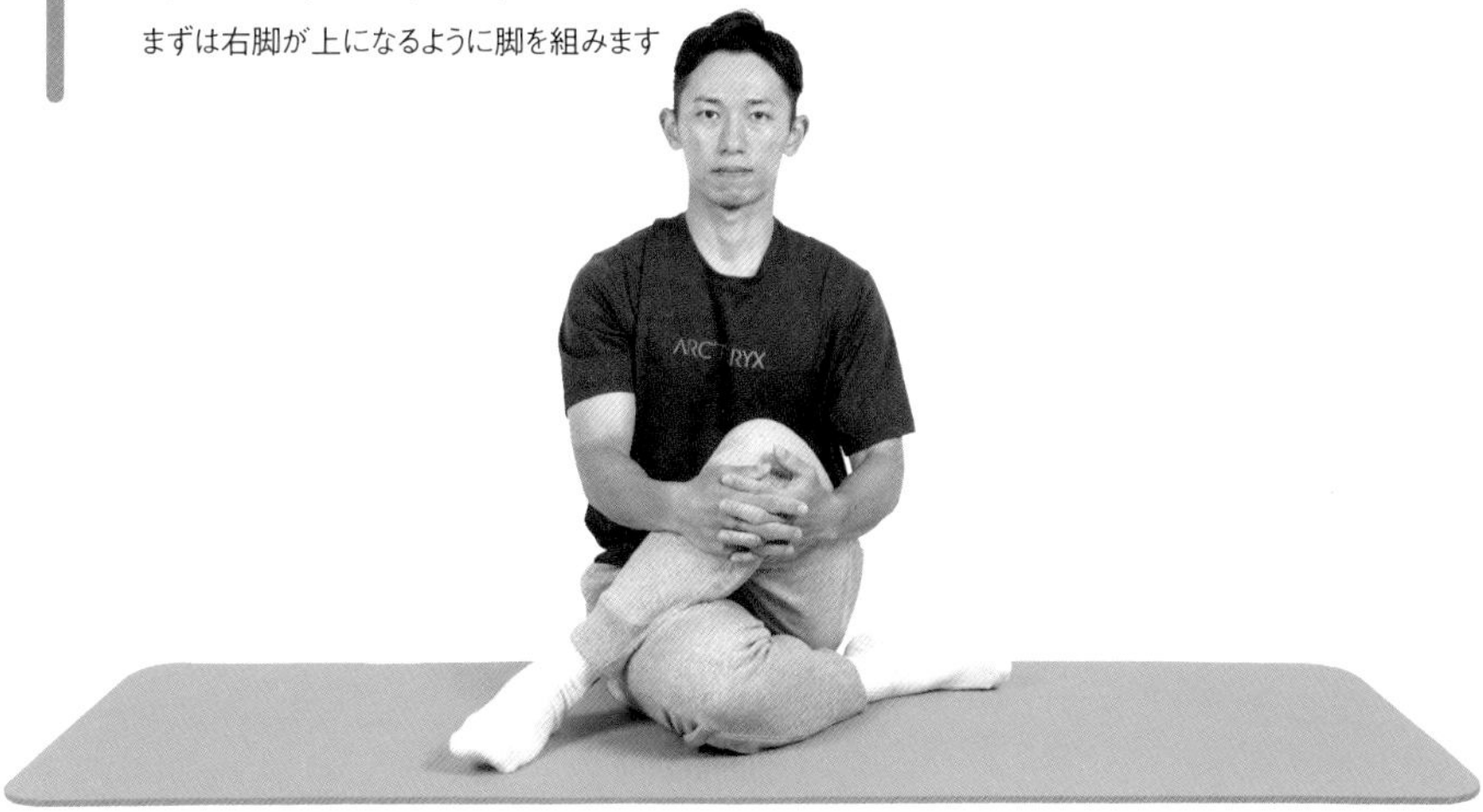

2 背中を伸ばして胸と膝を近づける

背筋を伸ばして両手で膝をつかみ、
胸と膝を近づけると、右のお尻の筋肉が伸びます

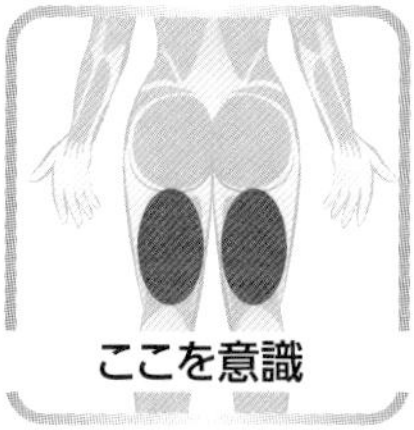
ここを意識

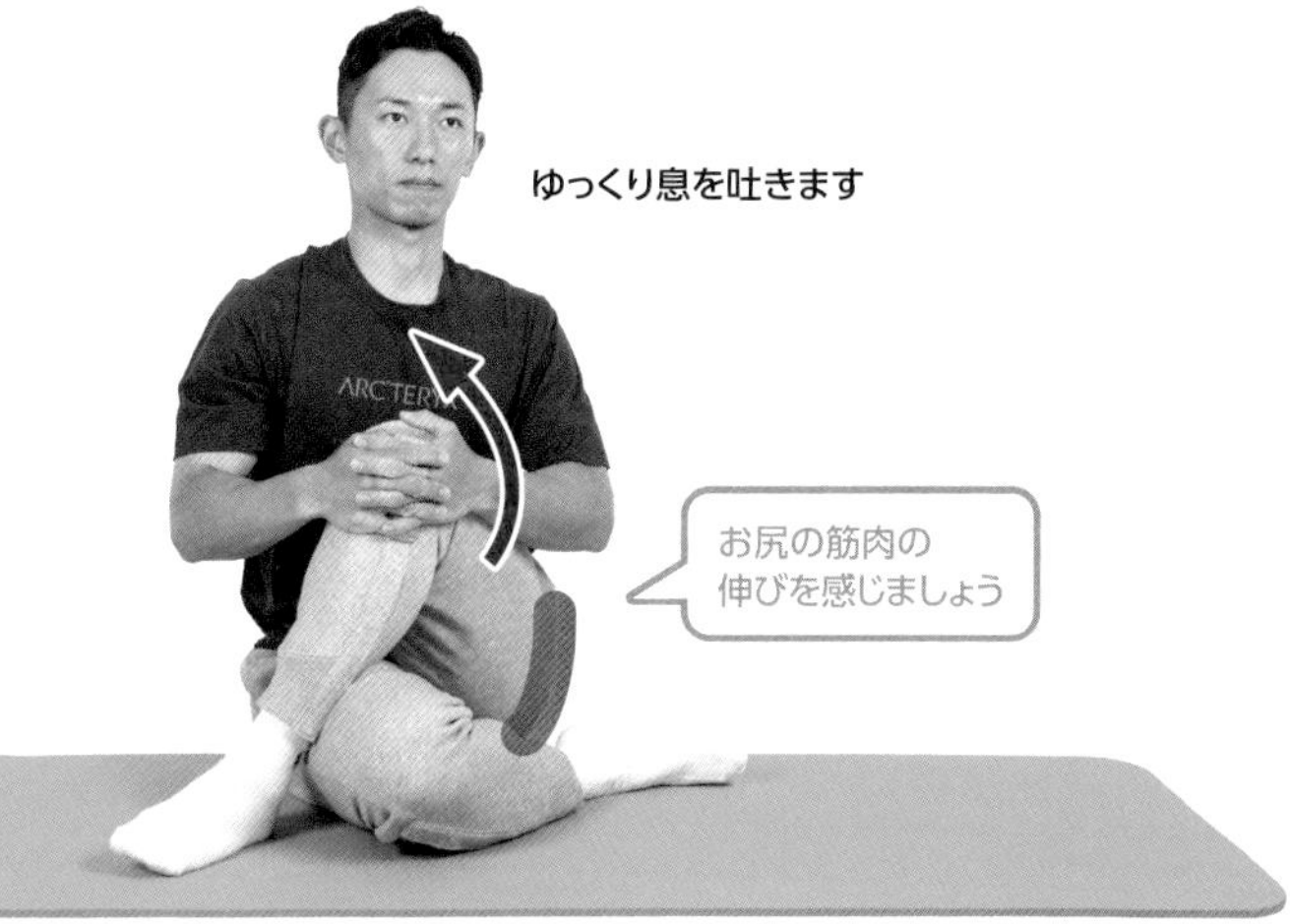
ゆっくり息を吐きます
お尻の筋肉の
伸びを感じましょう

①②③④

脚を組んで膝を引き寄せる

▶▶▶ 片側10秒／左右とも行う

1 脚を組んで左膝を持つ

左膝を90度に曲げ、
右の太ももにくるぶしを乗せます。
左膝を両手でかかえます

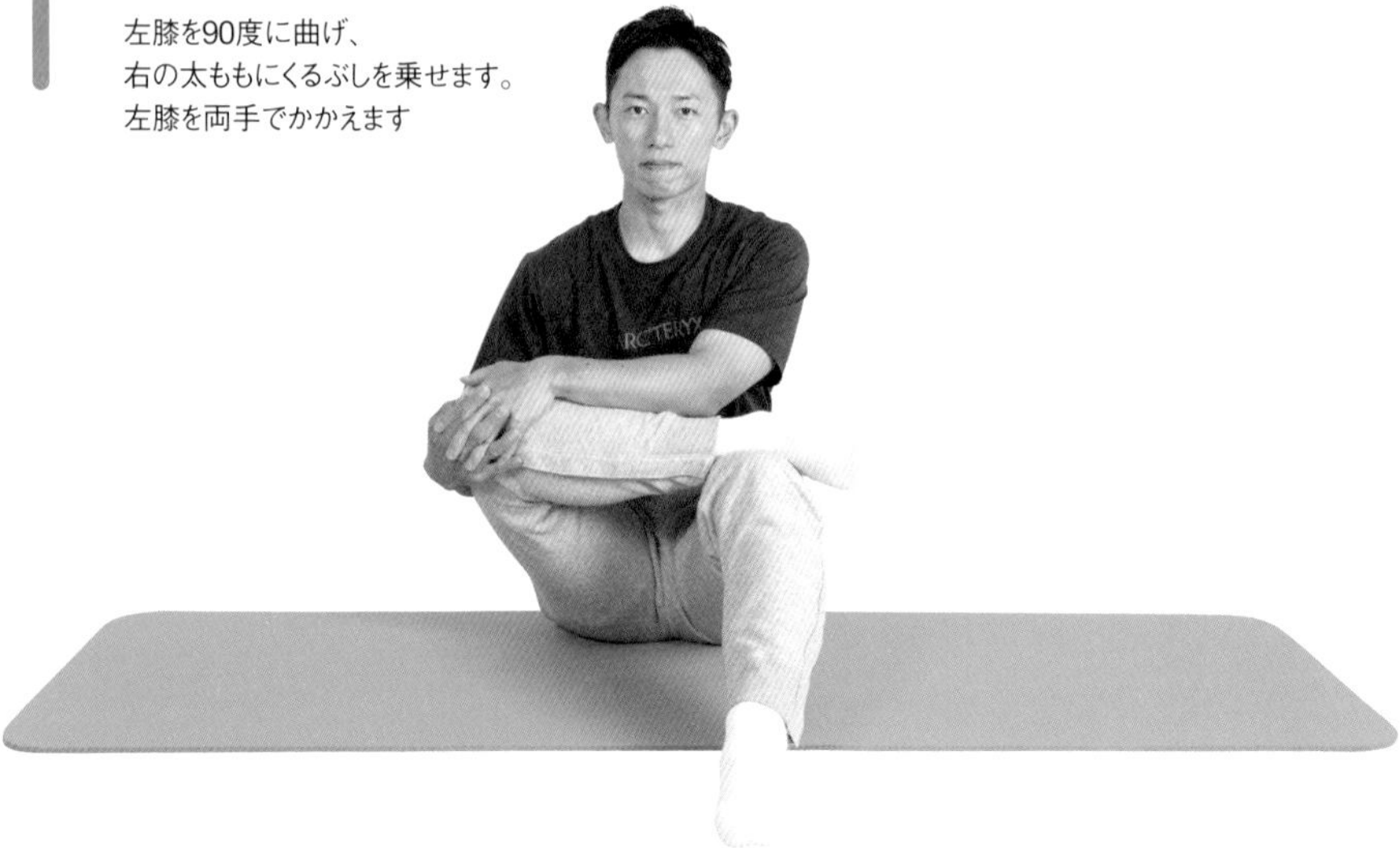

2 上体をひねり胸と膝を近づける

上体を左膝のほうに向け、両手で左膝を抱えて
胸と左膝を近づけます

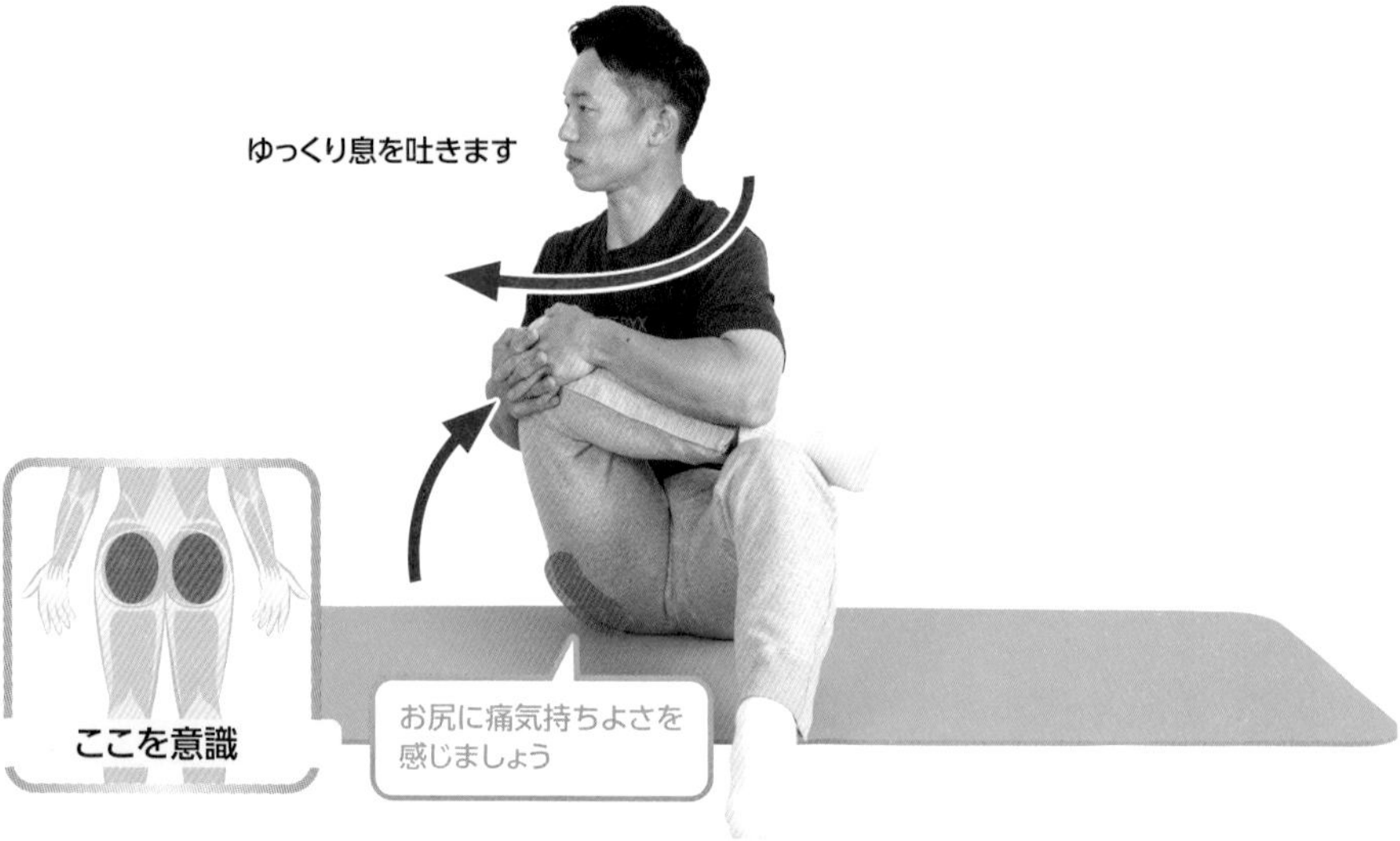
ゆっくり息を吐きます
ここを意識
お尻に痛気持ちよさを
感じましょう

①②③④ 脚をクロスして腰を捻じる

▶▶▶ 片側10秒／左右とも行う

1 脚をクロスして左肘で右膝を押す

左足を右膝の横に持ってきます。
左手を伸ばして左肘で右膝を押します

動画はこち

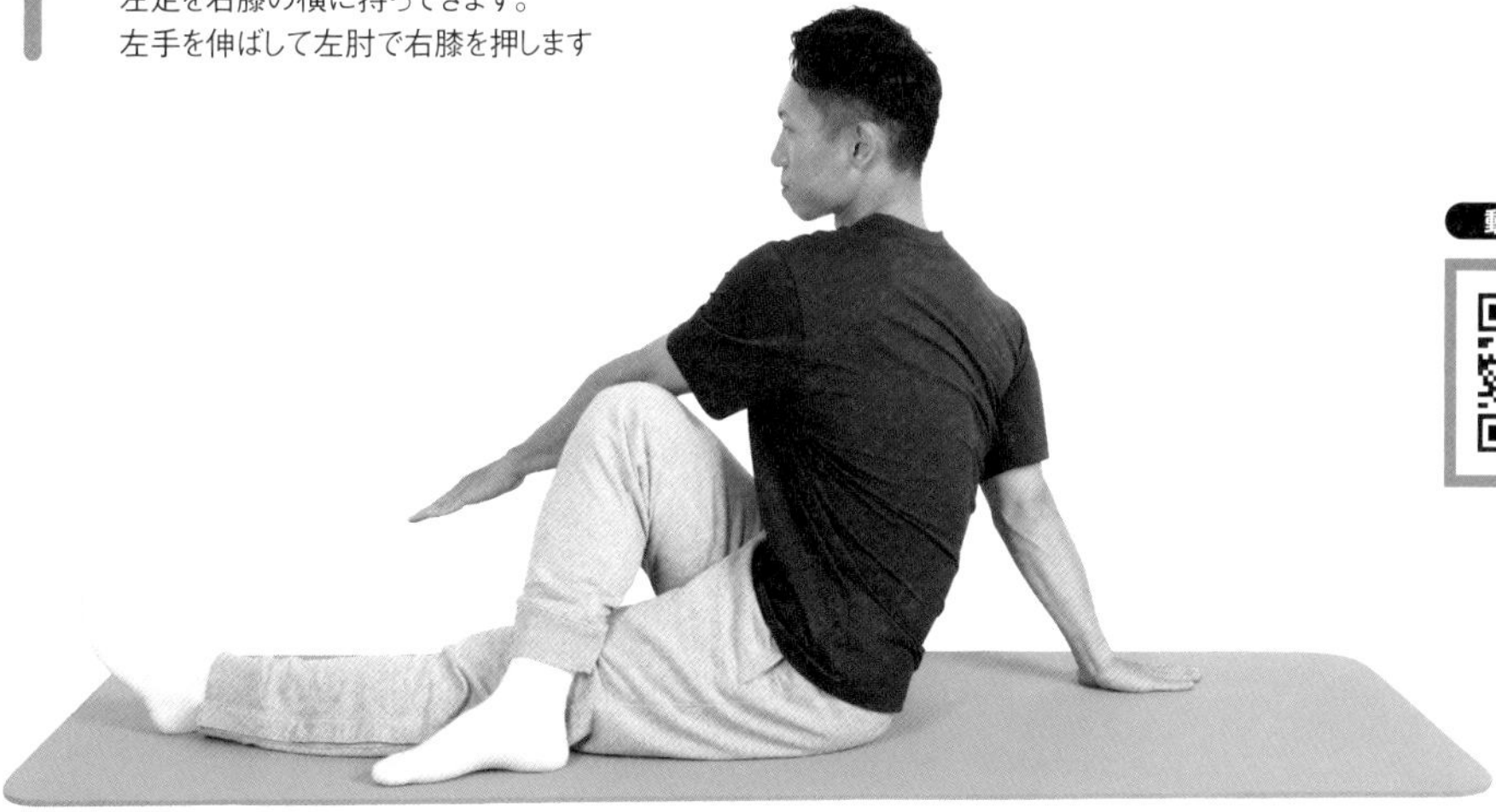

2 後ろを向いて腰を捻じる

左肘で右膝を押して腰を捻じりながら顔を後方へ向けます

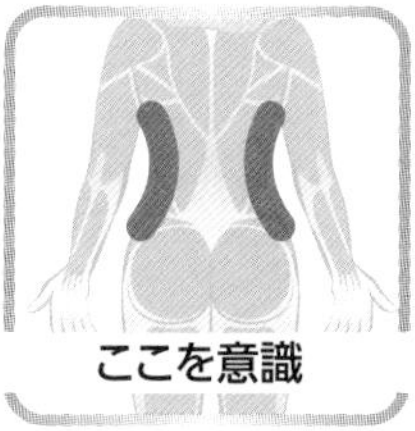
ここを意識

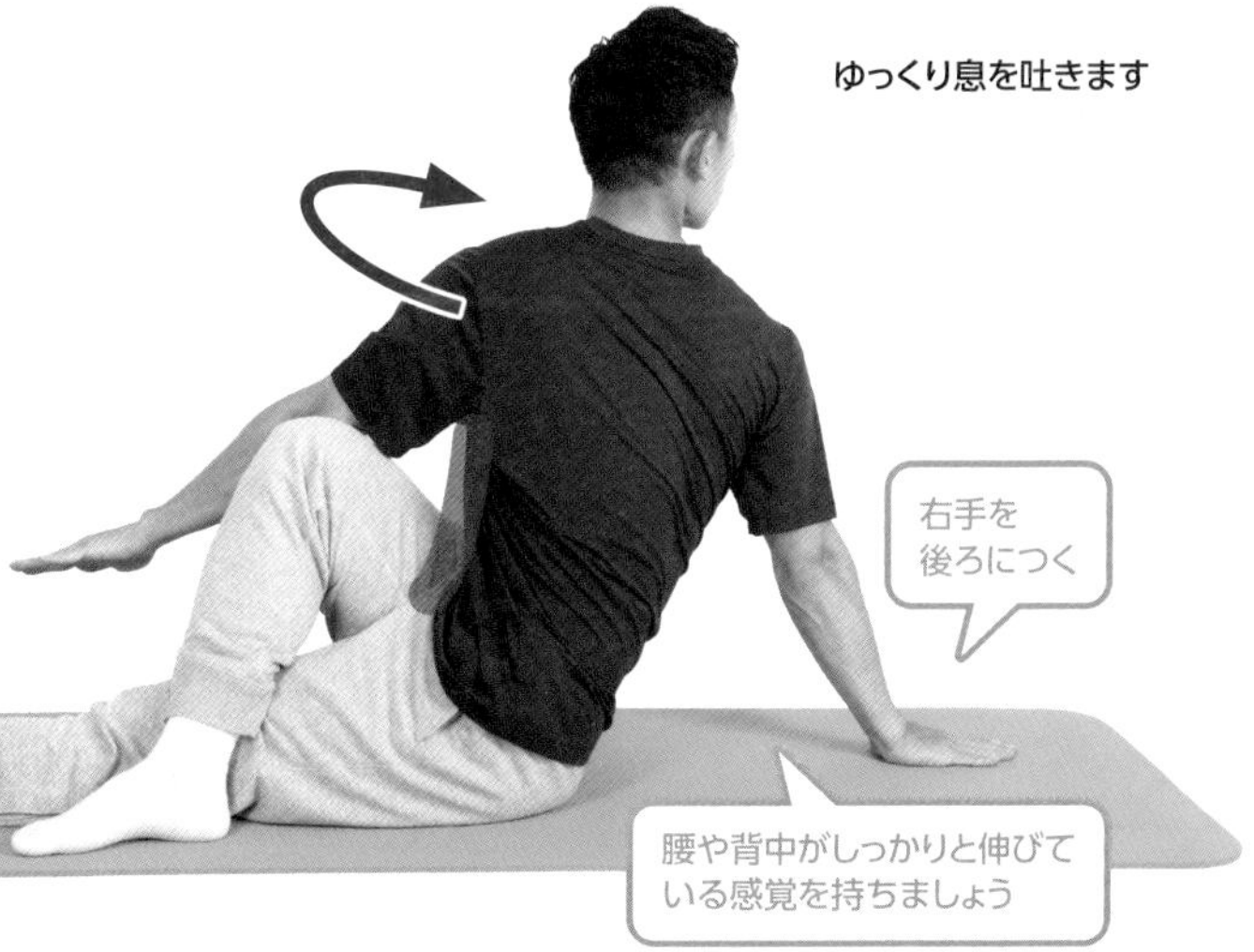
ゆっくり息を吐きます
右手を後ろにつく
腰や背中がしっかりと伸びている感覚を持ちましょう

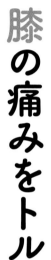

膝の痛みをトル

歩行時や動作時の「鈍痛」や「ズキンとした痛み」など、膝回りの痛み解消に即効性のある4つのストレッチです。

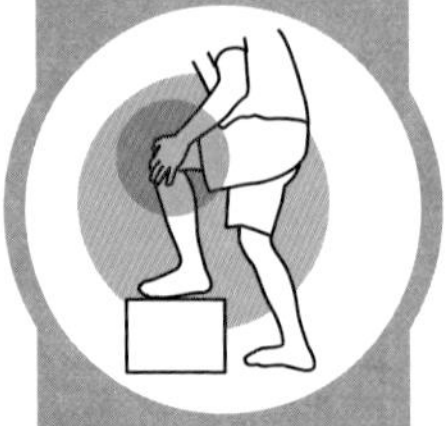

①②③④ イスで体を支えて膝を曲げる

▶▶▶ 片脚10秒／左右とも行う

1 イスに手を置いて膝を曲げる

安定したイスやテーブルに手を置き、
左膝を曲げます

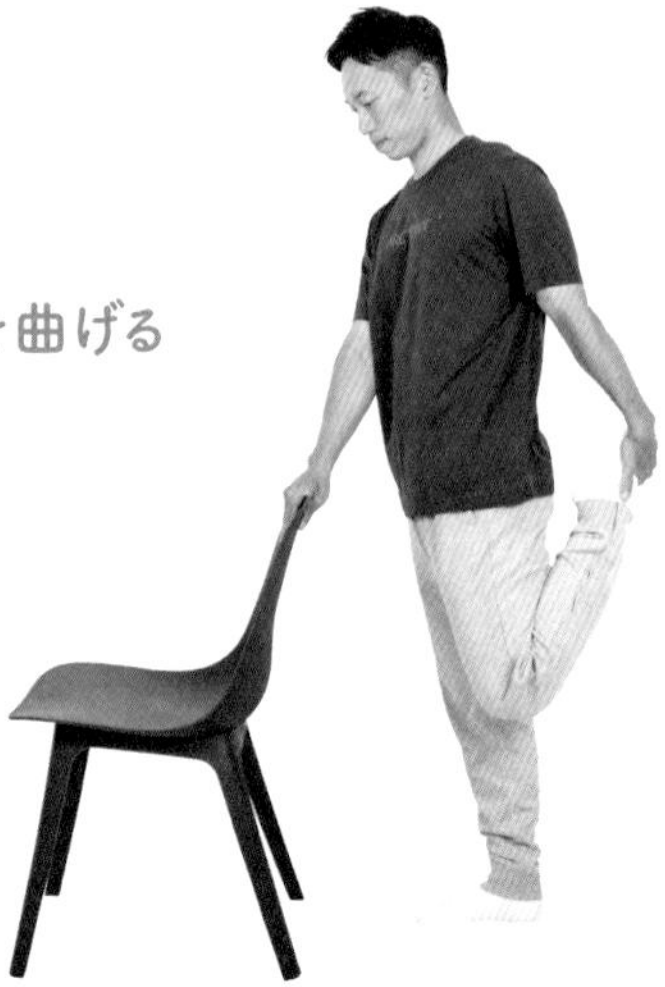

2 体をまっすぐにして かかとをお尻に近づける

体をまっすぐにして左側のかかとをお尻に近づけ、
膝を後ろに引き上げます

背中が丸まらないようにしましょう

ゆっくり息を吐きます

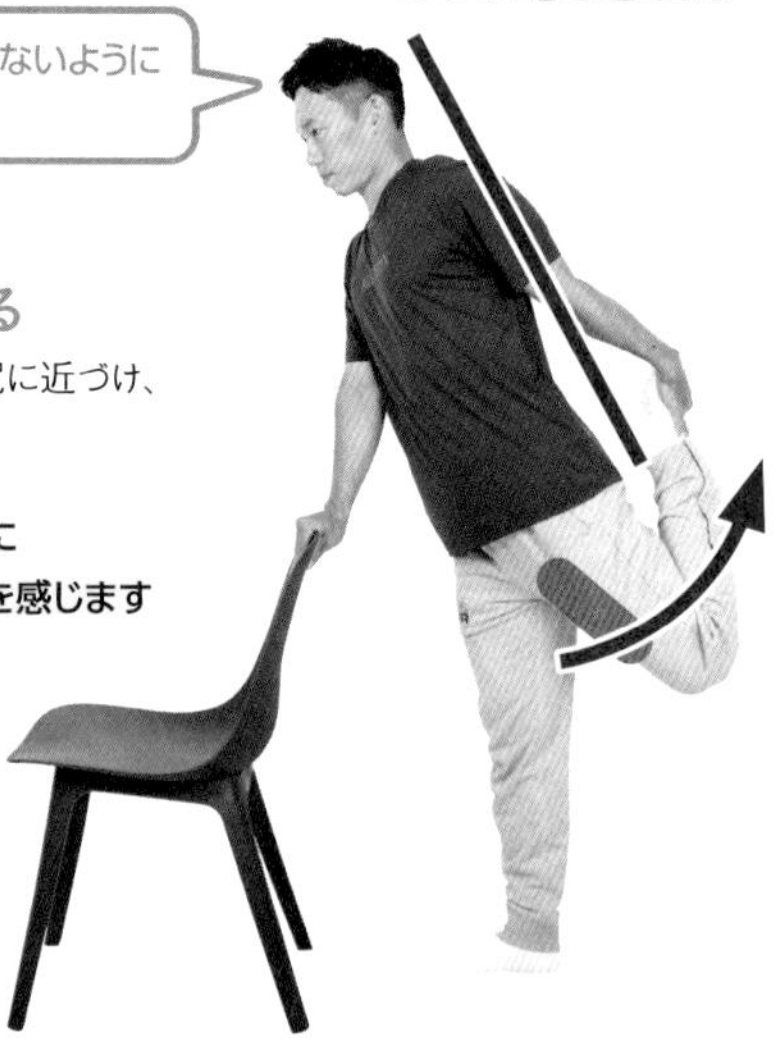

太ももの前側に
痛気持ちよさを感じます

NG 背中が丸まる

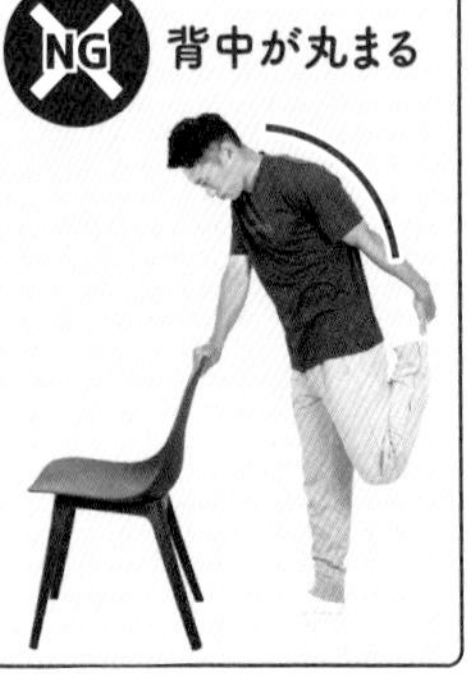

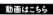

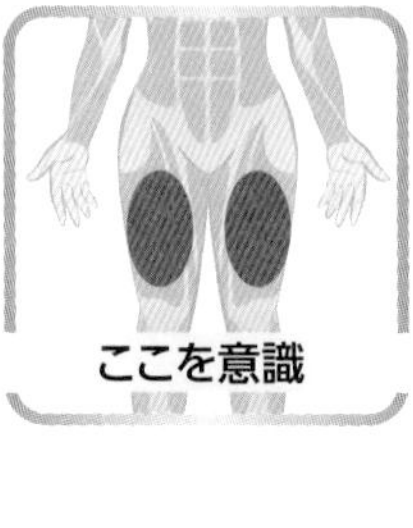

動画はこちら

①②③④ 片脚をまっすぐにして前屈

▶▶▶ 片脚10秒／左右とも行う

1 イスに脚を乗せて膝を伸ばす

左膝を伸ばして足をイスの上に乗せます

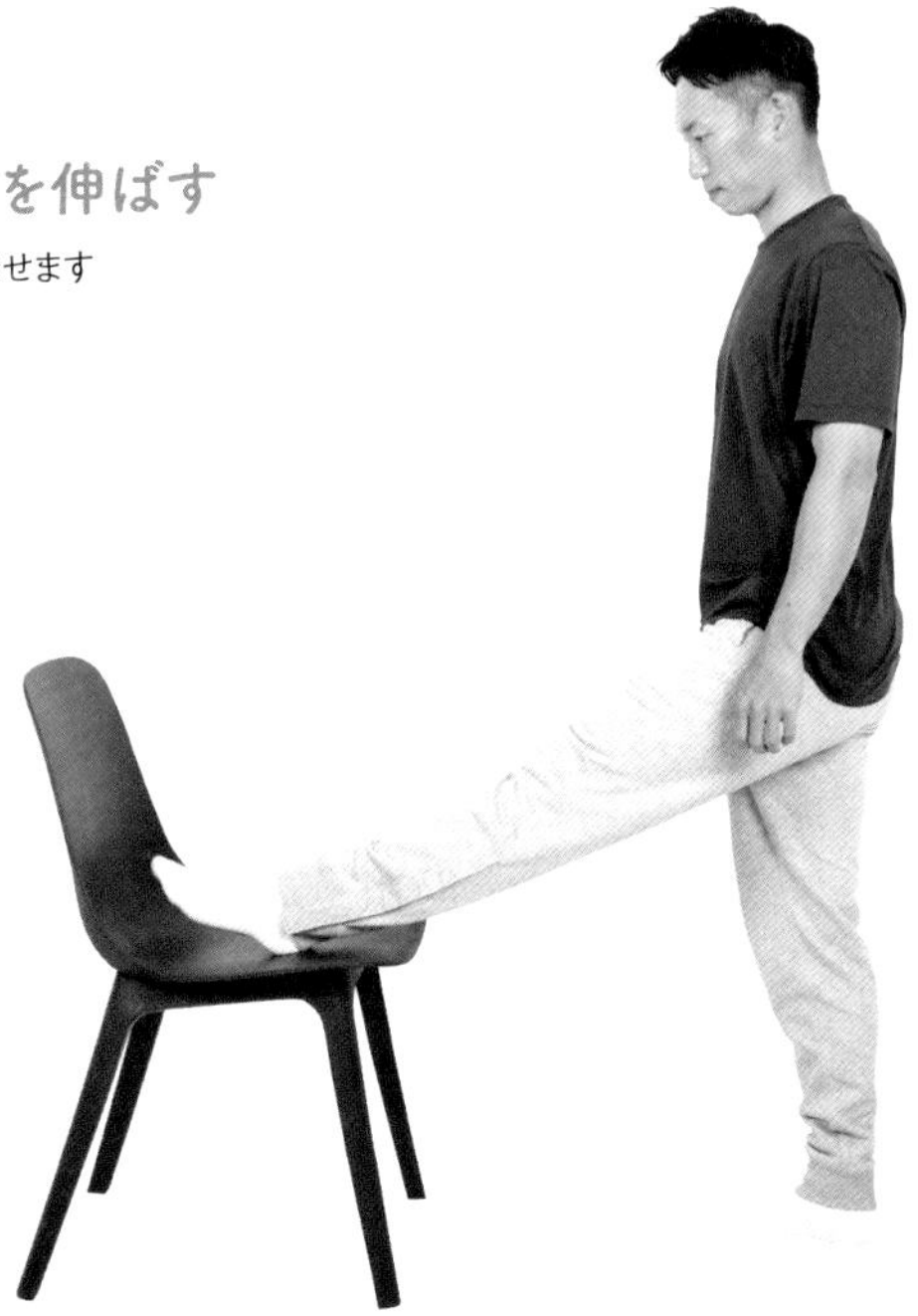

2 膝を伸ばしたまま前屈する

左膝が曲がらないようにしながら前に上体を倒します

ゆっくり息を吐きます

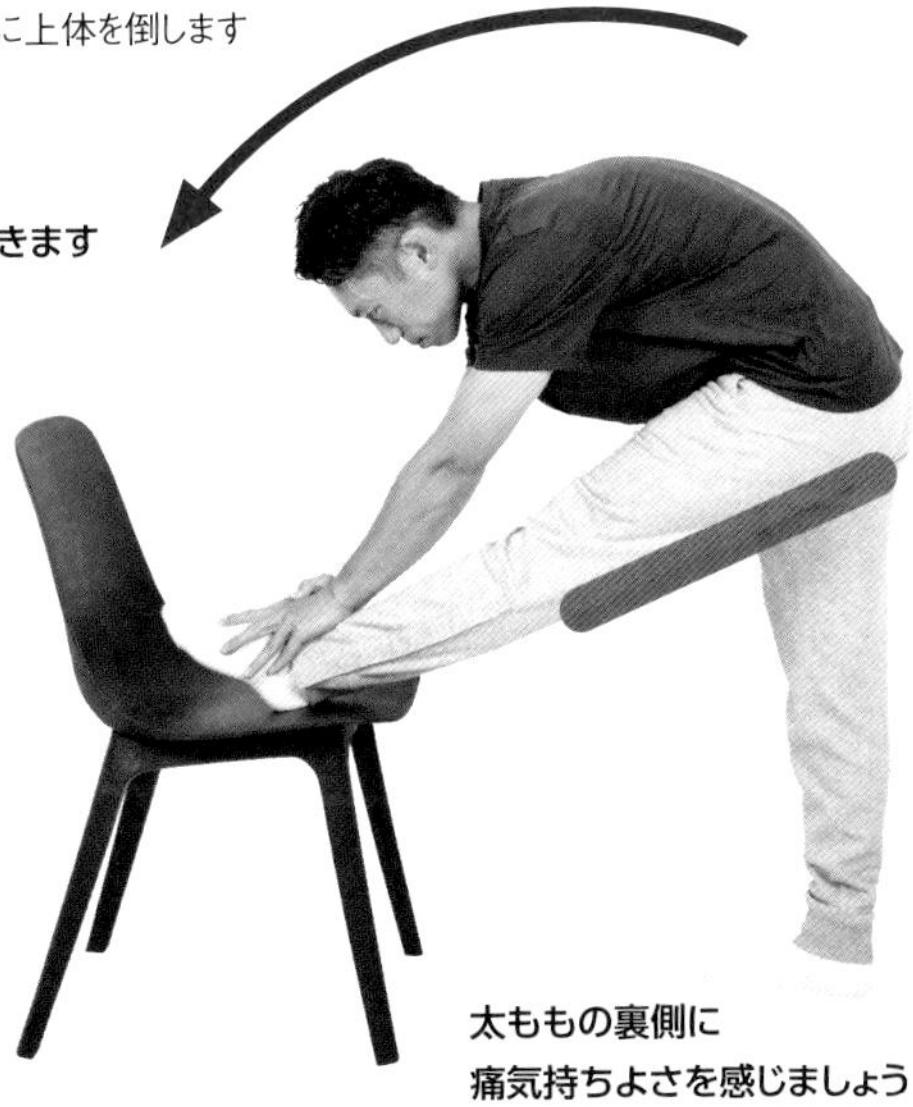

体が硬い人は両手を
膝に置いてやりましょう

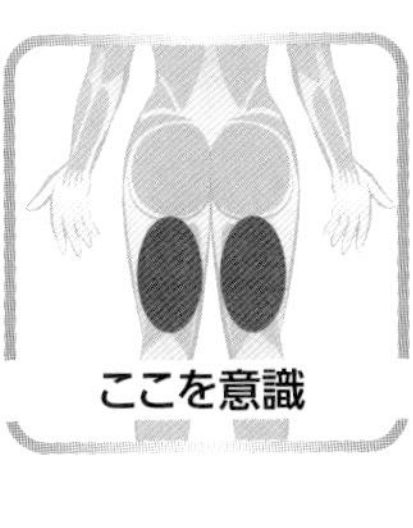

太ももの裏側に
痛気持ちよさを感じましょう

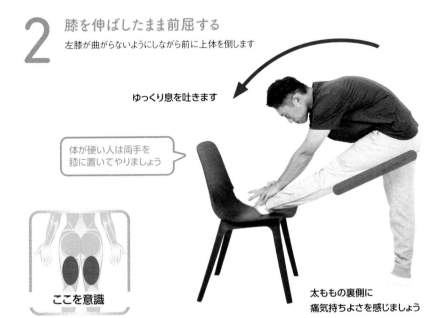

①②③④ 脚を横に伸ばして腰を下げる

▶▶▶ 片脚10秒／左右とも行う

1 横方向に脚を伸ばす

体の横にイスを置き、横方向に脚を伸ばします

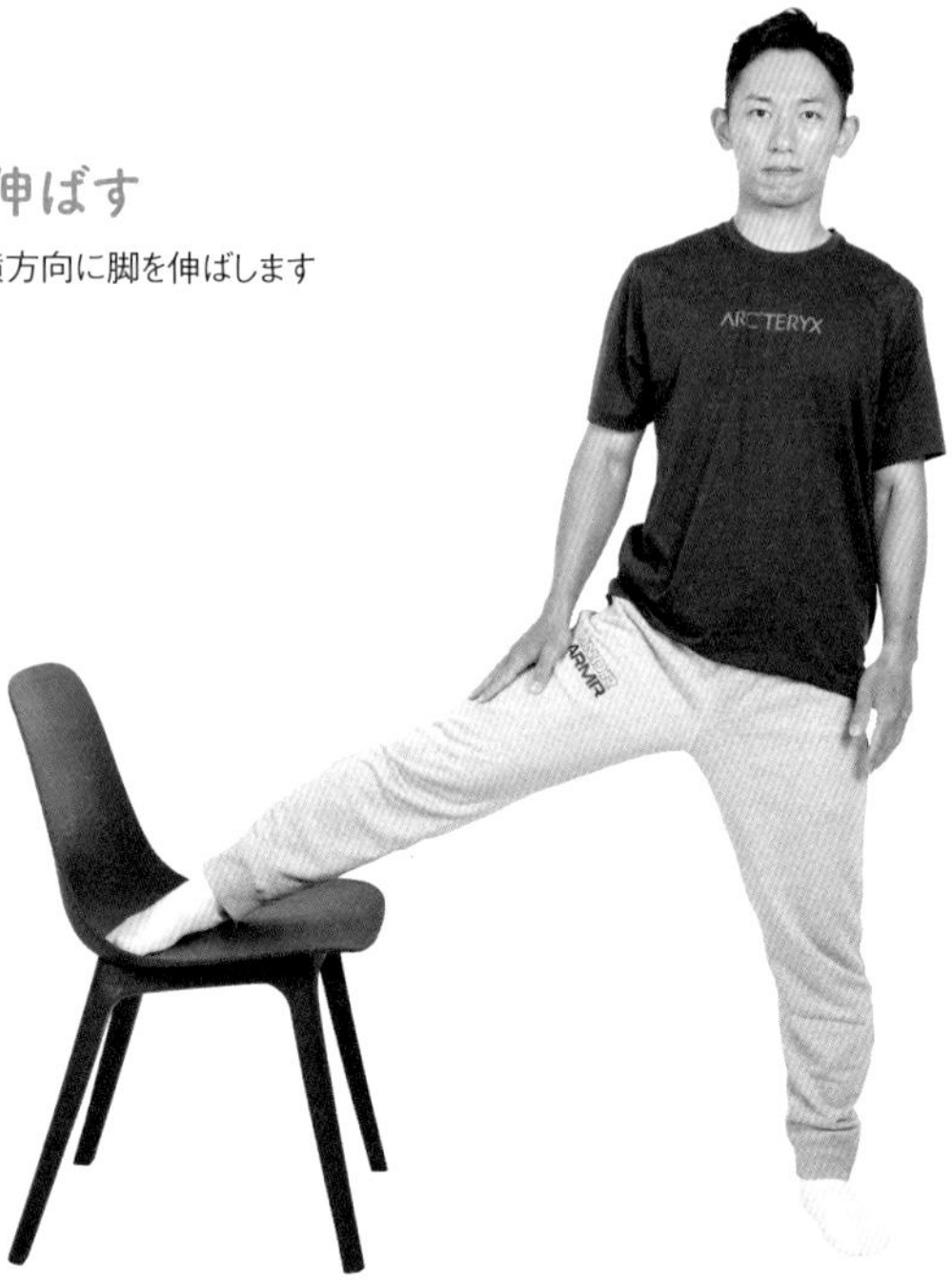

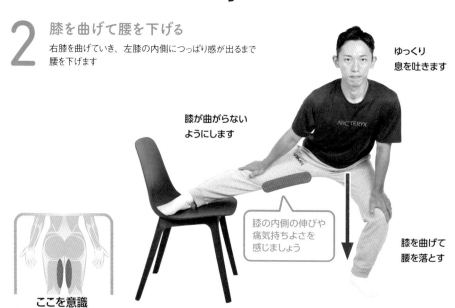

2 膝を曲げて腰を下げる

右膝を曲げていき、左膝の内側につっぱり感が出るまで
腰を下げます

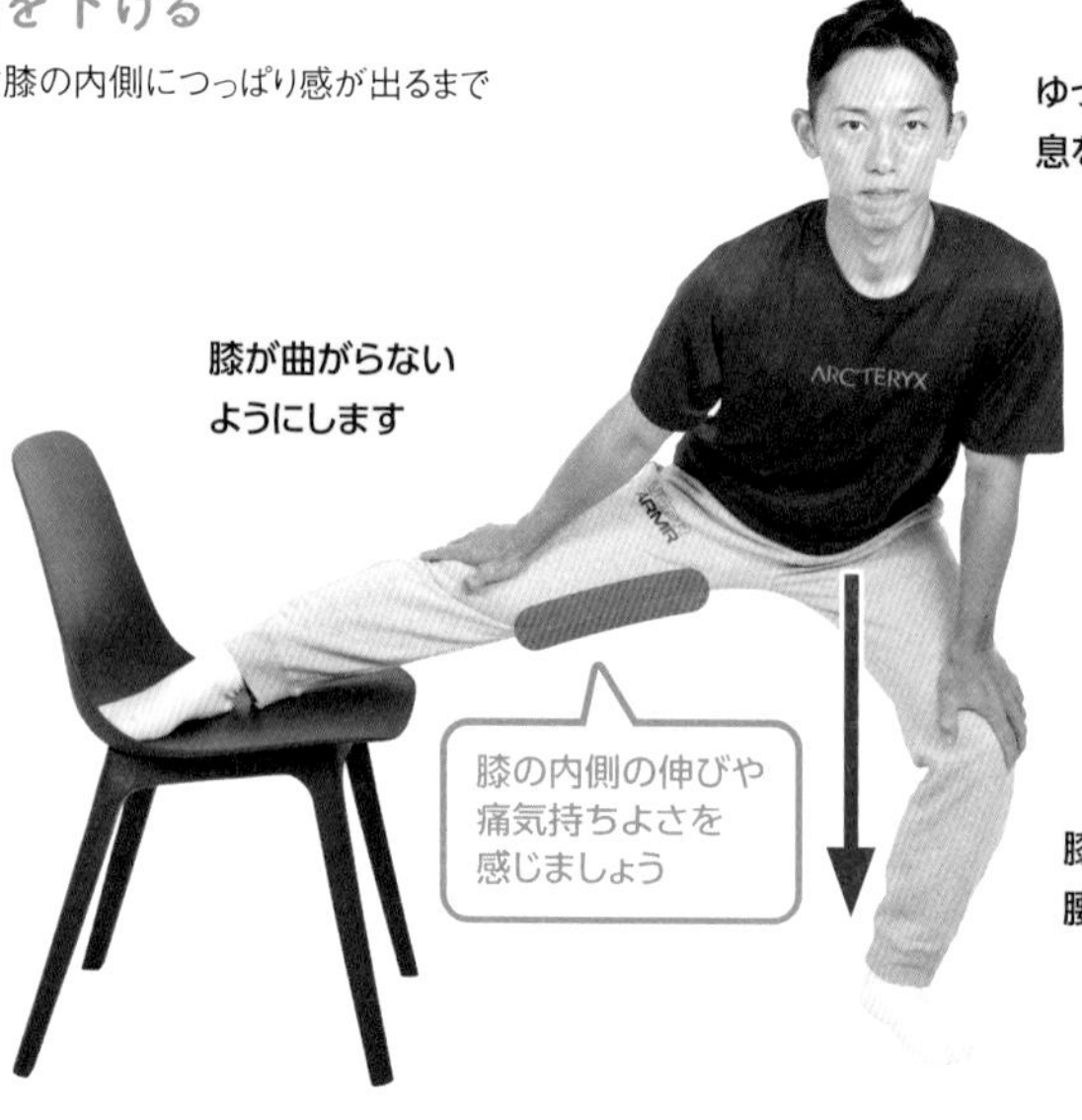

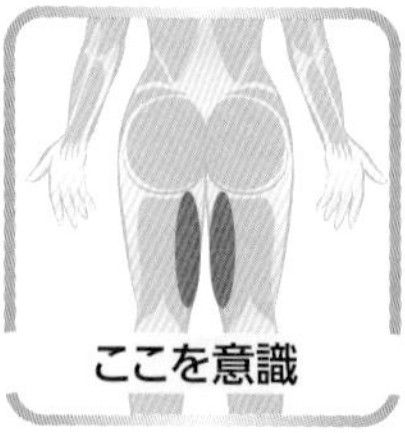

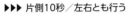

①②③④ 膝のお皿を上下左右に動かす

▶▶▶ 片側10秒／左右とも行う

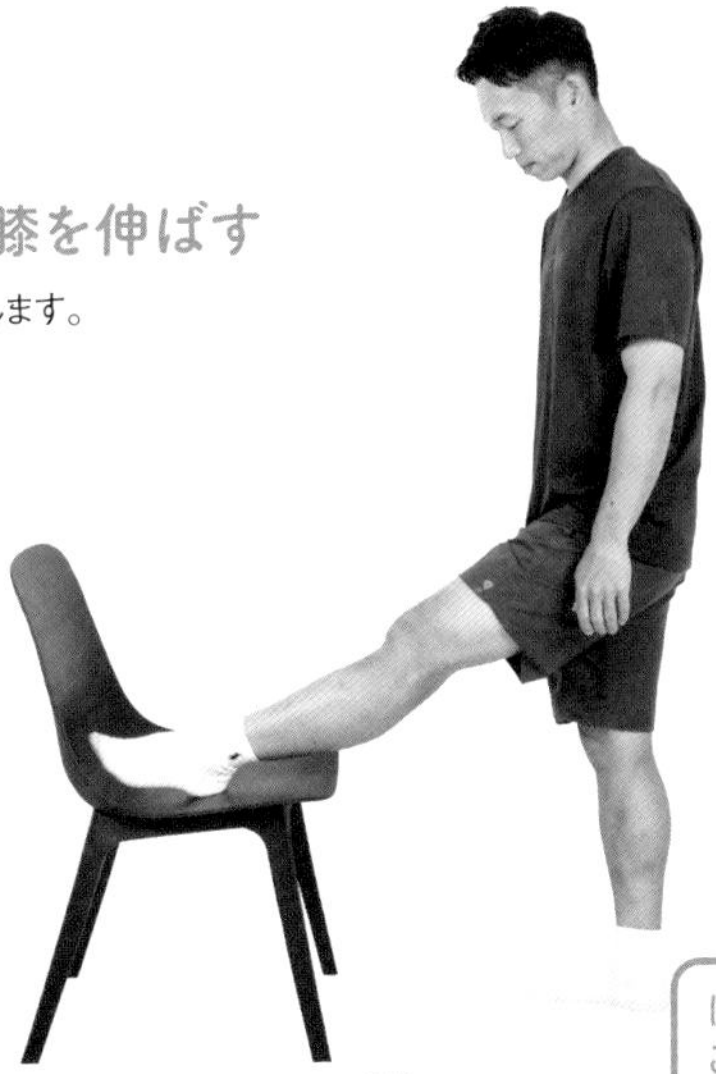

1 イスに脚を乗せて膝を伸ばす

イスに左脚を乗せて膝を伸ばします。
力を抜いてリラックスしましょう

はじめは動きが悪くても
このストレッチを
続けることで可動域が
広がっていきます

2 膝のお皿を上下左右に動かす

「手の動き」のやり方で膝を包むように手を当て、
親指を使ってお皿を上下左右に動かします

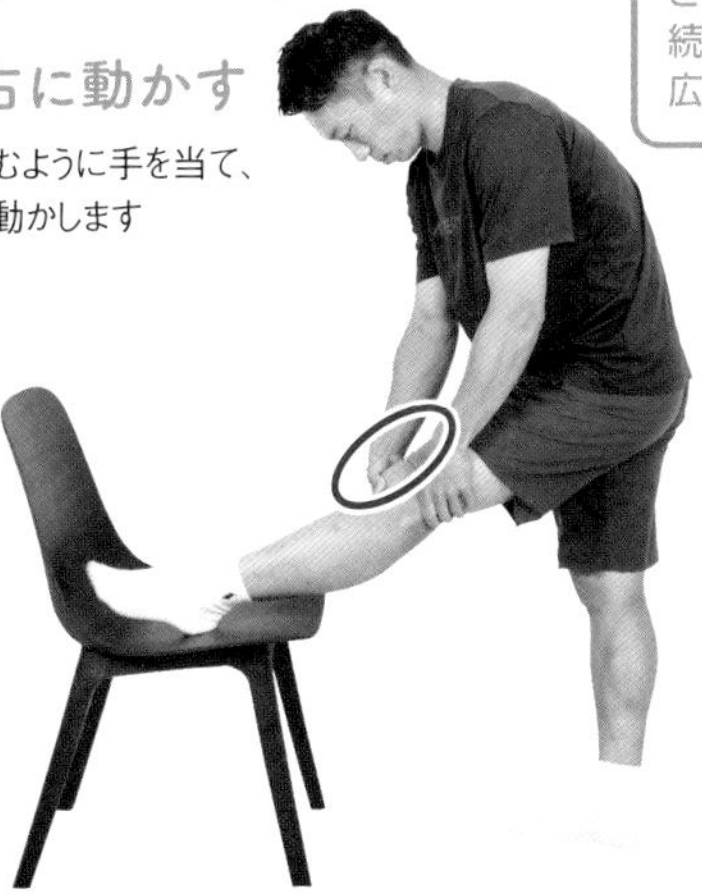

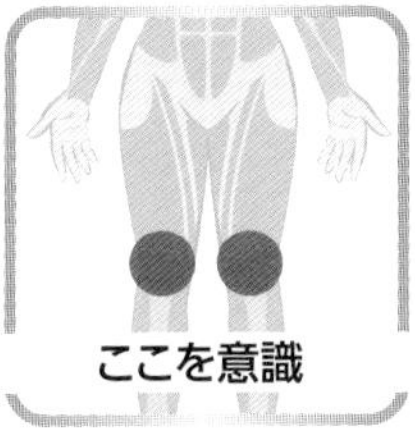

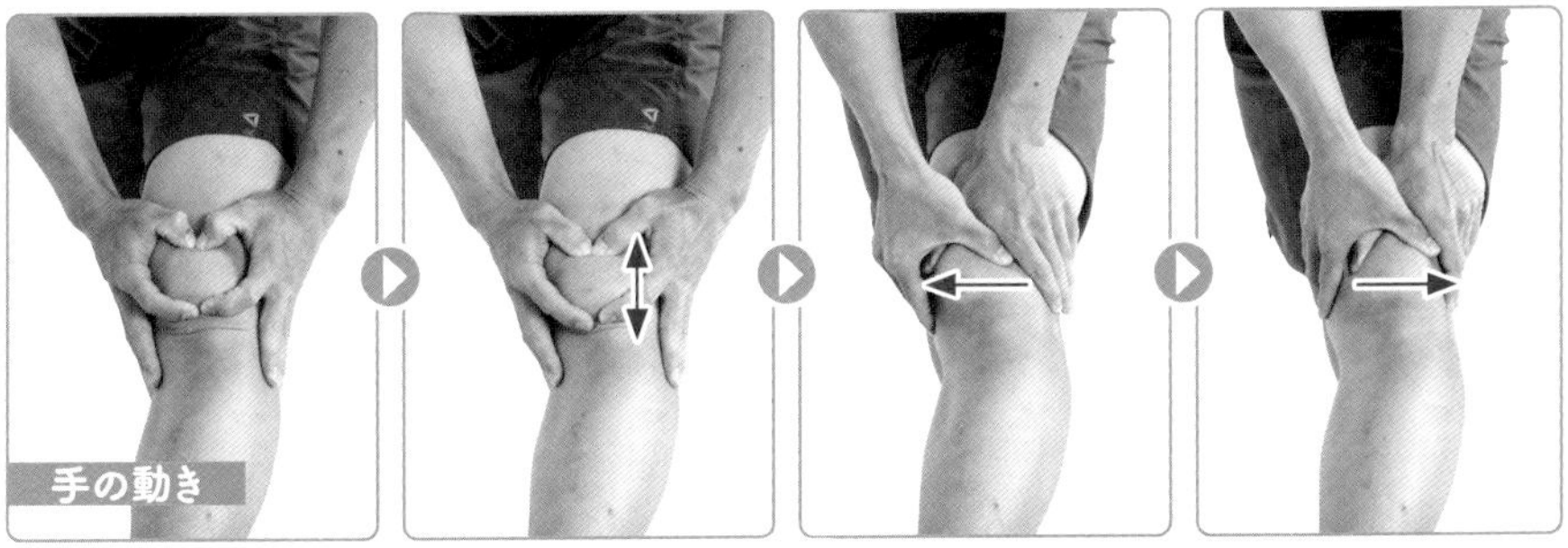

指でお皿をつかんで上下に動かします

親指をお皿の横に当てて左右に動かします

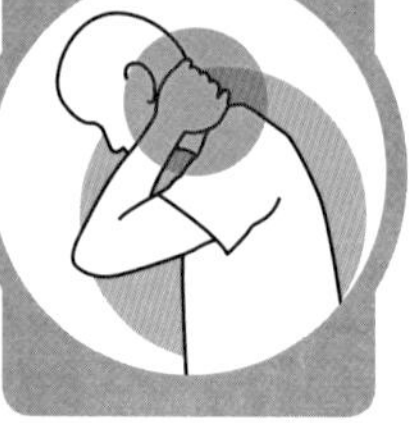

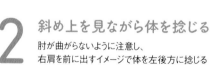

スマホネックの痛みをトル

スマホを見るときにやってしまいがちな姿勢が、前かがみで首を前に傾けて覗き込む姿勢。その姿勢から生じる首の痛みを解消します。

動画はこちら

❶②③④ 壁に手を当てて体を捻じる

▶▶▶ 片側10秒／両手とも行う

1 壁に手を当てて肘を伸ばす

手のひらが肩よりも上に来るようにします。
指先は後ろへ向けましょう

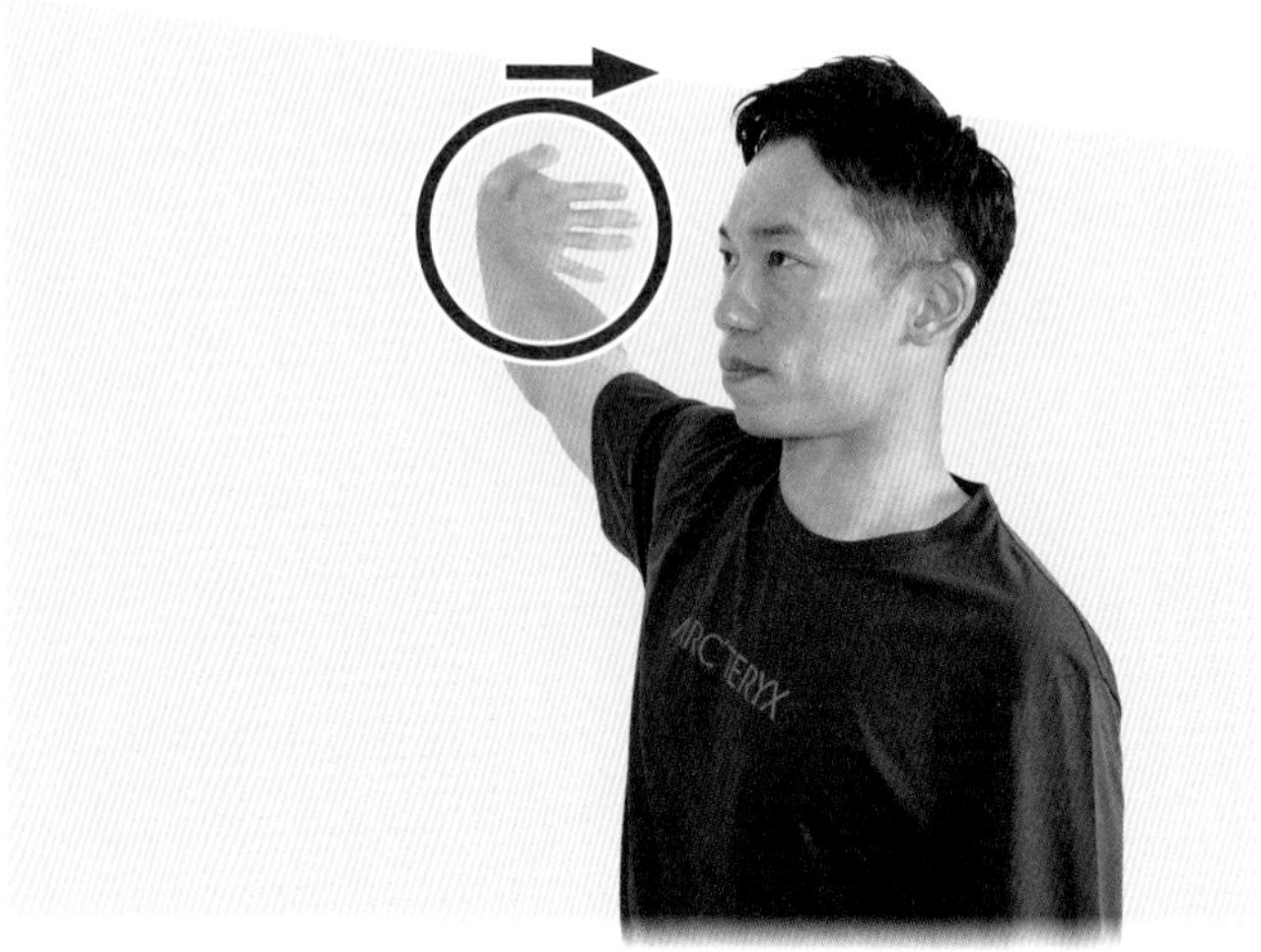

2 斜め上を見ながら体を捻じる

肘が曲がらないように注意し、
右肩を前に出すイメージで体を左後方に捻じる

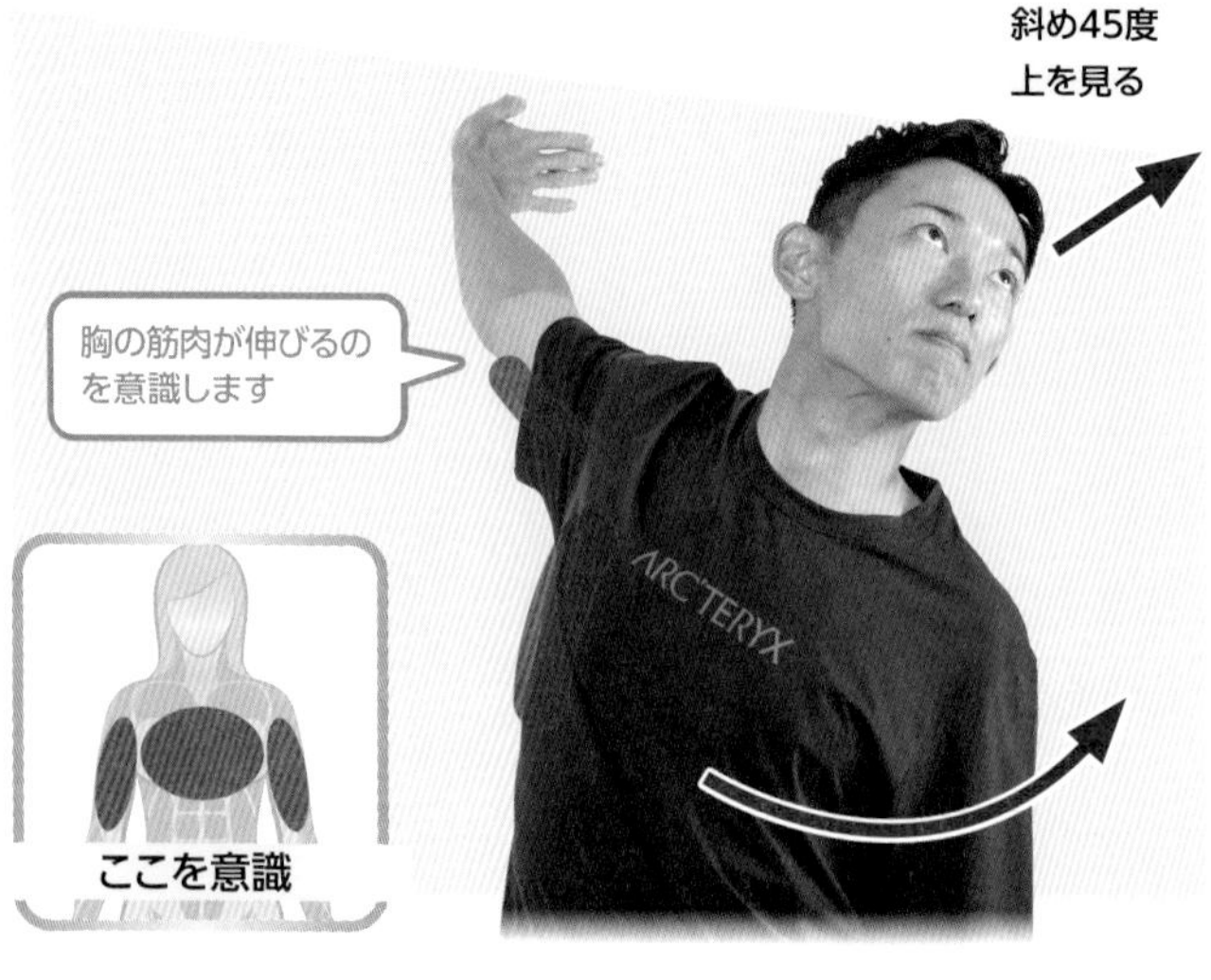
斜め45度
上を見る
胸の筋肉が伸びるのを意識します
ここを意識

①②③④ 首にタオルを当てて前に引っ張る①

▶▶▶ 5回行う／1回につき2〜3秒

1 薄手のタオルを用意する

厚手ではなくペラペラの
薄手のタオルを用意します

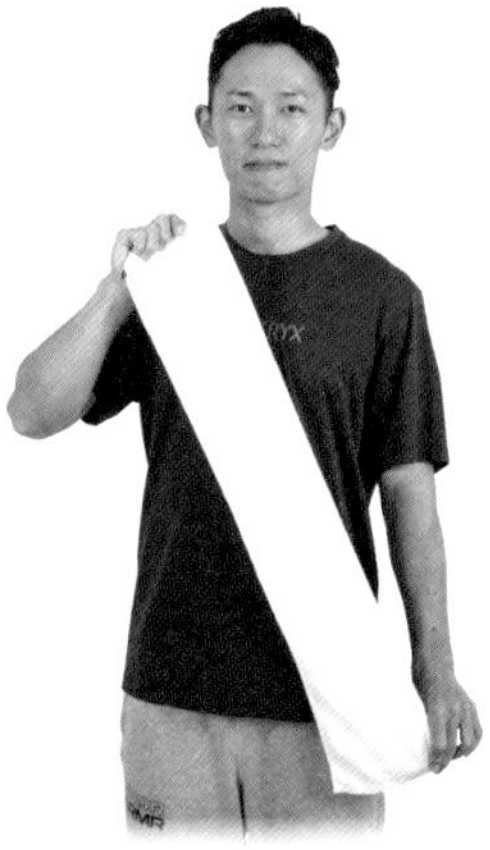

2 首の下にタオルを当てる

首を三等分した、いちばん下側にタオルを当てます

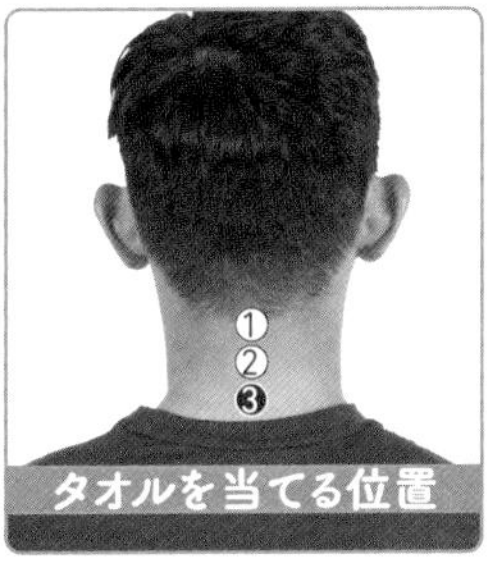

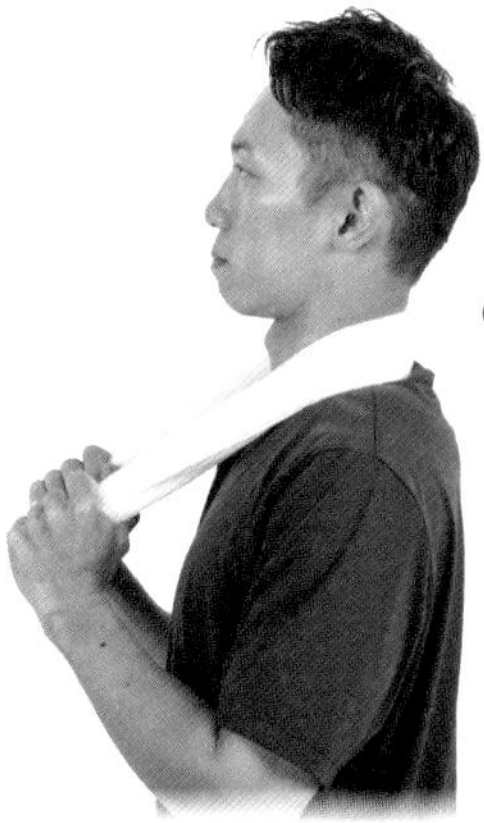

3 上を向きながらタオルを引っ張る

ゆっくりと上を向きながらタオルを引っ張り、
頭を後ろに倒します

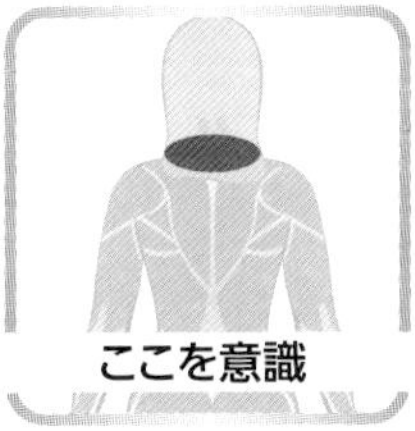

首の骨（頸椎）回りが
スライドする感じです

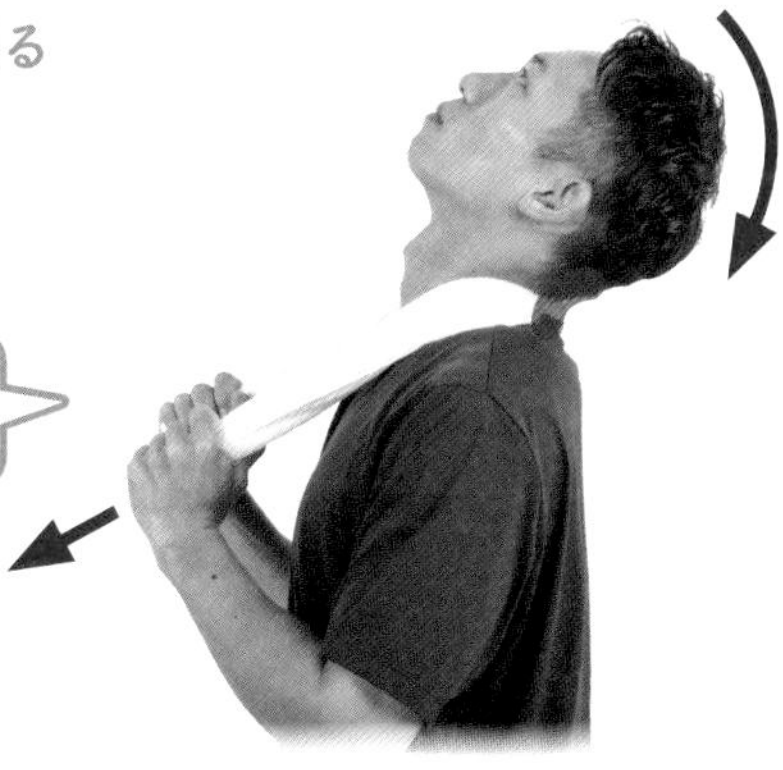

①②③④ 首にタオルを当てて前に引っ張る②

▶▶▶ 5回行う／1回につき2〜3秒

1 首の真ん中にタオルを当てる

首を三等分した、真ん中にタオルを当てます

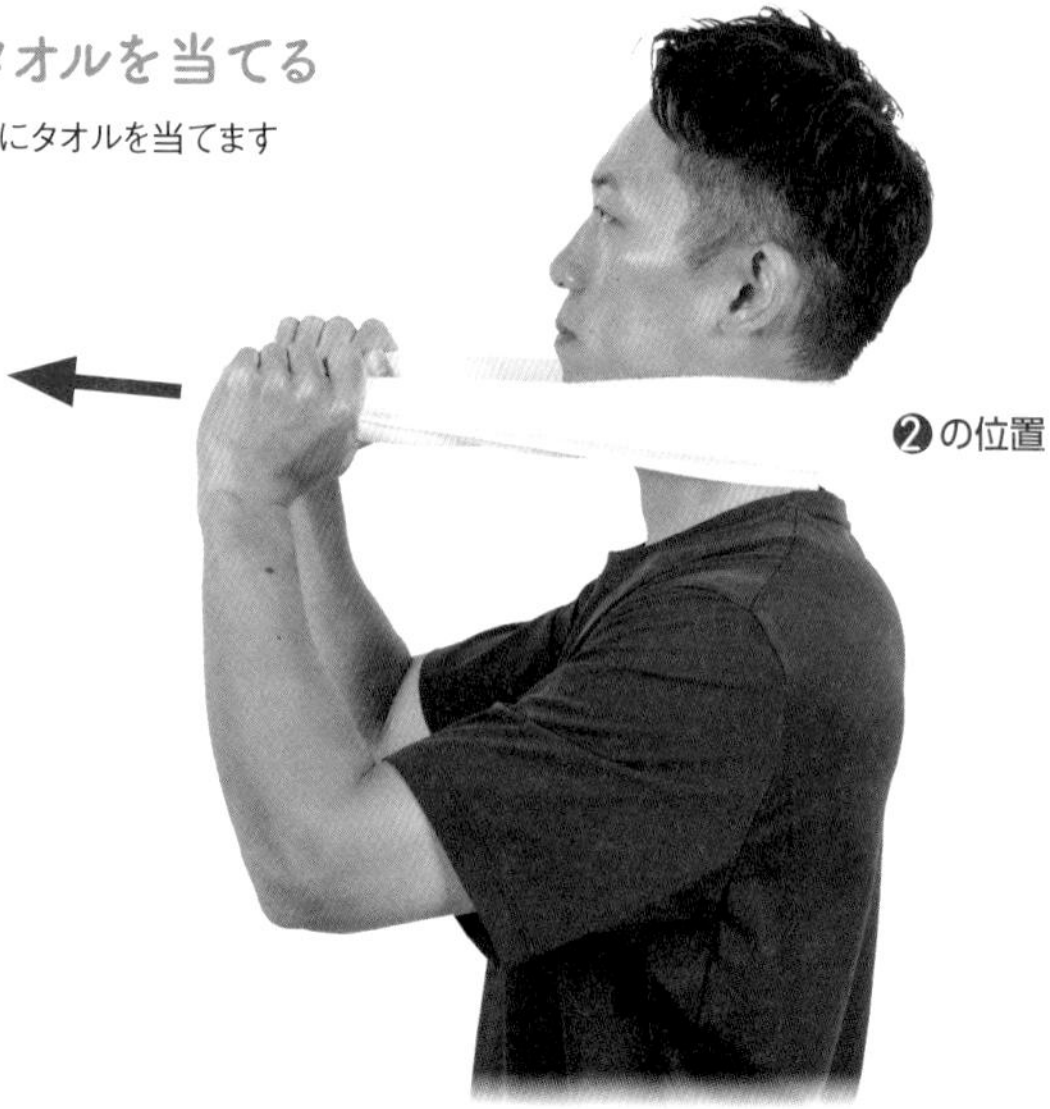

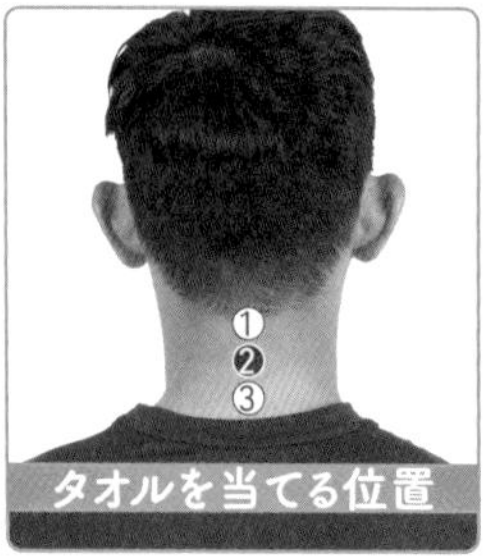

2 上を向きながらタオルを引っ張る

ゆっくりと上を向きながらタオルを引っ張り、頭を後ろに倒します

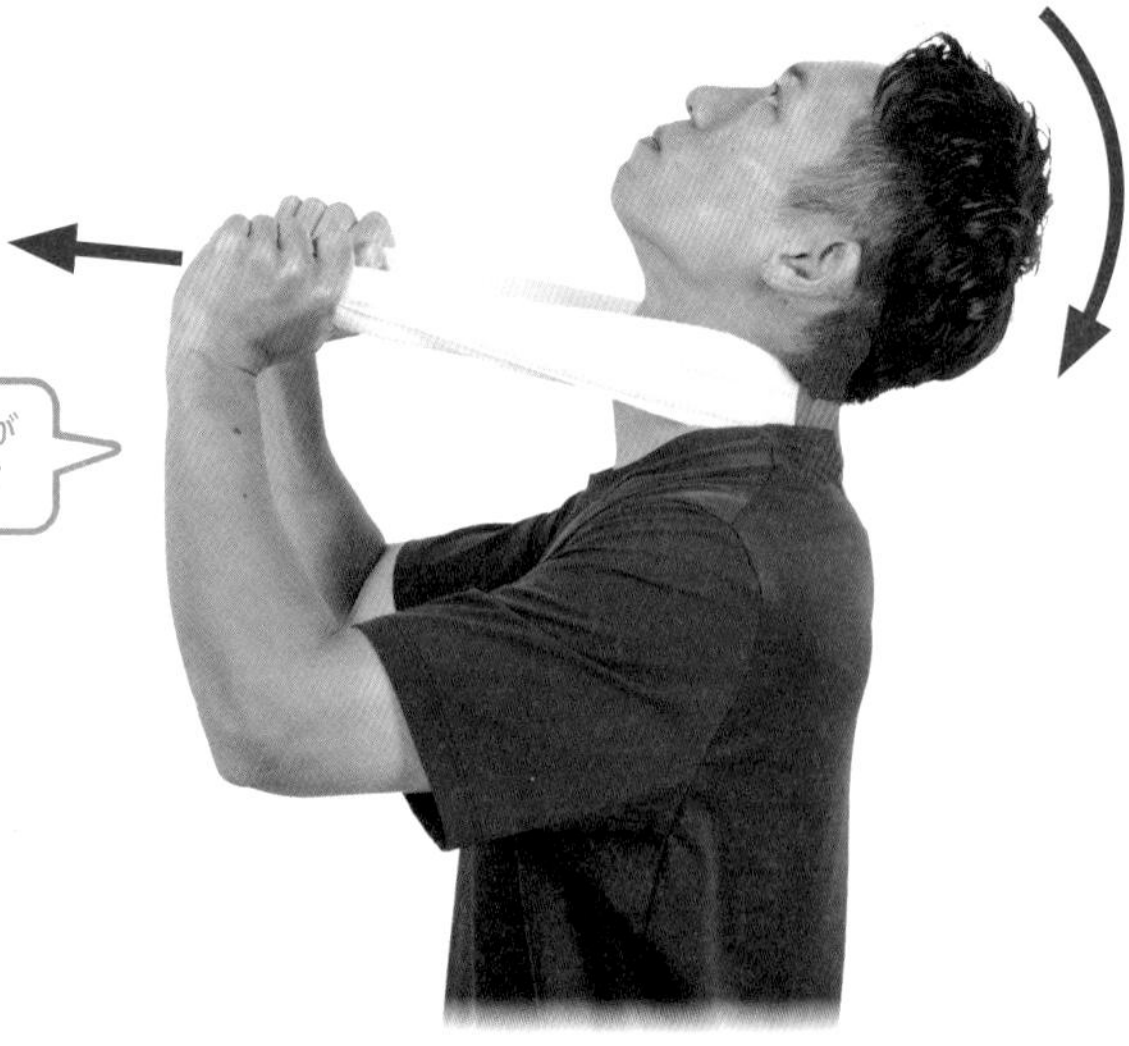

首の骨（頸椎）回りが
スライドする感じです

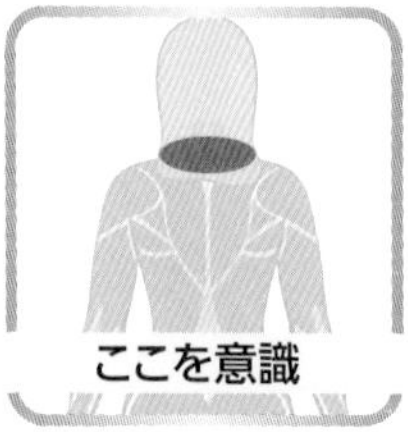

①②③❹ 首にタオルを当てて前に引っ張る③

▶▶▶ 5回行う／1回につき2〜3秒

1 首の後ろにタオルを当てる

首を三等分した、
いちばん上側にタオルを当てます

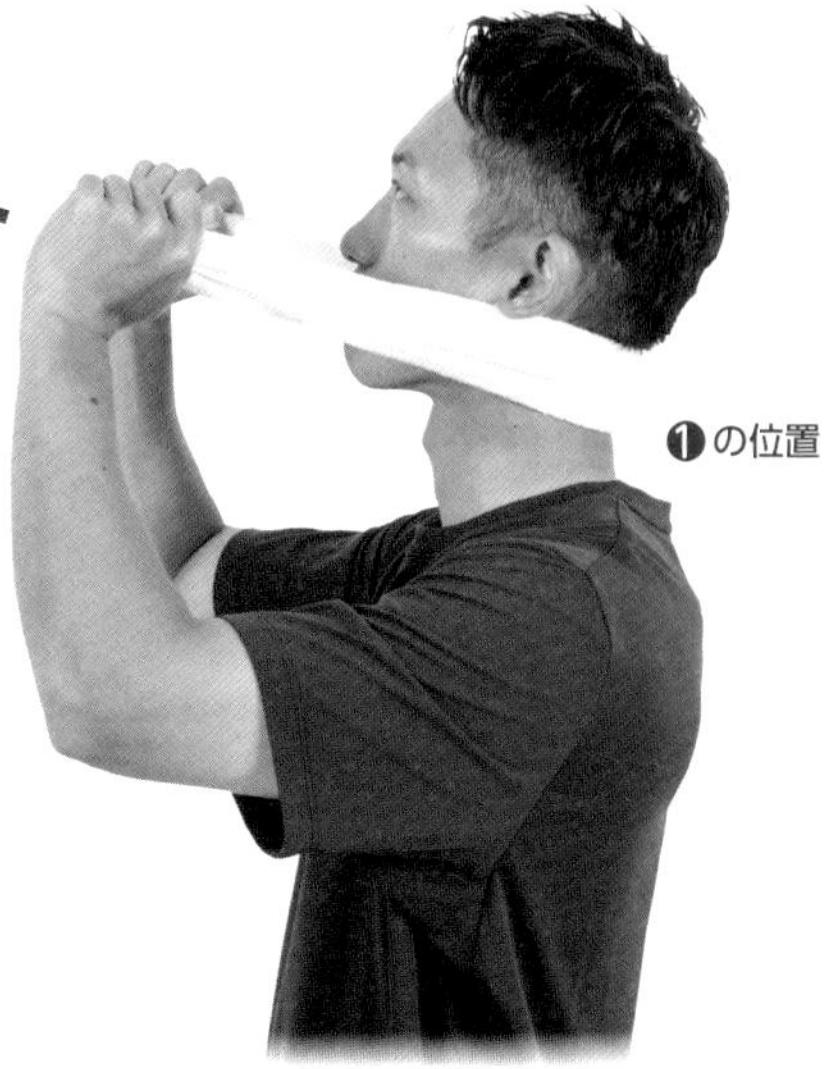

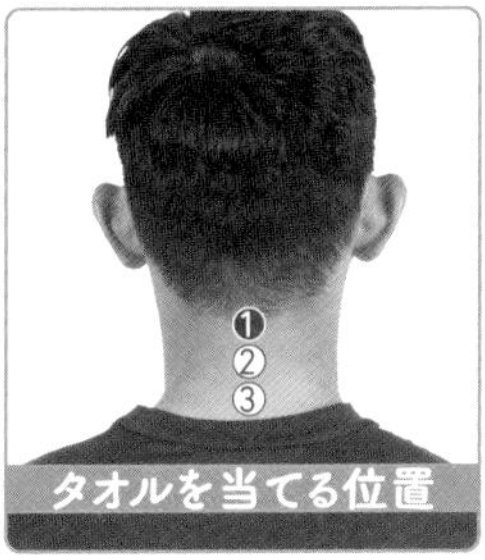

2 上を向きながらタオルを引っ張る

ゆっくりと上を向きながら手でタオルを
引っ張り、あごを天井に突き上げます

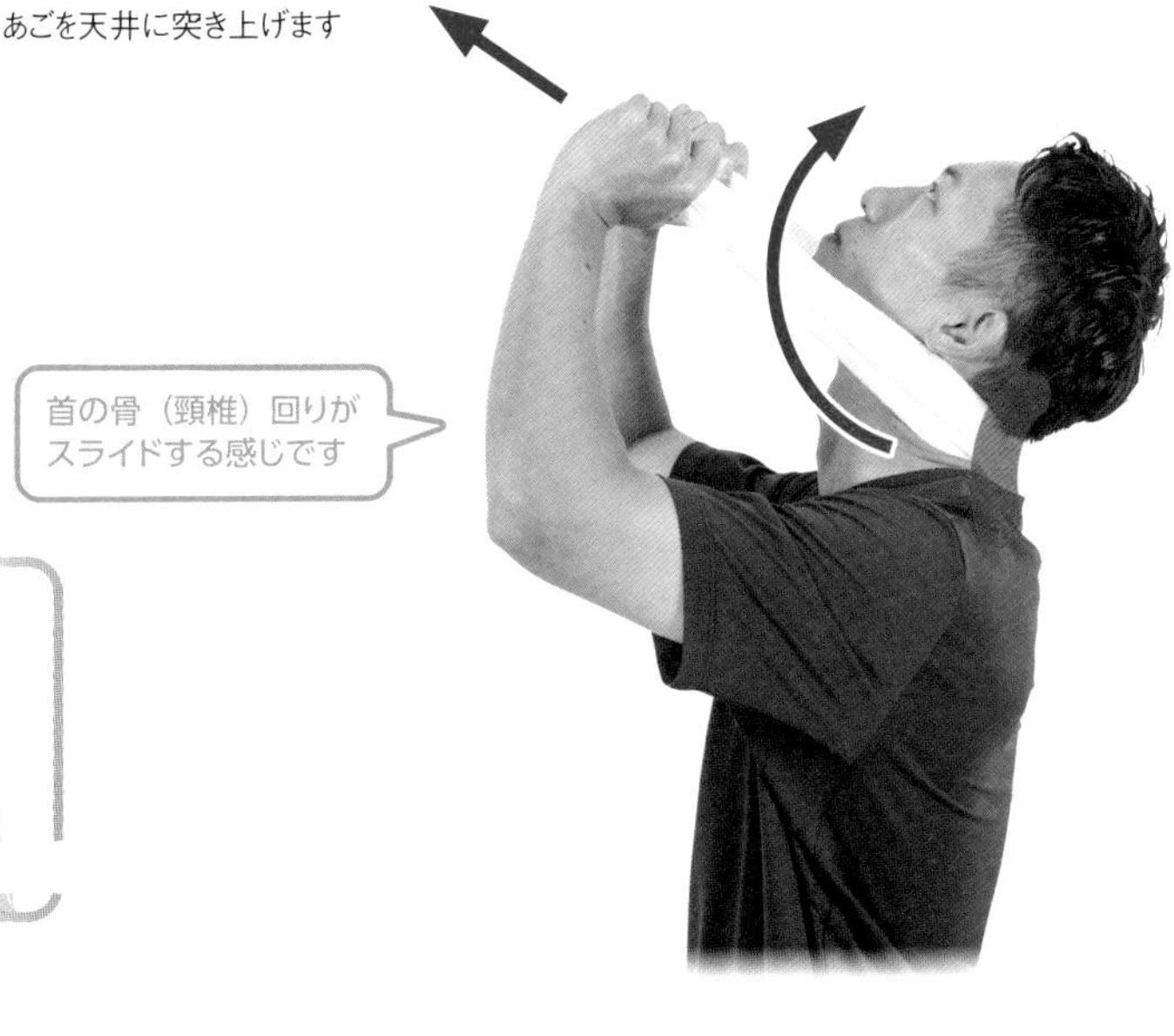

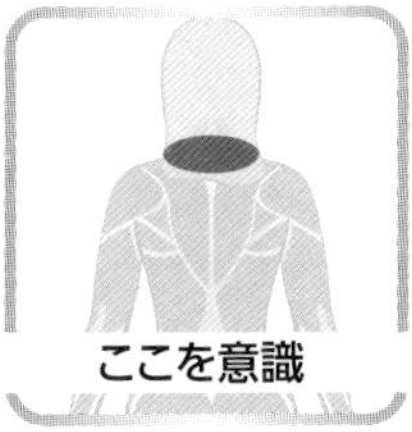

ストレートネックの痛みをトル

首の骨がまっすぐになってしまった状態がストレートネックです。
首回りの筋肉をほぐして痛みを取る4つのストレッチです。

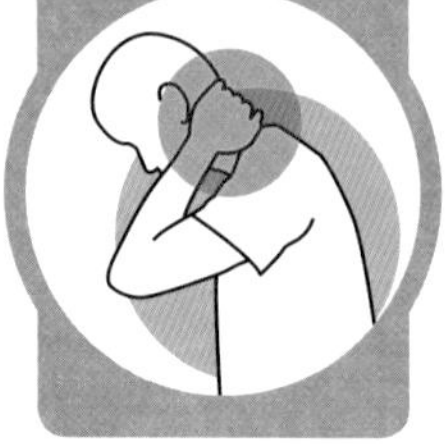

動画はこちら

①②③④ 首の斜め前の筋肉をほぐす

▶▶▶ 上から下に向かって5回×2セット／左右とも行う

1 ほぐす筋肉を探す

ほぐす筋肉は胸《きょう》鎖《さ》乳突筋《にゅうとつきん》といいます。
のどぼとけのすぐ横にある
盛り上がった筋肉の部分です

のどぼとけの横の盛り上がった筋肉を探します
※両側同時にほぐしてはいけません

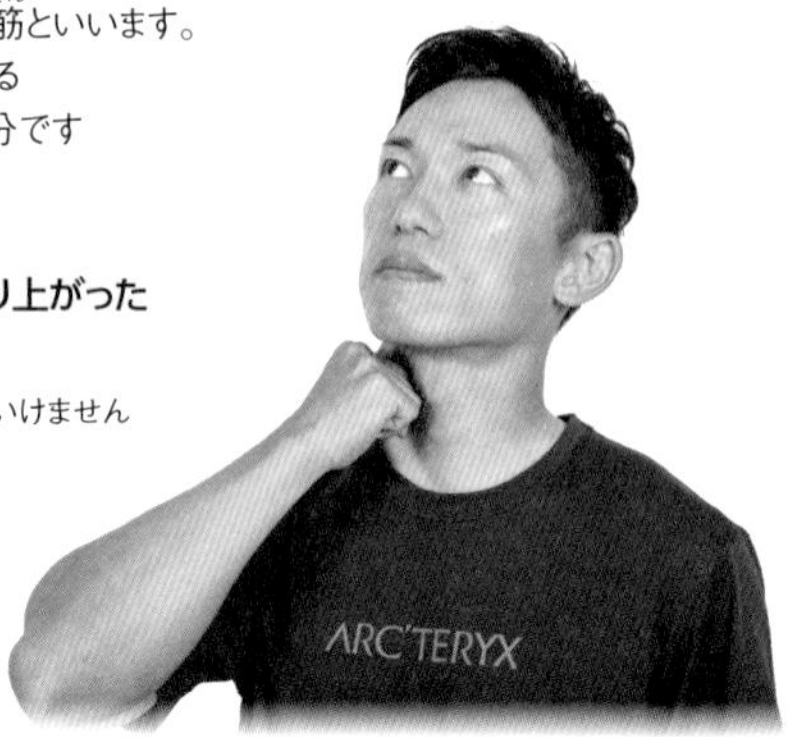

2 斜め上を向いて筋肉をつまむ

上から下に向かって5回ほど、
胸鎖乳突筋をつかんでほぐします

斜め上を向くと筋肉がつまみやすくなります

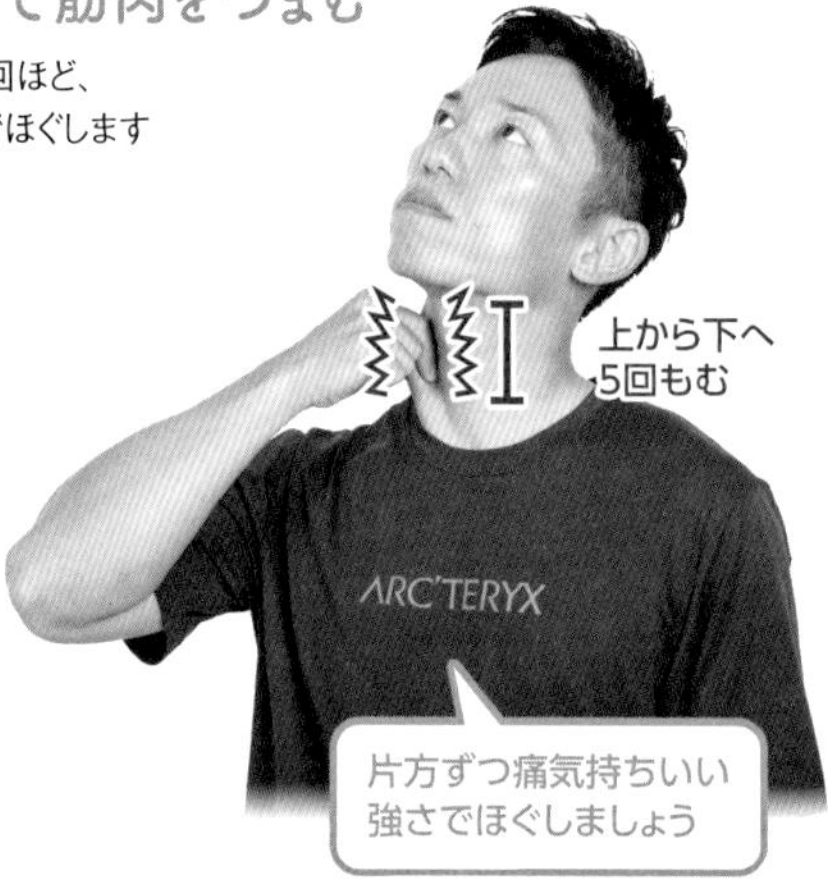
上から下へ
5回もむ
片方ずつ痛気持ちいい
強さでほぐしましょう

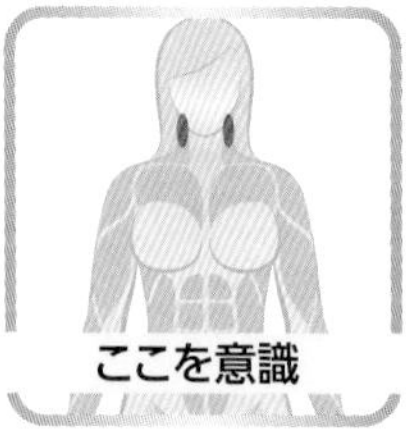
ここを意識

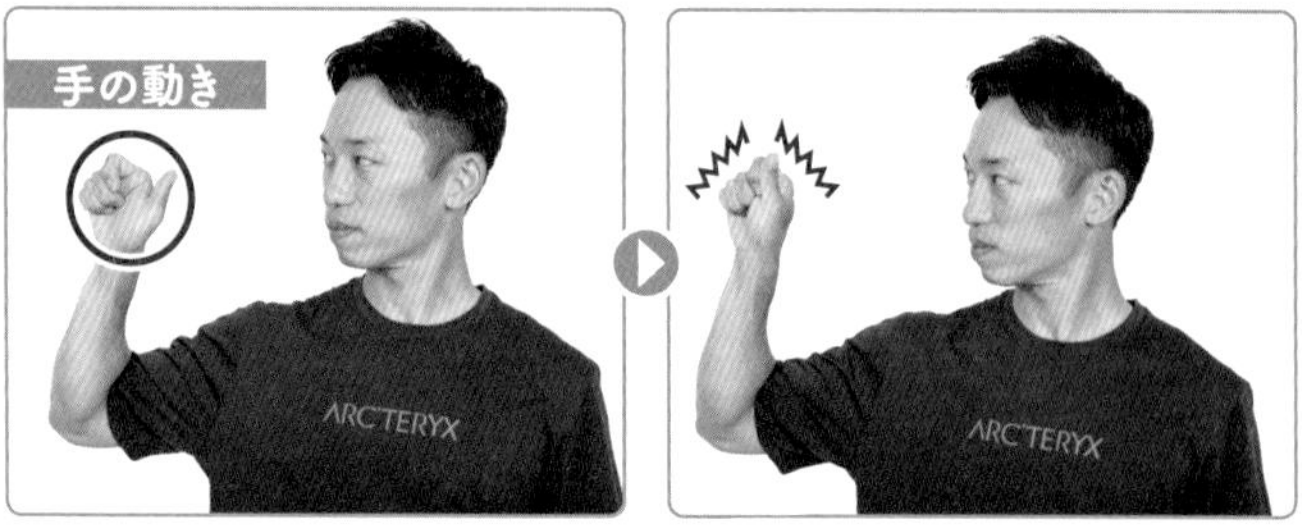
手の動き

親指と人差し指を使い、痛気持ちいい強さでもみます

①②③④ 壁に手を当てて体を捻じる

▶▶▶ 片側10秒

1 壁に手を当てて肘を伸ばす

手のひらが肩よりも上に来るようにします。
指先は後ろへ向けましょう

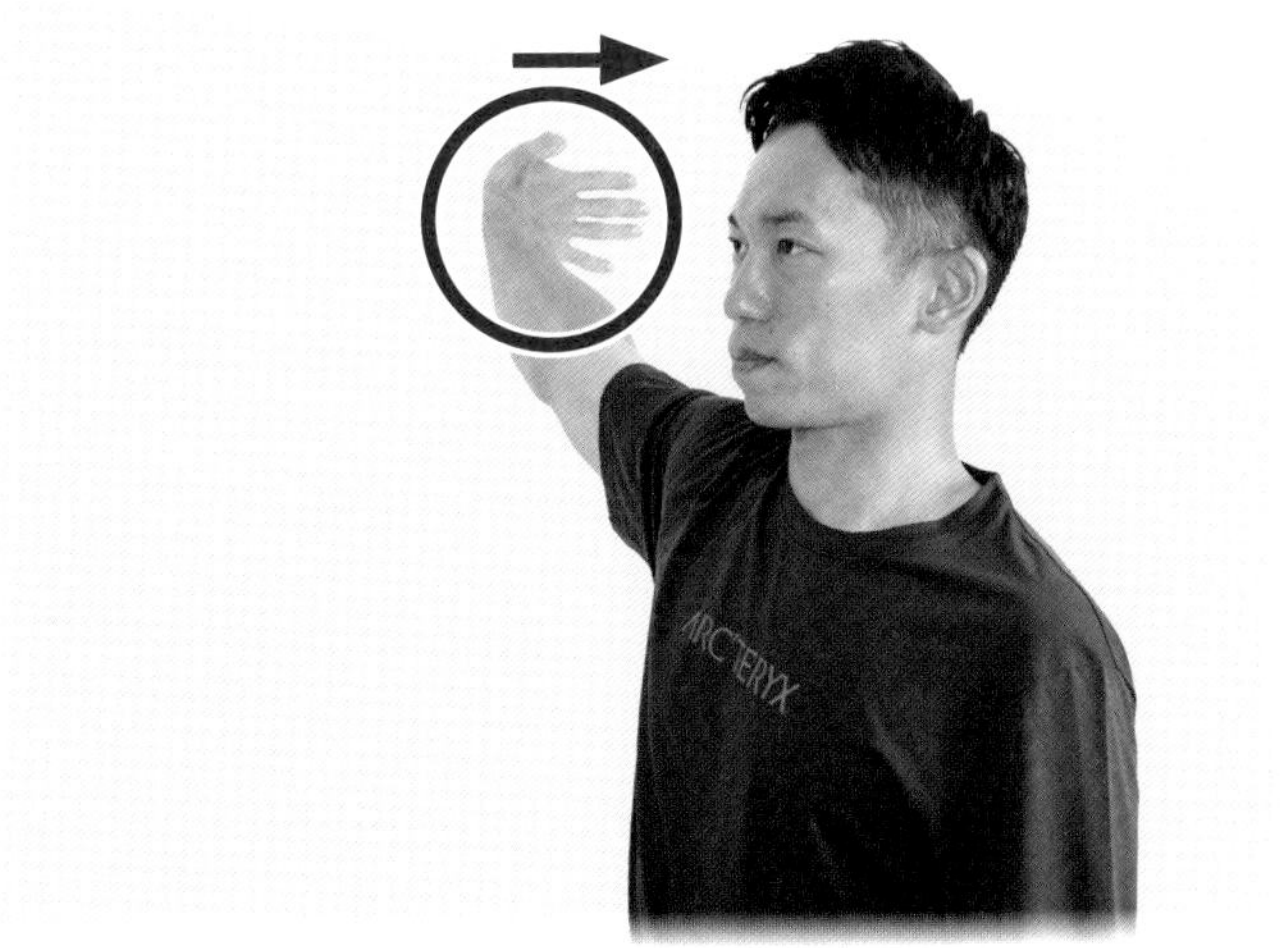

2 斜め上を見ながら体を捻じる

肘が曲がらないように注意し、
右肩を前に出すイメージで体を左後方に捻じる

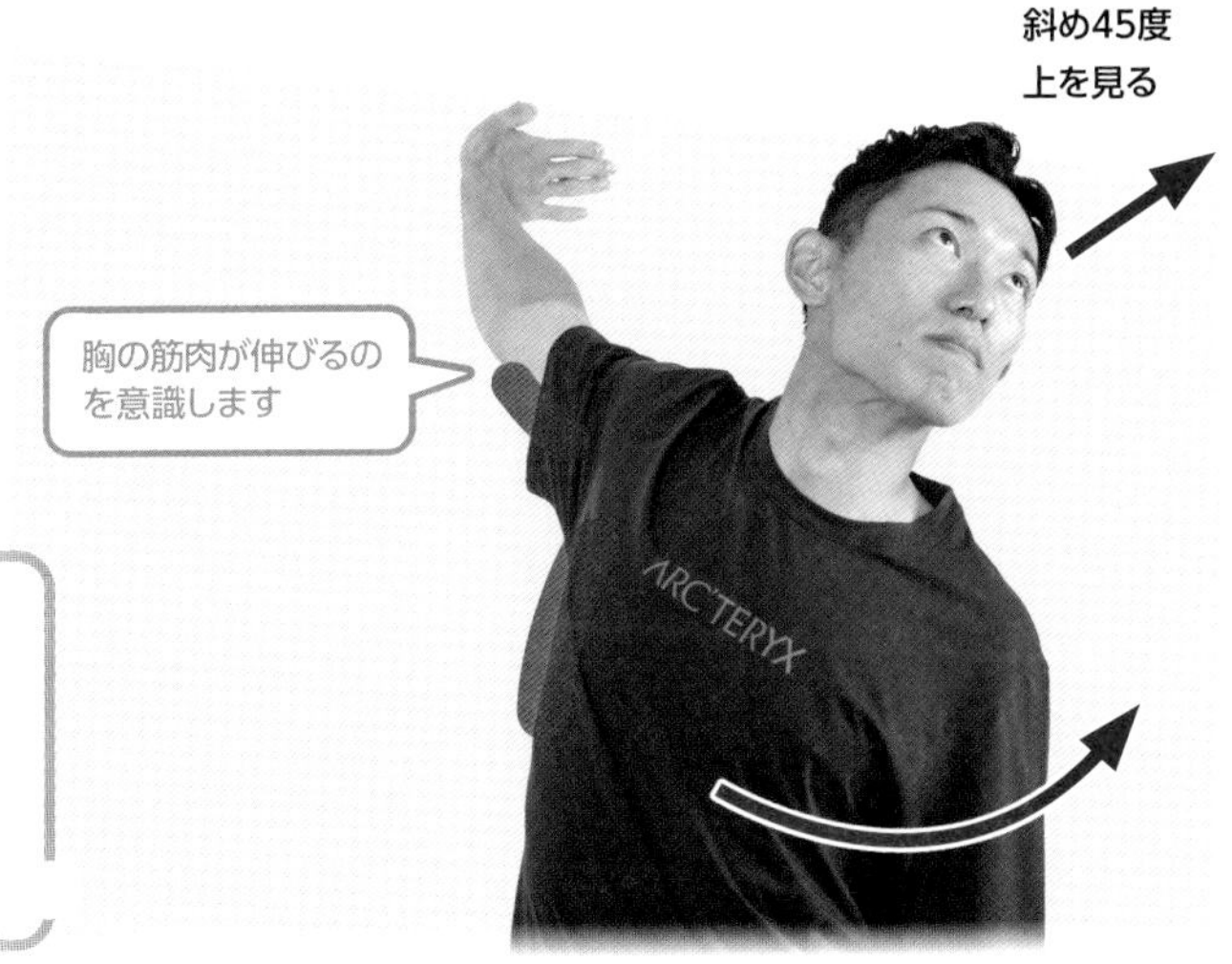
斜め45度
上を見る
胸の筋肉が伸びるのを意識します

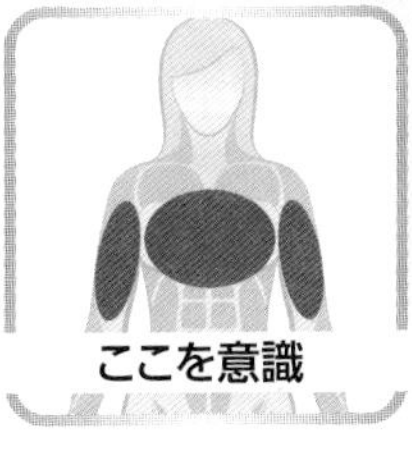
ここを意識

①②③④ 壁に手を当てて肩甲骨をはがす

▶▶▶ 10回行う

1 壁に手を当てて肘を伸ばす

両手を広げて壁に手を当てます。
手の高さは肩より少し上で肘を伸ばします

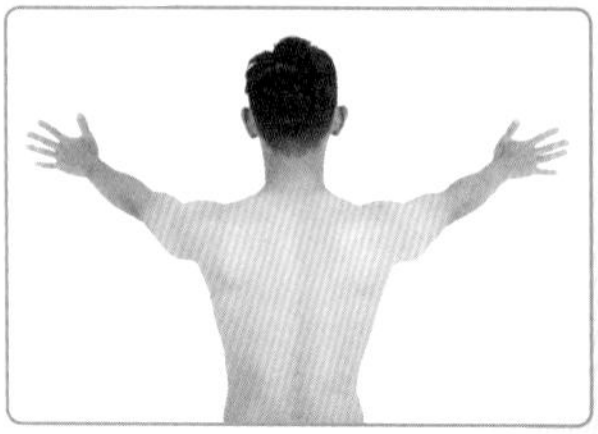

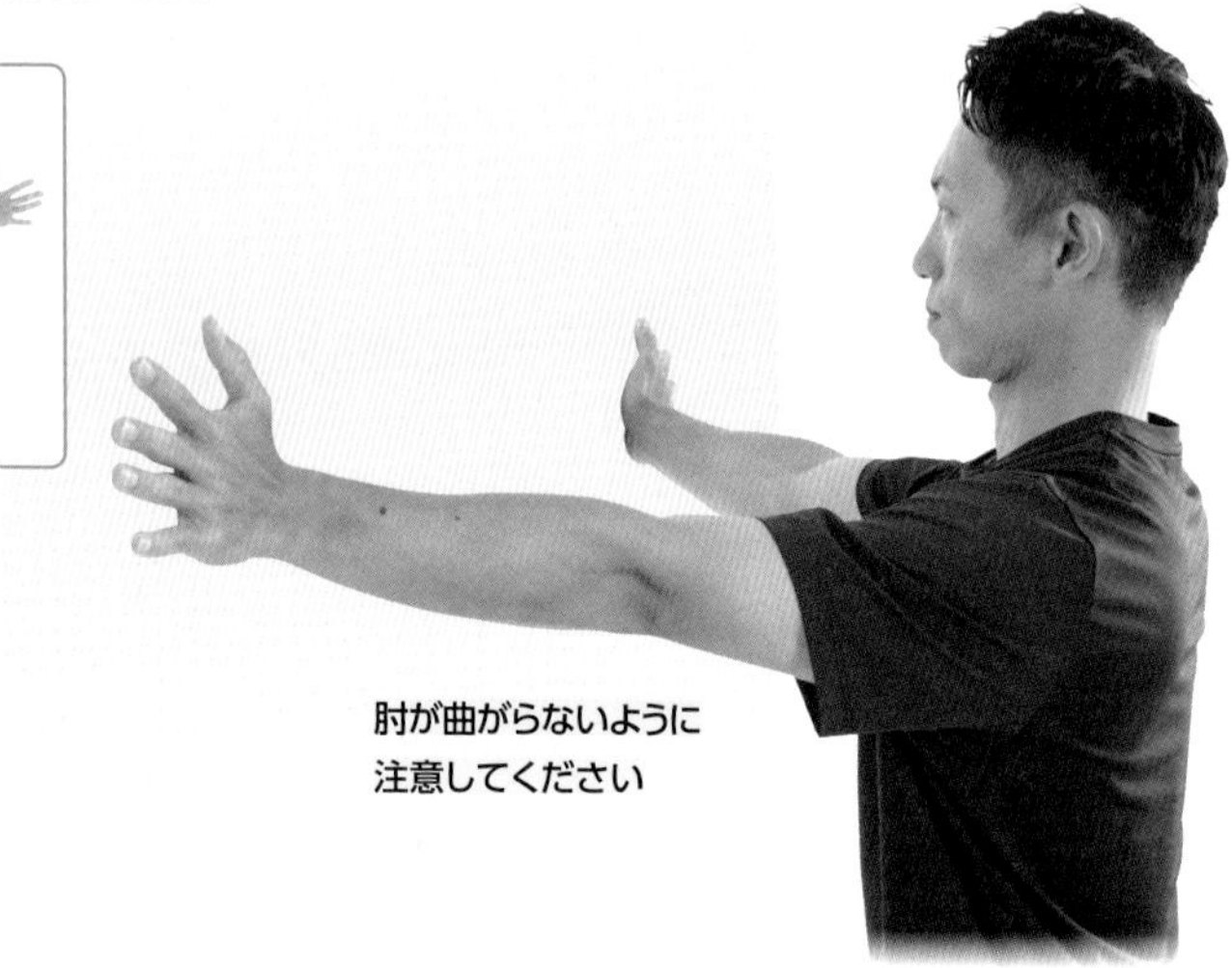
肘が曲がらないように
注意してください

2 胸を壁のほうに押し込む

肘を伸ばしたまま胸を壁に近づけるように
胸を前に押し込みます

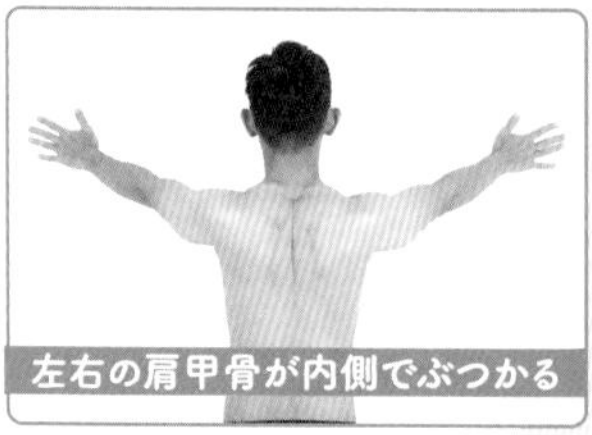
左右の肩甲骨が内側でぶつかる

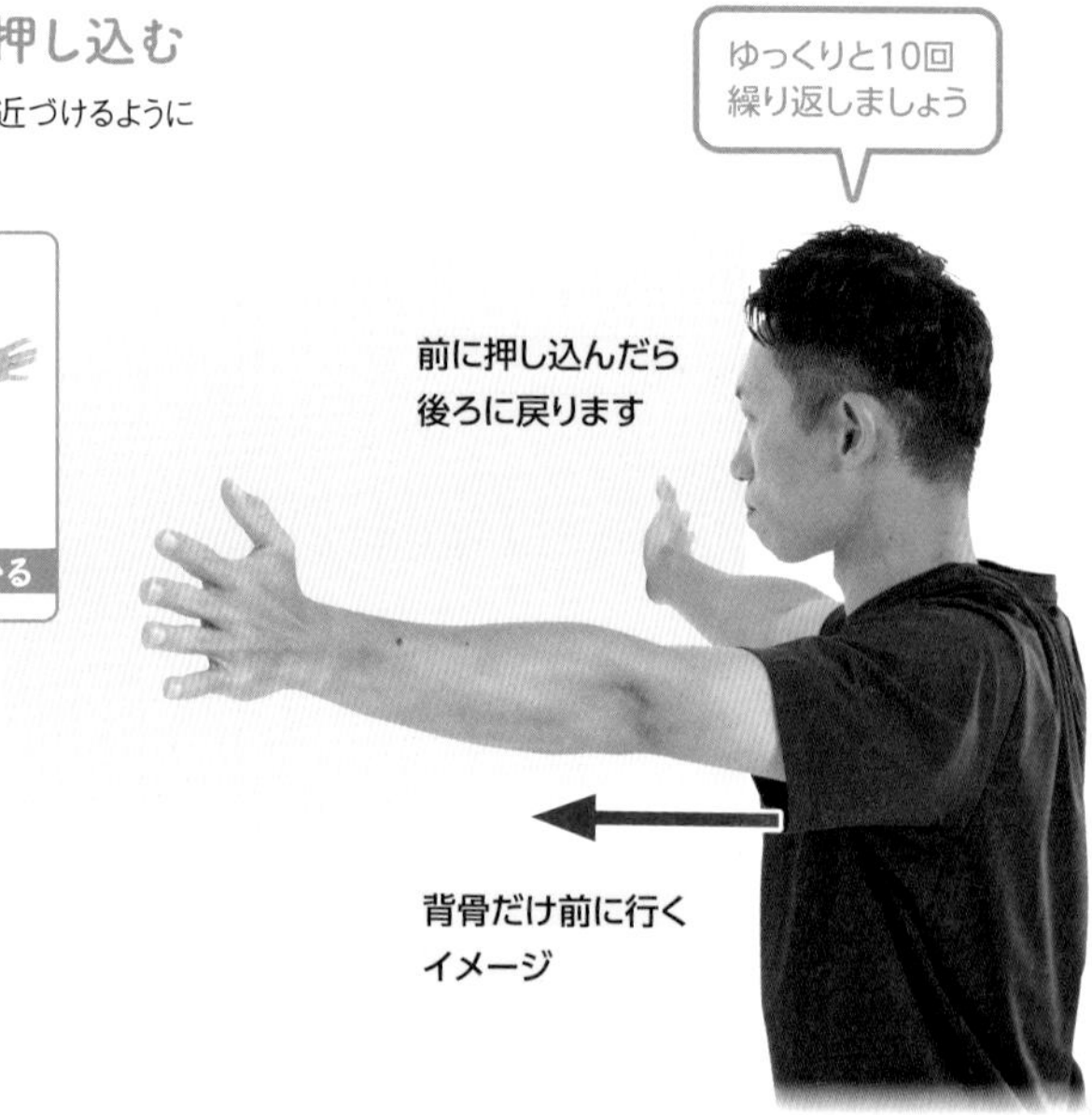
ゆっくりと10回
繰り返しましょう
前に押し込んだら
後ろに戻ります
背骨だけ前に行く
イメージ

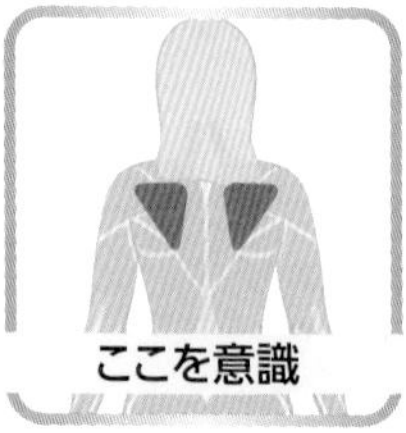
ここを意識

①②③❹ 首の下にタオルを当てて前に引っ張る

▶▶▶ 5回行う／1回につき2～3秒

1 首の後ろにタオルを当てる

首を三等分した、いちばん上側にタオルを当てます

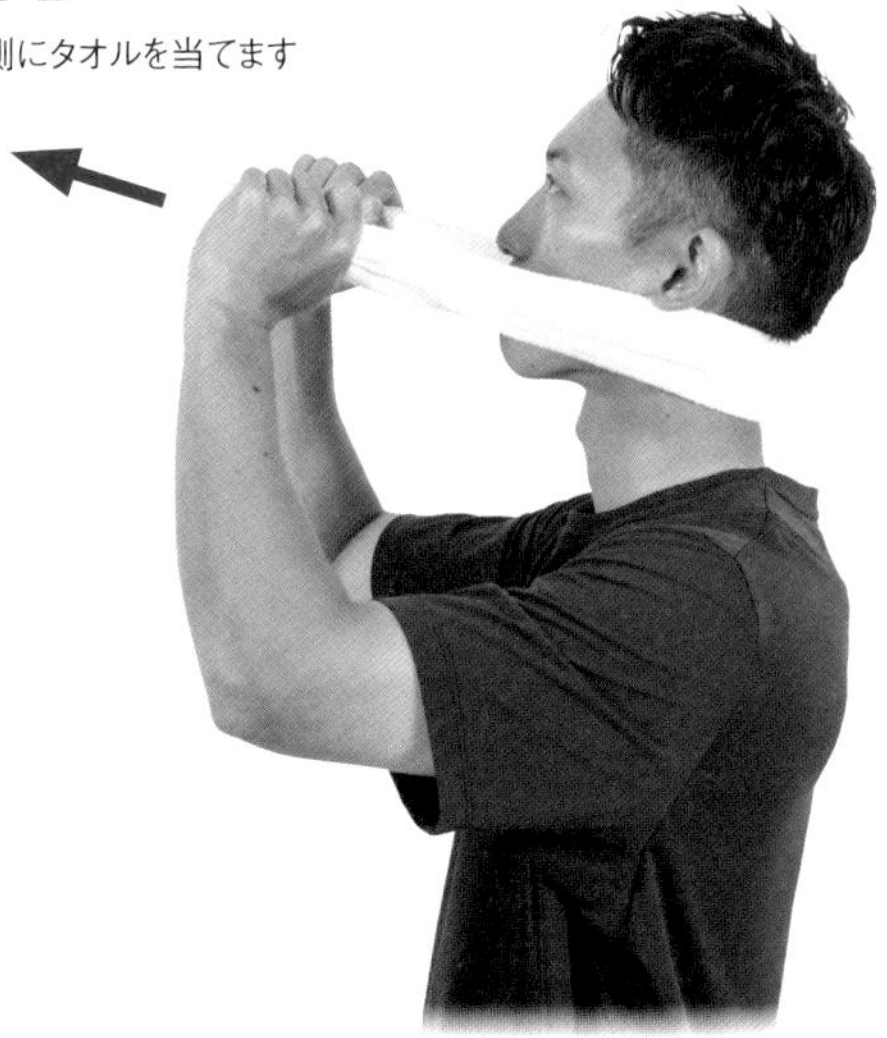

❶の位置

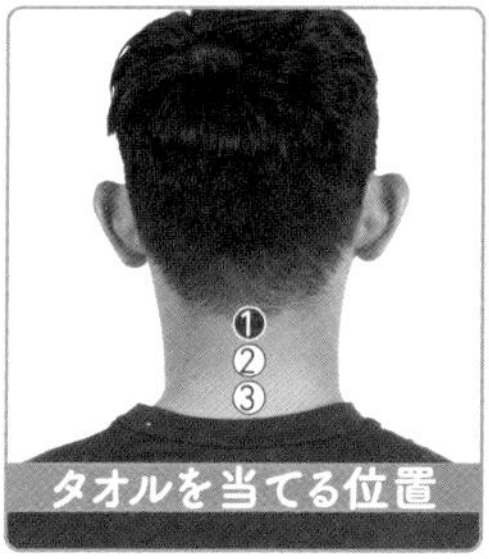

タオルを当てる位置

2 上を向きながらタオルを引っ張る

ゆっくりと上を向きながらタオルを引っ張り、
あごを天井に突き上げます

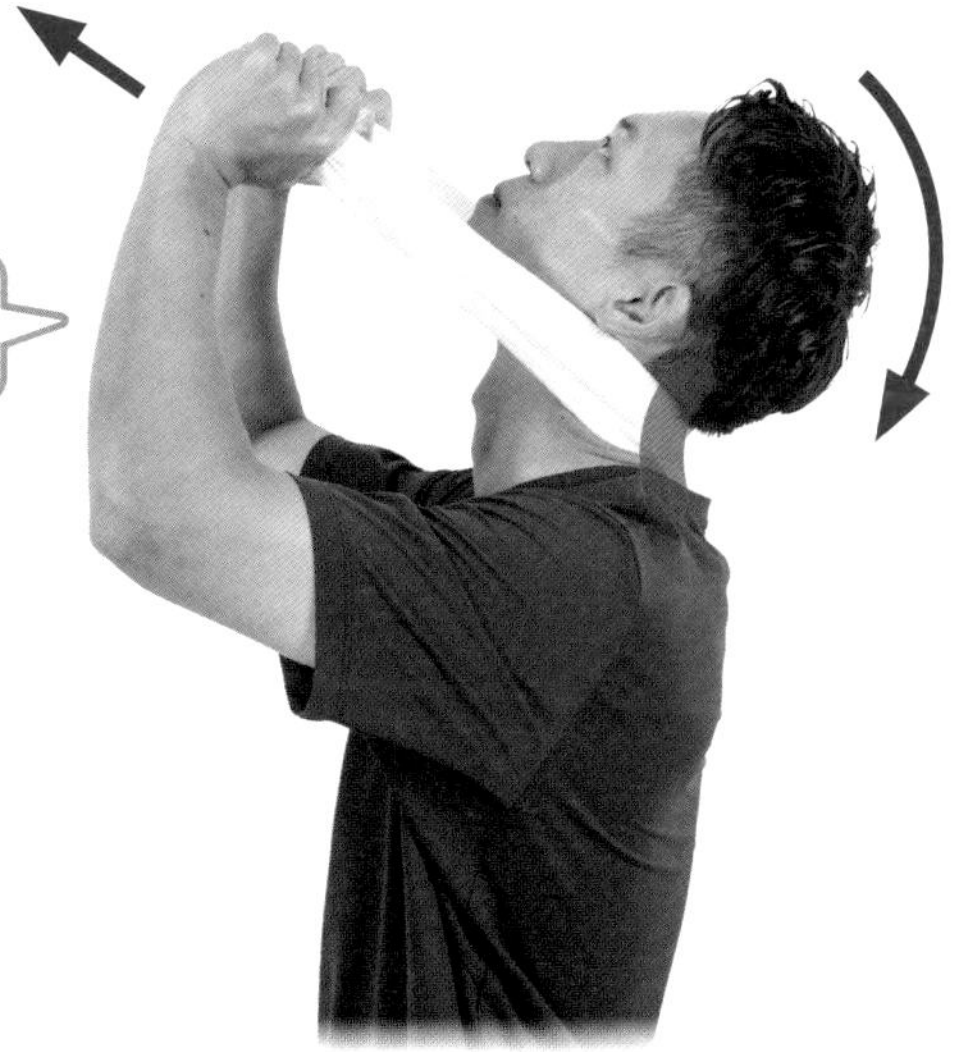

首の骨（頸椎）回りが
スライドする感じです

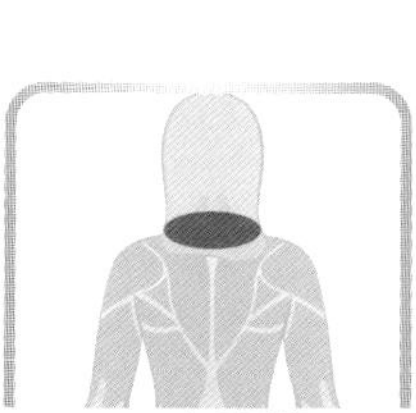
ここを意識

猫背の痛みをトル

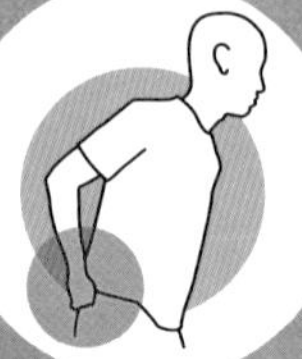

猫背になると頭の重さをうまく支えられなくなり、いろいろな部位に負担をかけます。猫背の改善に効果的な4つのストレッチを紹介します。

動画はこちら

❶②③④ 首の斜め前の筋肉をほぐす

▶▶▶ 上から下に向かって5回×2セット／左右とも行う

1 ほぐす筋肉を探す

ほぐす筋肉は胸《きょう》鎖《さ》乳突筋《にゅうとつきん》といいます。
のどぼとけのすぐ横にある
盛り上がった筋肉の部分です

のどぼとけの横の盛り上がった筋肉を探します

※両側同時にほぐしてはいけません

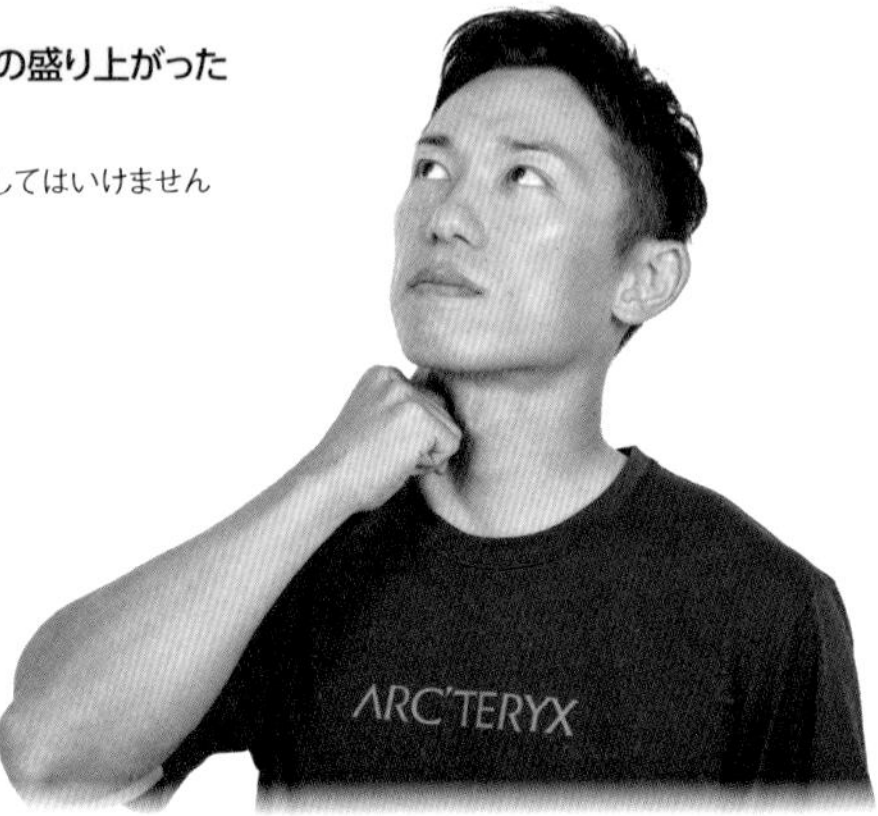

2 斜め上を向いて筋肉をつまむ

上から下に向かって5回ほど胸鎖乳突筋をつかんでほぐします

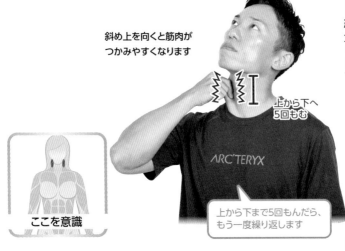

斜め上を向くと筋肉がつかみやすくなります

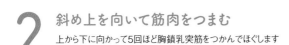

上から下まで5回もんだら、
もう一度繰り返します

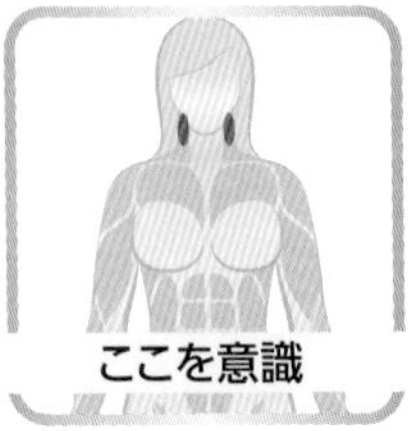

①②③④ 指先を前に向けて体を捻じる

▶▶▶ 片側10秒／左右とも行う

1 壁に手をつく

指先が前を向くようにして壁につきます。
肩よりも高い位置に置き、肘を伸ばします

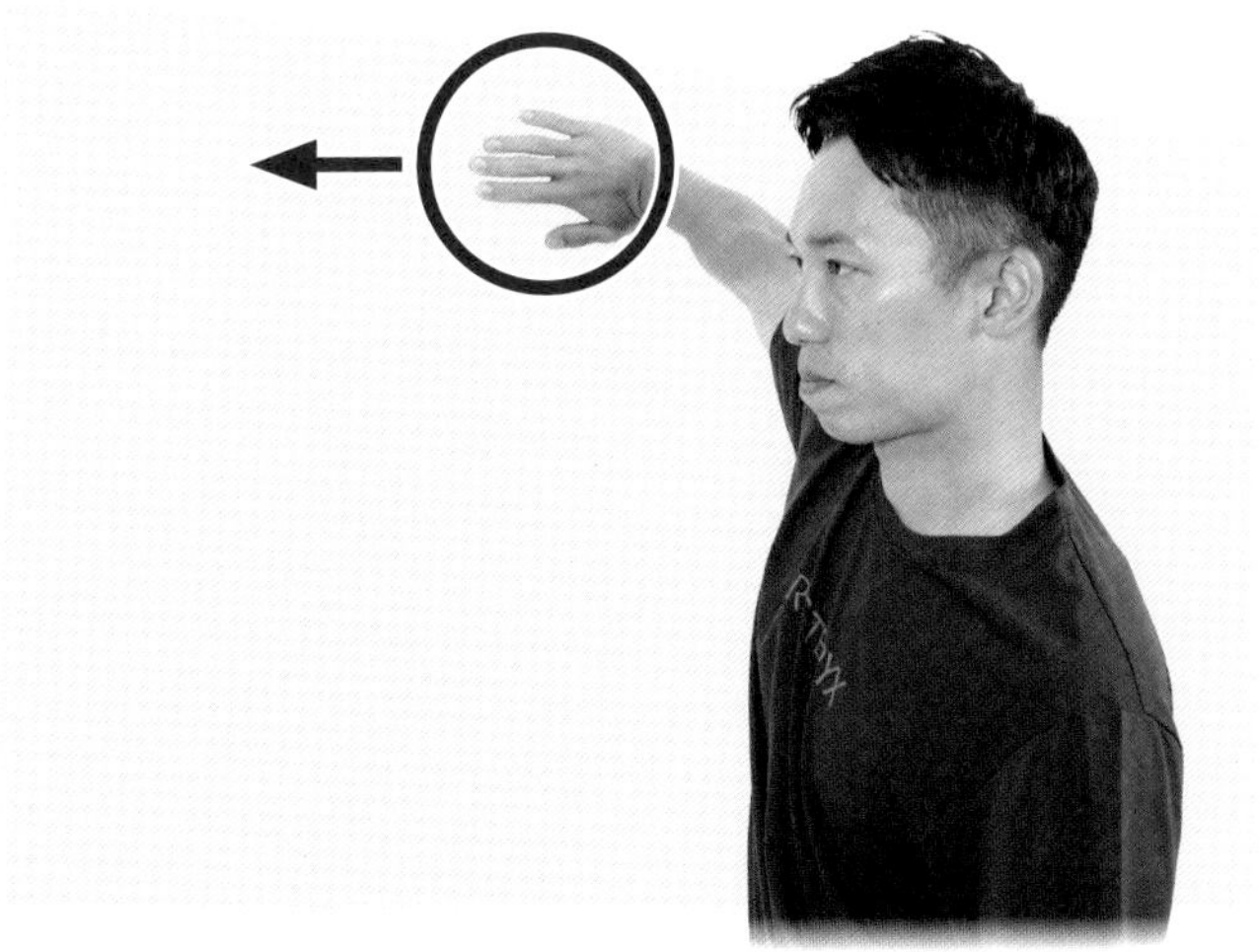

2 肩を押し出しながら体を捻じる

右肩を前に出すイメージで左後方に体を捻じります

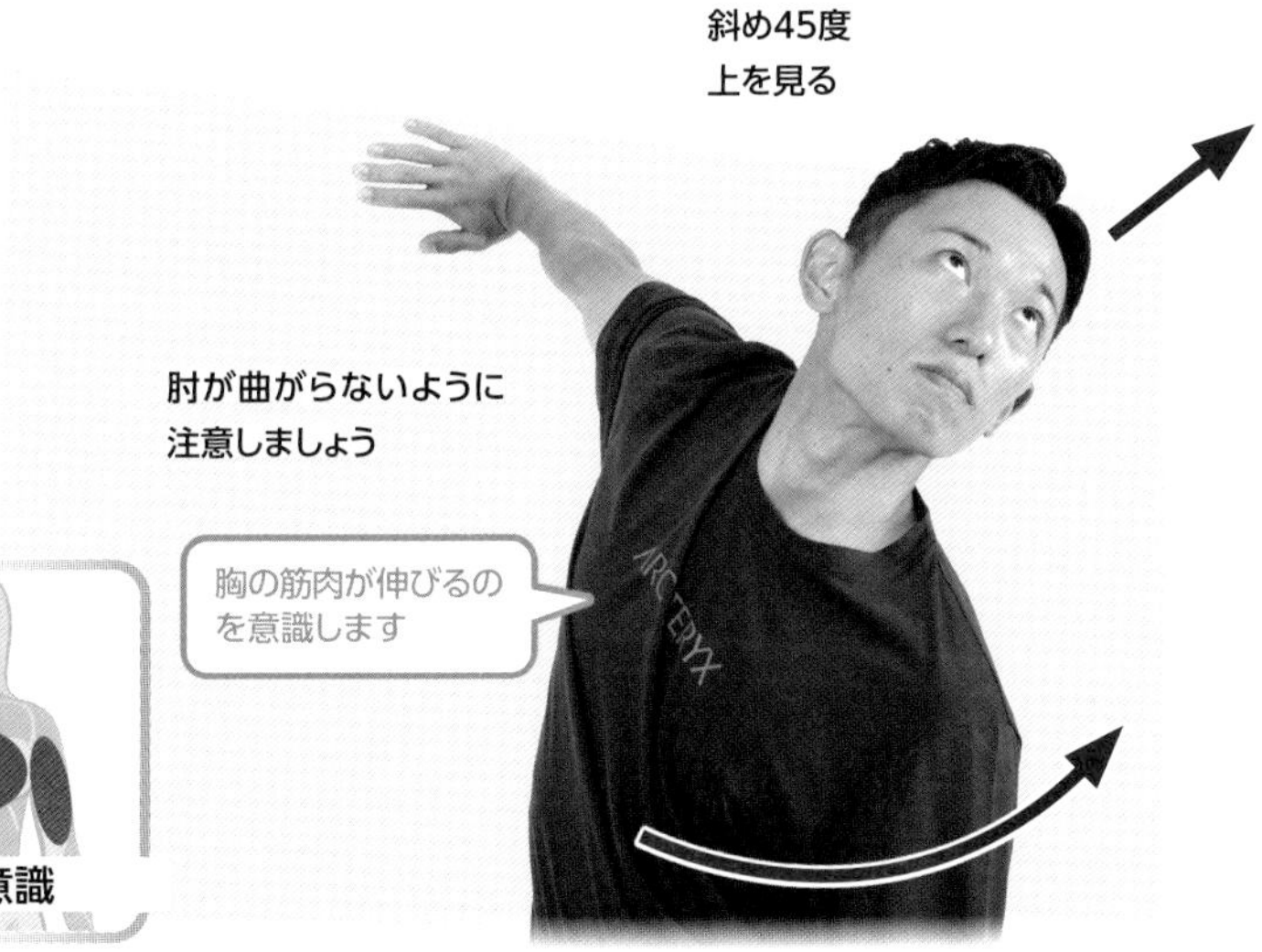
斜め45度
上を見る
肘が曲がらないように
注意しましょう
胸の筋肉が伸びるの
を意識します

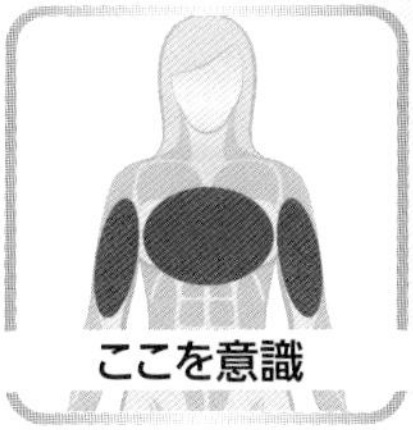
ここを意識

①②③④ 指先を下に向けて体を捻じる

▶▶▶ 片側10秒／左右とも行う

1 壁に手をつく

指先が下を向くようにして壁につきます。
肩よりも高い位置に置き、肘を伸ばします

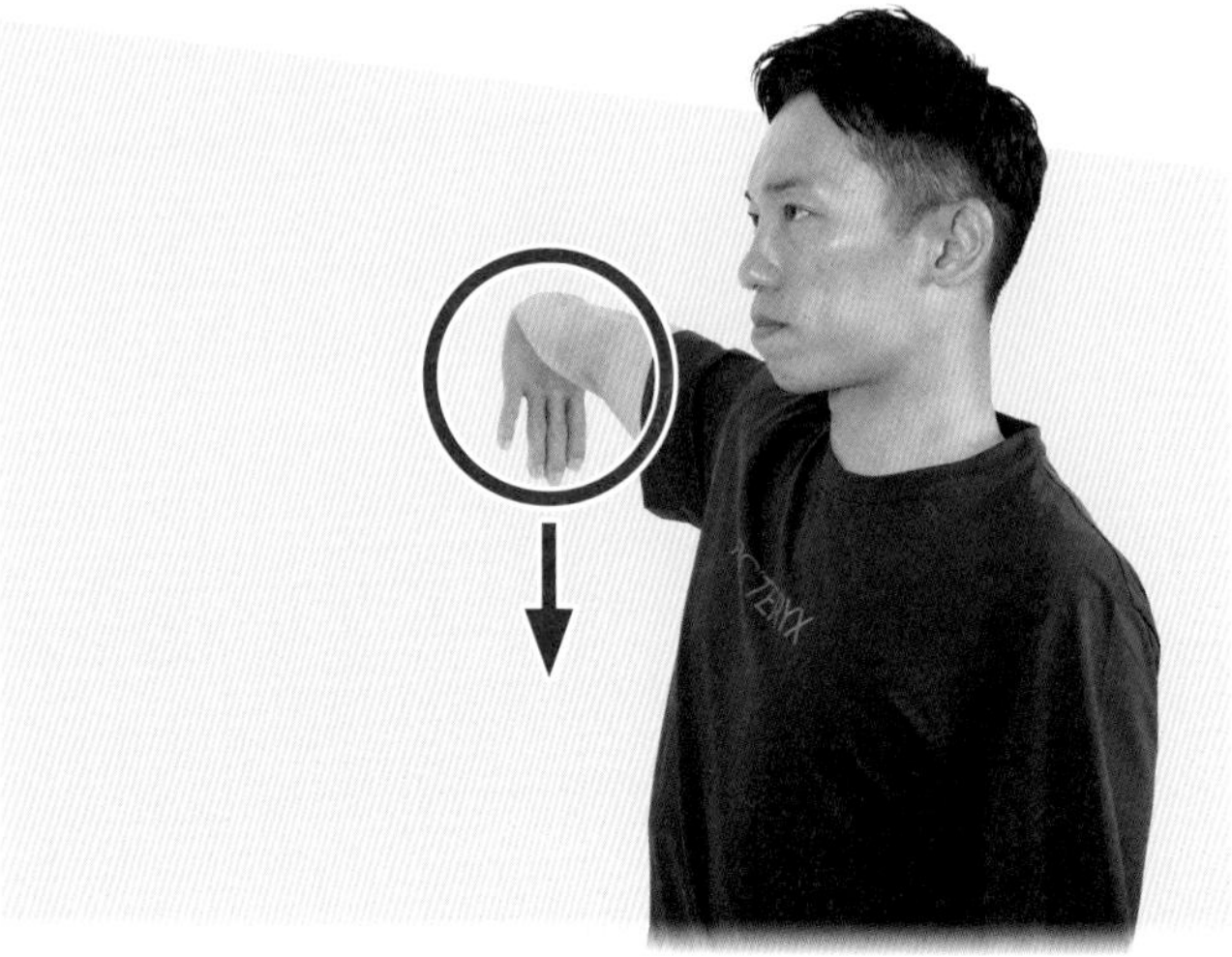

2 肩を押し出しながら体を捻じる

右肩を前に出すイメージで左後方に体を捻じります

斜め45度
上を見る

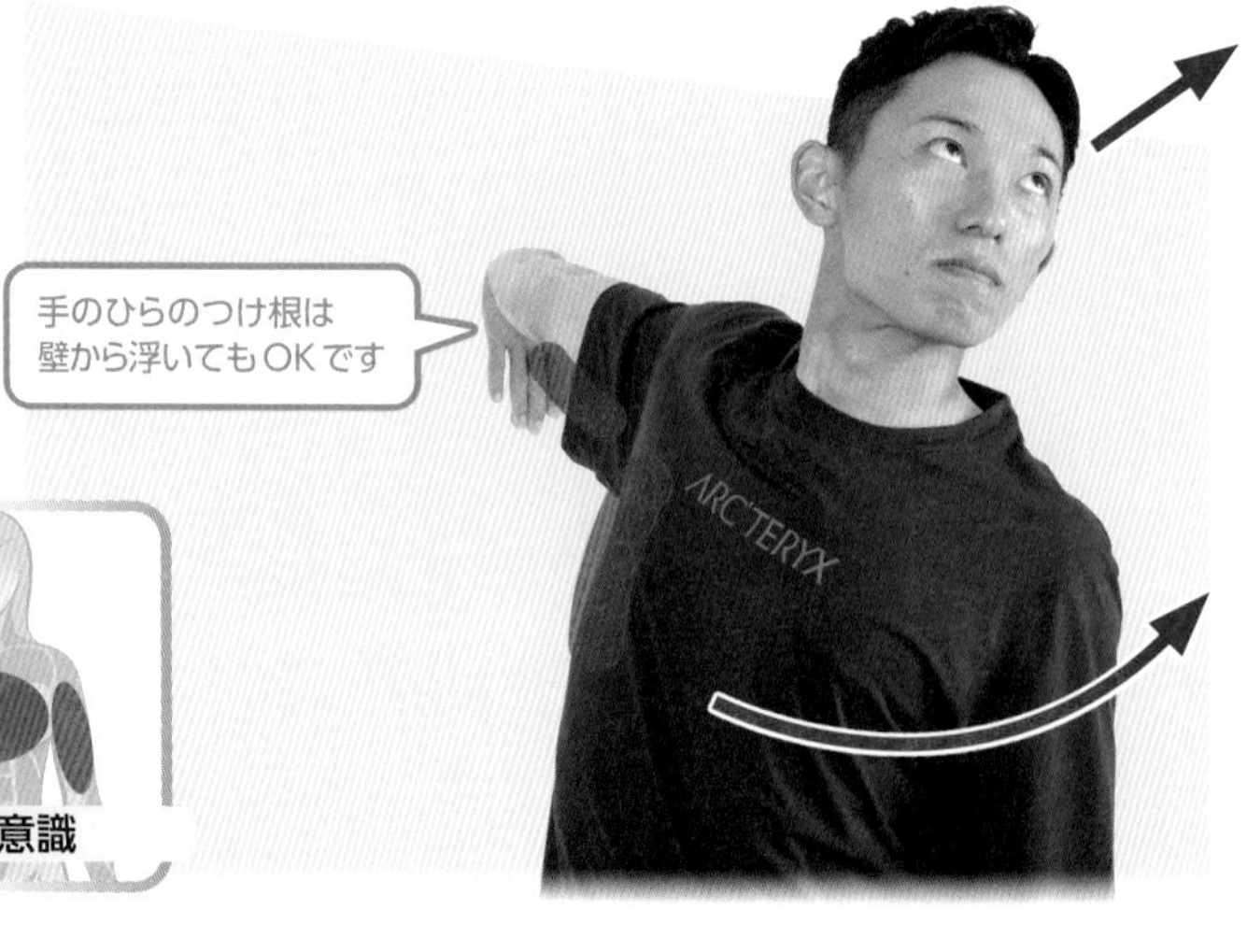
手のひらのつけ根は
壁から浮いてもOKです

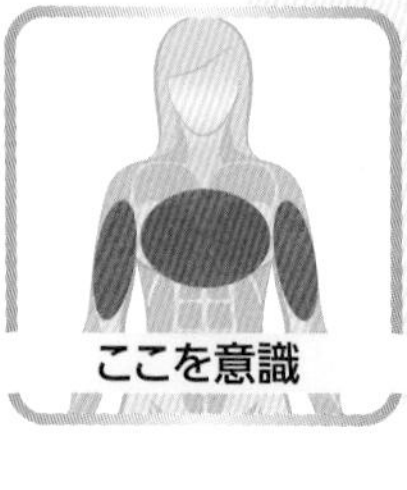
ここを意識

①②③❹ 壁に手を当てて肩甲骨をはがす

▶▶▶ 10回行う

1 壁に手を当てて肘を伸ばす

両手を広げて壁に手を当てます。
手の高さは肩より少し上で肘を伸ばします

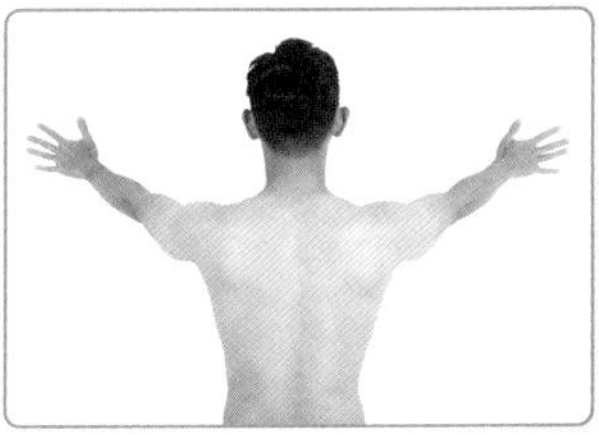

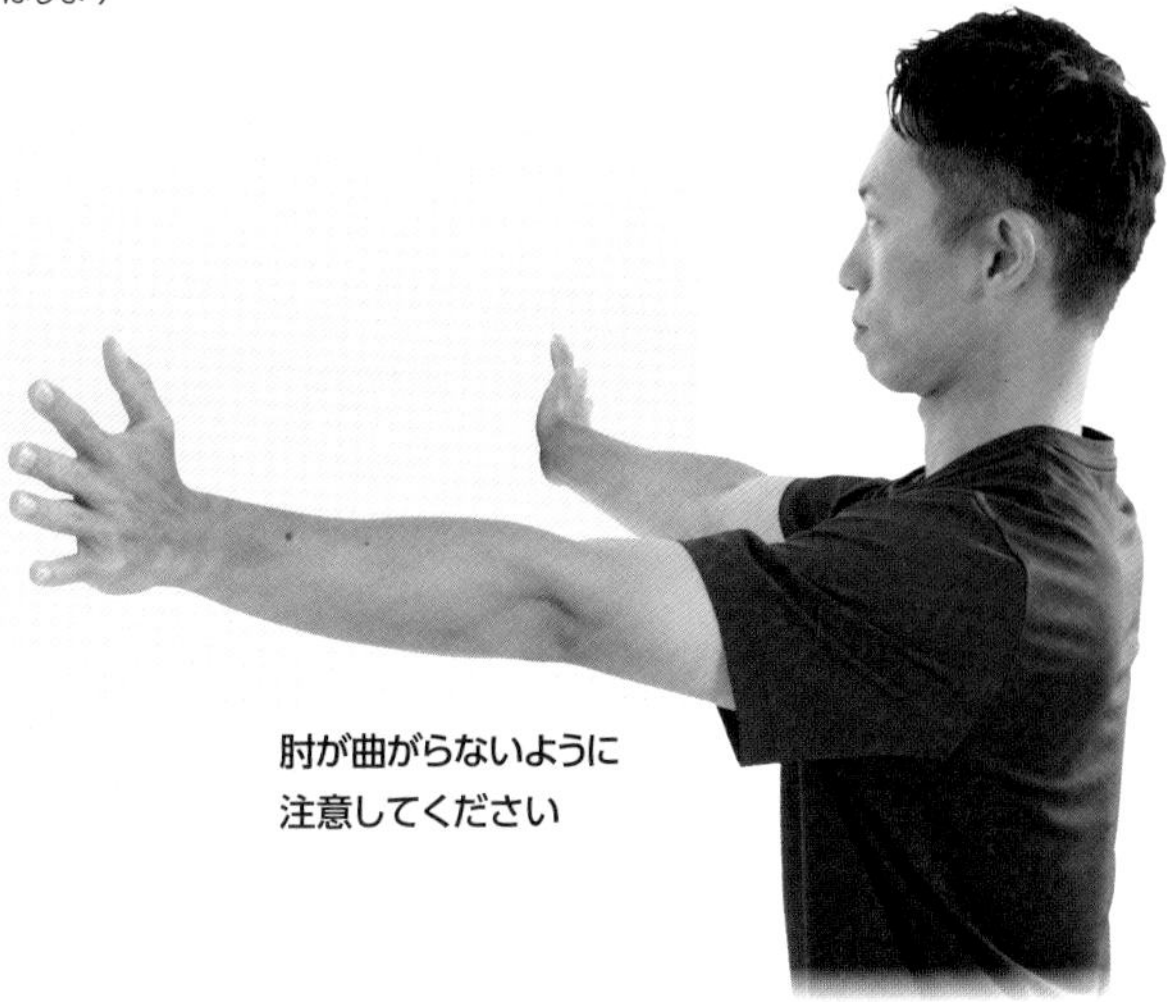
肘が曲がらないように
注意してください

2 胸を壁のほうに押し込む

肘を伸ばしたまま胸を壁に近づけるように
胸を前に押し込みます

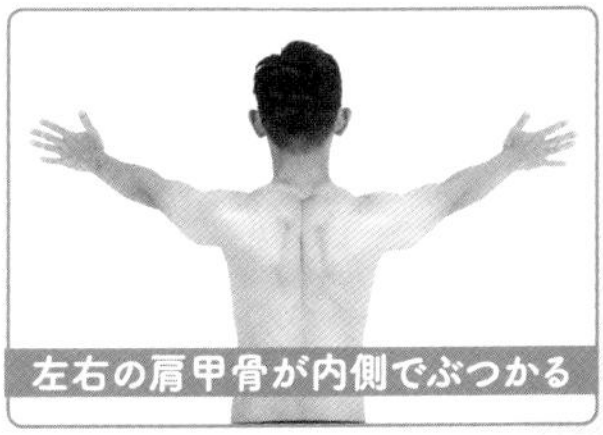
左右の肩甲骨が内側でぶつかる

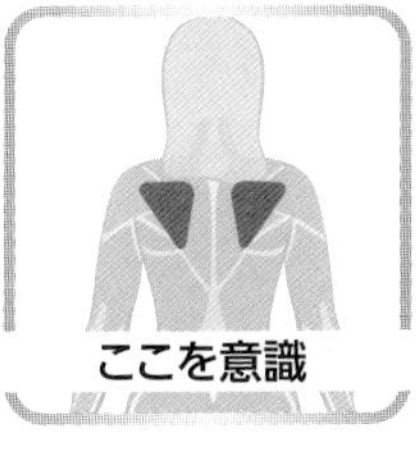
ここを意識

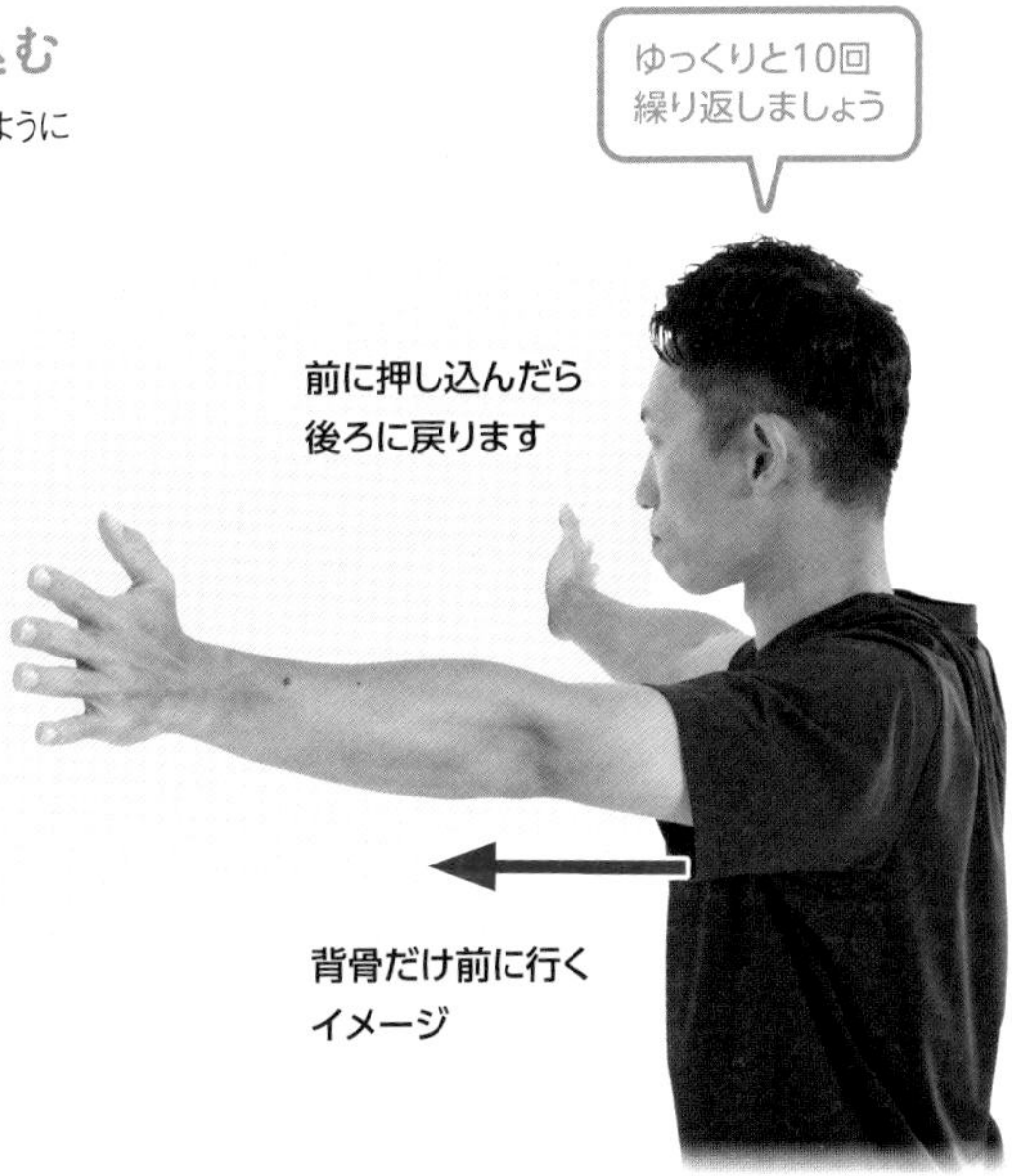
ゆっくりと10回
繰り返しましょう
前に押し込んだら
後ろに戻ります
背骨だけ前に行く
イメージ

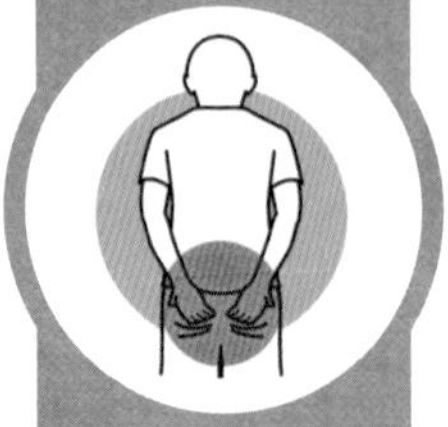

骨盤矯正

筋肉の緊張や凝りによってゆがんだ骨盤。
骨盤回りの筋肉をほぐし、ゆがみを改善する4つのストレッチを紹介します。

動画はこちら

①②③④⑤

壁に両手をついて腰回りを捻る

▶▶▶ 片側30秒／左右とも行う

1

肩幅程度に脚を前後に開く

脚を前後に開き壁に両手をつきます

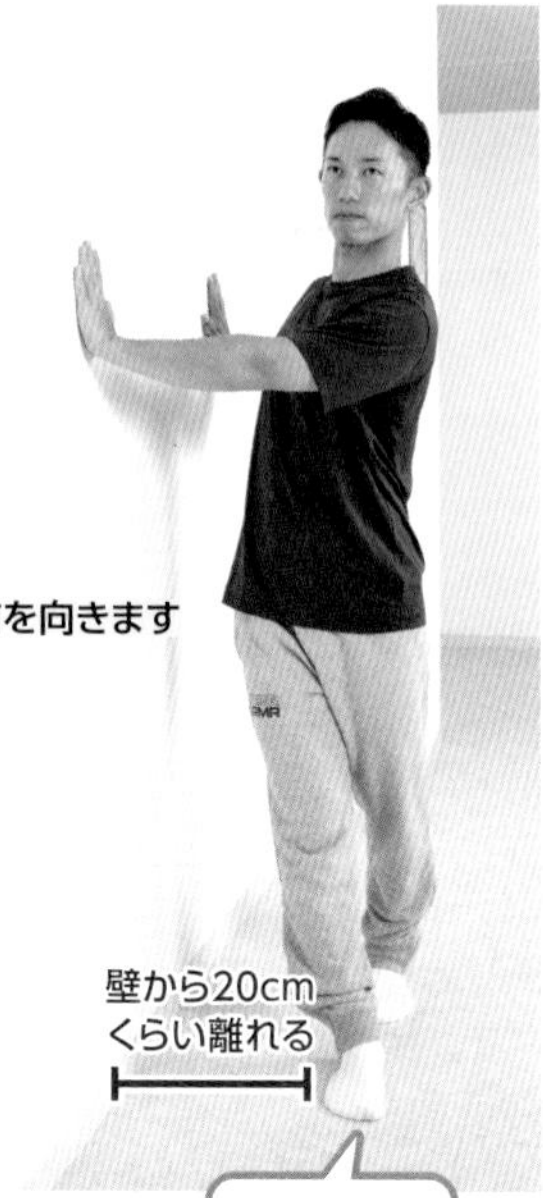

体は前を向きます
壁から20cm
くらい離れる
右足が前

2

骨盤を壁に近づける

右側の骨盤を壁にくっつけます

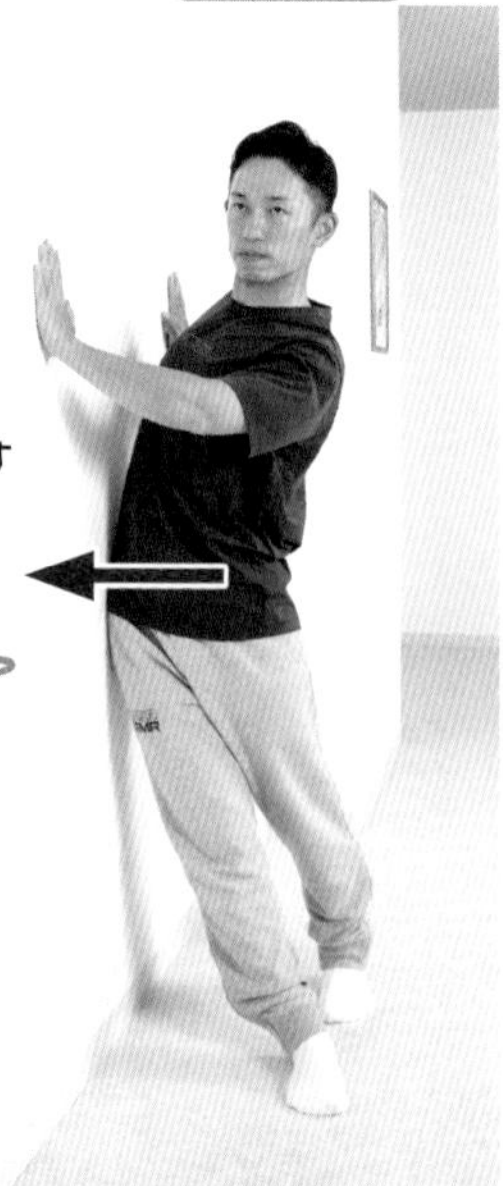

ゆっくり息を吐きます
骨盤から腰の筋肉が伸びるのを意識します

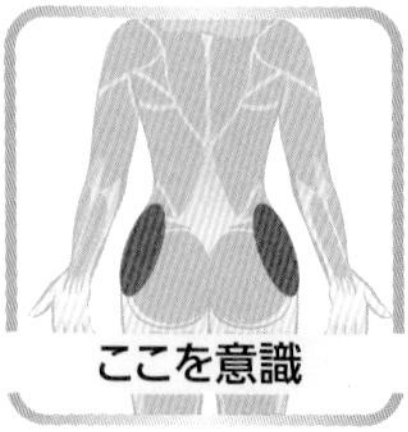

ここを意識

①②③④⑤

股関節と膝を90度に曲げて背筋をまっすぐ

▶▶▶ 片側10秒／左右とも行う

1 床に座る

両脚を伸ばして座ります

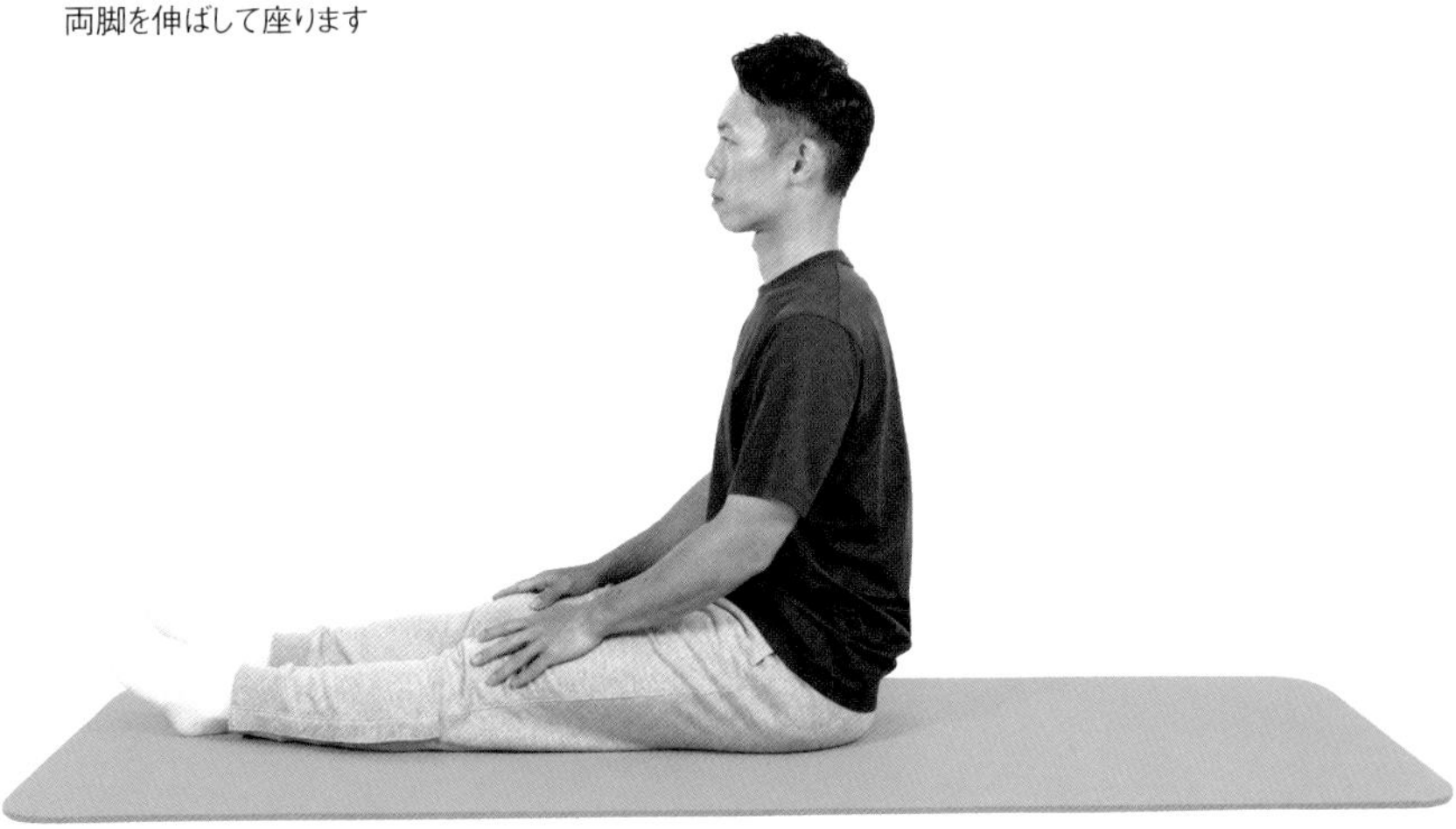

2 股関節と膝を90度に曲げたまま背筋を伸ばす

体が右側に倒れそうになりますが、まっすぐを維持します

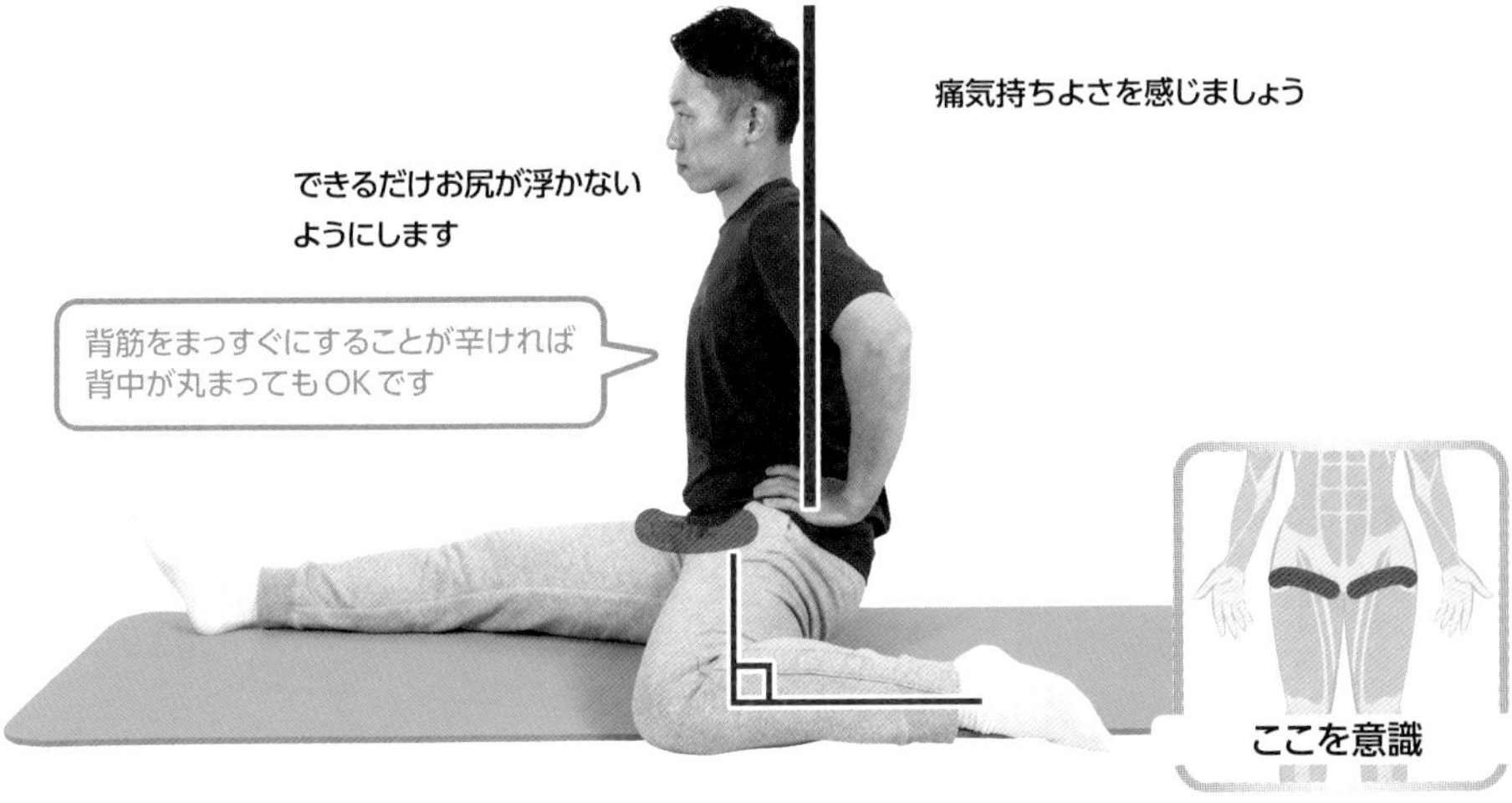
痛気持ちよさを感じましょう
できるだけお尻が浮かない
ようにします
背筋をまっすぐにすることが辛ければ
背中が丸まってもOKです
ここを意識

①②③④⑤ 膝を90度に曲げて反対の足を乗せる

▶▶▶ 片側10秒／左右とも行う

1 両手を後ろについて片膝90度に曲げる

両手を後ろについて肘を伸ばします。
左膝を90度に曲げ、足を外に向けます

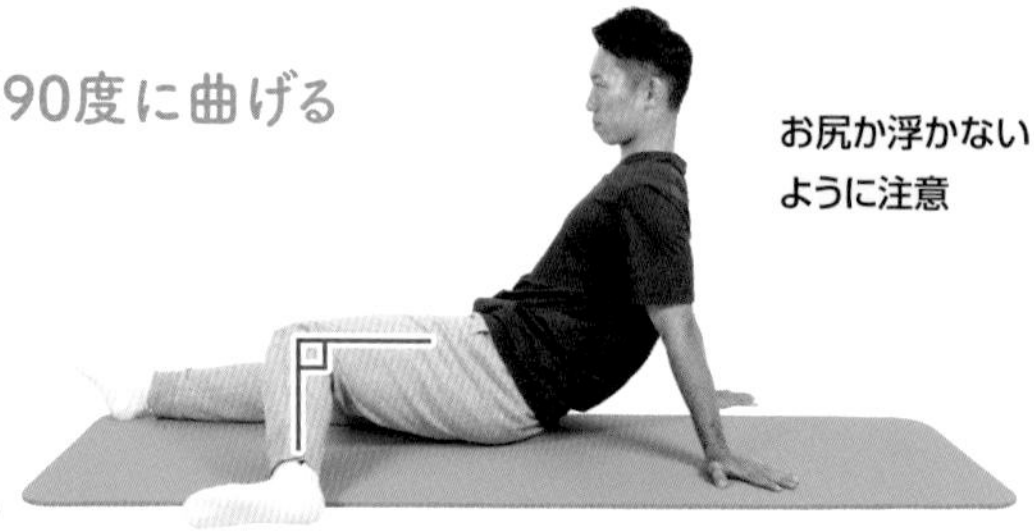
お尻が浮かない
ように注意

2 右足を左膝の上に乗せる

右足を左膝の上に乗せて左股関節を
内側に捻じります

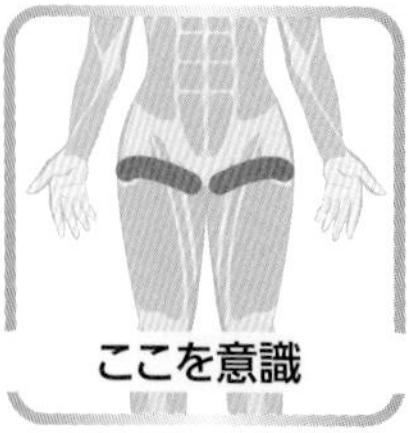
ここを意識

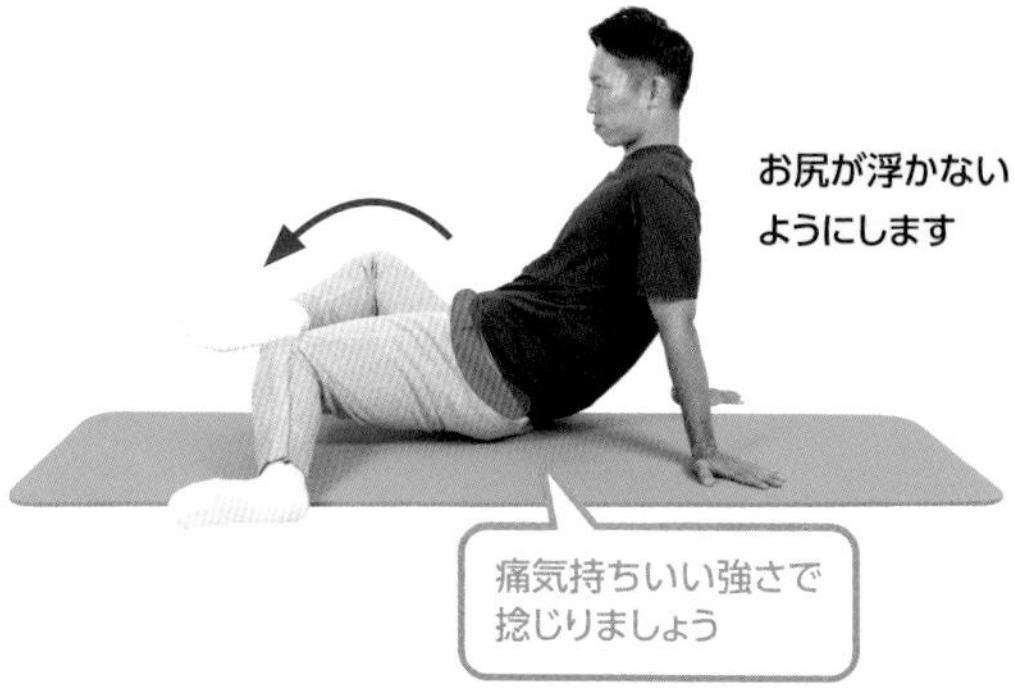
お尻が浮かない
ようにします
痛気持ちいい強さで
捻じりましょう

①②③④⑤ 膝を曲げて体を後ろへ倒す

▶▶▶ 片脚10秒／左右とも行う

1 右脚を伸ばして左膝を曲げる

右脚を伸ばして左膝を曲げ、両手を後ろにつきます

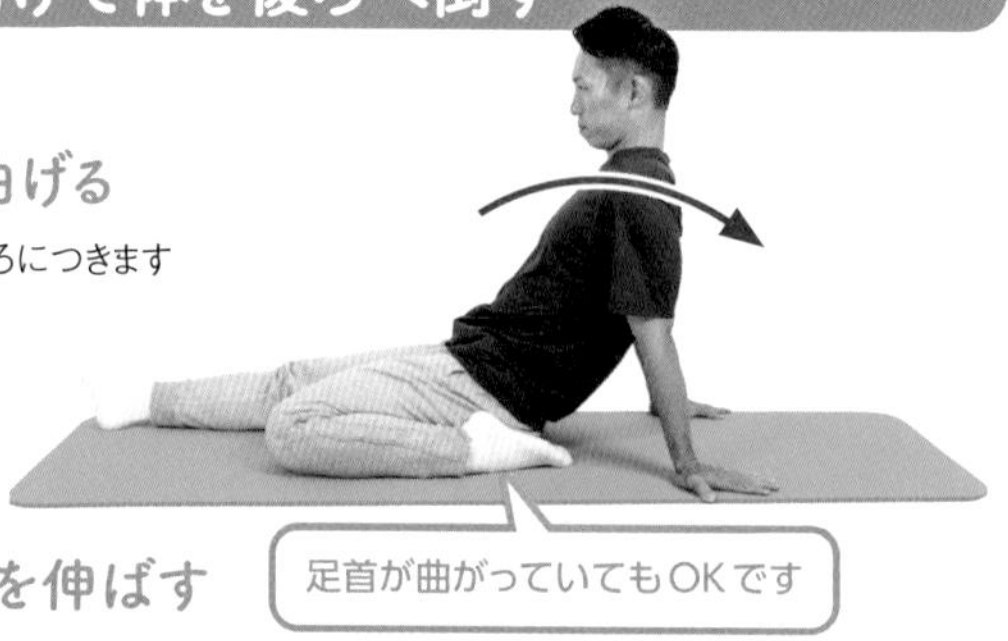
足首が曲がっていてもOKです

2 体を後ろへ倒して太ももを伸ばす

後ろに手をついて体を後ろに倒し、
浮いてきた左膝を床につけます

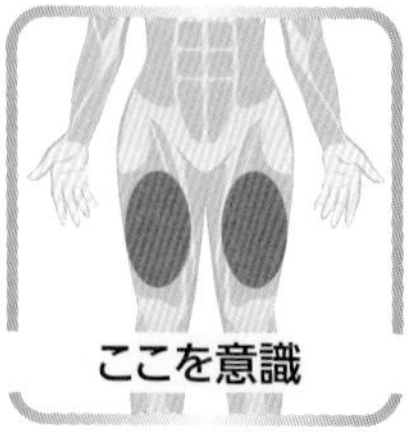
ここを意識

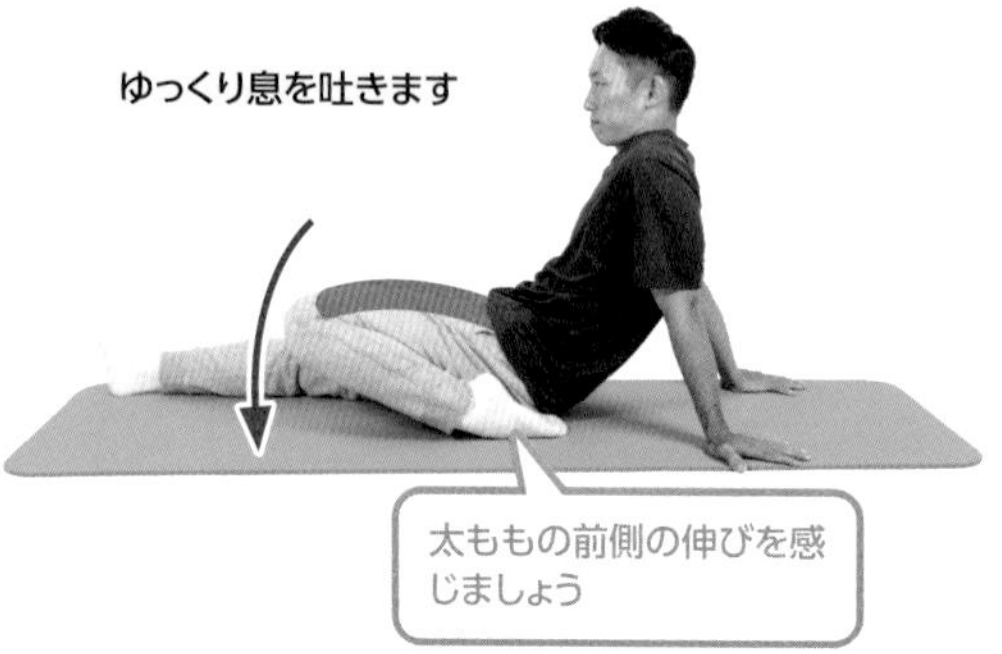
ゆっくり息を吐きます
太ももの前側の伸びを感
じましょう

①②③④⑤ 片脚を抱えて手前に引きつける

▶▶▶ 片側20秒／左右とも行う

1 寝転がって片膝を曲げる

膝を曲げて右手で右膝を、
左手で足を持ちます

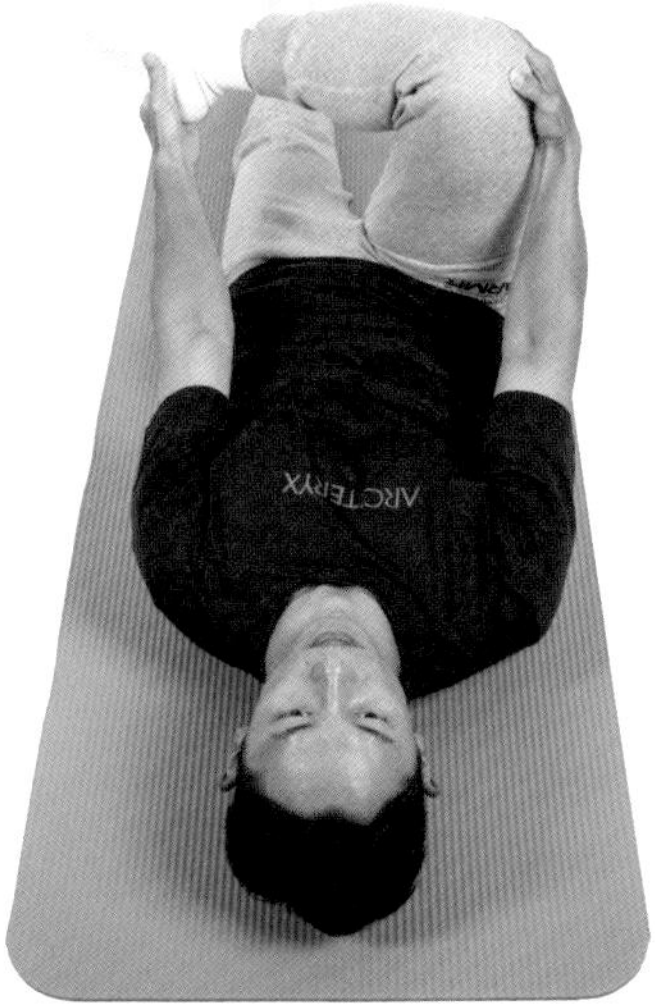

2 足と膝を持って引き寄せる

右膝と足を胸のほうに引き寄せます

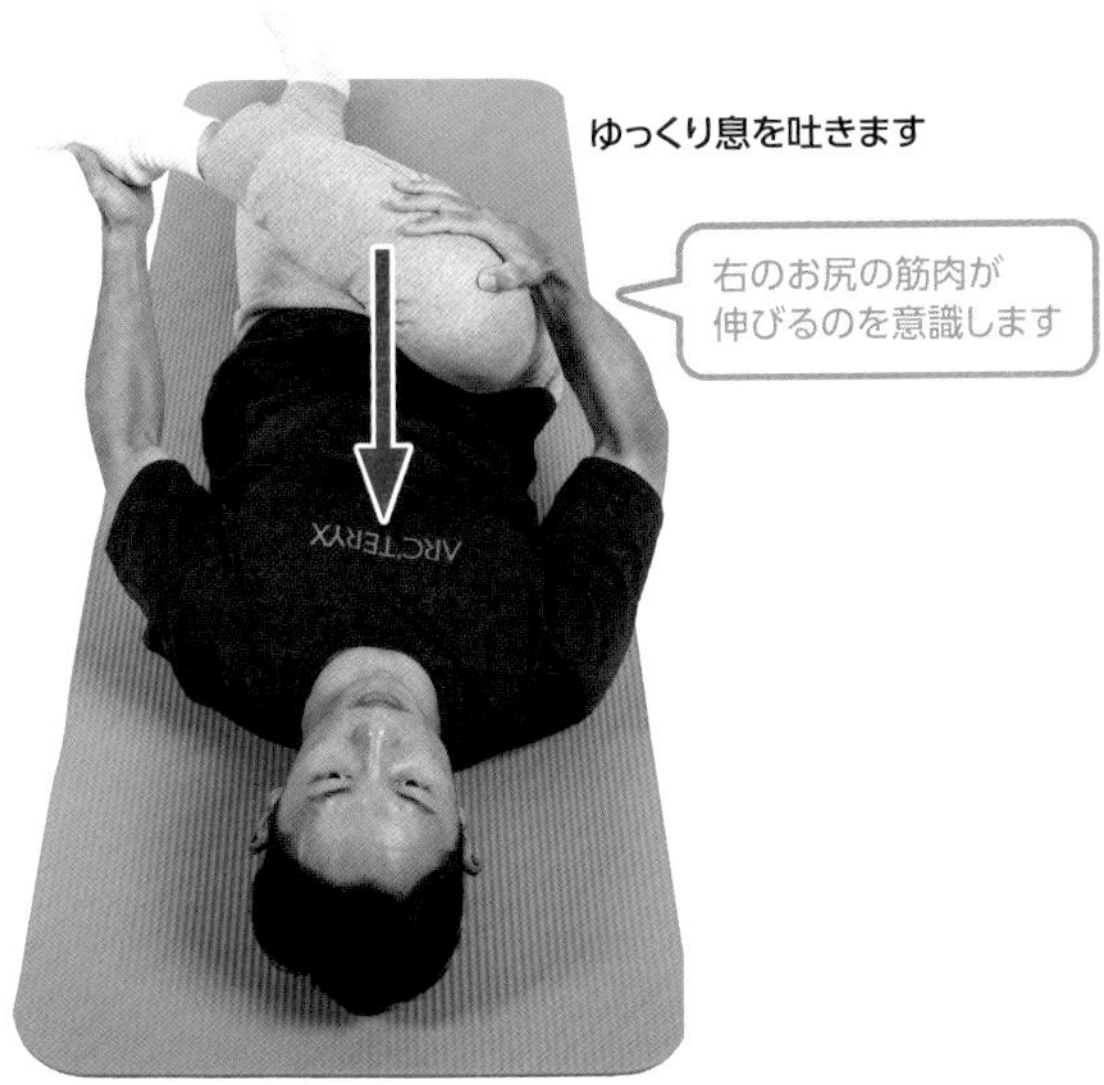
ゆっくり息を吐きます
右のお尻の筋肉が伸びるのを意識します

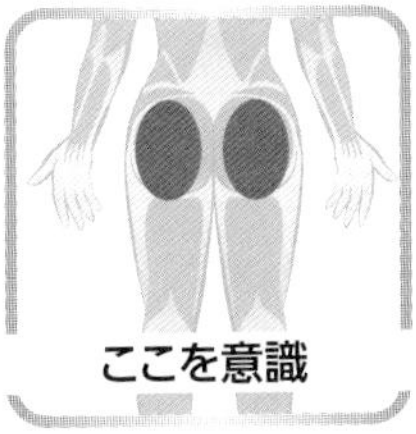
ここを意識

お尻の痛みやだるさをトル

お尻の筋肉をほぐす4つのストレッチを紹介します。

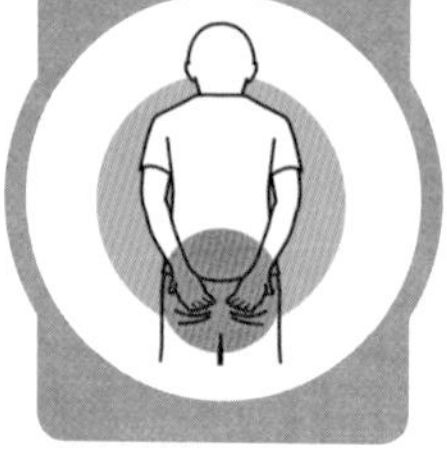

❶②③④⑤ **膝を伸ばして体を前に倒す**

▶▶▶ 片脚10秒／左右とも行う

1 片方の脚を伸ばして片膝を曲げる

まずは左脚を伸ばして右膝を曲げます

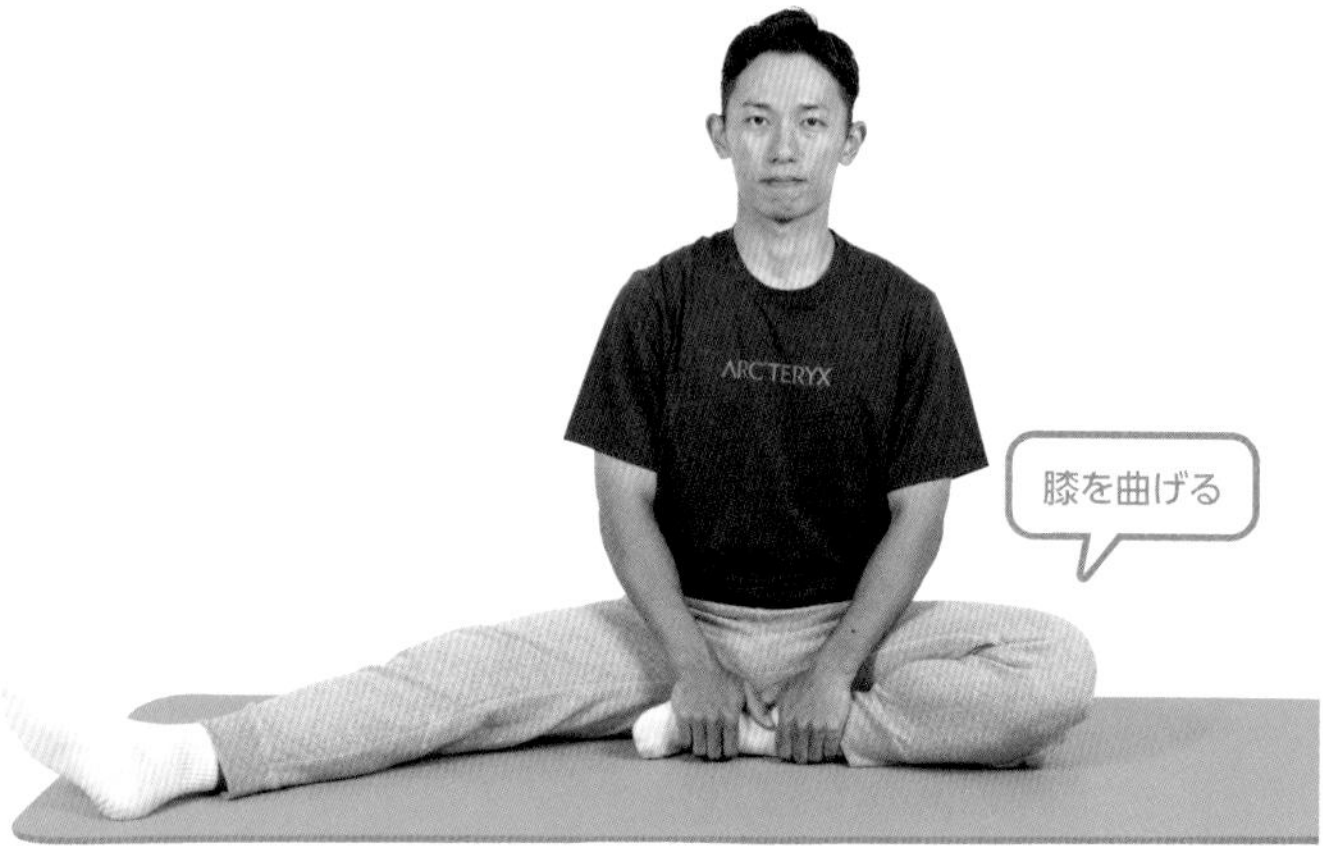

膝を曲げる

2 体を足先のほうに倒す

伸ばした足先のほうに上体を倒します

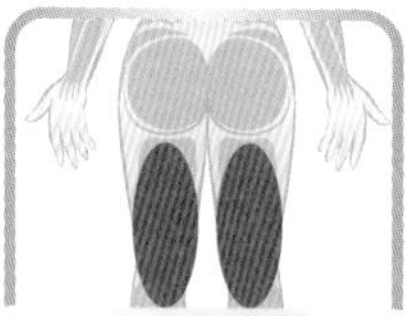

ここを意識

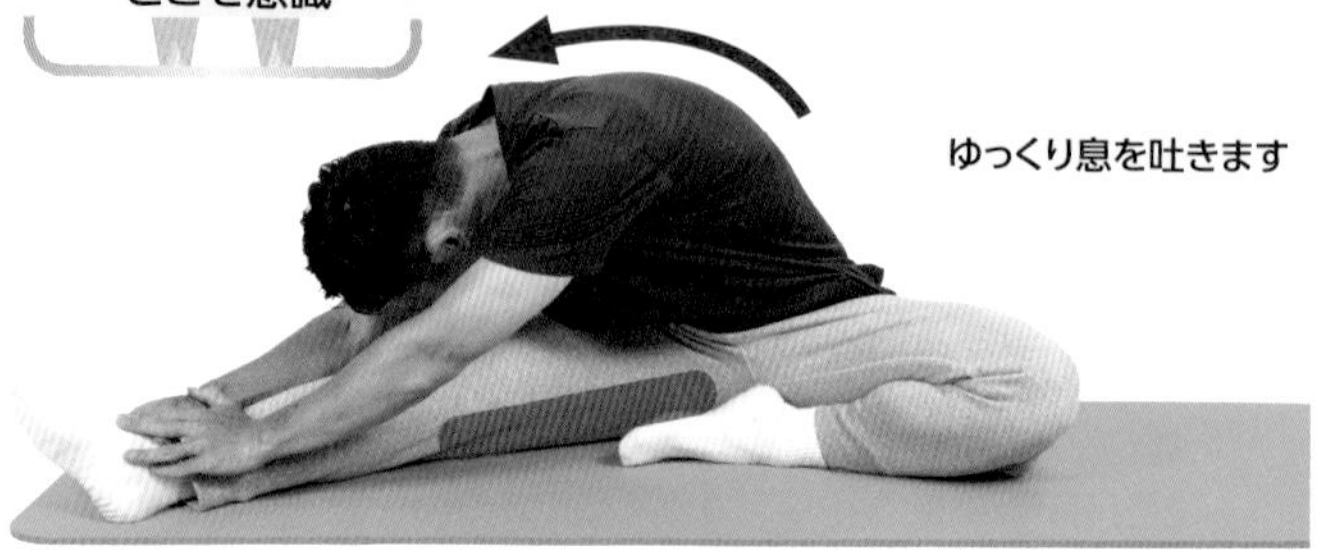

太ももの裏側に
痛気持ちよさを感じましょう
ゆっくり息を吐きます
痛気持ちいいところまで
体を倒します

動画はこちら

①②③④⑤ 手首をつかんで体側を伸ばす

▶▶▶ 片側10秒／左右とも行う

1 片方の脚を伸ばして膝を曲げる

まずは左脚を伸ばして右膝を曲げます

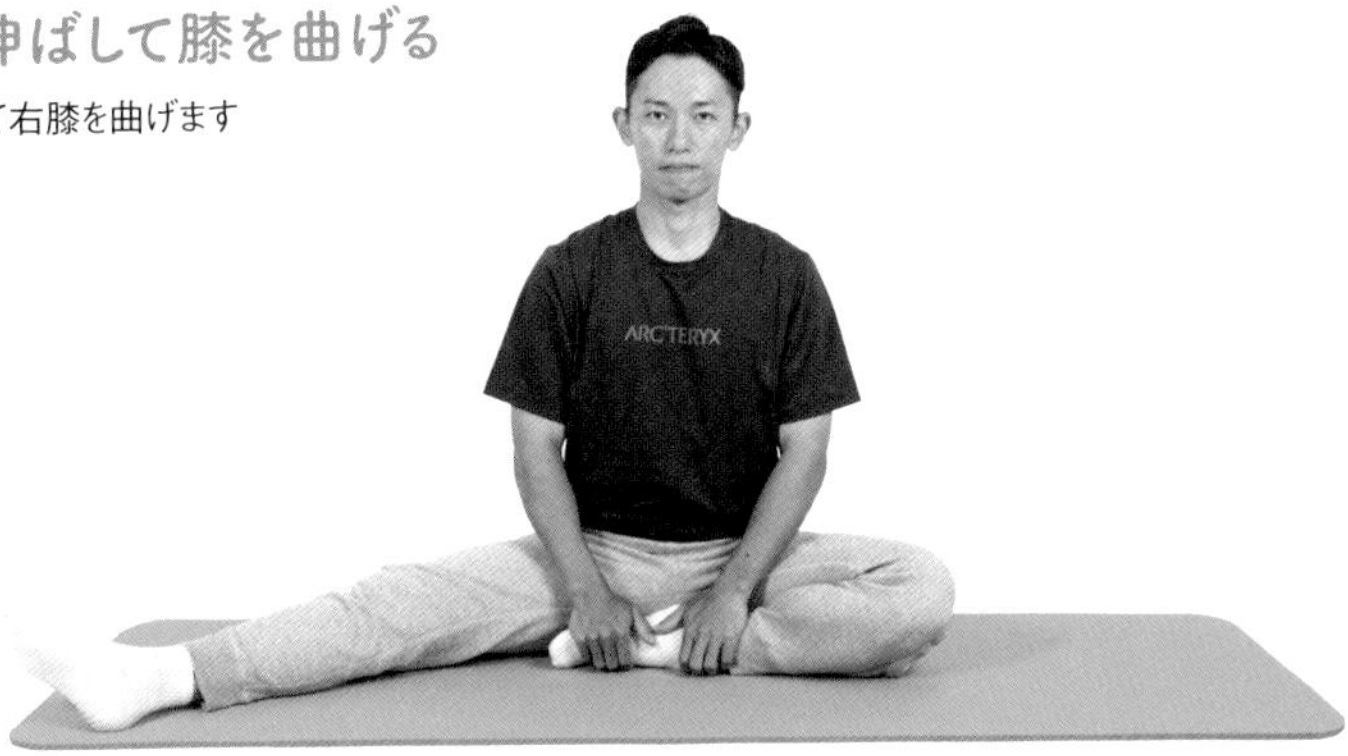

2 手首をつかむ

左手で右手首をつかみ、
右腕を引っ張ります

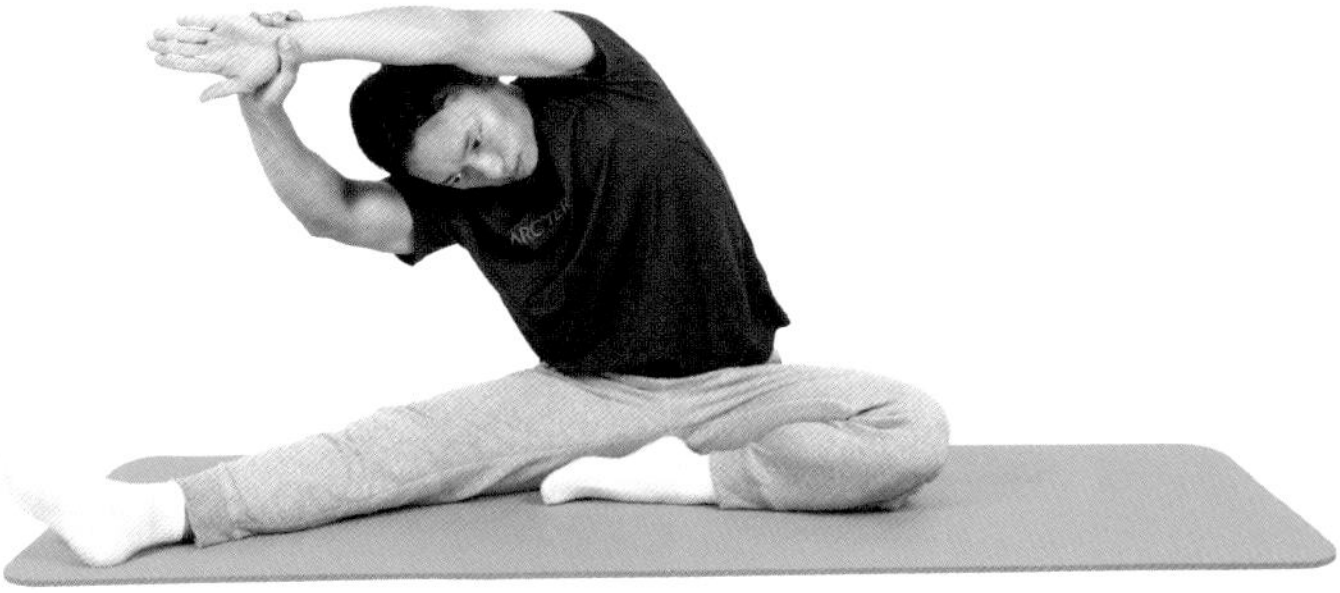

3 手を足先のほうへ

右手を左足先のほうへ引っ張ります

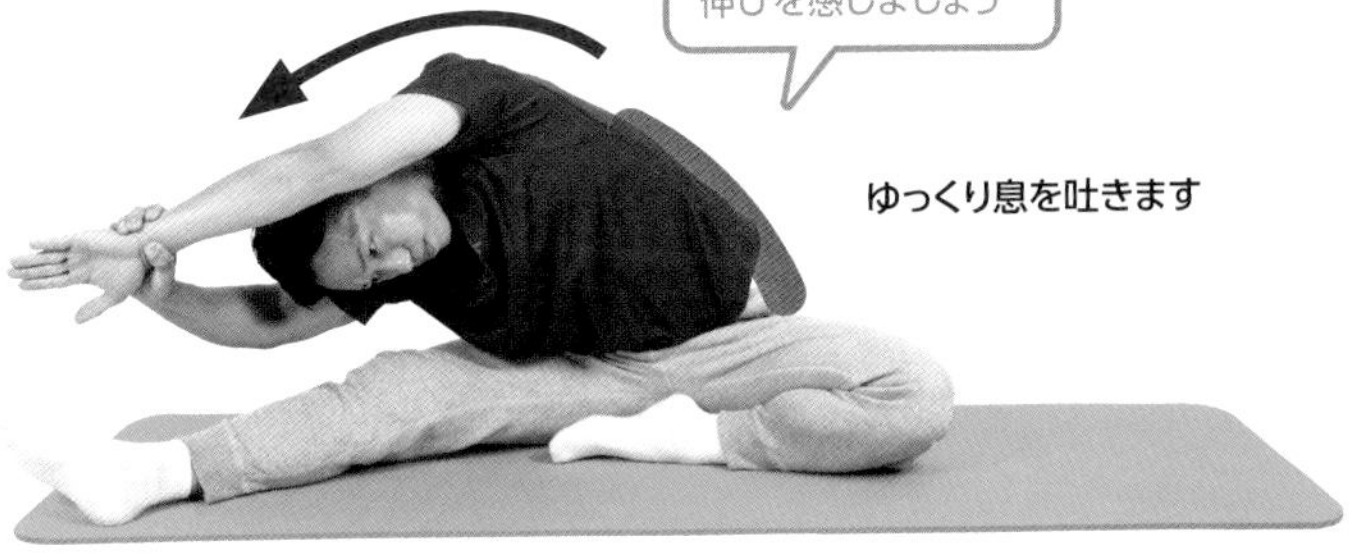
右側の脇腹の
伸びを感じましょう
ゆっくり息を吐きます

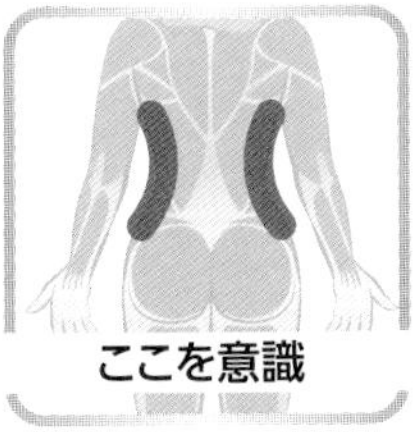
ここを意識

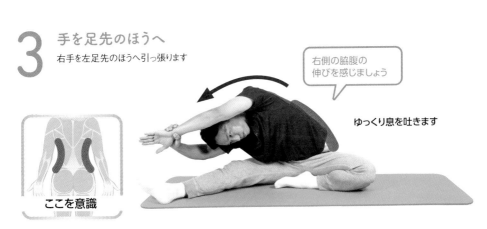

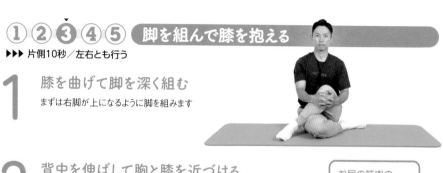

①②❸④⑤ 脚を組んで膝を抱える

▶▶▶ 片側10秒／左右とも行う

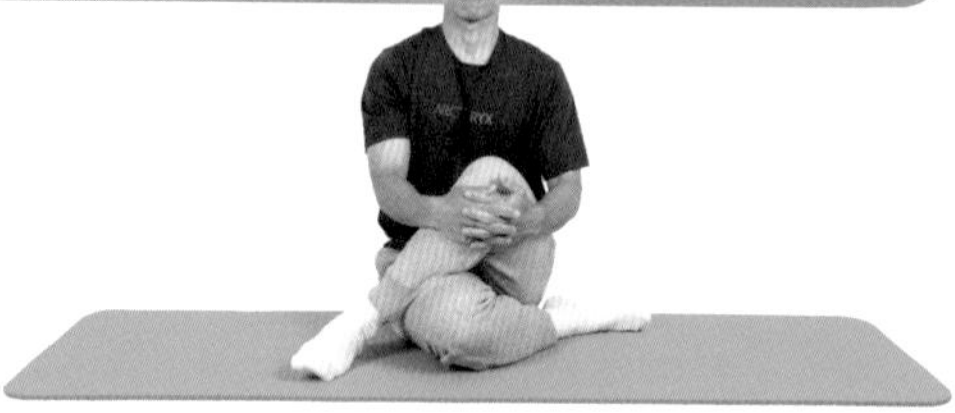

1 膝を曲げて脚を深く組む

まずは右脚が上になるように脚を組みます

2 背中を伸ばして胸と膝を近づける

背筋を伸ばして両手で膝をつかみ、
胸と膝を近づけると、右のお尻の筋肉が伸びます

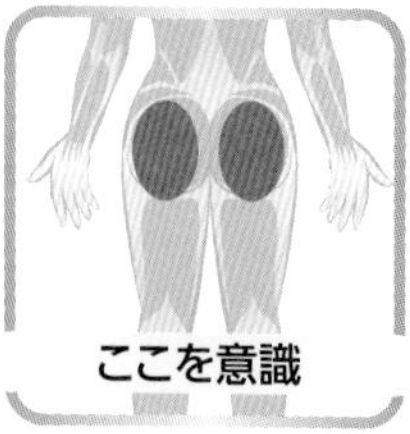
ここを意識

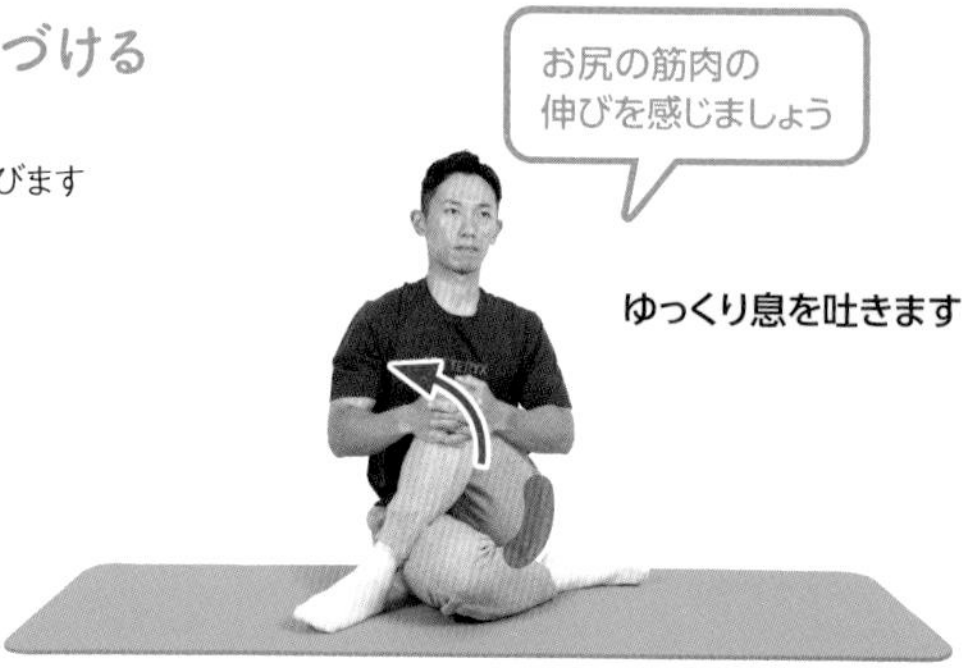
お尻の筋肉の
伸びを感じましょう
ゆっくり息を吐きます

①②③❹⑤ 足裏を合わせて前屈

▶▶▶ 10回×2セット

1 座って足の裏を合わせる

座って足の裏を合わせ、
かかとを体のほうに近づけます

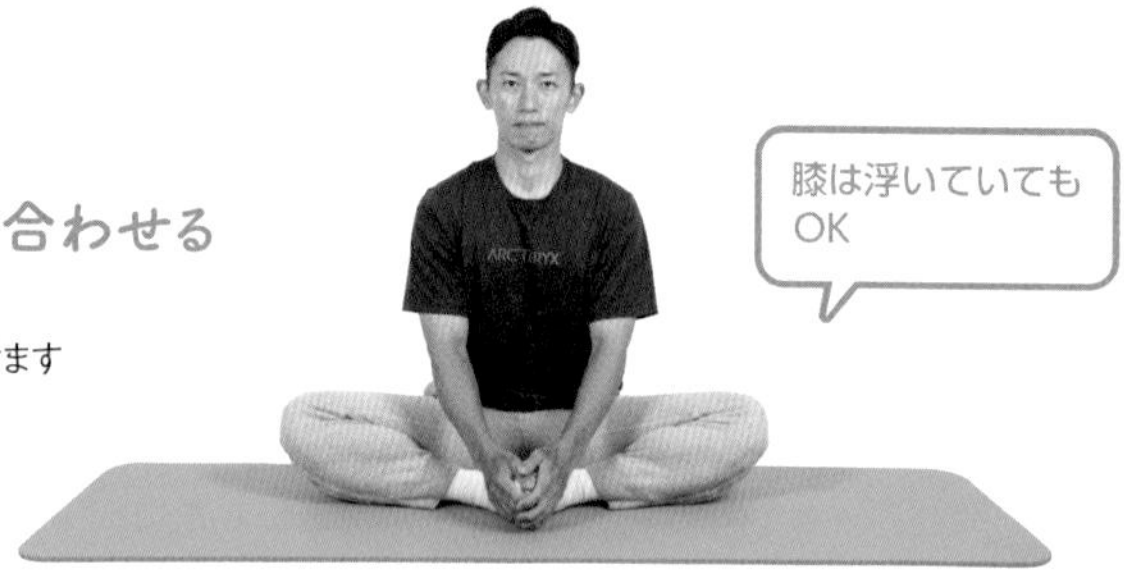
膝は浮いていても
OK

2 痛気持ちいいところまで前屈

股関節の両側が痛気持ちいいところまで体を前に倒します

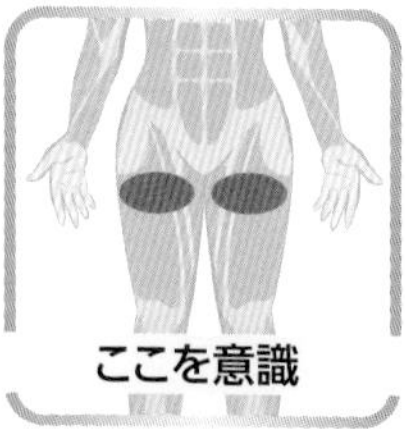
ここを意識

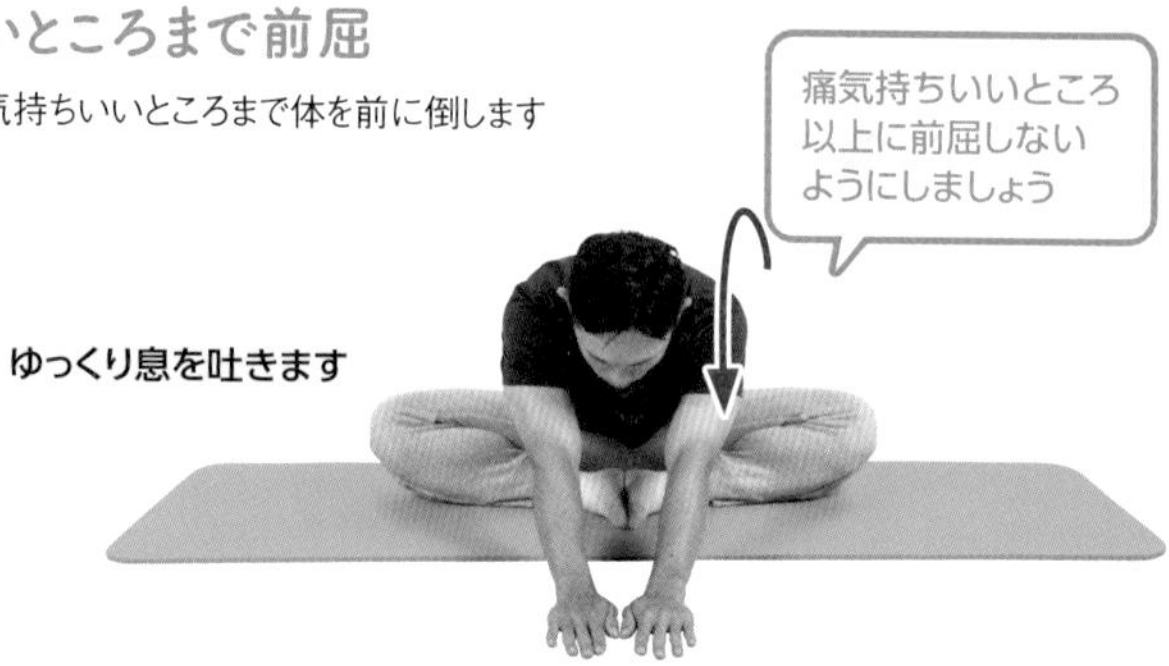
ゆっくり息を吐きます
痛気持ちいいところ
以上に前屈しない
ようにしましょう

①②③④⑤ 片脚を抱えて手前に引きつける

▶▶▶ 片側20秒／左右とも行う

1 寝転がって片膝を曲げる

膝を曲げて右手で右膝を、
左手で足を持ちます

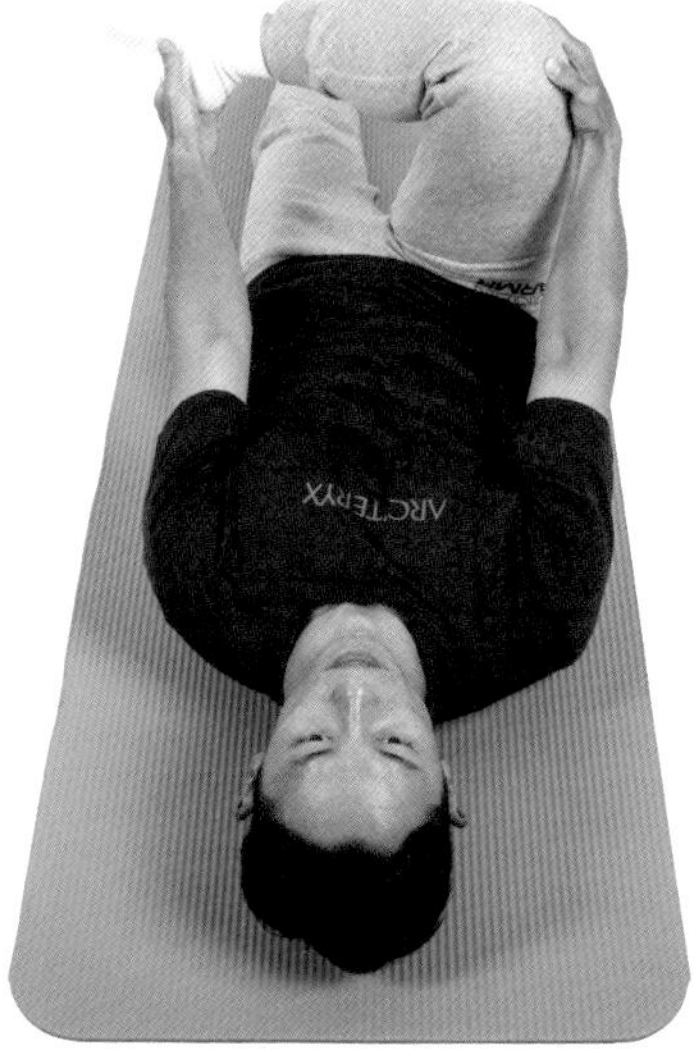

2 足と膝を持って引き寄せる

右膝と足を胸のほうに引き寄せます

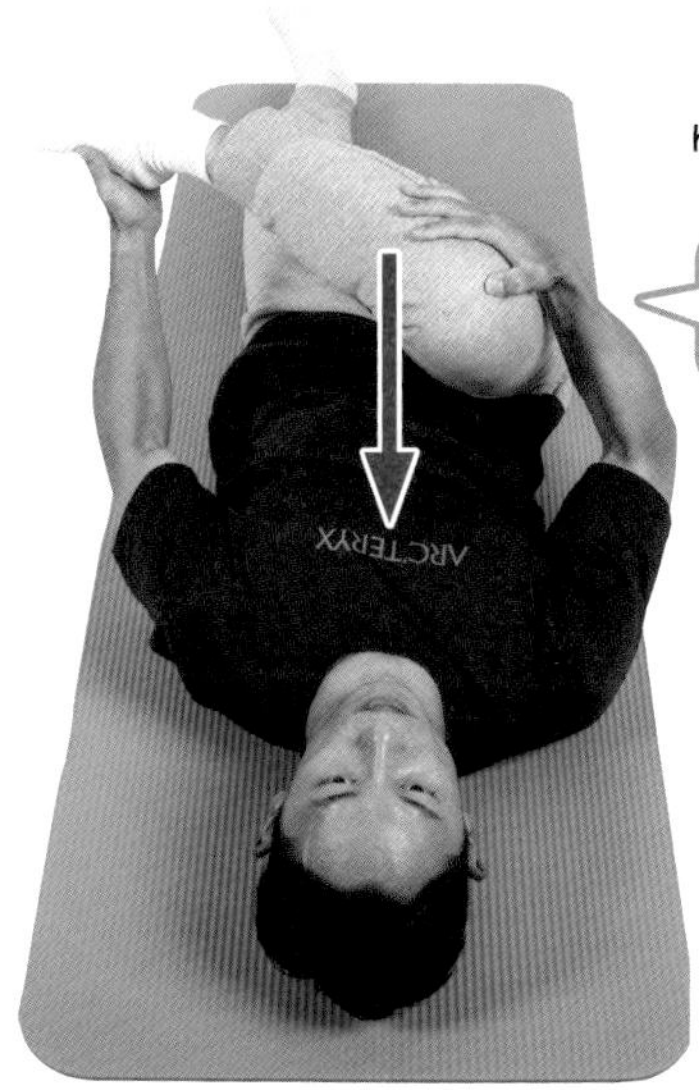

ゆっくり息を吐きます

右のお尻の筋肉が
伸びるのを意識します

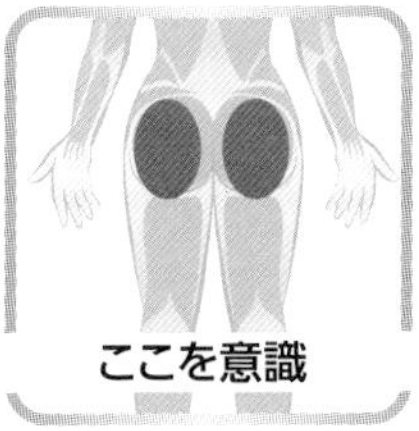

COLUMN

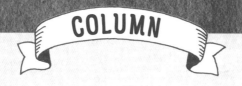

はり治療は効くの？

体がしんどいときに多くの方が選ぶのはマッサージでしょう。もんでもらった直後は気持ちいいマッサージですが、根本的な解決にはなりません。なぜなら筋肉はいくつもの層になっているため、皮膚の上からほぐすマッサージでは、どうしても深層にある筋肉までほぐせないからです。

「はり」であれば、深いところにある筋肉まで刺せるので直接アプローチができます。寝違えて首が回らない場合やぎっくり腰などの激しい痛みを、瞬時に取り除くこともできます。

痛みが激しい場合には、ストレッチと併用してはり治療を受けていただくこともおすすめです。

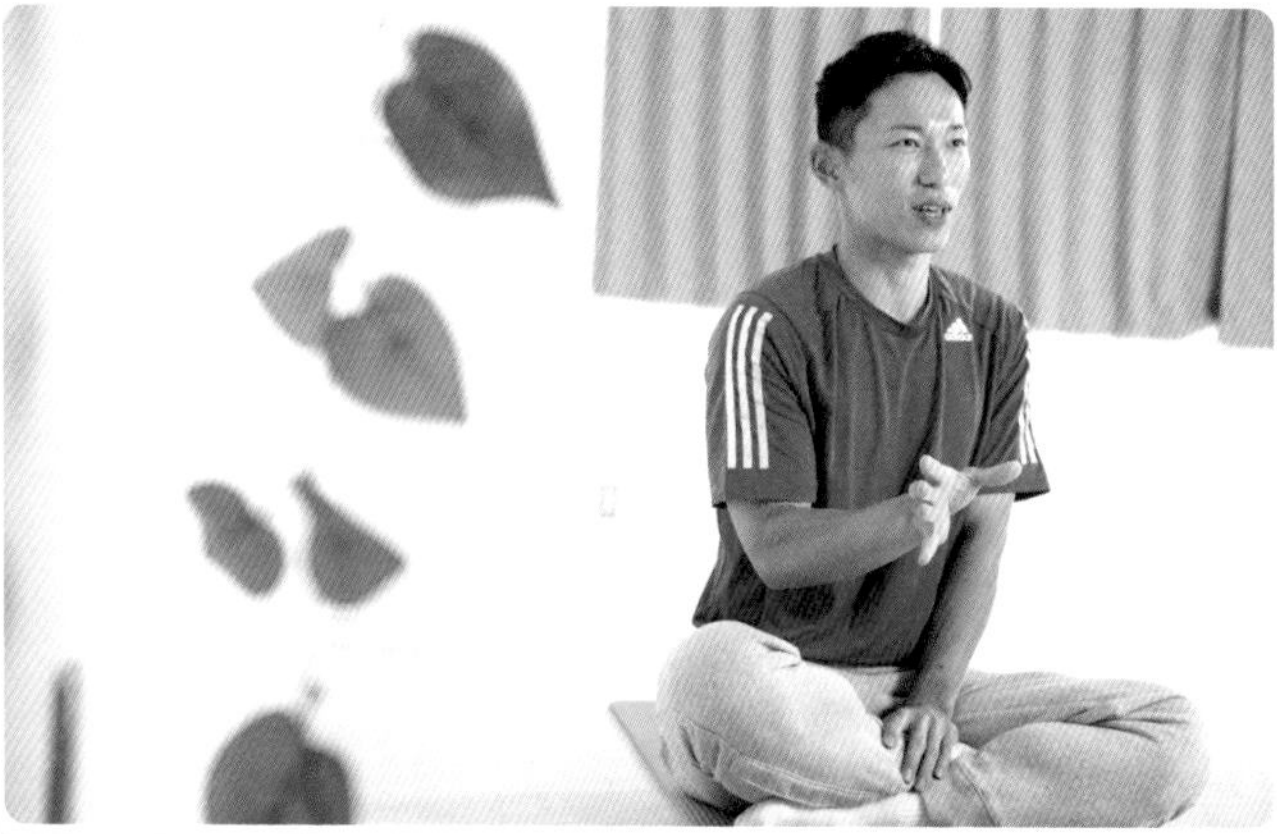

10秒ストレッチ

PART 4

ストレッチを習慣にする 曜日別プログラム

ストレッチが習慣になると、痛みから解放され、快適な日常が過ごせるようになります。暮らしのなかにストレッチを取り入れましょう。

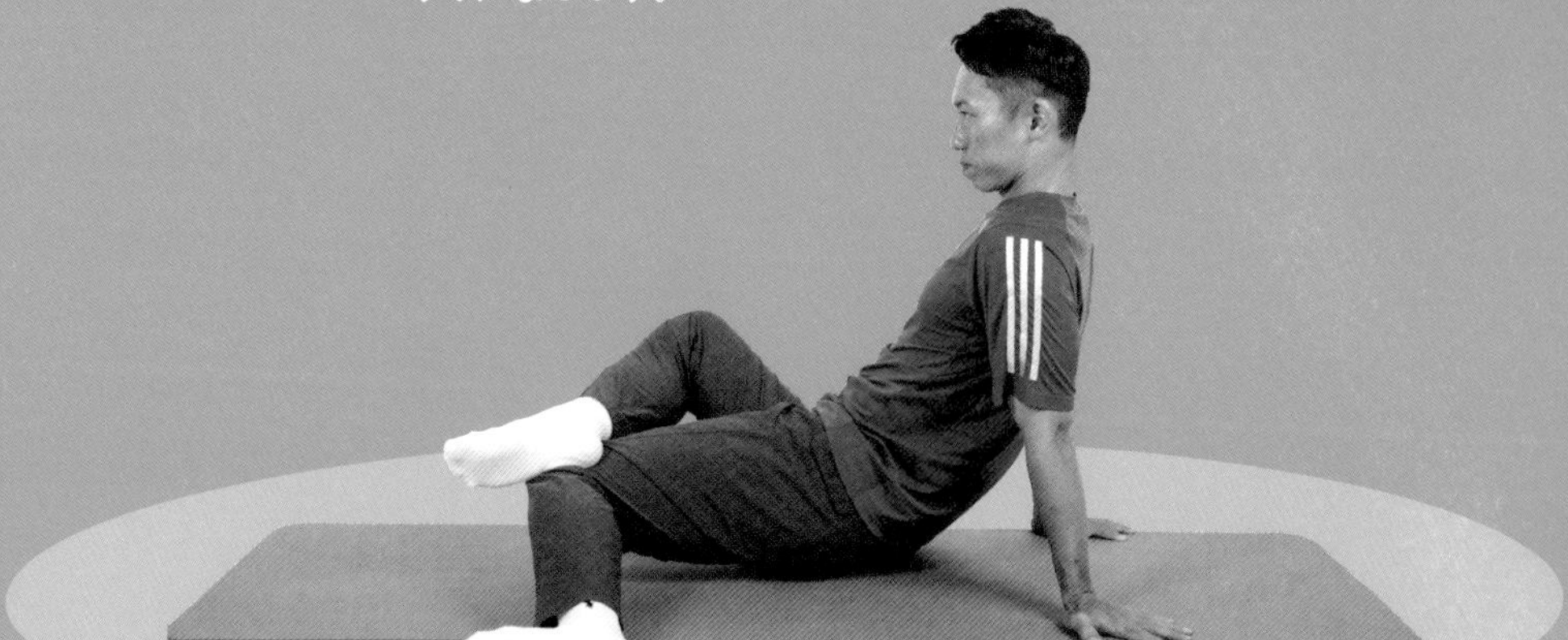

左右の表記について

本書ではすぐにストレッチを真似てもらえるように、正面を向いているストレッチについては「見たままの画像の方向で分かりやすいように左右を反転して表記しています」。横向きのストレッチは、見たままの同じようにストレッチをしても左右が反転しないので、表記についても左右反転させていません。

ストレッチを習慣にする

まずは10秒のストレッチを続ける

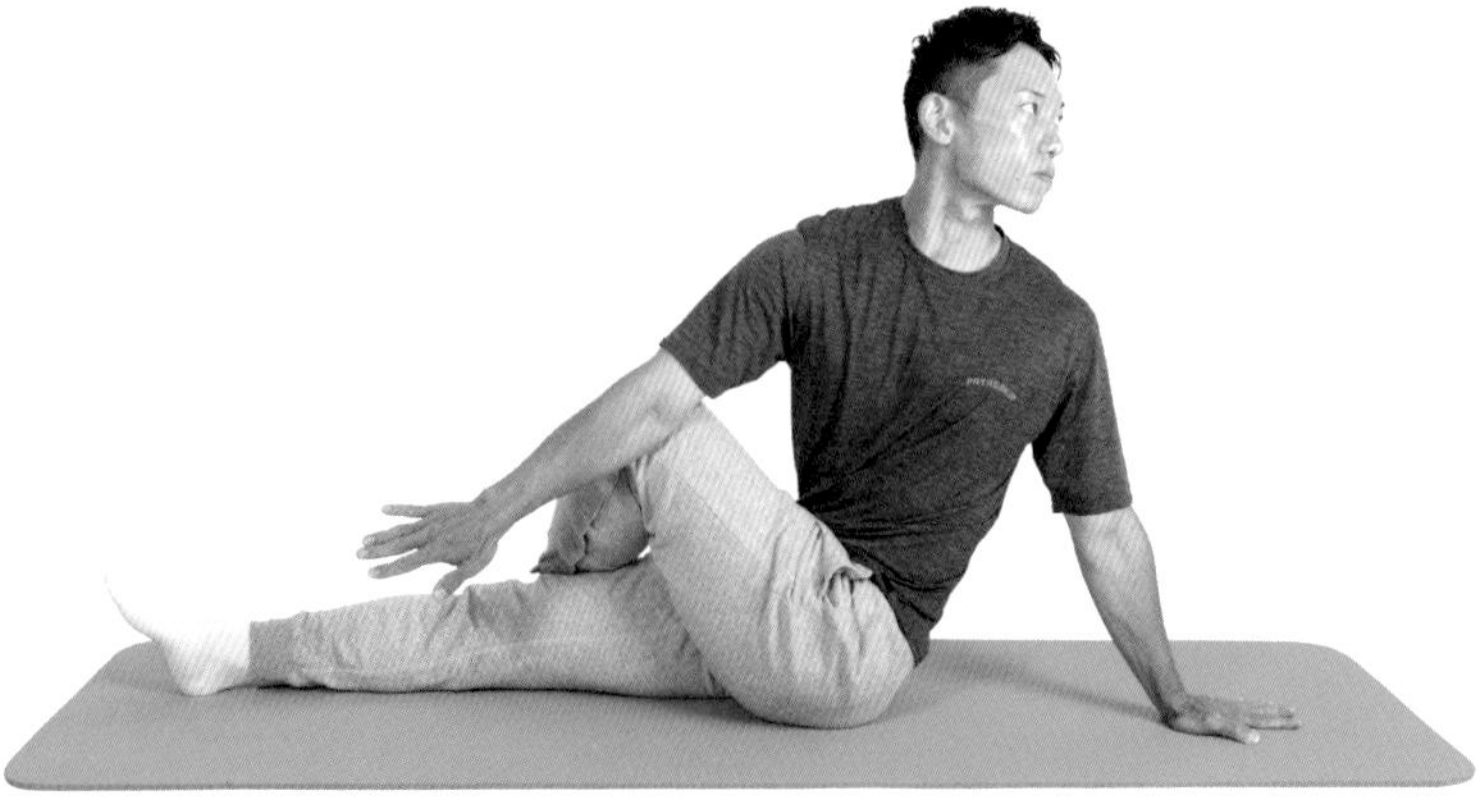

毎日続けることで筋肉の柔軟性を保てます

1日10秒 ×4〜5種のストレッチ

得られる効果

- 自然に硬くなる筋肉の柔軟性を維持できる
- これまで伸ばしていなかった部位に柔軟性が出てくる

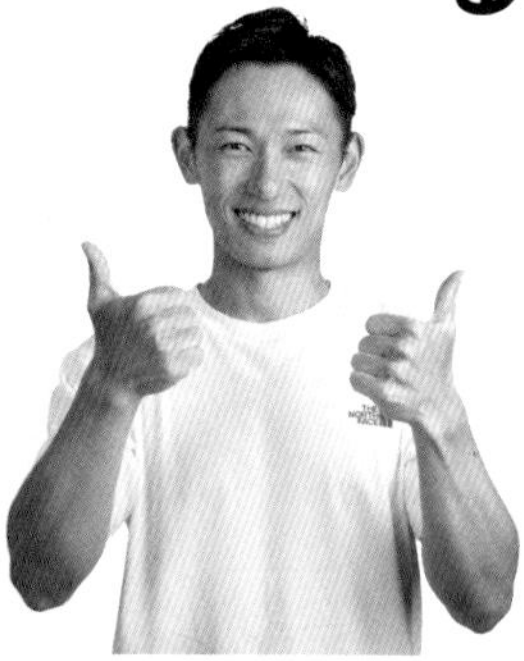

ストレッチはいいことずくめ

ストレッチによって筋肉や腱を伸ばしたり、ほぐしたりすることができます。その結果として体のゆがみが戻ったり、関節の痛みが減ったり、腰痛の緩和や改善といった効果が期待できます。

人の体は年齢を重ねると硬くなっていきます。この原因の1つに、筋肉や腱が硬くなることが挙げられます。この加齢による硬さも、ストレッチによって柔らかくすることができます。最近の言葉でいうとストレッチで「アンチエイジング」ができるのです。

慣れてきたらストレッチの負荷を増やす

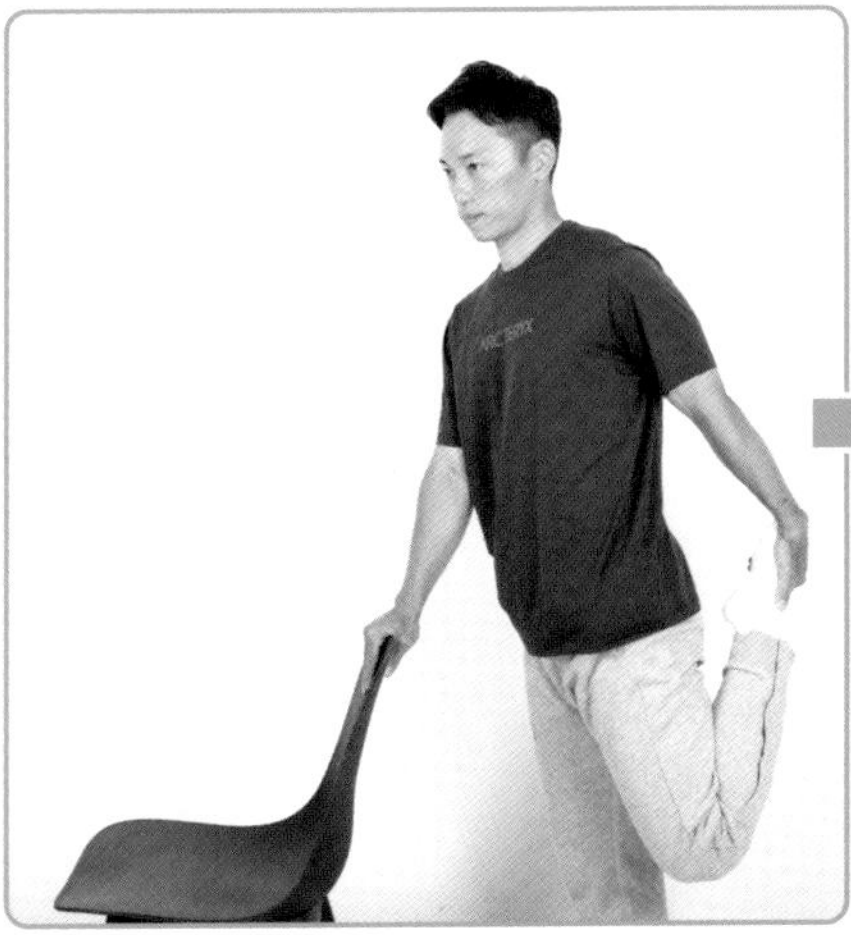

毎日同じ伸ばし具合だと筋肉が柔らかくなり、徐々に「痛気持ちよさ」が薄れてきます

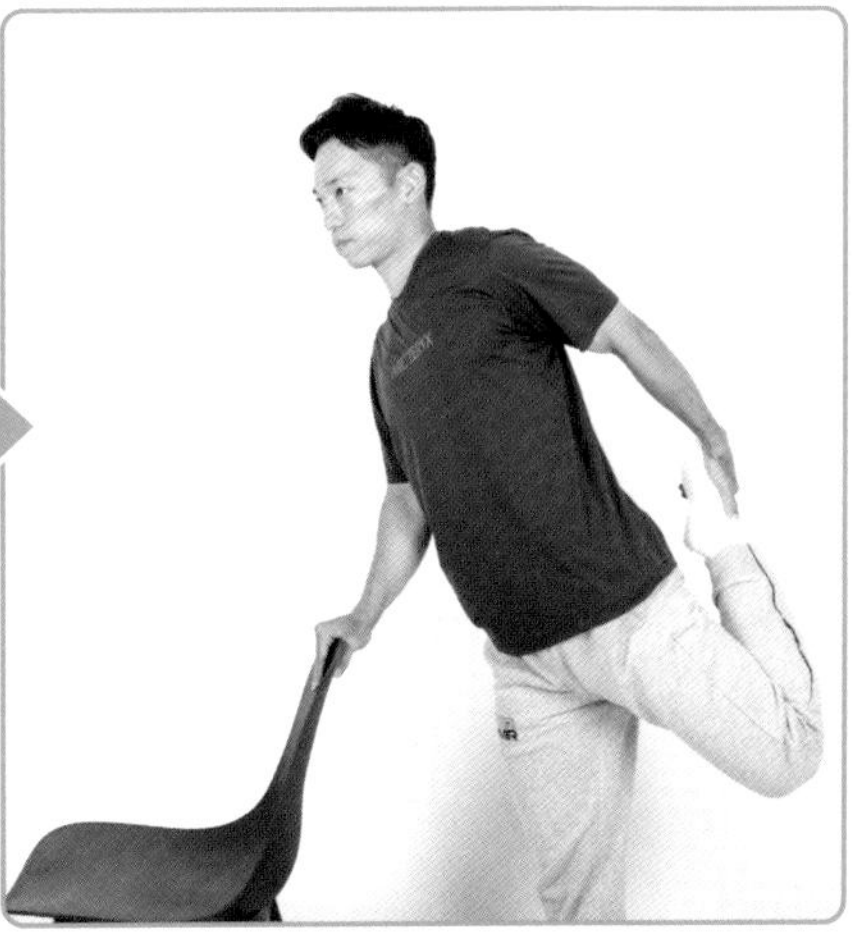

負荷を増やすことで筋肉がより柔らかくなっていきます。

⚠ 注意　1日最高で3回程度まで

- 痛気持ちいい程度のストレッチでも、十分に筋肉に刺激があるため、やりすぎは逆効果になります

ストレッチの負荷

- ストレッチを続けていると、今まで「痛気持ちいい」と感じていた伸ばし方では物足りなくなってくる
- 負荷を増やすことで筋肉の柔軟性をより高められる

腰痛によいストレッチをセレクト

体にとって非常によい効果が得られるストレッチですから、できるだけ習慣にしていきたいものです。ここではいろいろな種類の腰痛解消に役立つストレッチを網羅し、1週間でできるようにまとめました。1回のストレッチでほぐすことが難しい大きな筋肉は、週に何度か行うことで、効果を高められるように組み立てています。毎日のストレッチを続けることは大変ですが、必ず結果がついてきますので、できる範囲からはじめてみてください。

①②③④ 脚を伸ばして体を前に倒す

▶▶▶ 片脚10秒／左右とも行う

1 片方の脚を伸ばす

90度くらいに脚を開き、
片方の脚を伸ばします

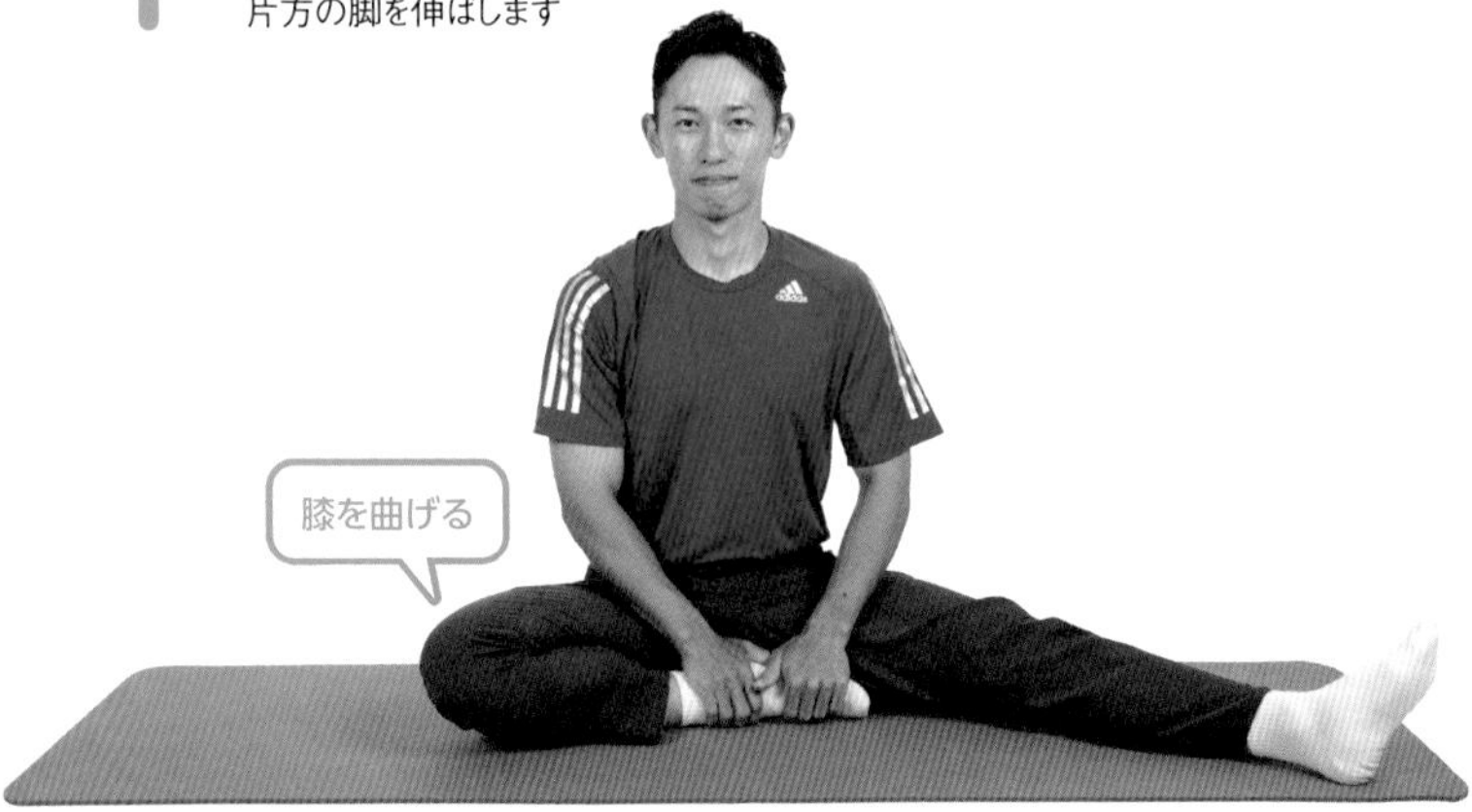
膝を曲げる

2 伸ばした脚のほうに体を倒す

伸ばした脚のほうに体をまっすぐに倒していきます

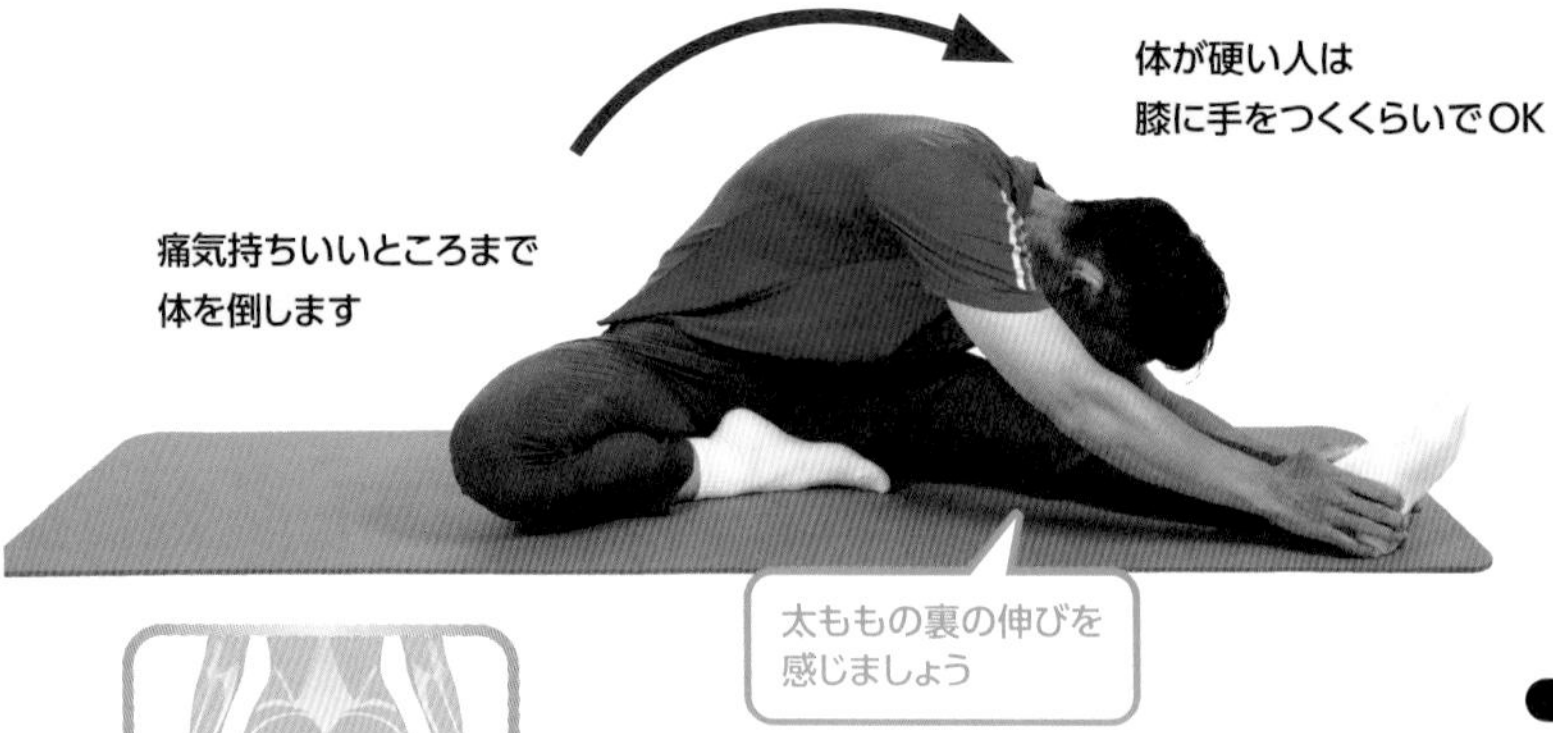
体が硬い人は
膝に手をつくくらいでOK
痛気持ちいいところまで
体を倒します
太ももの裏の伸びを
感じましょう

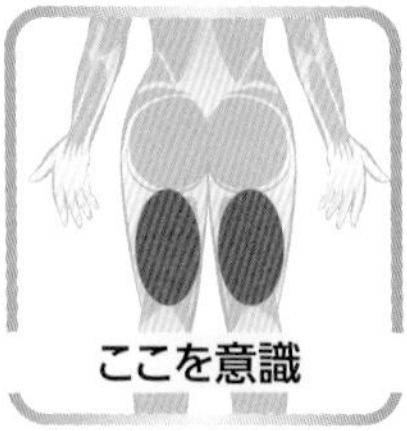
ここを意識

動画はこちら

①②③④ 手首をつかんで体側を伸ばす

▶▶▶ 片側10秒／左右とも行う

1 片方の脚を伸ばして膝を曲げる

まずは右脚を伸ばし、左膝を曲げます

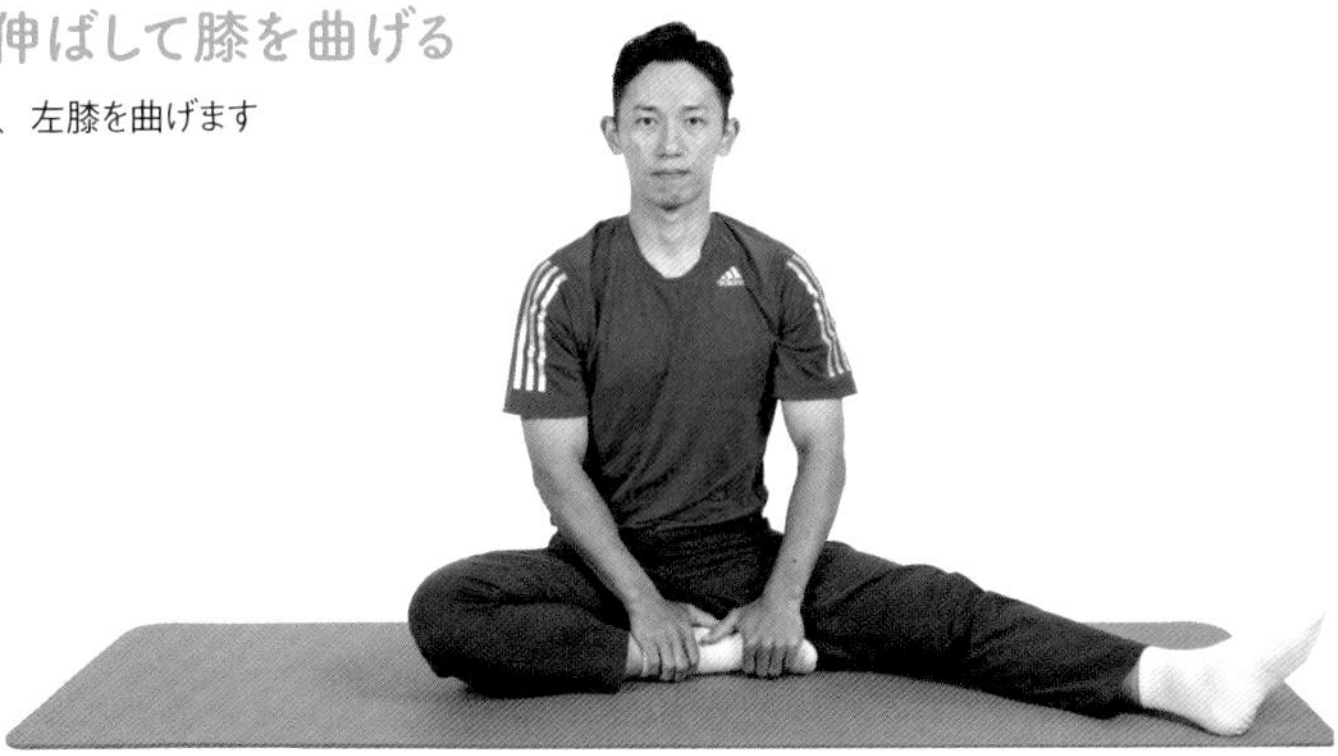

2 手首をつかむ

右手で左手首をつかみ左腕を引っ張ります

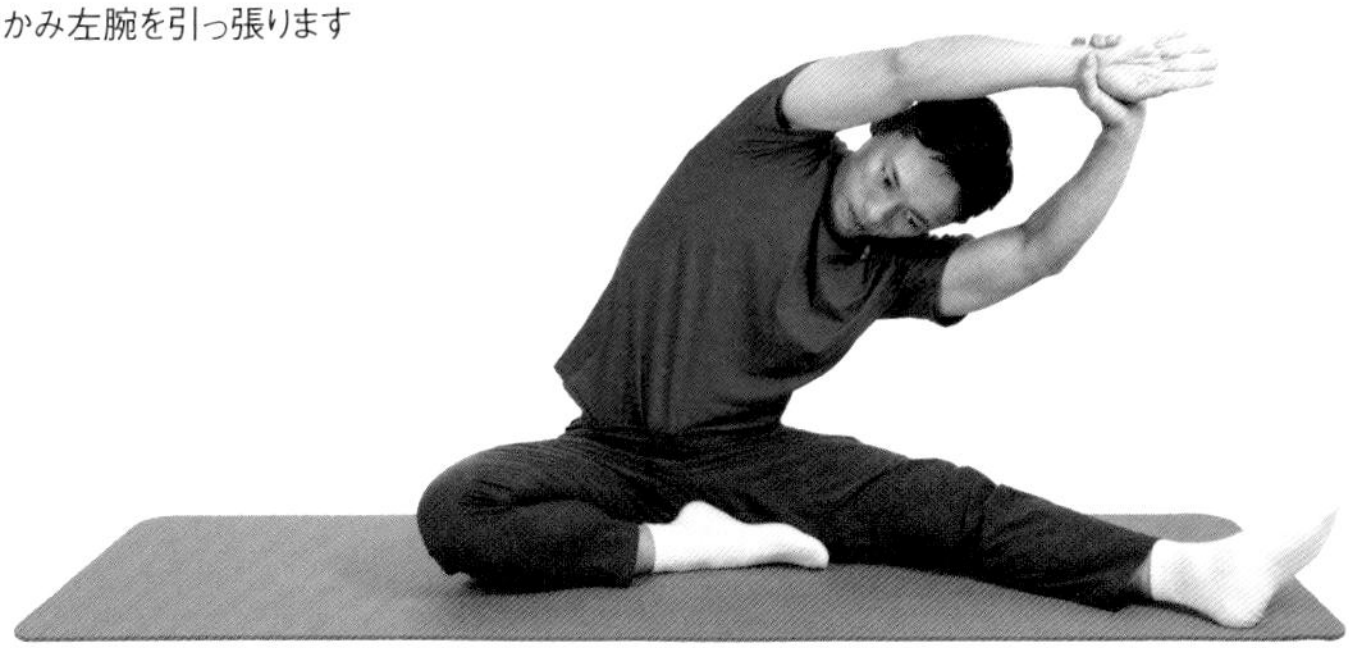

3 手を足先のほうへ

左手を右脚先のほうに引っ張ります

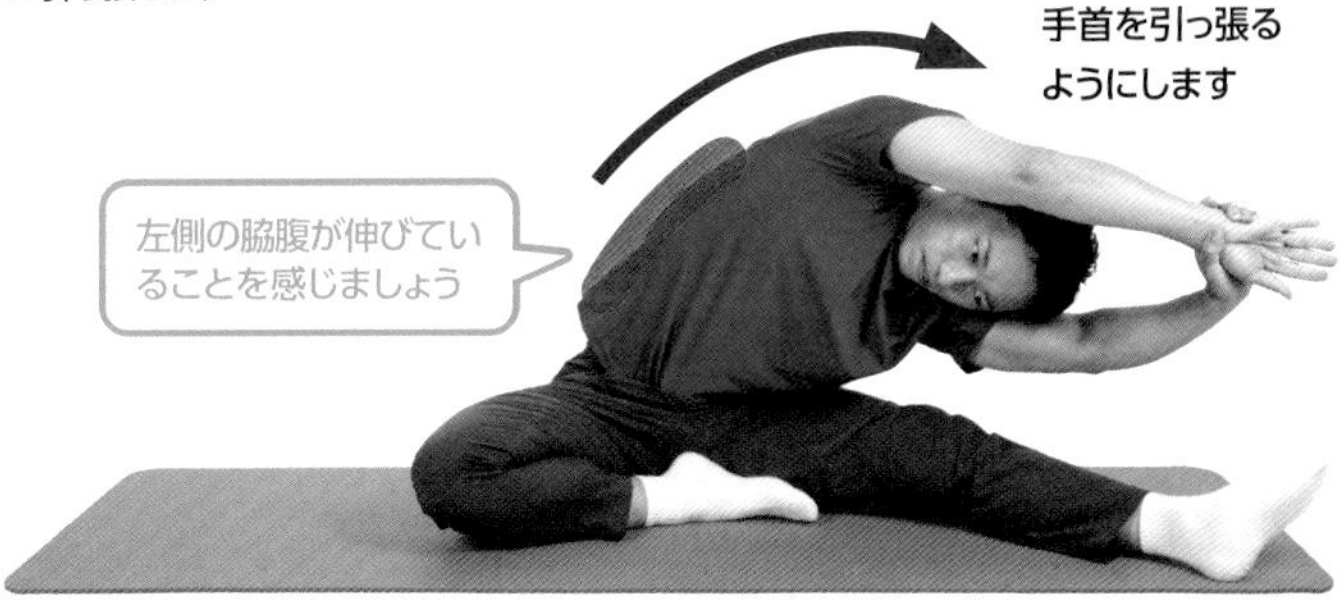
手首を引っ張る
ようにします

左側の脇腹が伸びている
ことを感じましょう

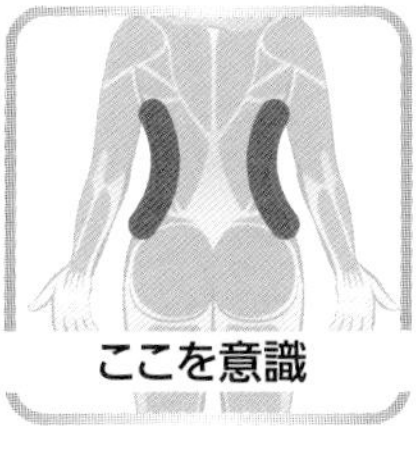
ここを意識

ゆっくり息を吐きます

①②③④

脚を組んで膝を引き寄せる

▶▶▶ 片側10回×2セット／左右とも行う

1 足を組んで左足を乗せる

右膝を90度に曲げ、
左足を右膝の上に乗せる

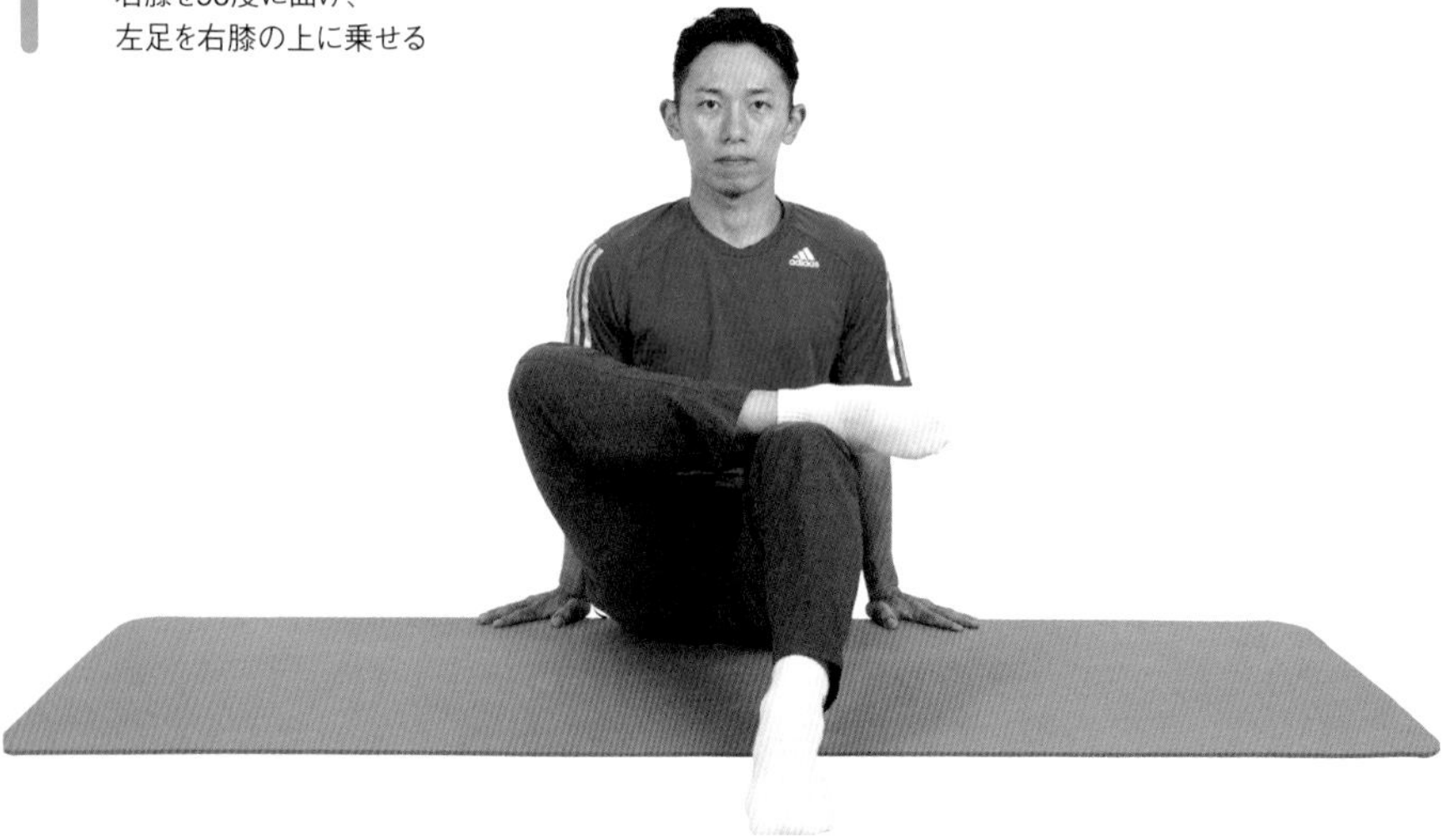

2 上体をひねり胸と膝を近づける

上体を左膝のほうに向け、両手で左膝を抱えて
胸と左膝を近づけます

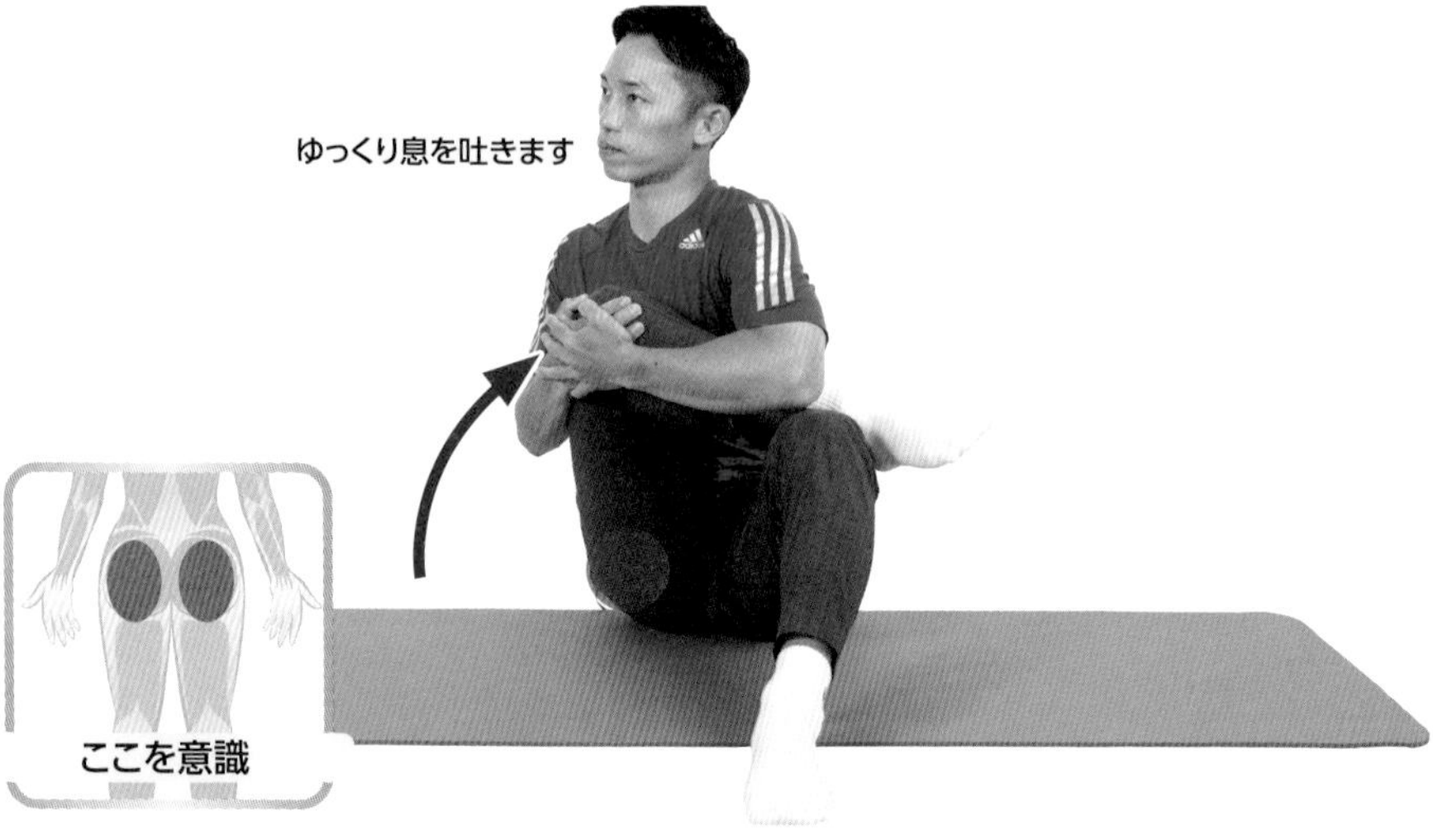
ゆっくり息を吐きます
ここを意識

①②③④ 脚をクロスして腰を捻じる

▶▶▶ 片側10秒／左右とも行う

1 脚をクロスして右肘で左膝を押す

左足を右膝の横に持ってきます。
右手を伸ばして右肘で左膝を押します

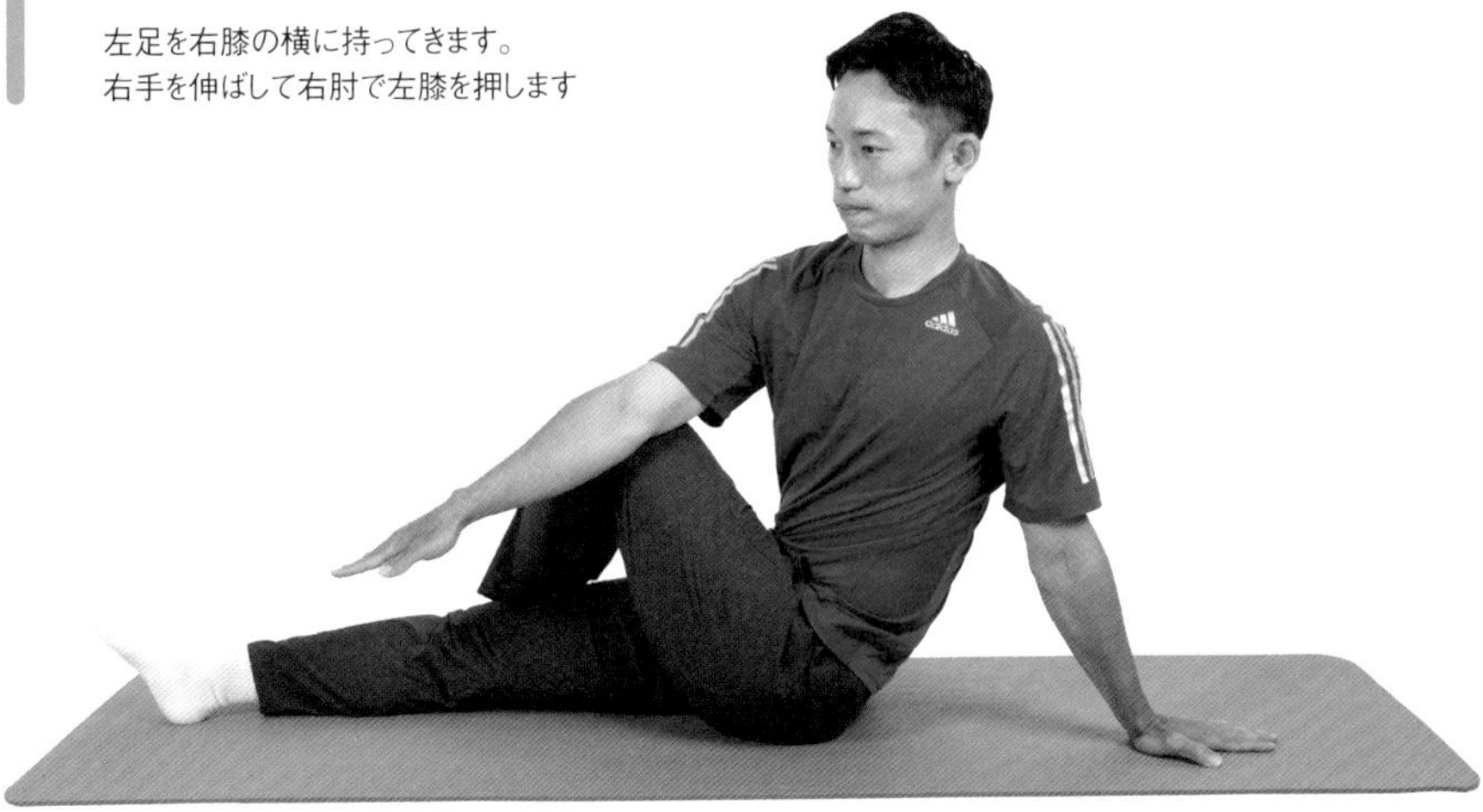

2 後ろを向いて腰を捻じる

右肘で左膝を押して腰を捻じりながら顔を後方へ向けます

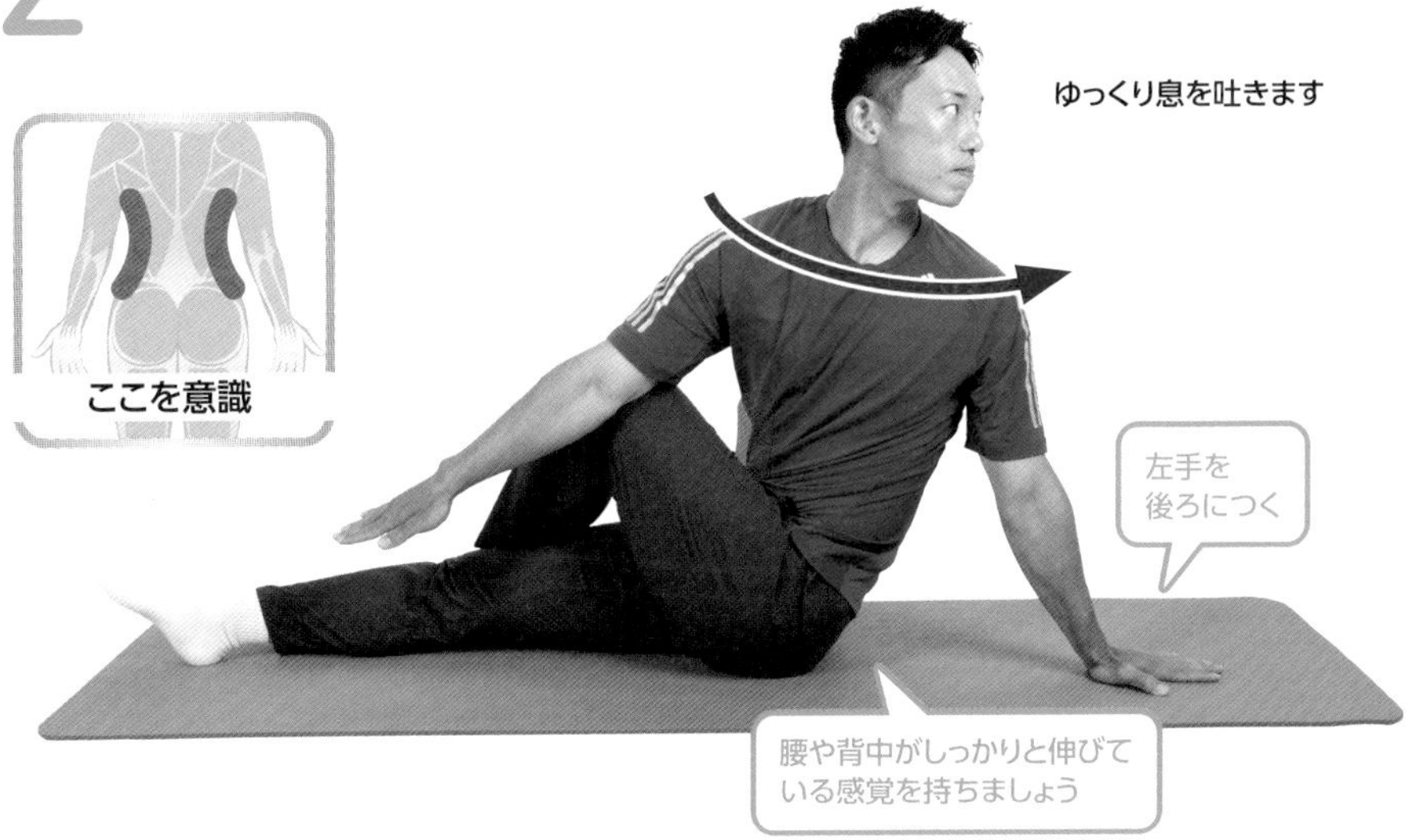
ここを意識
ゆっくり息を吐きます
左手を後ろにつく
腰や背中がしっかりと伸びている感覚を持ちましょう

火曜日のストレッチ

①②③④ **前後に脚を開いて太ももの裏側を伸ばす**

▶▶▶ 片脚10秒／左右とも行う

1 腕立て伏せの姿勢をとる

腕立て伏せの姿勢をとり、
肩幅程度に手を開きます

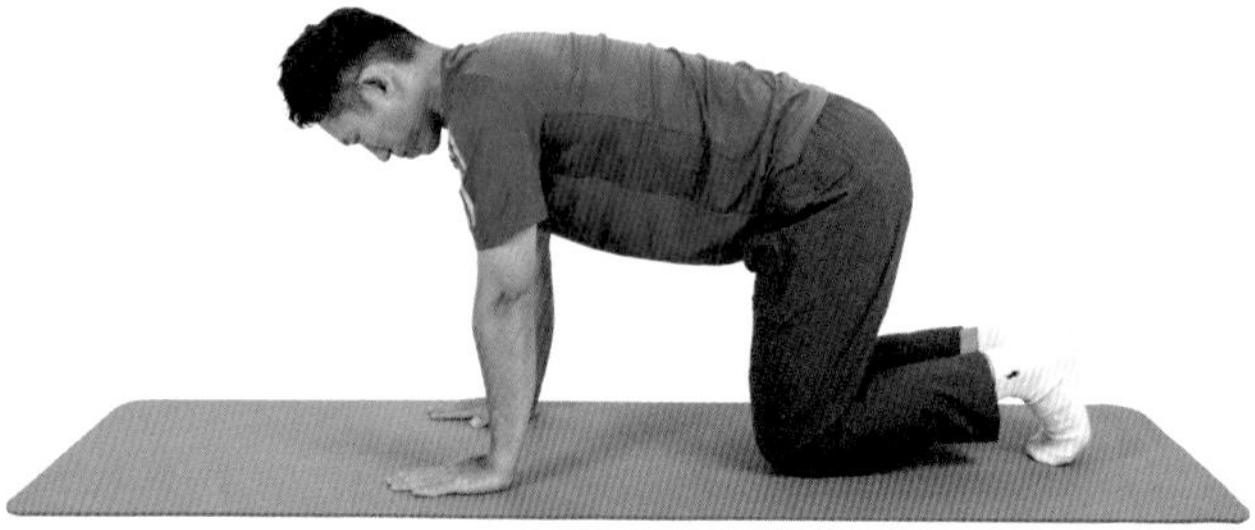

2 右手の横に右足を持ってくる

右手の真横あたりに右足の
土踏まずあたりがくるようにします

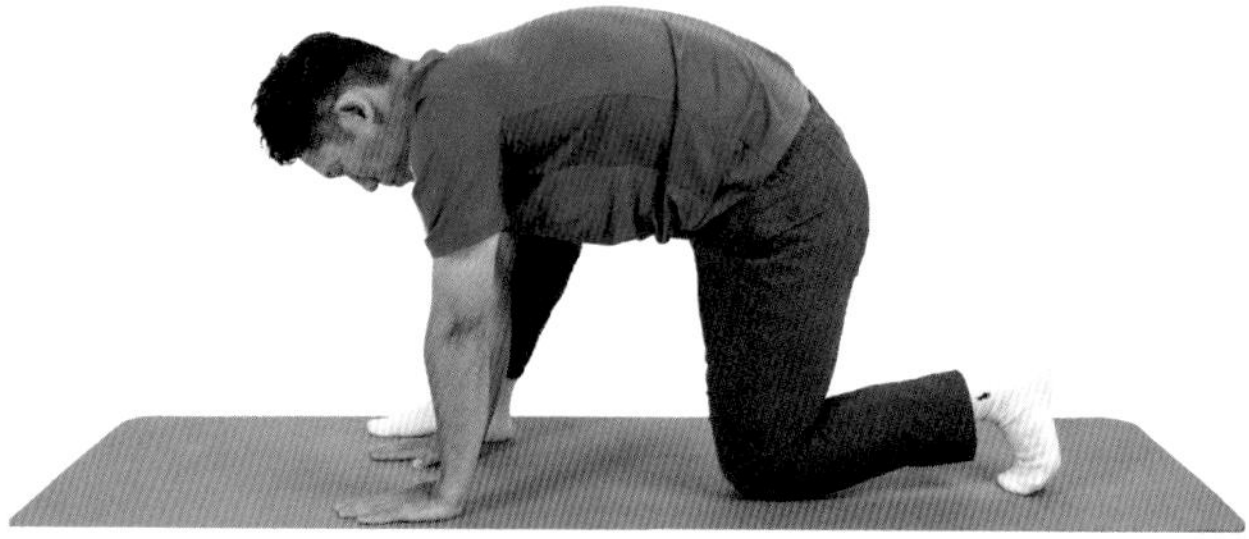

3 右脚の膝を伸ばす

お尻を斜め後ろに上げながら
右脚の膝を伸ばします

ゆっくり息を吐きます

お尻の後ろ方向に
伸びていくイメージ

膝が伸びきら
なくてもOK

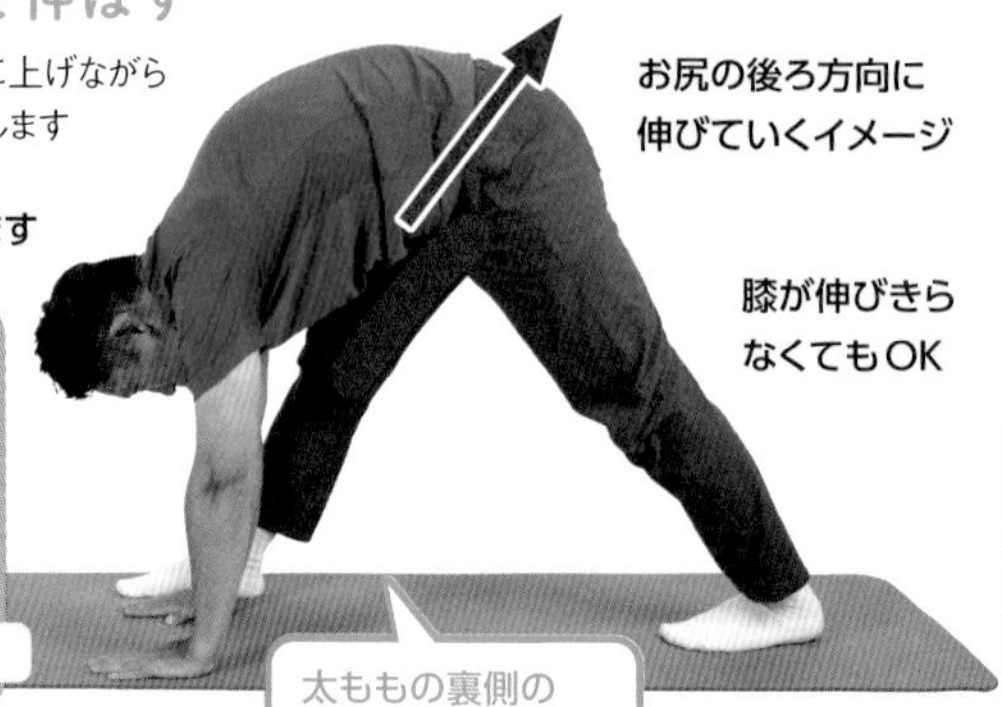

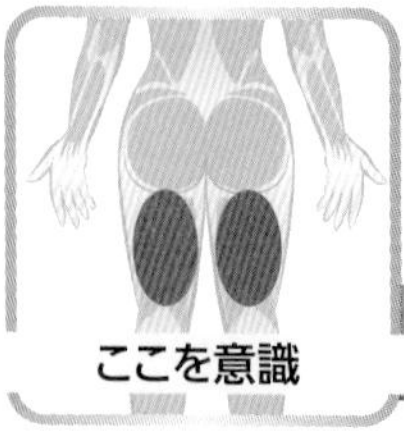

太ももの裏側の
伸びを感じましょう

動画はこちら

①②③④ 足裏を合わせて体を前に倒す

▶▶▶ 10回×2セット／左右とも行う

1 座って足の裏を合わせる

座って足の裏を合わせ、
かかとを体のほうに近づけます

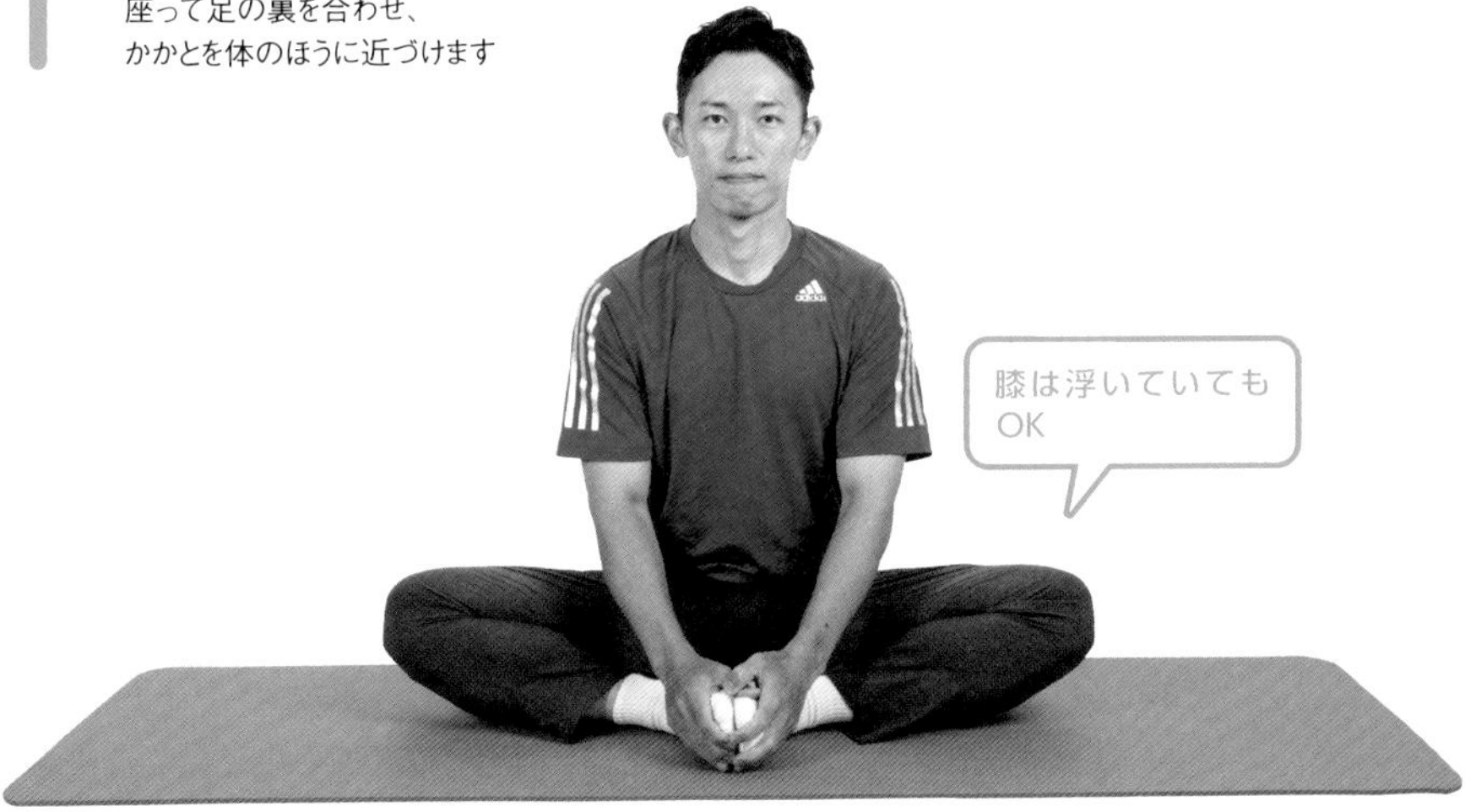
膝は浮いていても
OK

2 痛気持ちいいところまで前屈

痛気持ちいいところまで体を倒します

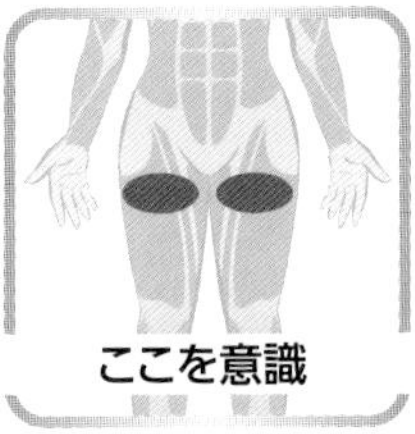
ここを意識

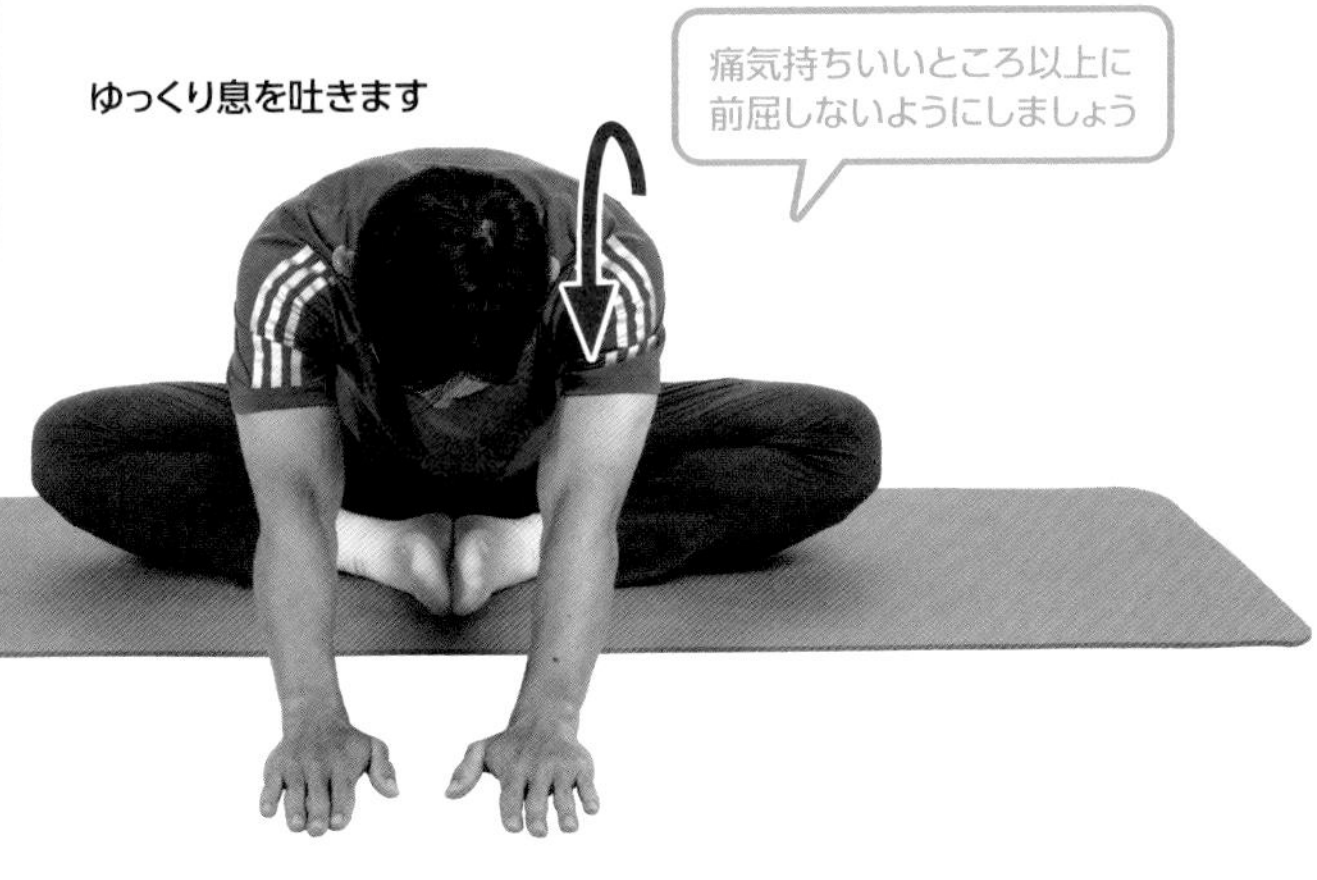
ゆっくり息を吐きます
痛気持ちいいところ以上に
前屈しないようにしましょう

①②③④ 足を前後にズラして前屈

▶▶▶ 10回×2セット／左右とも行う

1 膝を曲げて座る

座って足を前後にズラして一列に並べる

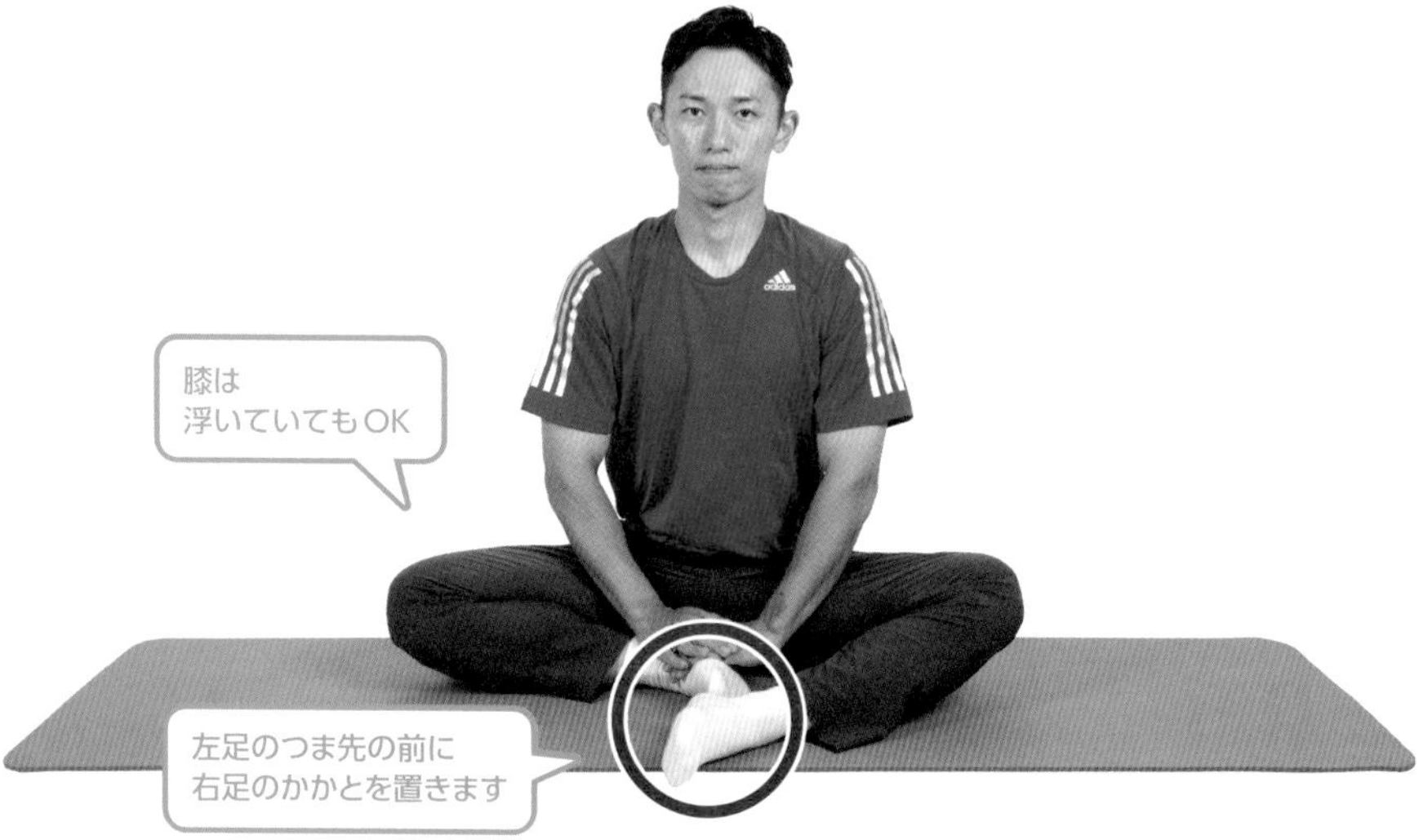
膝は
浮いていてもOK
左足のつま先の前に
右足のかかとを置きます

2 痛気持ちいいところまで前屈

右のお尻の筋肉が伸びるまで体を前に倒します

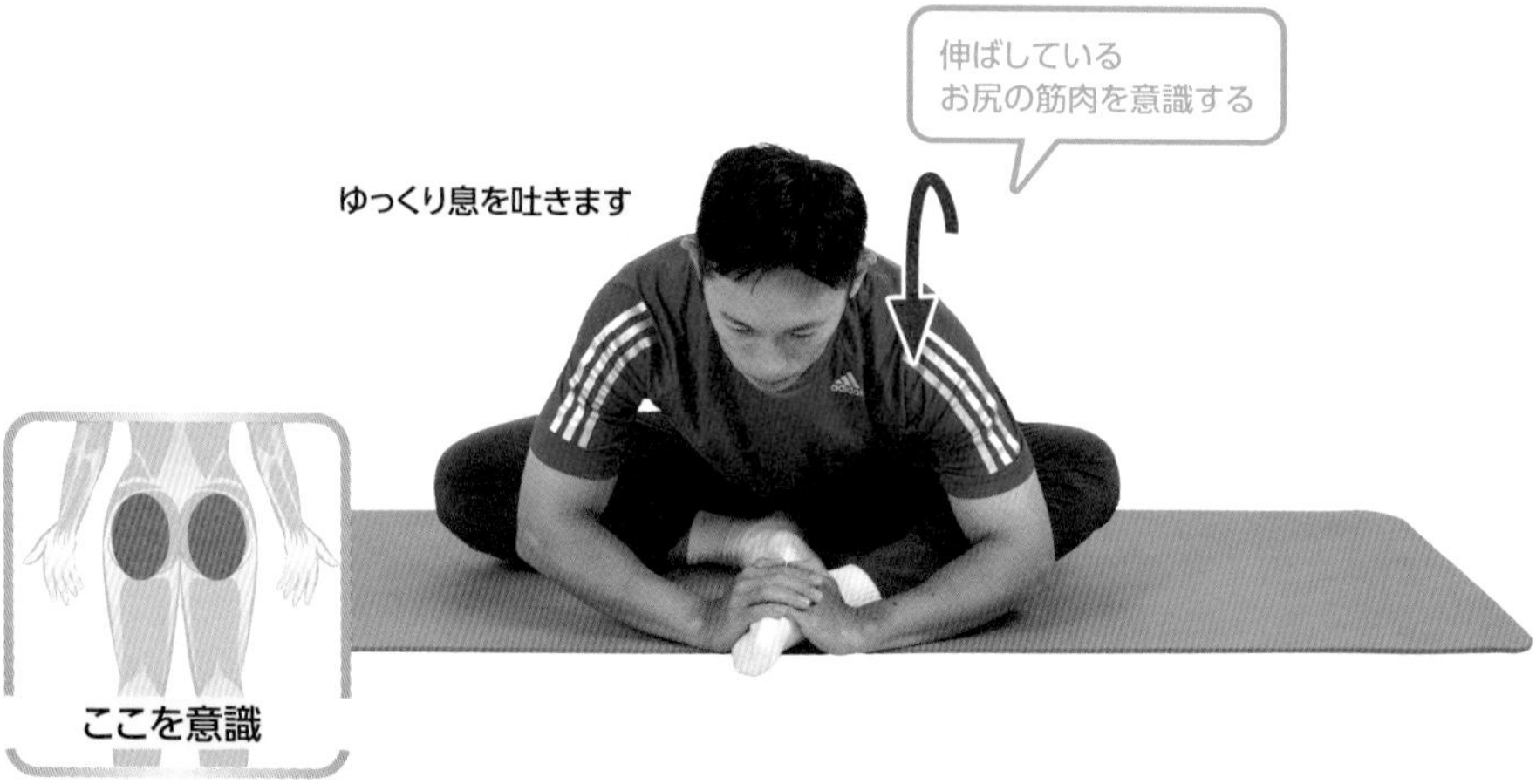
伸ばしている
お尻の筋肉を意識する
ゆっくり息を吐きます
ここを意識

①②③④ 脚を組んで太ももを抱える

▶▶▶ 片側10秒／左右とも行う

1 膝を曲げて座る

左足首のあたりを右膝の上に乗せます

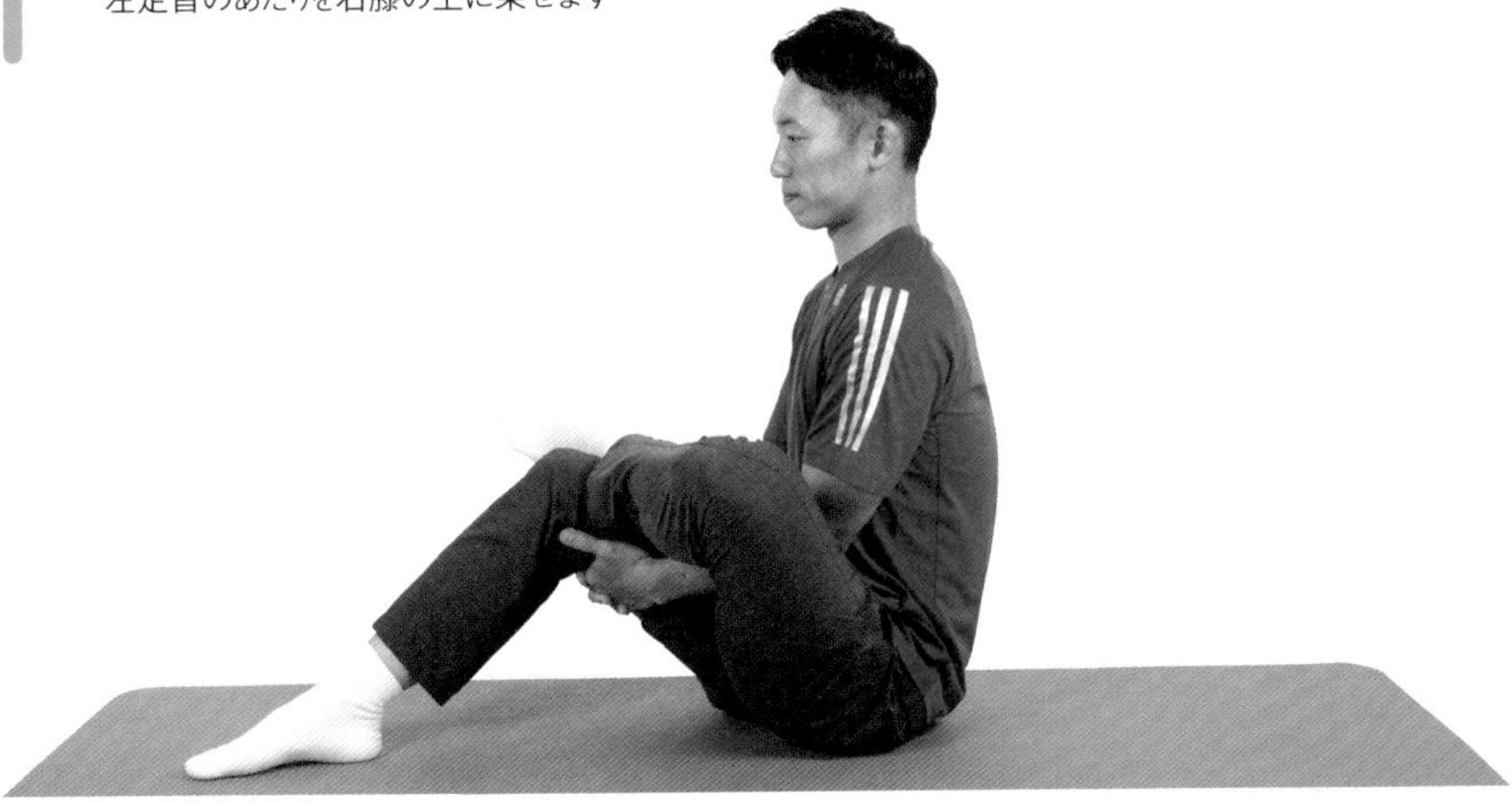

2 太ももの裏を持って引き寄せる

両手で右太ももをつかんで体を前に倒します

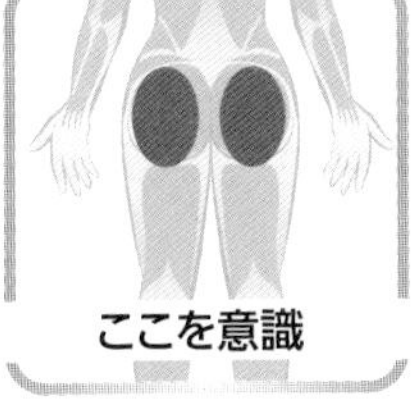
ここを意識

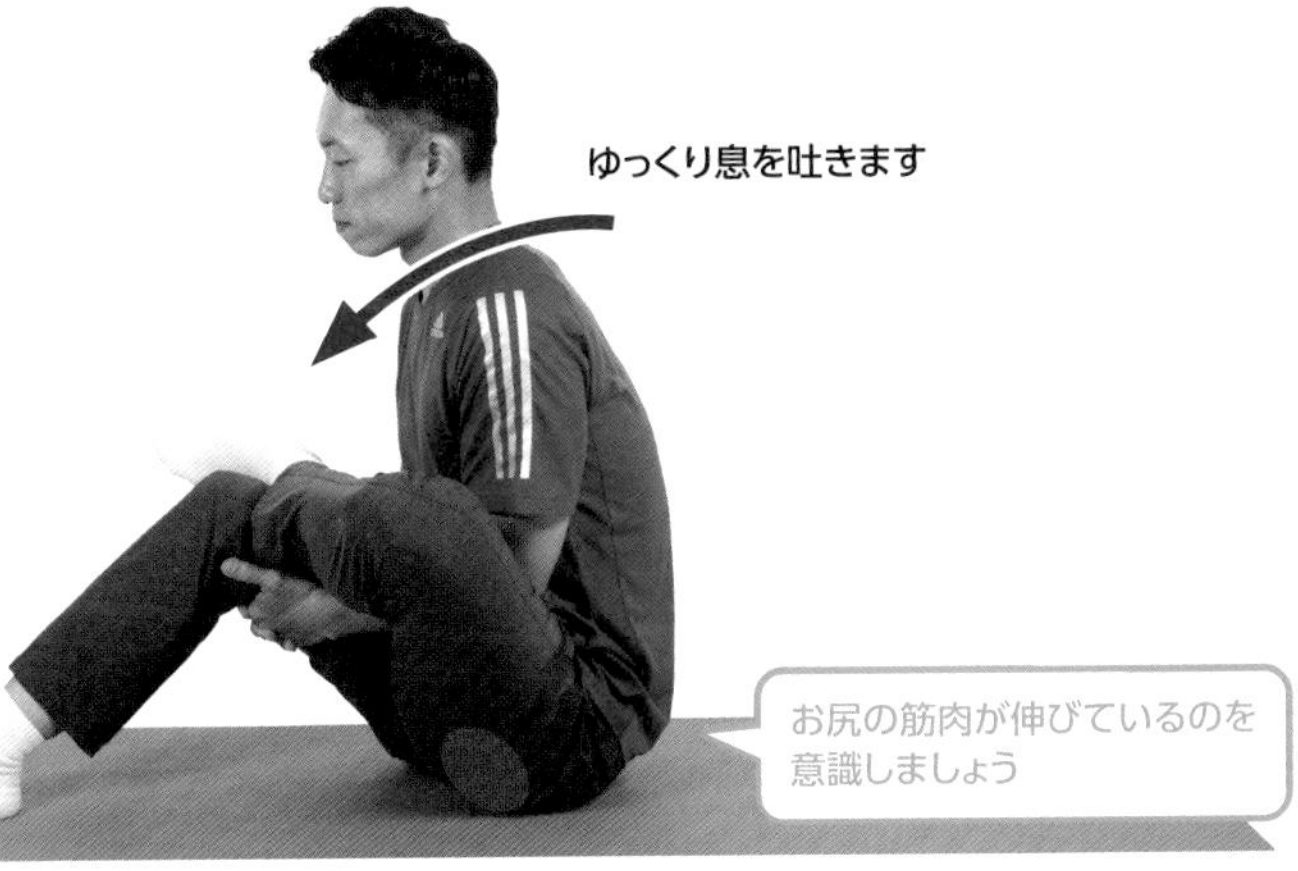
ゆっくり息を吐きます
お尻の筋肉が伸びているのを意識しましょう

水曜日のストレッチ

①②③④ 膝を伸ばして両手を足先へ

▶▶▶ 片脚10秒／左右とも行う

1 肩幅に足を広げる

肩幅に足を広げて立ちます

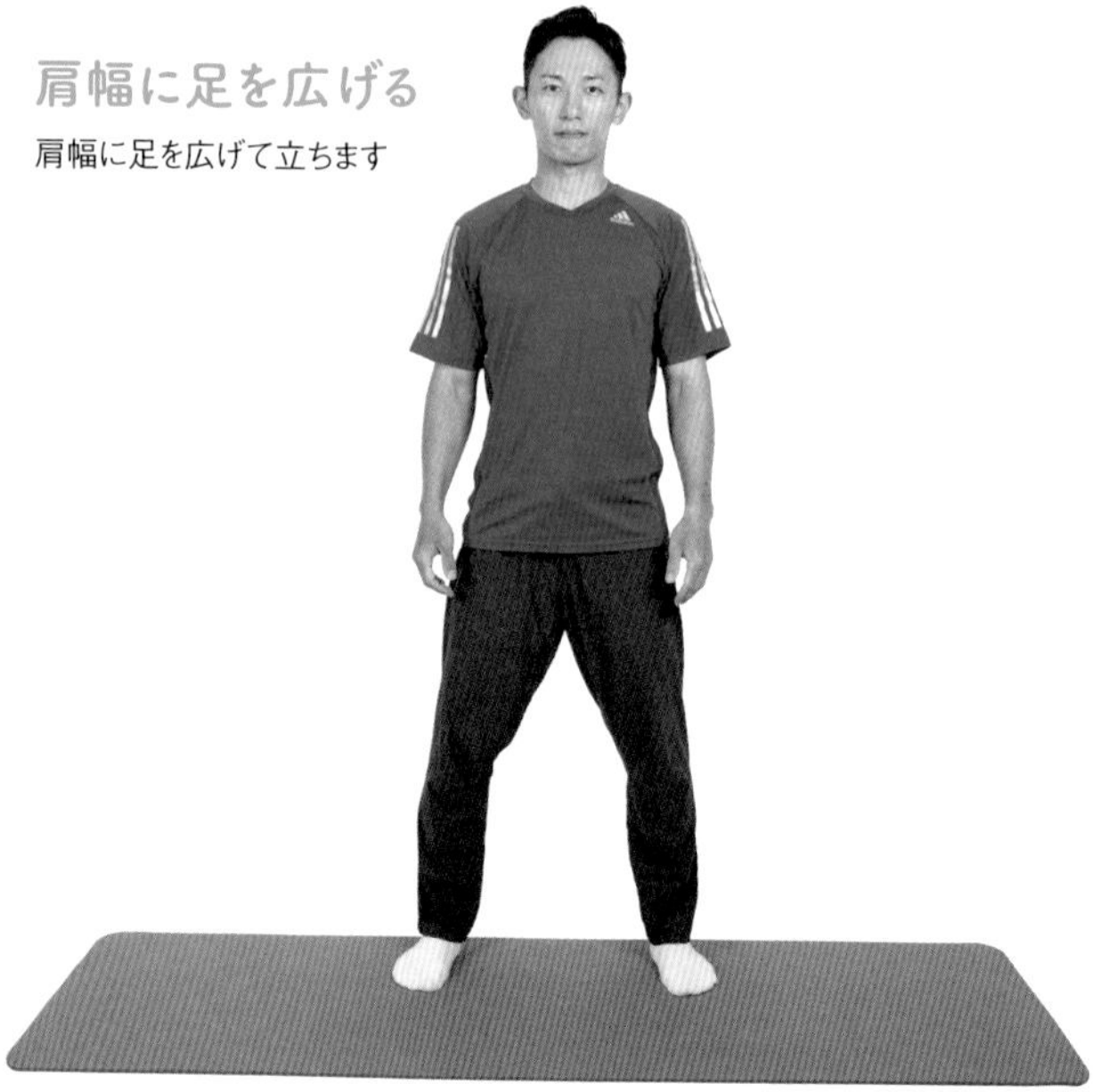

2 両手を足先へ

足先のほうに前屈します。 つかないひとはスネを
両手で触るくらいでOKです

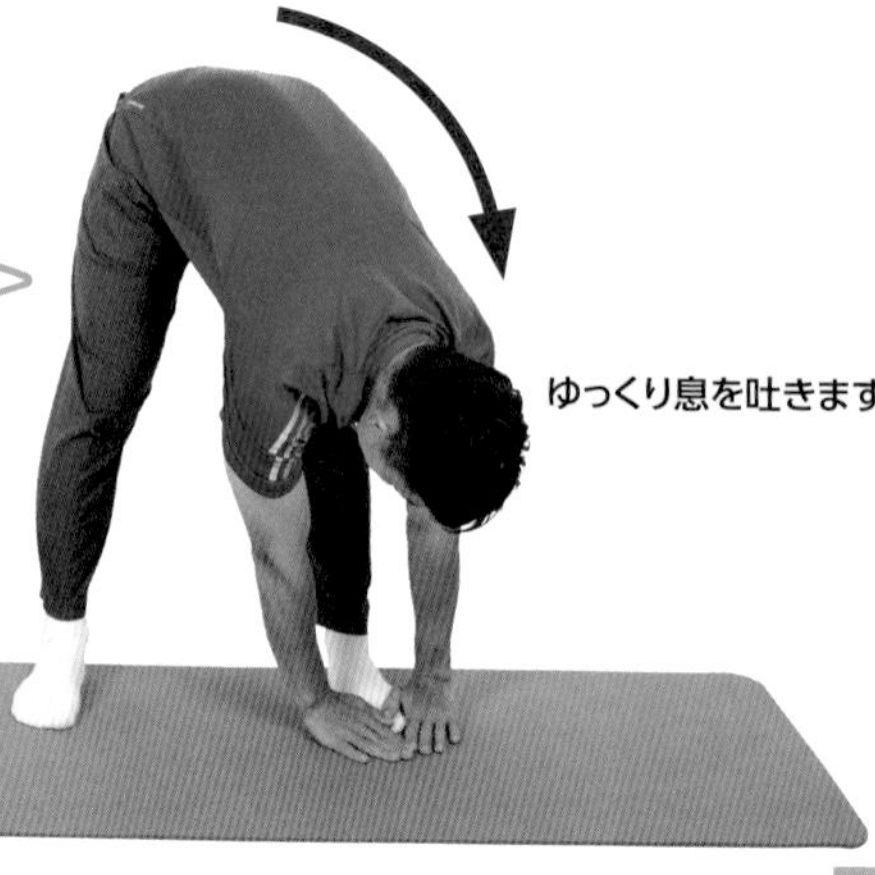

膝を曲げないようにし、太ももの裏の伸びを感じましょう
ゆっくり息を吐きます

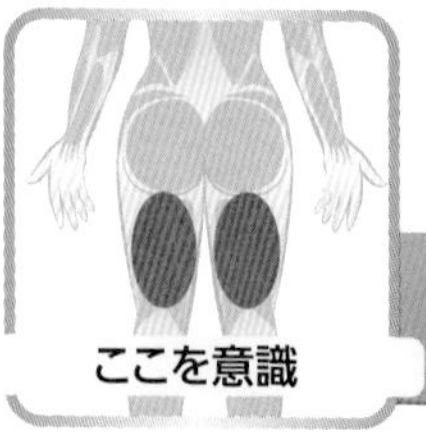

ここを意識

動画はこちら

①②③④ 片方の膝を曲げて体を後ろへ

▶▶▶ 片側10秒／左右とも行う

1 右脚を伸ばして左膝を曲げる

右脚を伸ばして左膝を曲げ、
両手を後ろにつきます

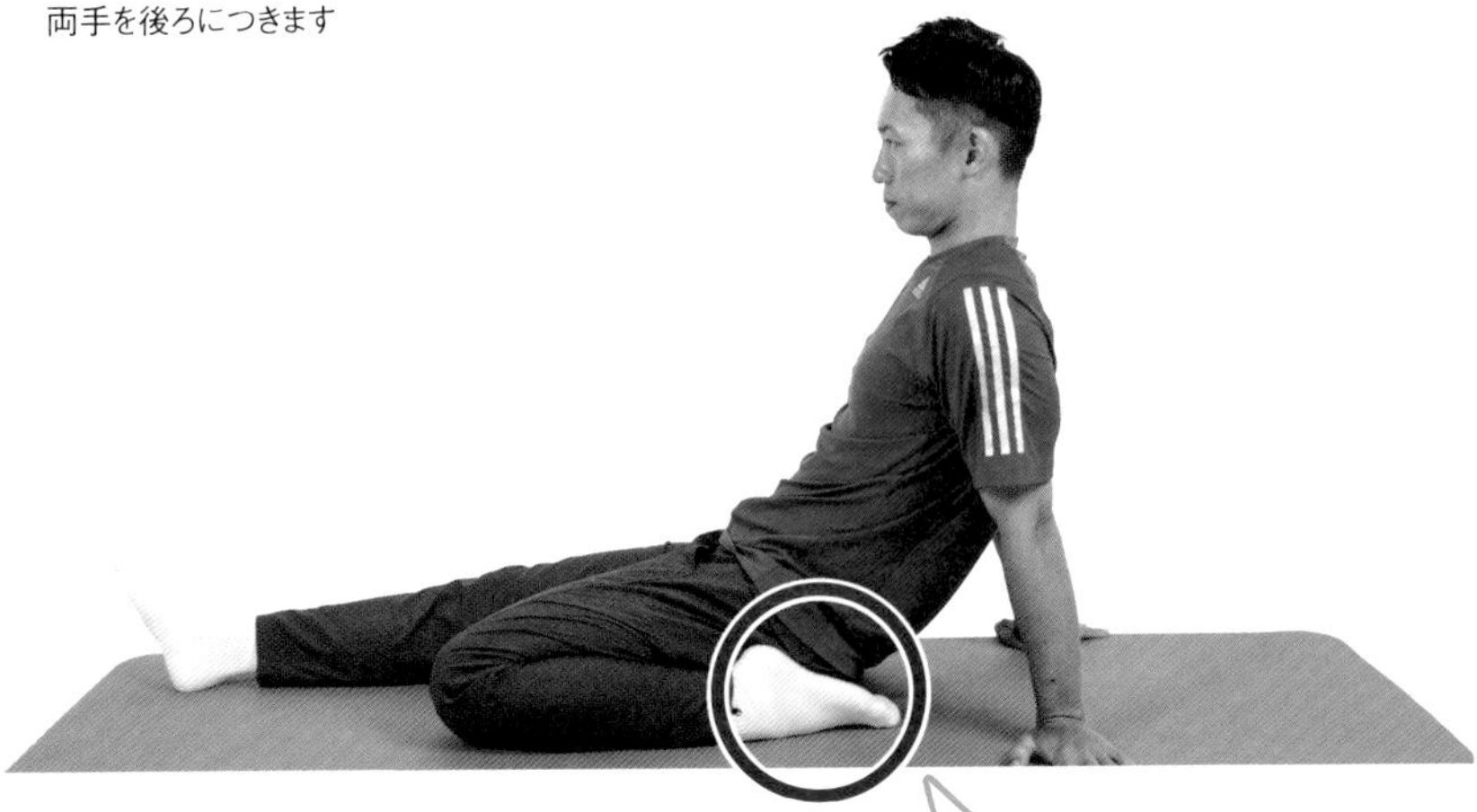
足首が曲がって
いてもOK

2 体を後ろに倒して太ももを伸ばす

左の太ももの上に右足を乗せ、
左膝が浮くのを押さえます

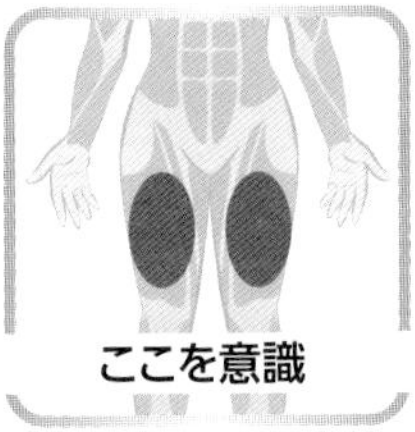
ここを意識

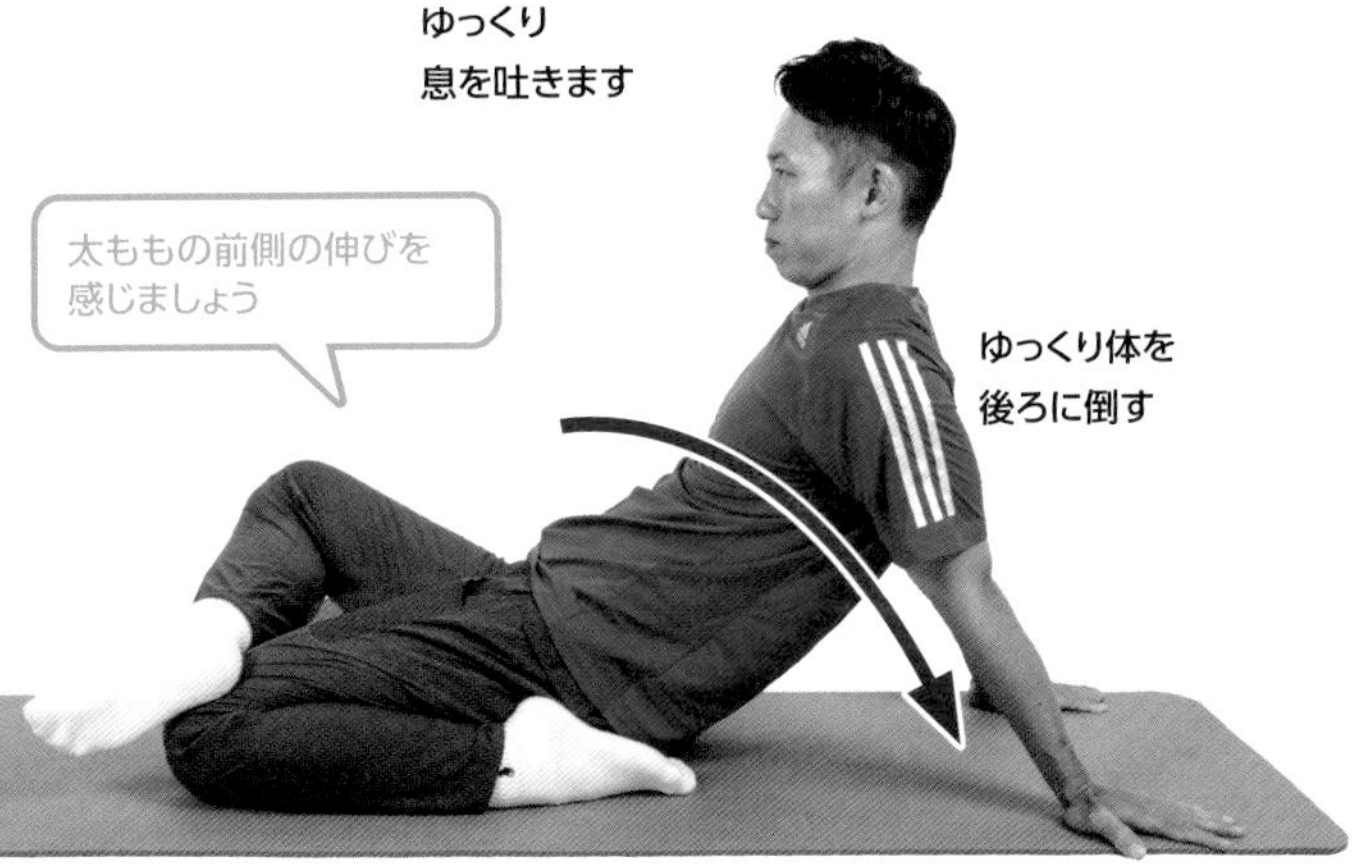
ゆっくり
息を吐きます
太ももの前側の伸びを
感じましょう
ゆっくり体を
後ろに倒す
膝が浮かないように

①②③④ 膝を90度に曲げて反対の足を乗せる

▶▶▶ 片側10秒／左右とも行う

1 両手を後ろについて片膝90度に曲げる

両手を後ろについて肘を伸ばします。
左膝を90度に曲げ、足を外に向けます

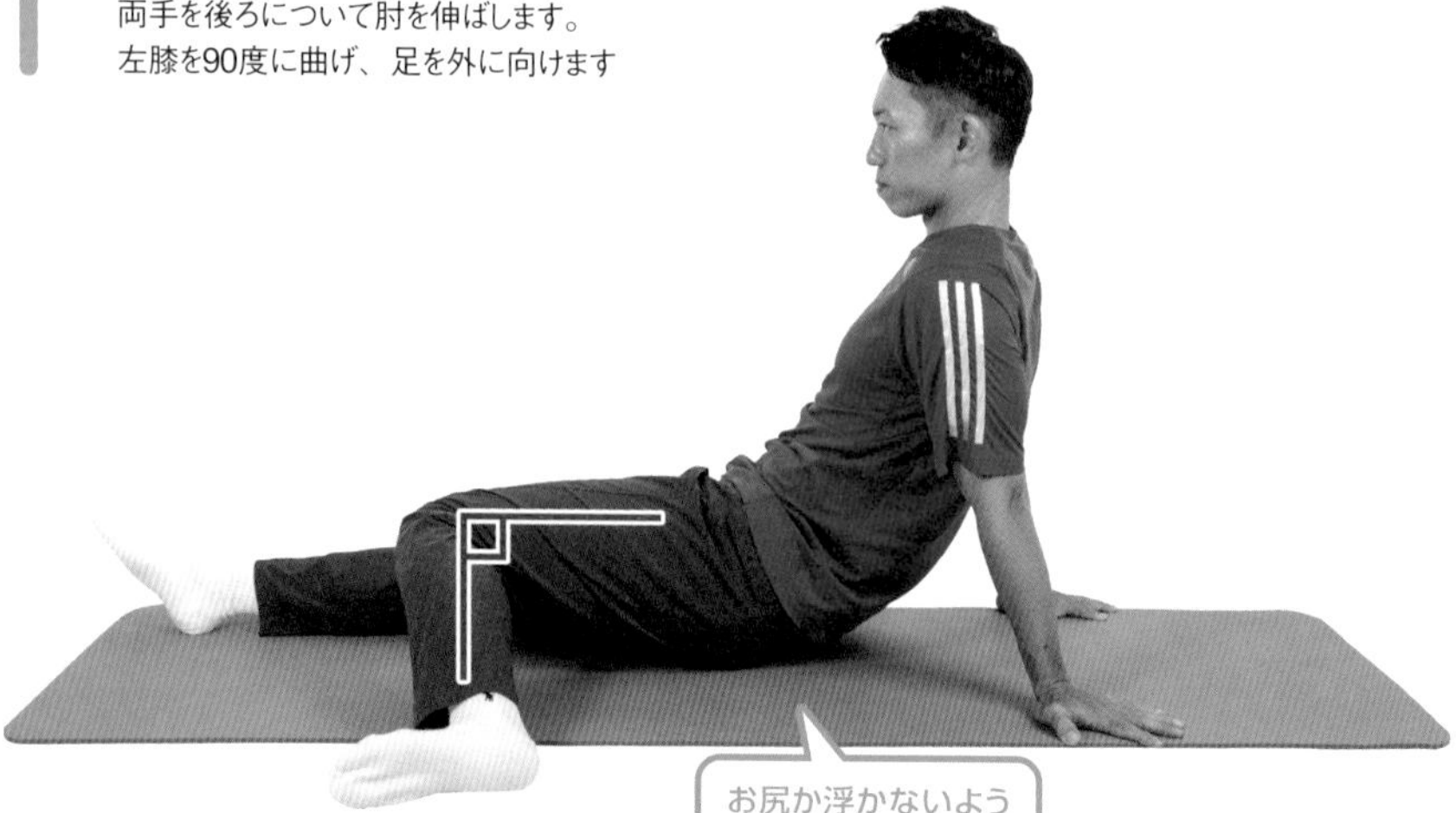

お尻か浮かないように注意

2 右足を左膝の上に乗せる

右足を左膝の上に乗せて左股関節を内側に捻じります

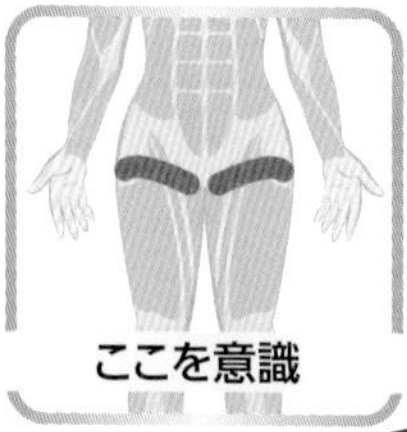

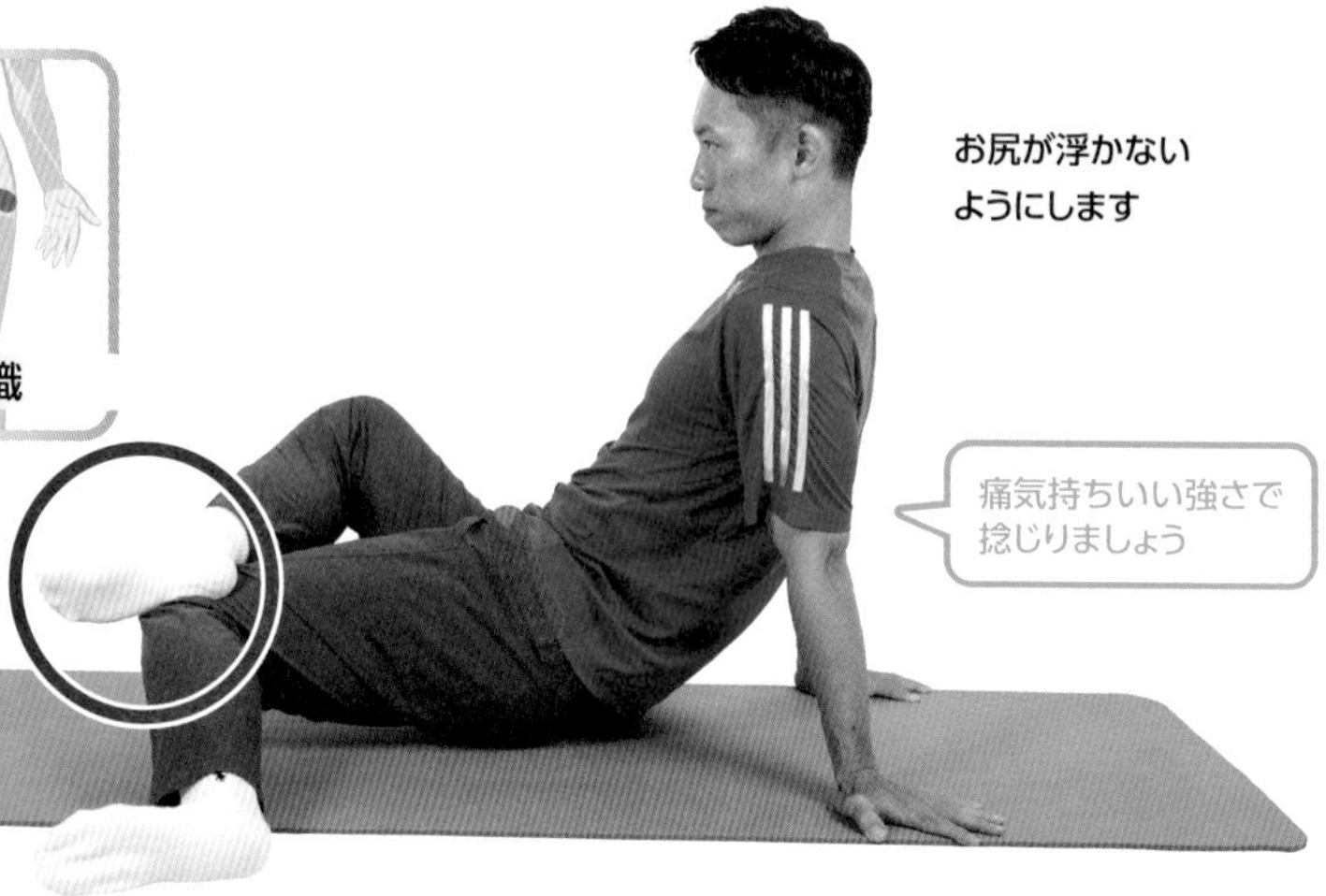

痛気持ちいい強さで捻じりましょう

①②③④ 片脚を抱えて手前に引きつける

▶▶▶ 片側20秒／左右とも行う

1 寝転がって片膝を曲げる

膝を曲げて左手で左膝を、右手で右足を持ちます

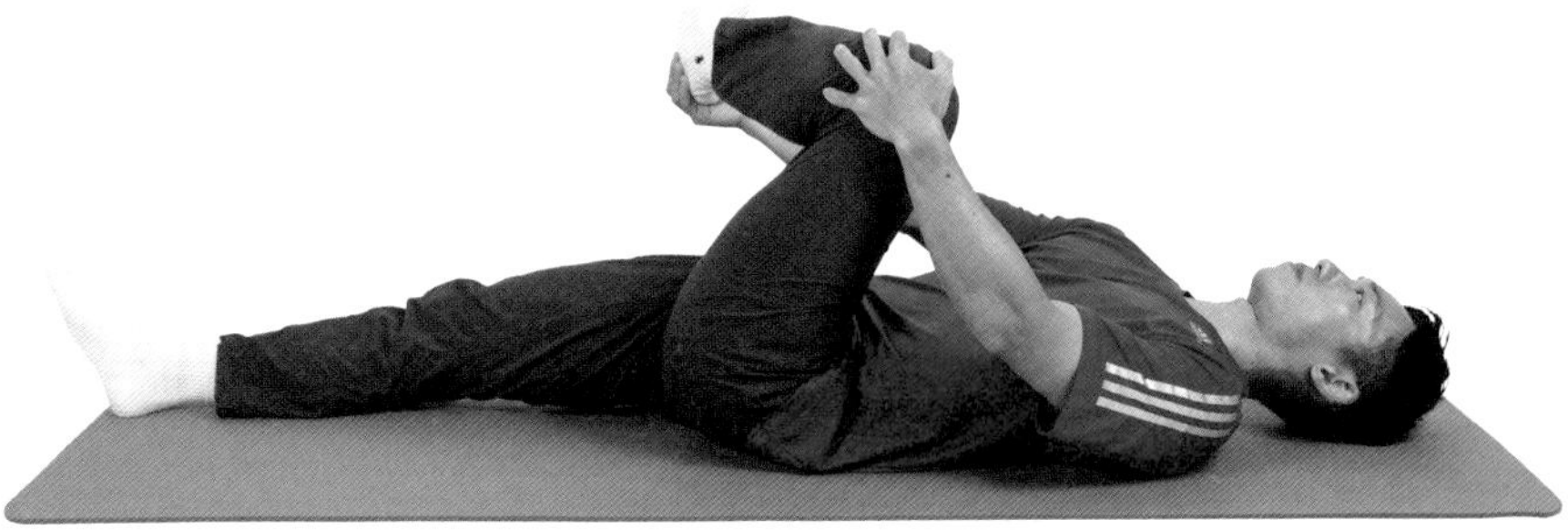

2 足と膝を持って引き寄せる

左膝と足を胸のほうに引き寄せます

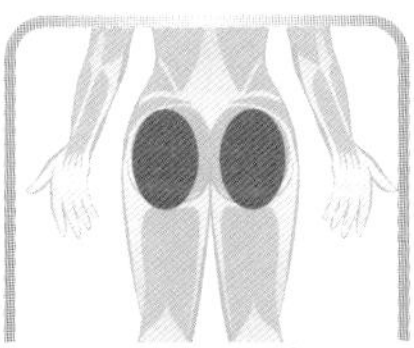
ここを意識

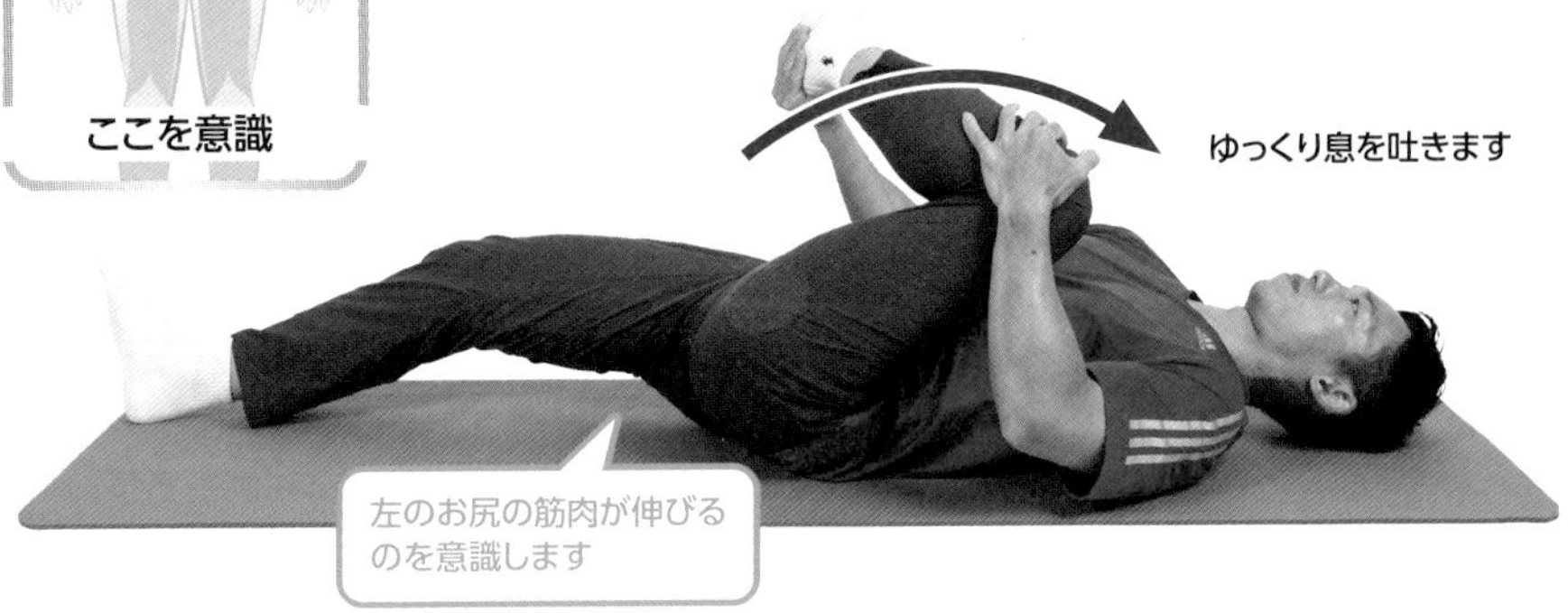
ゆっくり息を吐きます
左のお尻の筋肉が伸びるのを意識します

木曜日のストレッチ

❶②③④ 脚を伸ばして体を前に倒す

▶▶▶ 片脚10秒／左右とも行う

1 片方の脚を伸ばす

90度くらいに脚を開き、
片方の脚を伸ばします

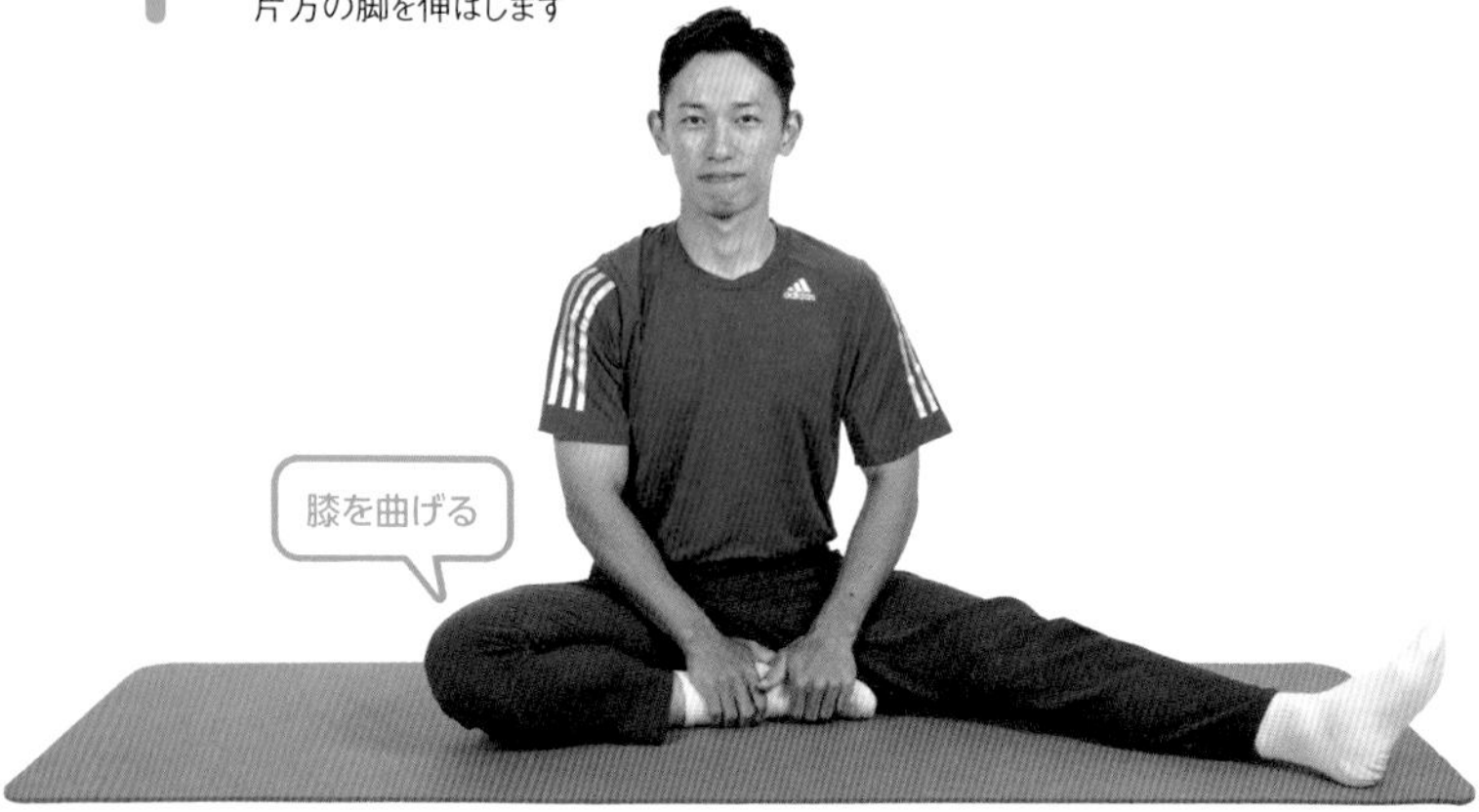
膝を曲げる

2 伸ばした脚のほうに体を倒す

伸ばした脚のほうに体をまっすぐに倒していきます

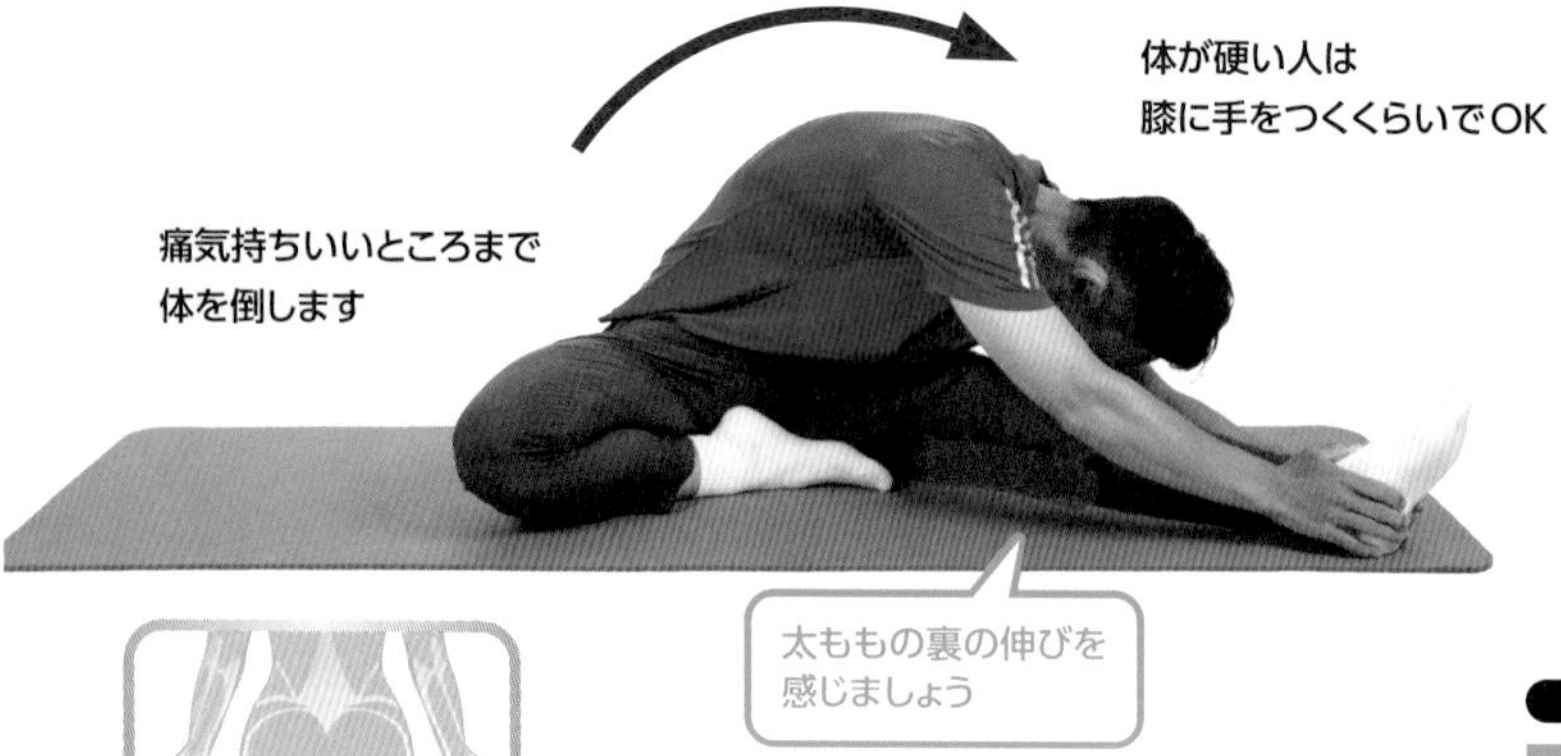
体が硬い人は
膝に手をつくくらいでOK
痛気持ちいいところまで
体を倒します
太ももの裏の伸びを
感じましょう

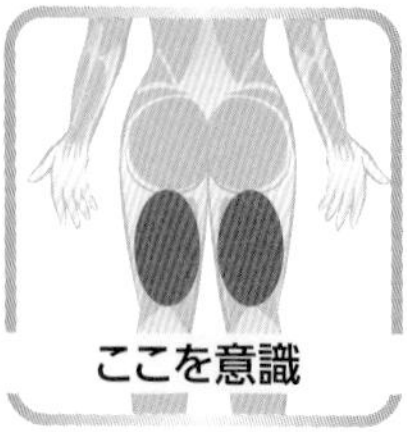
ここを意識

動画はこちら

①②③④ 脚を組んで太ももを抱える

▶▶▶ 片側10回×2セット／左右とも行う

1 膝を曲げて座る

左足首のあたりを右膝の上に乗せます

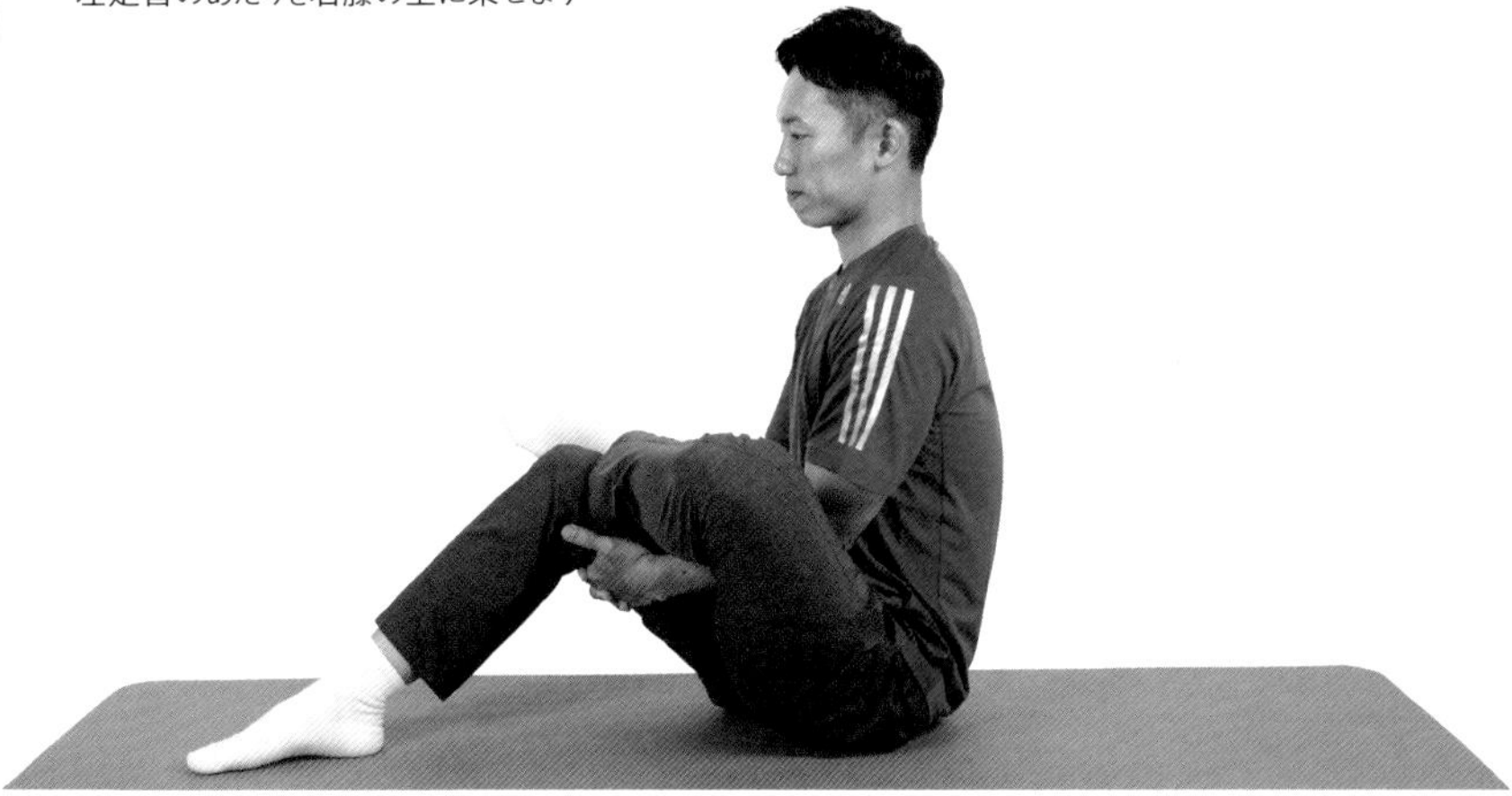

2 太ももの裏を持って引き寄せる

両手で右太ももをつかんで体を前に倒します

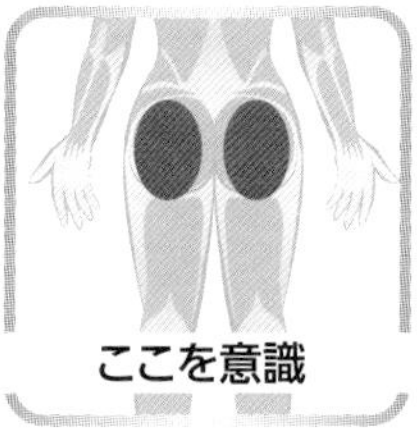
ここを意識

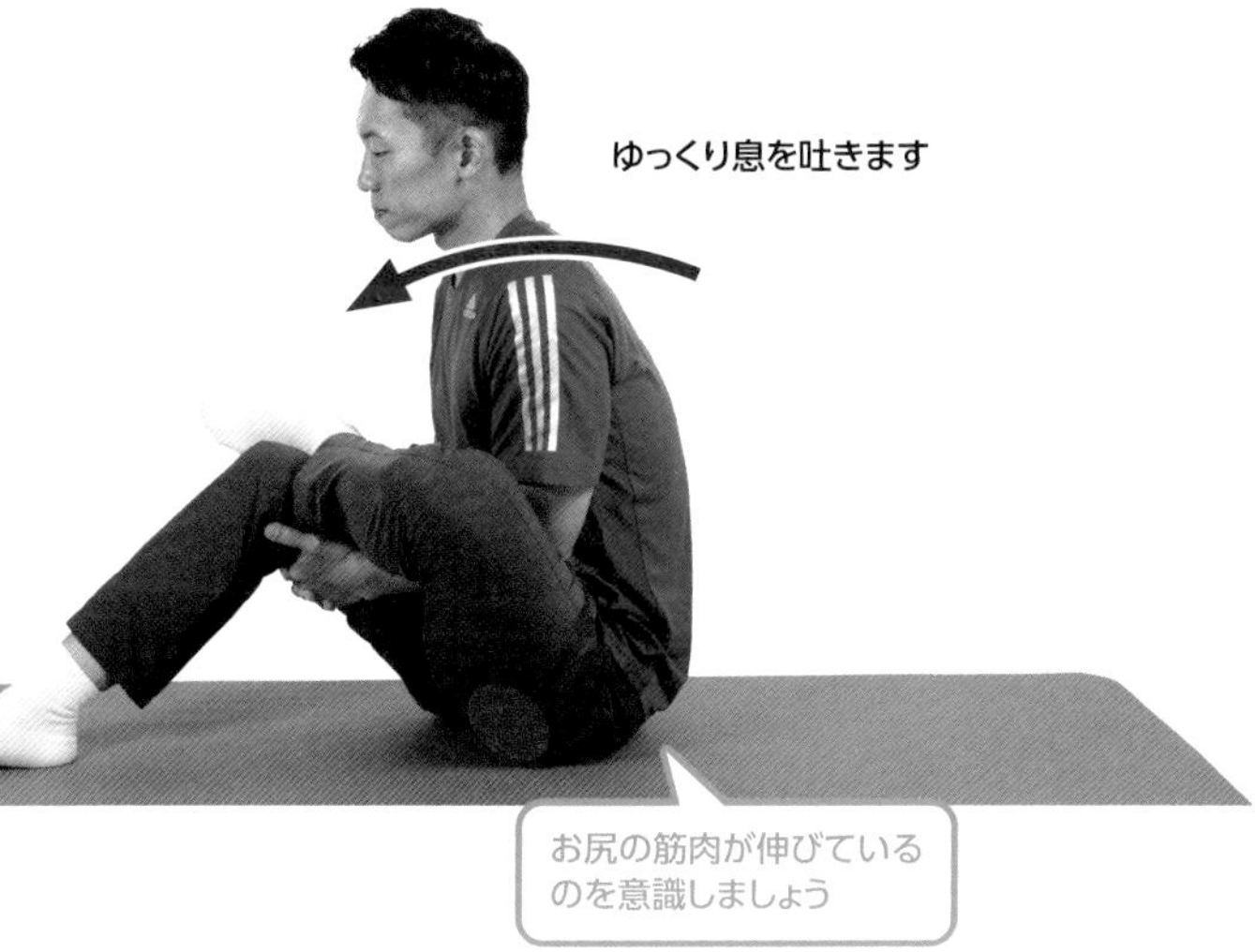
ゆっくり息を吐きます
お尻の筋肉が伸びている
のを意識しましょう

①②③④ 脚を組んで膝を引き寄せる

▶▶▶ 片側10回×2セット／左右とも行う

1 足を組んで左足を乗せる

右膝を90度に曲げ、
左足を右膝の上に乗せる

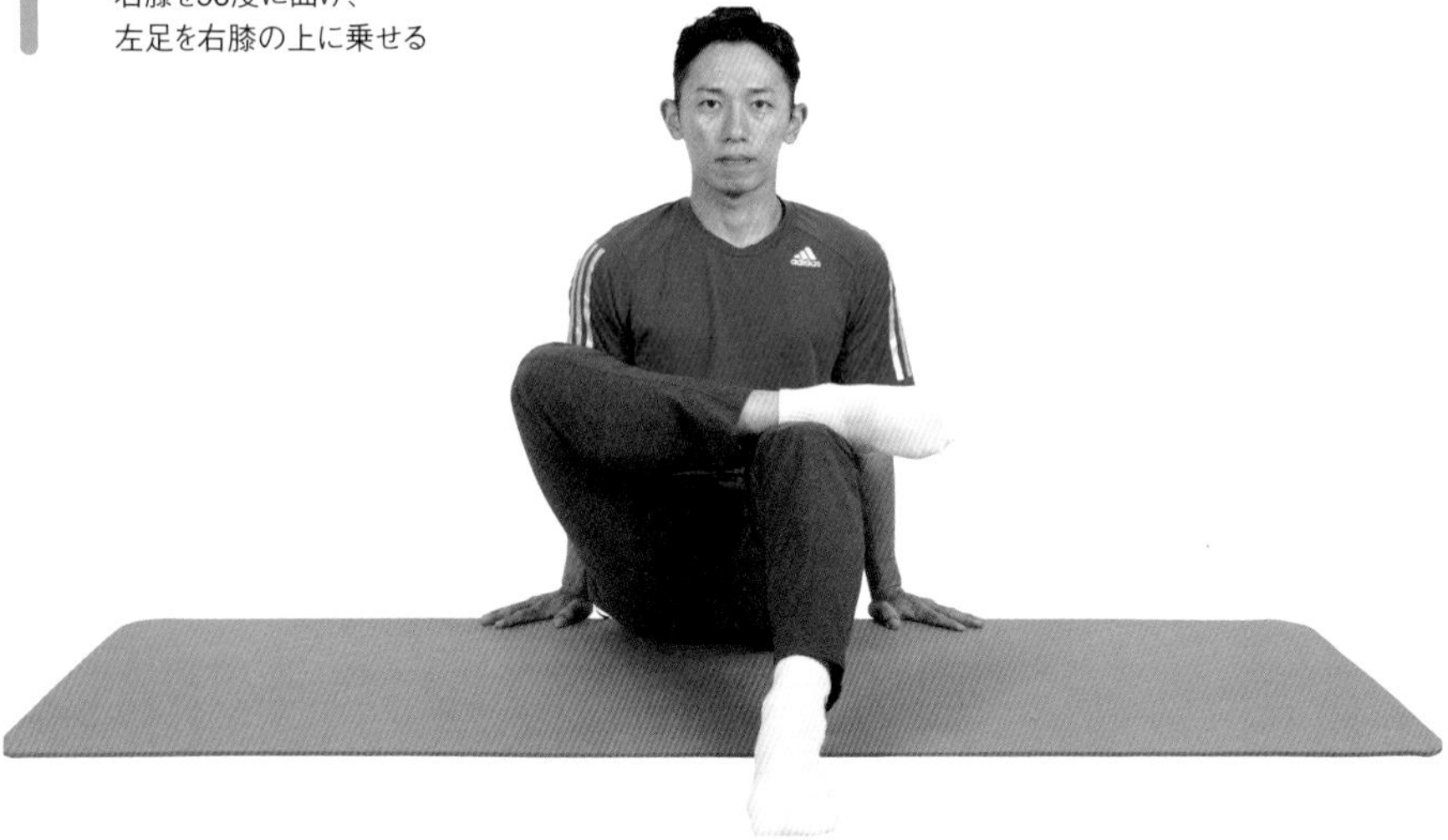

2 上体をひねり胸と膝を近づける

上体を左膝のほうに向け、両手で左膝を抱えて
胸と左膝を近づけます

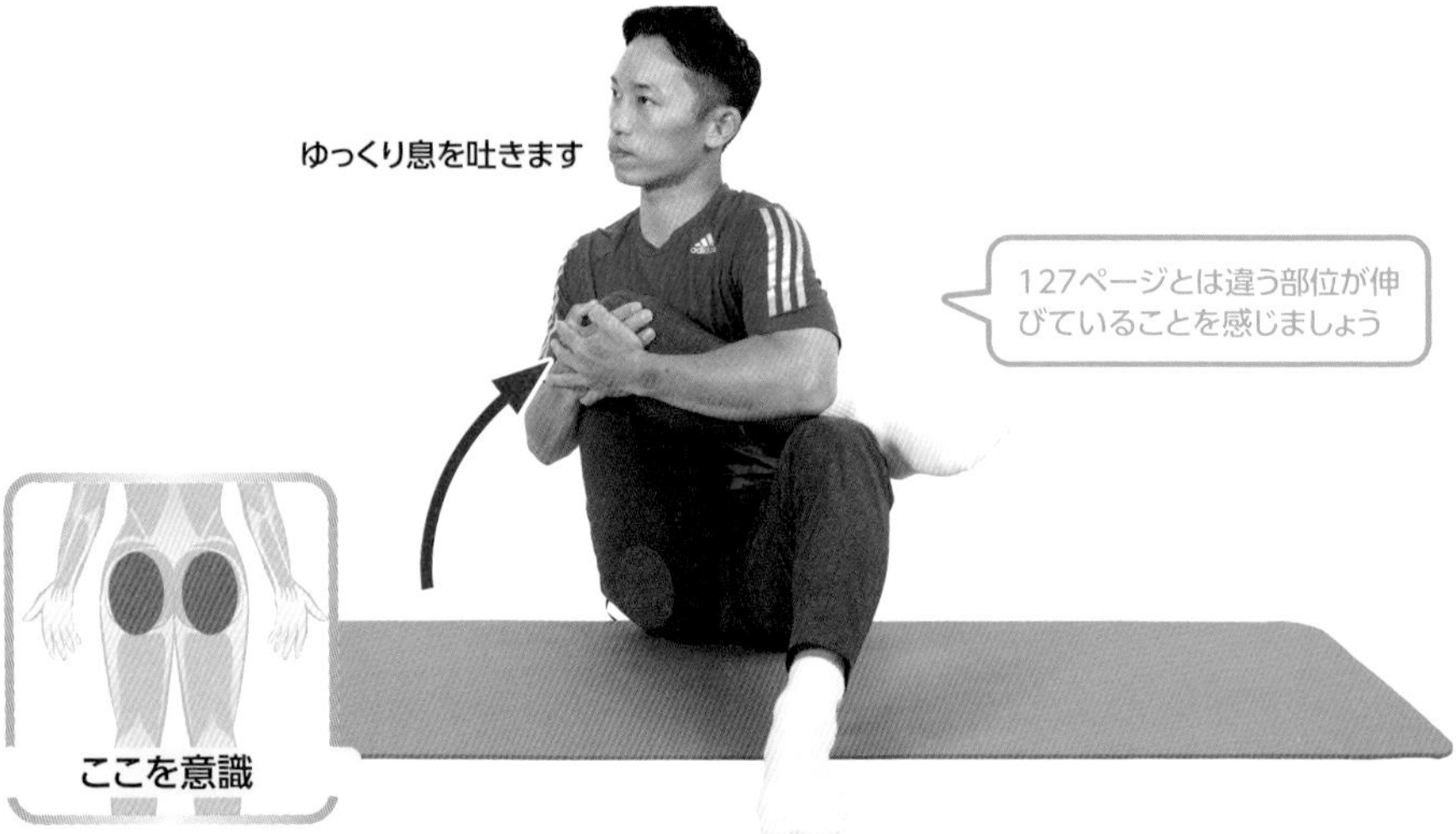
ゆっくり息を吐きます
127ページとは違う部位が伸びていることを感じましょう
ここを意識

①②③❹ 股関節と膝を90度に曲げて体をまっすぐ

▶▶▶ 片側10秒／左右とも行う

1 床に座る

両脚を伸ばして座ります

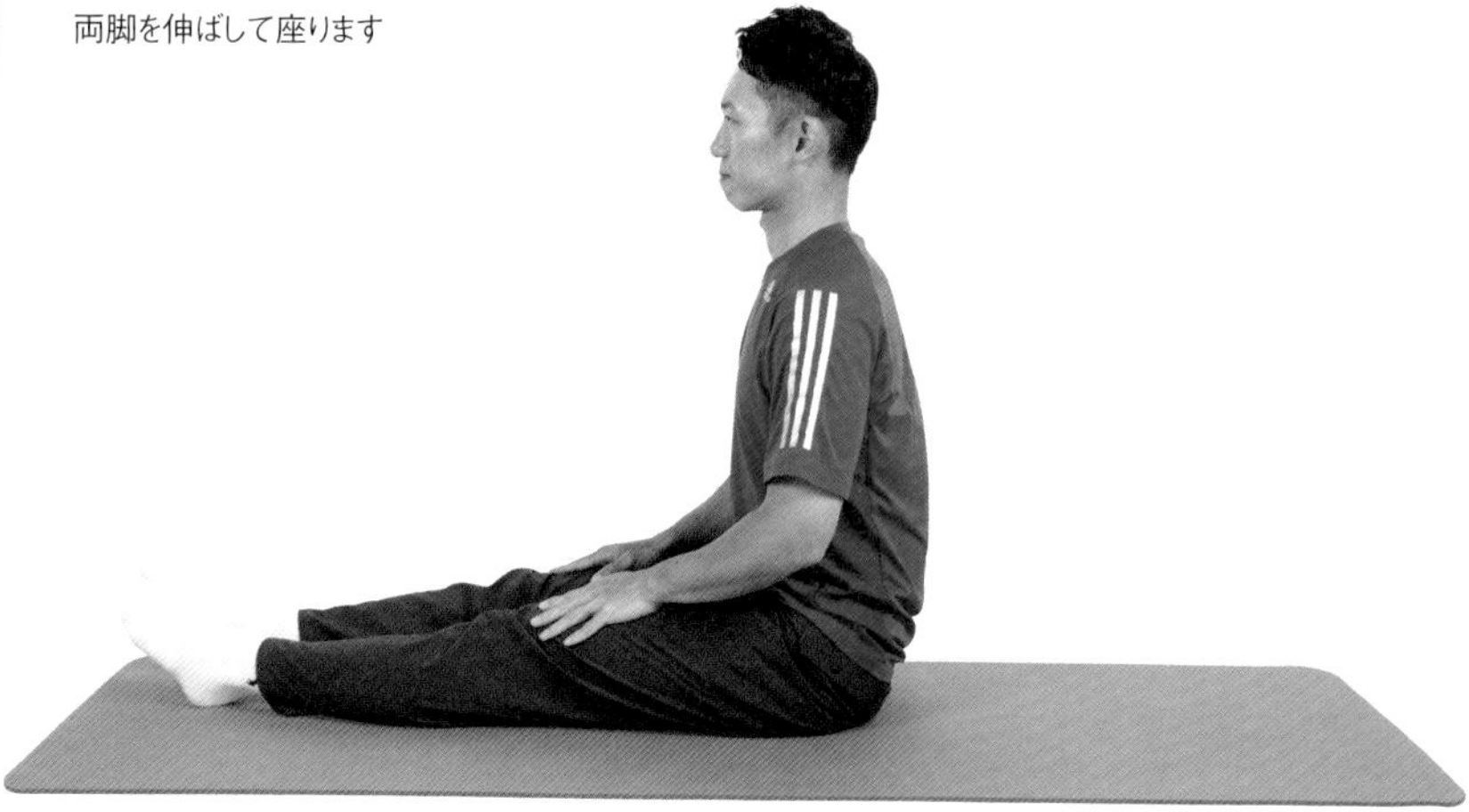

2 股関節と膝を90度に曲げて体をまっすぐにする

体が右側に倒れそうになりますが、
まっすぐを維持します

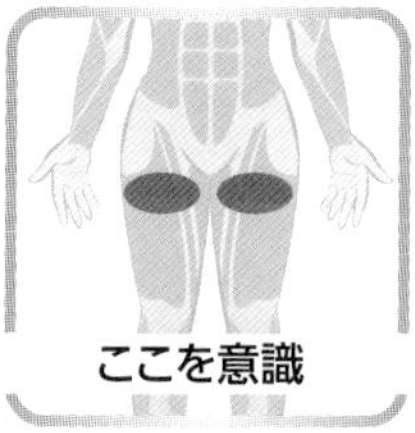

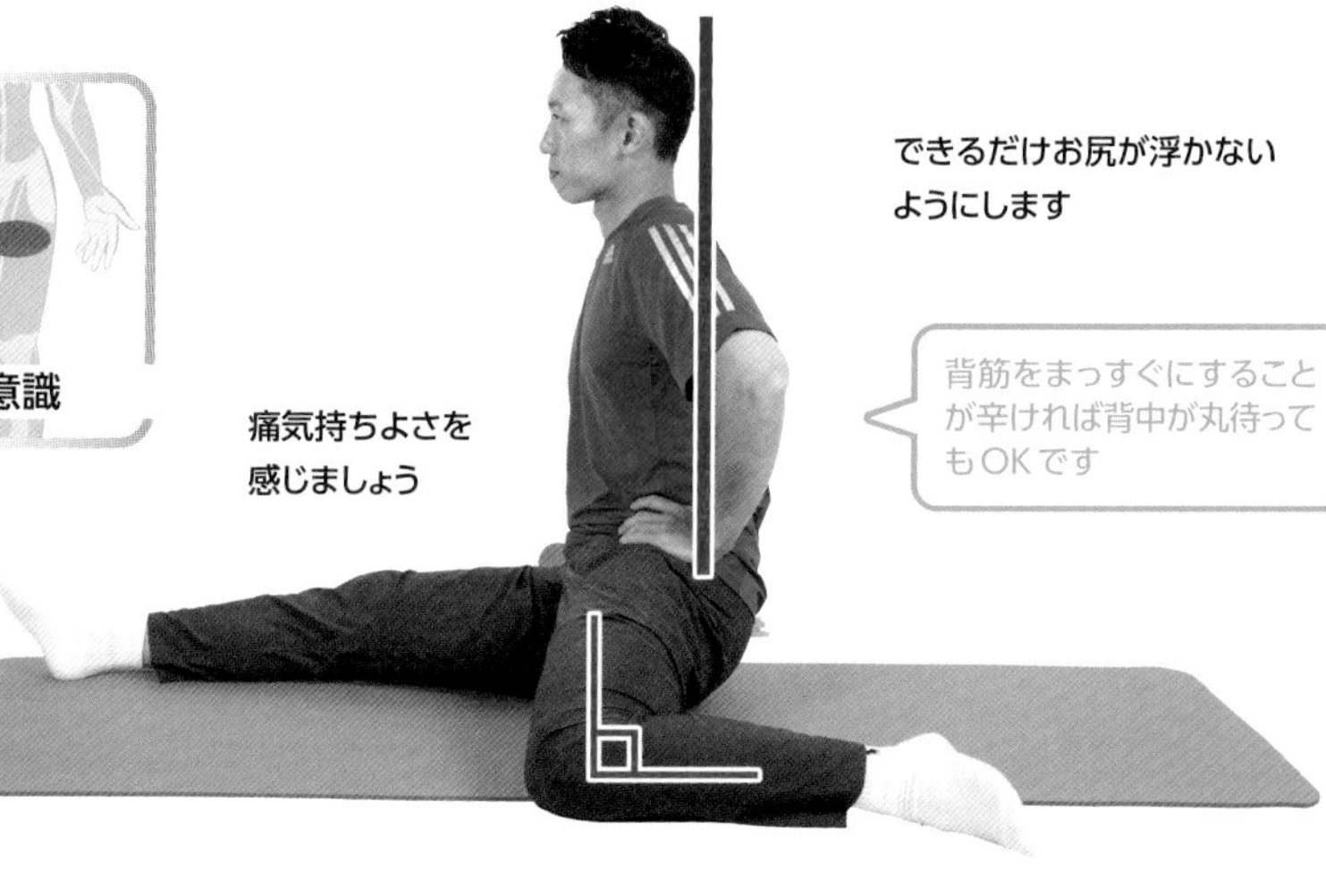

痛気持ちよさを
感じましょう

できるだけお尻が浮かない
ようにします

背筋をまっすぐにすること
が辛ければ背中が丸待って
もOKです

金曜日のストレッチ

①②③④ 片脚をまっすぐにして前屈

▶▶▶ 片脚10秒／左右とも行う

1 イスに脚を乗せて膝を伸ばす

左膝を伸ばして足をイスの上に
乗せます

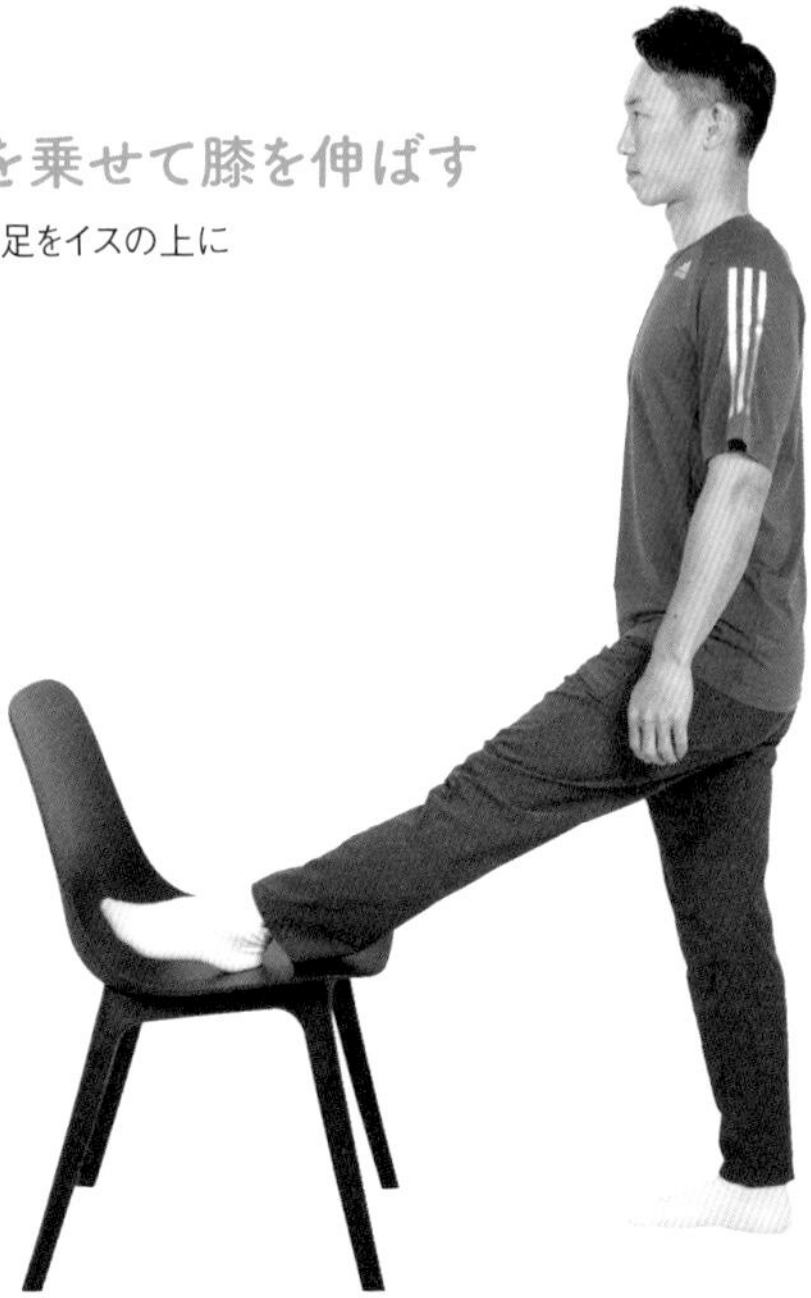

2 膝を伸ばしたまま前屈する

左膝が曲がらないようにしながら前に上体を倒します

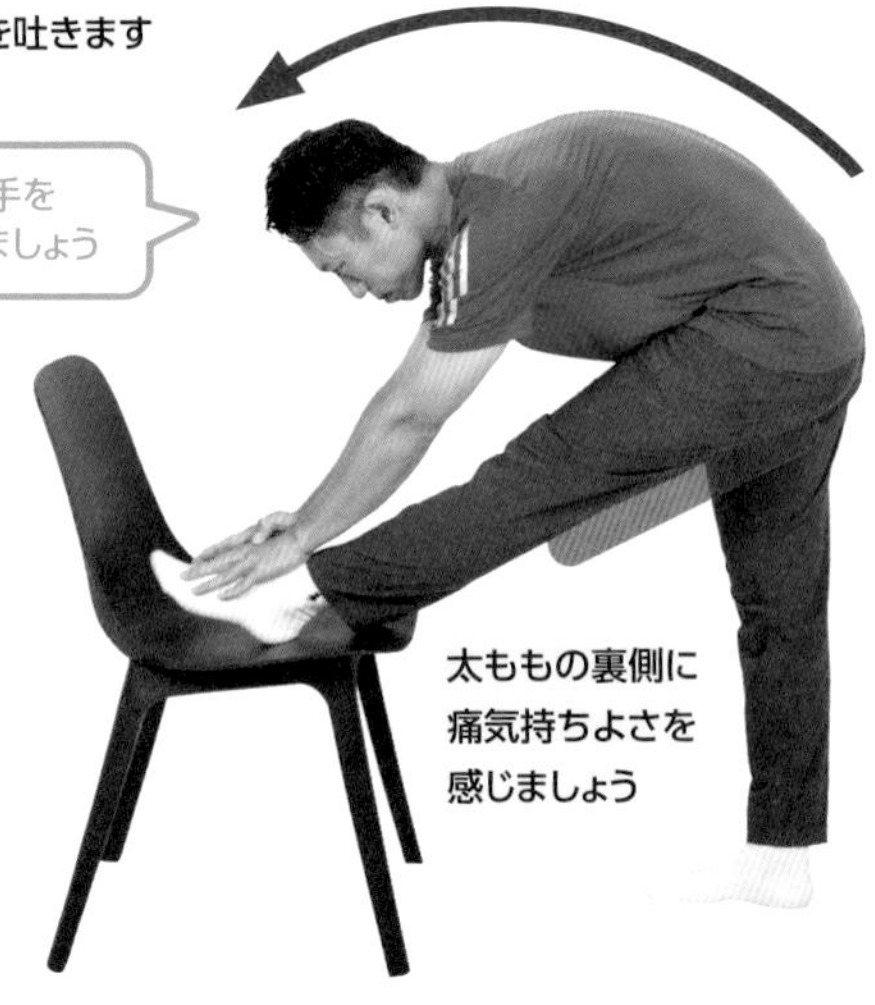
ゆっくり息を吐きます
体が硬い人は両手を
膝に置いてやりましょう
太ももの裏側に
痛気持ちよさを
感じましょう

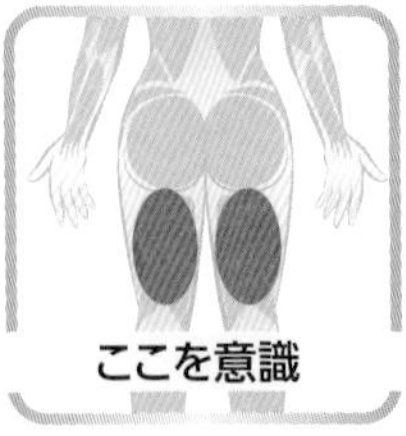
ここを意識

動画はこちら

①②③④ 脚を横に伸ばして腰を下げる

▶▶▶ 片脚10秒／左右とも行う

1 横方向に脚を伸ばす

体の横にイスを置き、横方向に脚を伸ばします

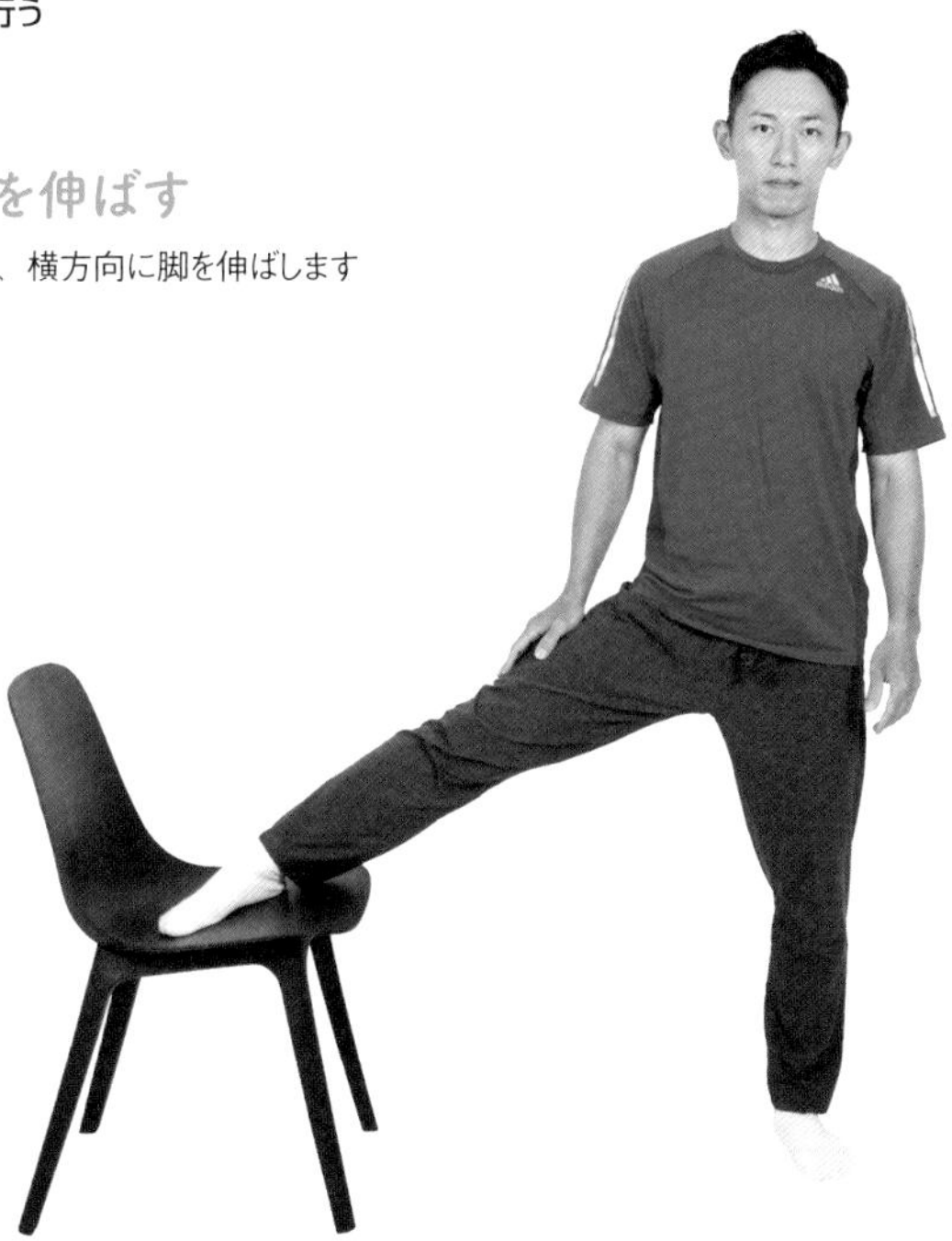

2 膝を曲げて腰を下げる

右膝を曲げていき、左膝の内側に
つっぱり感が出るまで腰を下げます

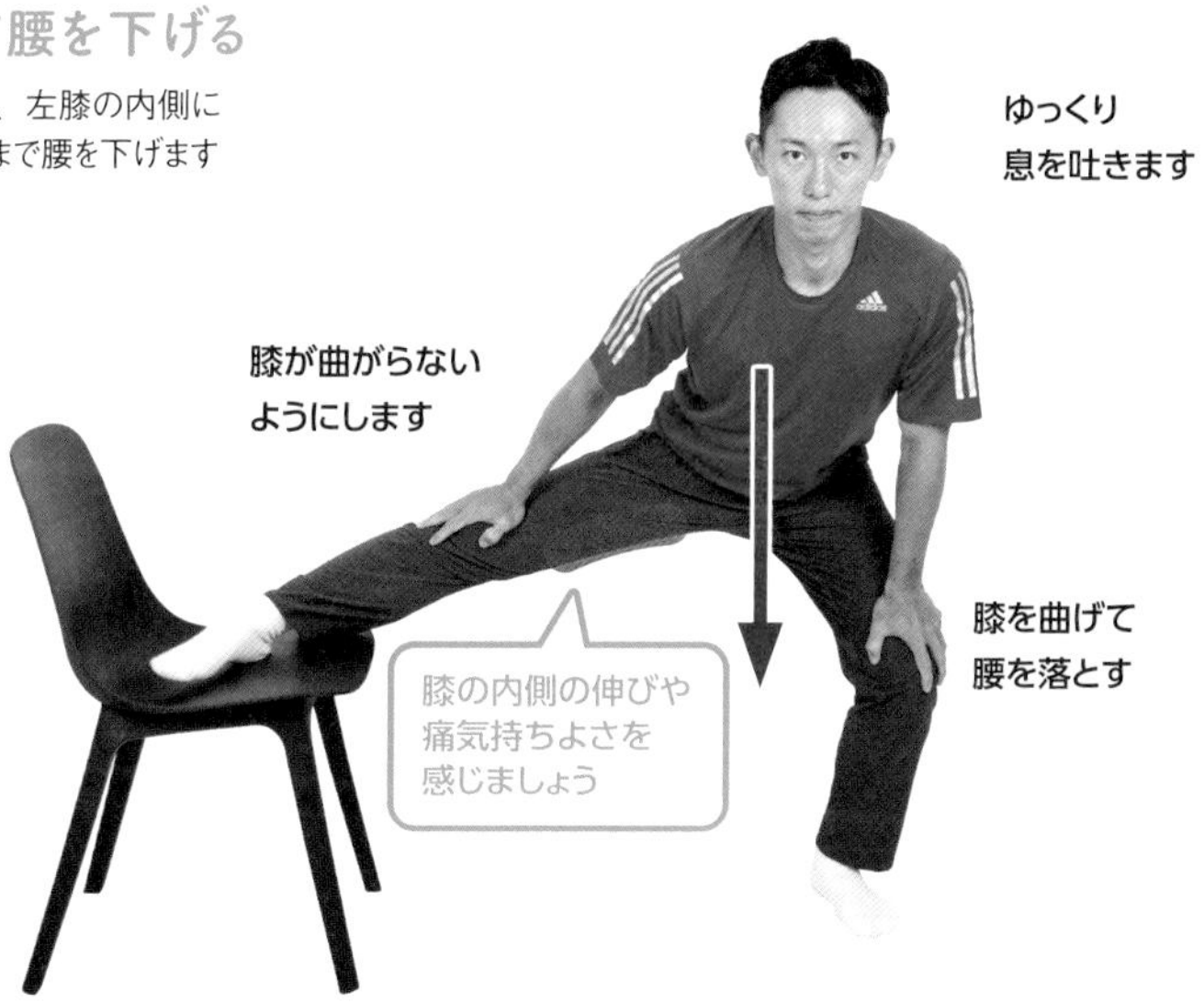
ゆっくり
息を吐きます
膝が曲がらない
ようにします
膝を曲げて
腰を落とす
膝の内側の伸びや
痛気持ちよさを
感じましょう

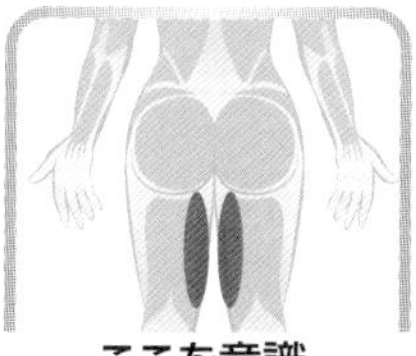

ここを意識

①②③④ イスで体を支えて膝を曲げる

▶▶▶ 片脚10秒／左右とも行う

1 イスに手を置いて膝を曲げる

安定したイスやテーブルに手を置き左膝を曲げます

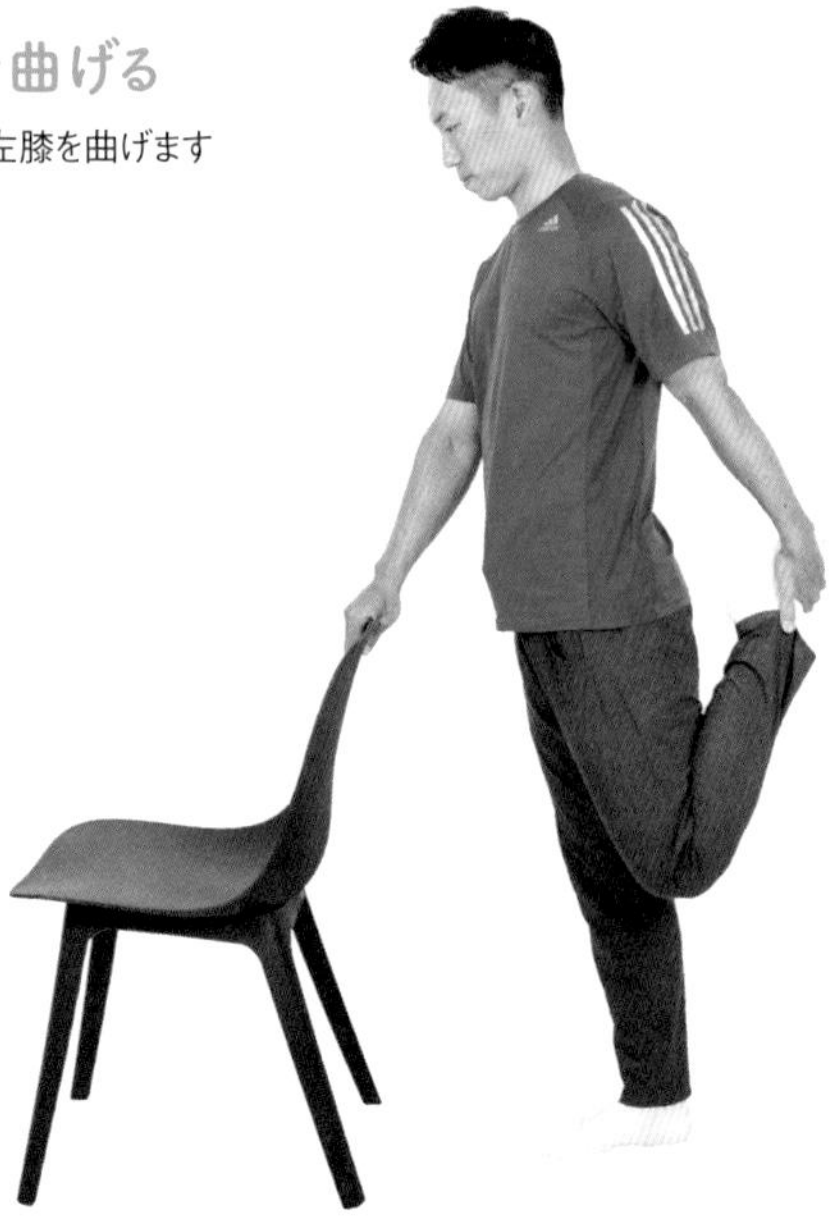

2 体をまっすぐにして かかとをお尻に近づける

体をまっすぐにして
左側のかかとをお尻に近づけ、
膝を後ろに引き上げます

ゆっくり息を吐きます

背中が丸まらない
ようにしましょう

太ももの前側に
痛気持ちよさを感じます

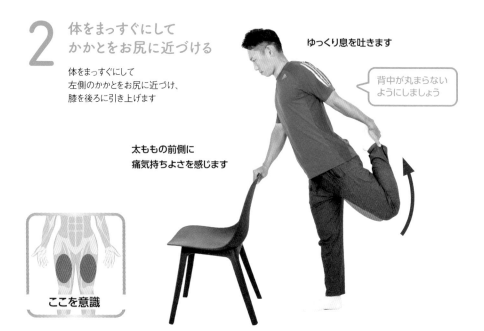

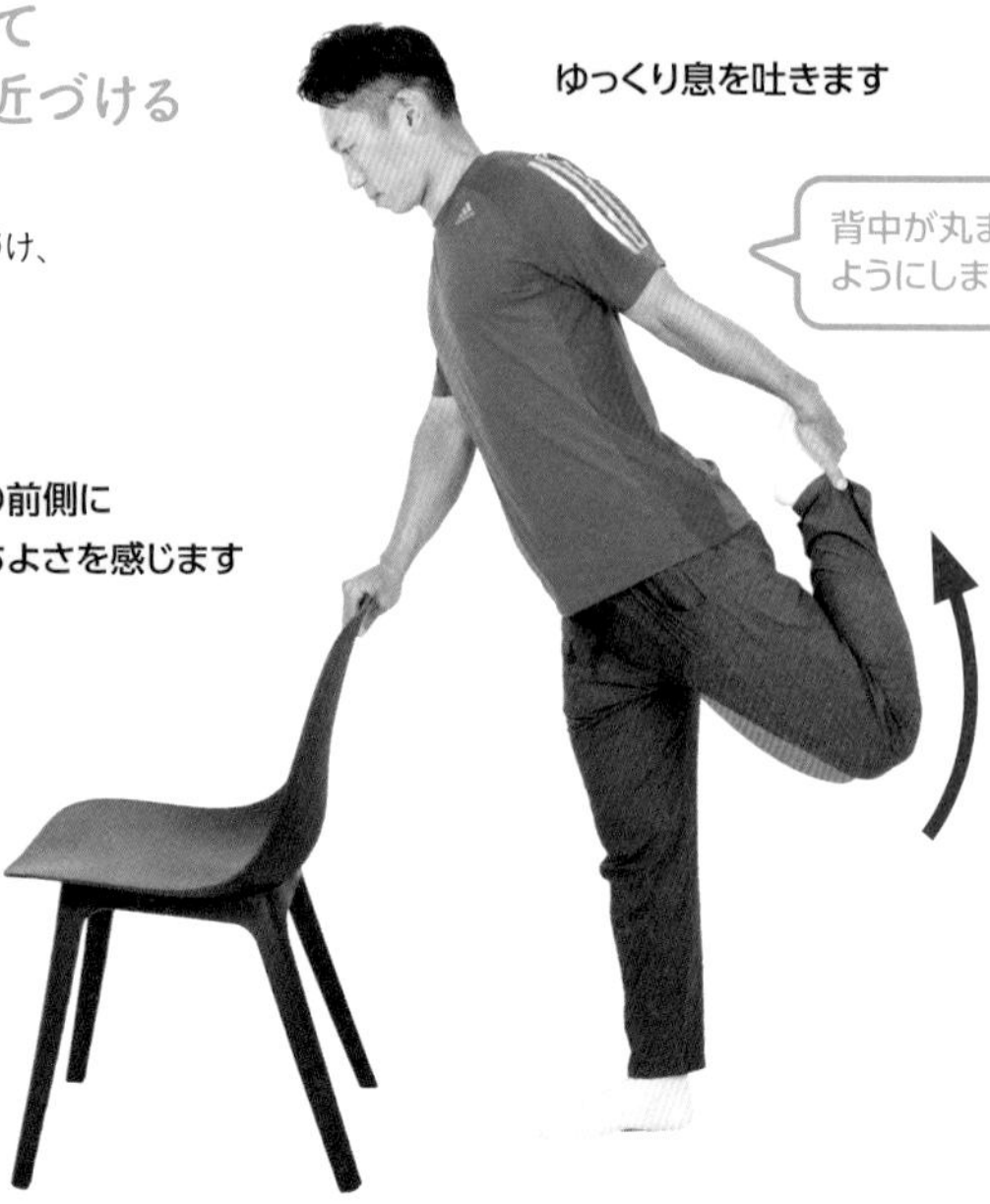

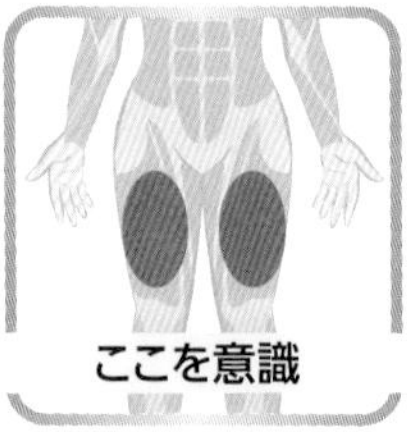

①②③④ 片膝を立て反対側の脚を伸ばして腰を下げる

▶▶▶ 片脚10秒／左右とも行う

1 右膝を90度に曲げて左膝を床につける

右膝を90度に曲げ、左膝を床につけて
背筋をまっすぐに伸ばします

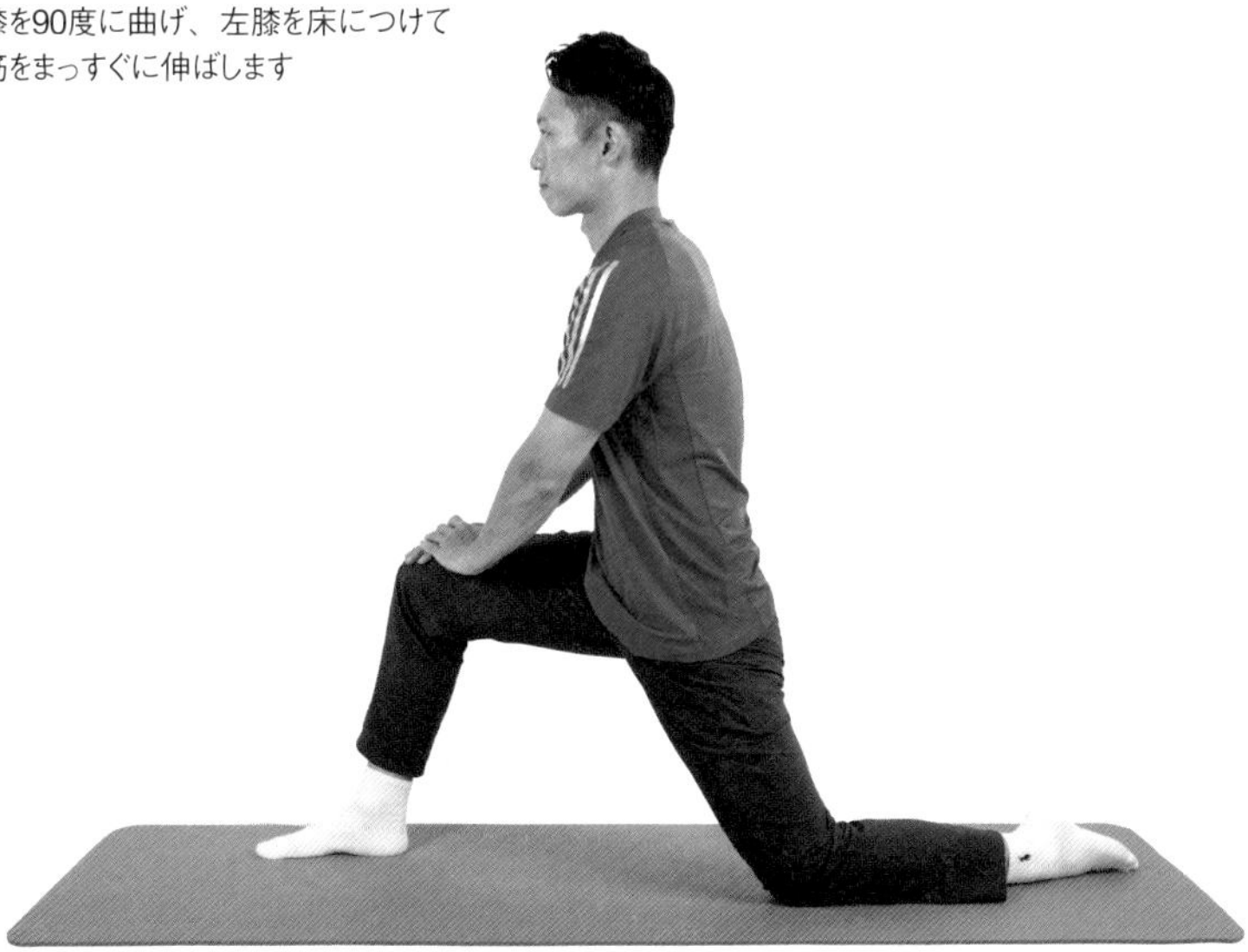

2 腰を下げて股関節を伸ばす

股関節を地面に押しつけるようにして、左脚の股関節から
太ももの前側にかけての筋肉を伸ばします

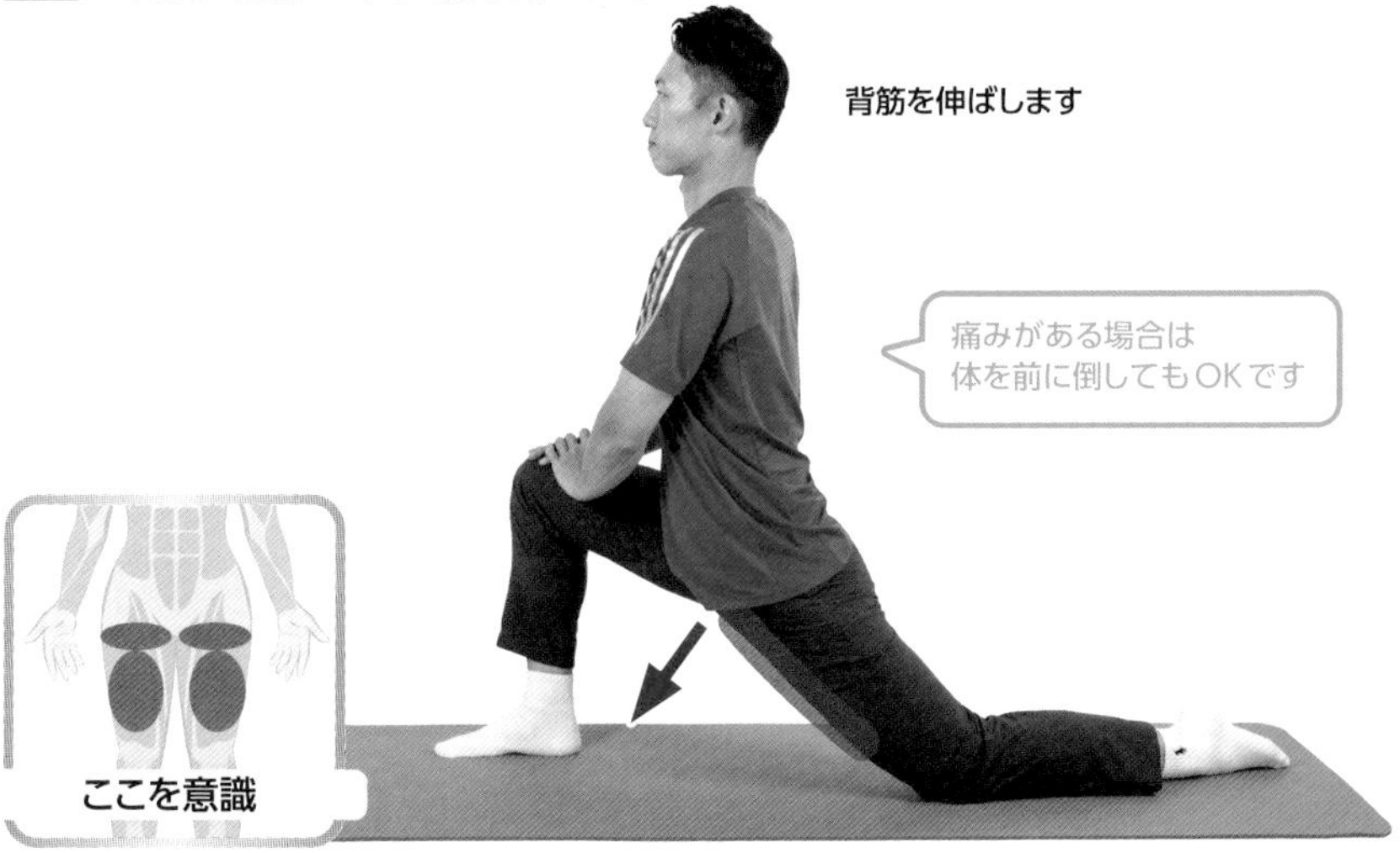
背筋を伸ばします
痛みがある場合は
体を前に倒してもOKです
ここを意識

❶②③④ 脚を開いて前脚の膝を伸ばす

▶▶▶ 片脚10秒／左右とも行う

1 左手の横に左足を持ってくる

肩幅程度に手を開いてつき、
左手の真横に左足の土踏まずを置きます

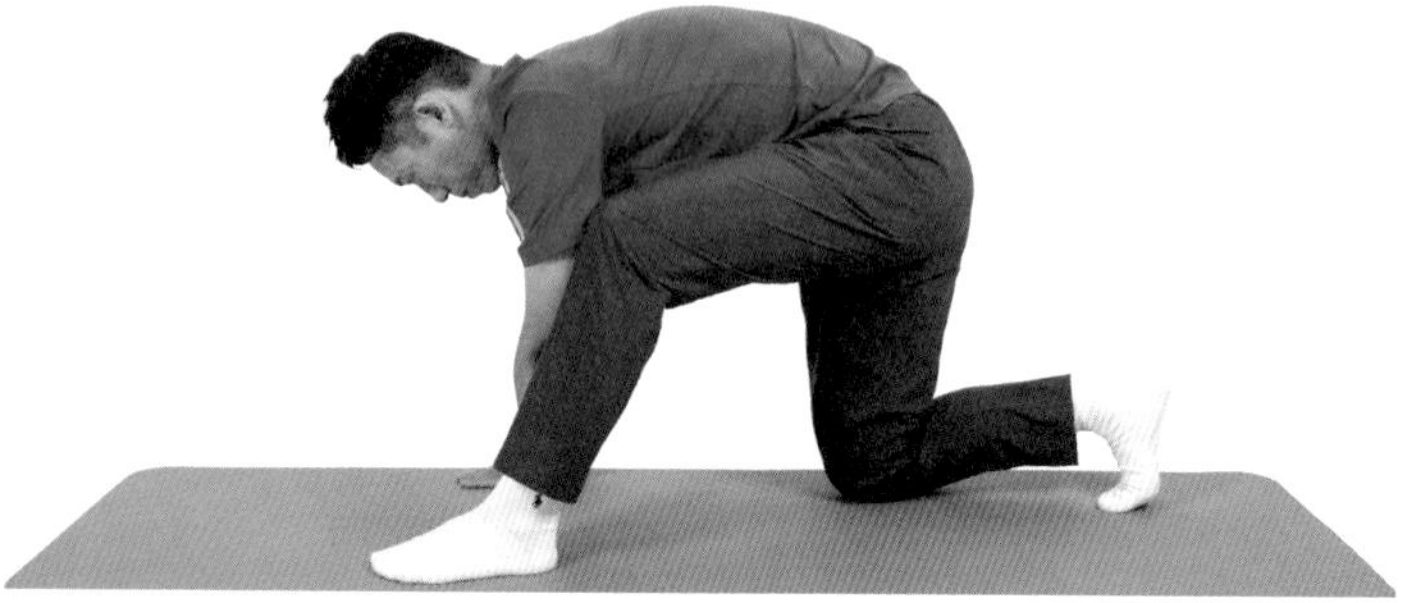

2 左膝を伸ばす

お尻を斜め後ろに上げながら左膝を伸ばします

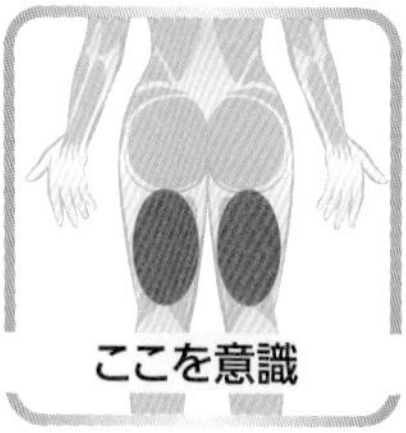
ここを意識

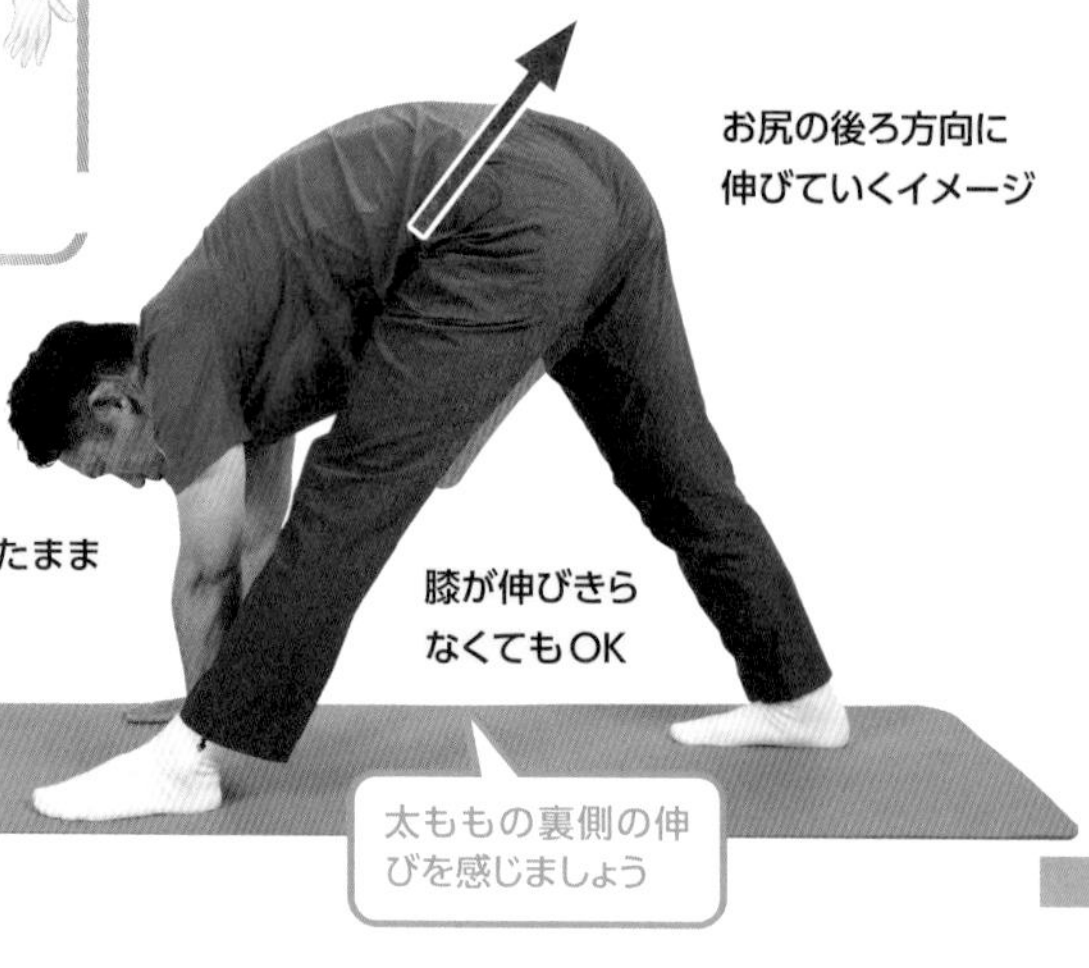
お尻の後ろ方向に
伸びていくイメージ
手を床につけたまま
呼吸をします
膝が伸びきら
なくてもOK
太ももの裏側の伸
びを感じましょう

動画はこちら

①②③④ 壁に両手をついて腰回りを捻る

▶▶▶ 片側30秒／左右とも行う

1 肩幅程度に脚を前後に開く

脚を前後に開き壁に両手をつきます

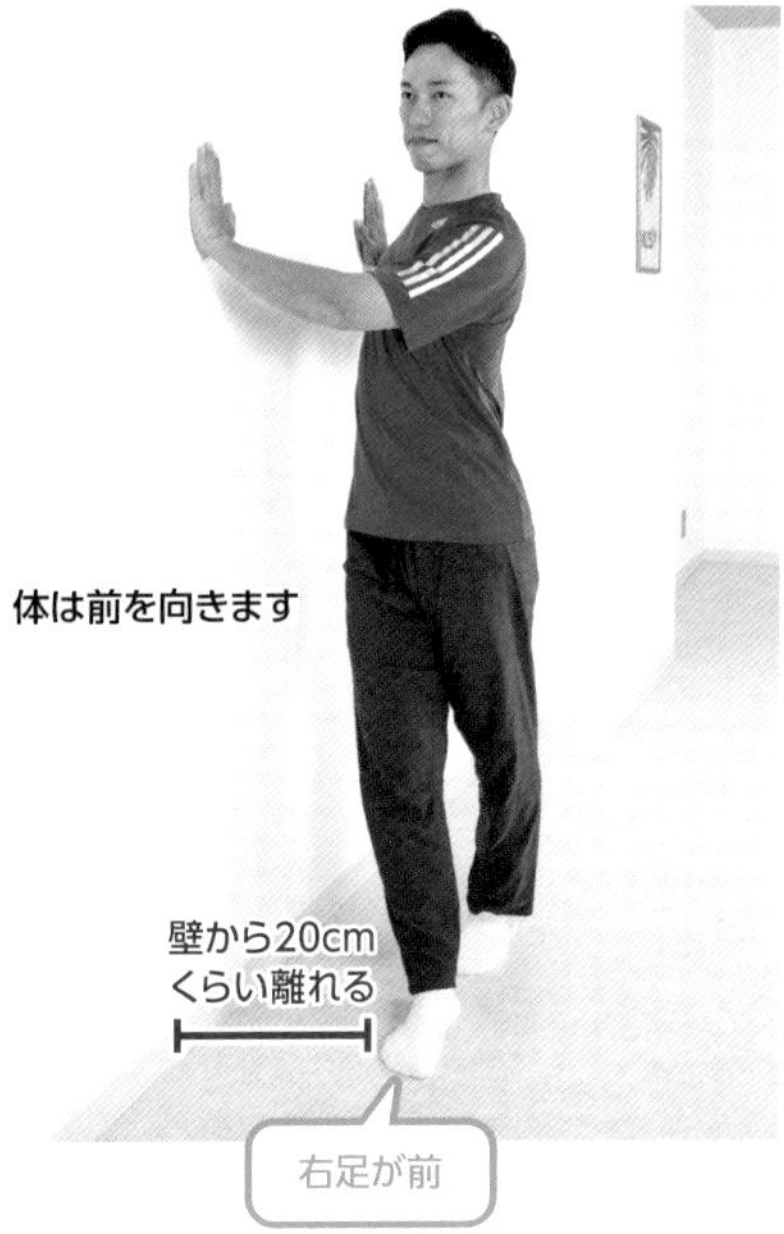
体は前を向きます
壁から20cm
くらい離れる
右足が前

2 骨盤を壁に近づける

右側の骨盤を壁にくっつけます

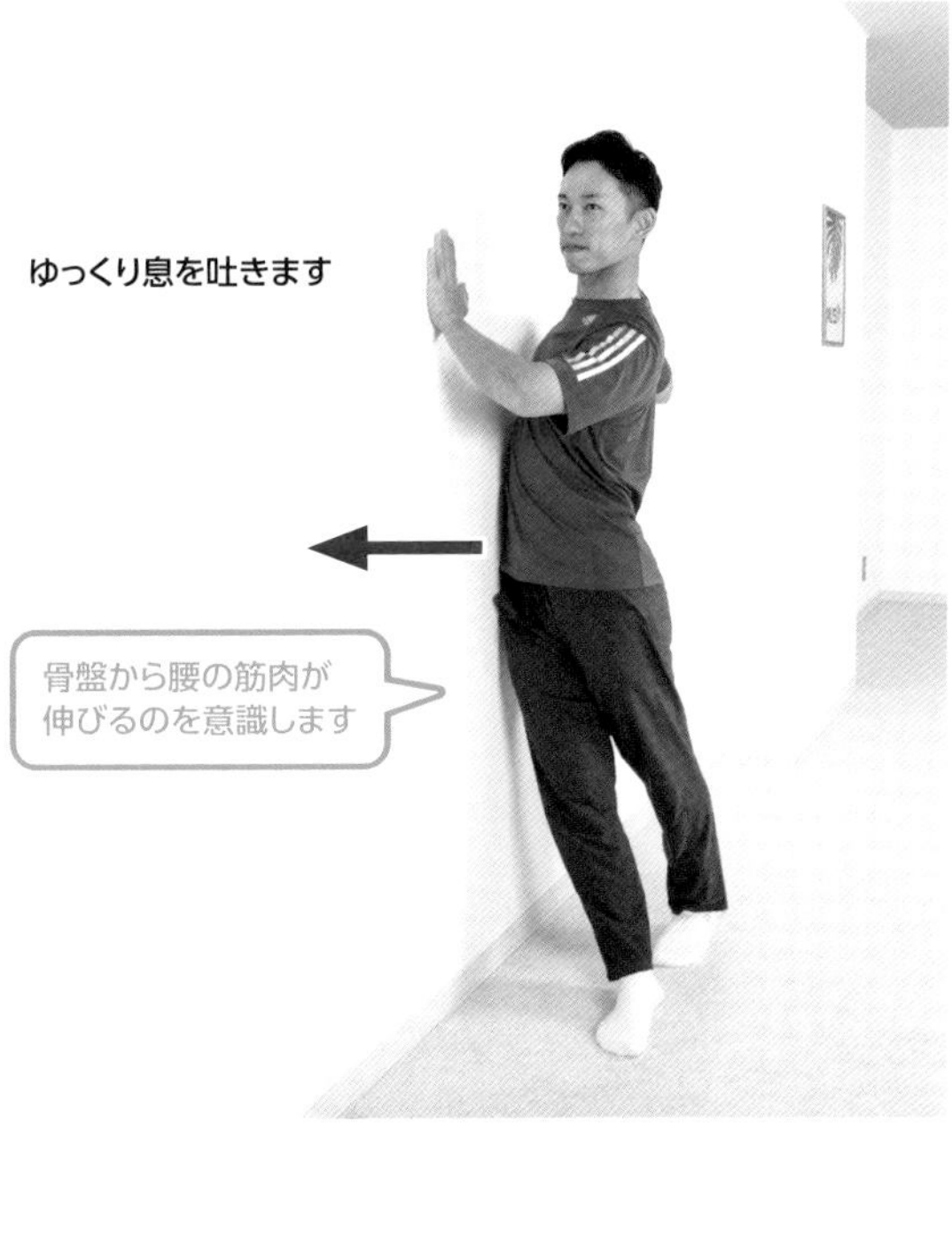
ゆっくり息を吐きます
骨盤から腰の筋肉が
伸びるのを意識します

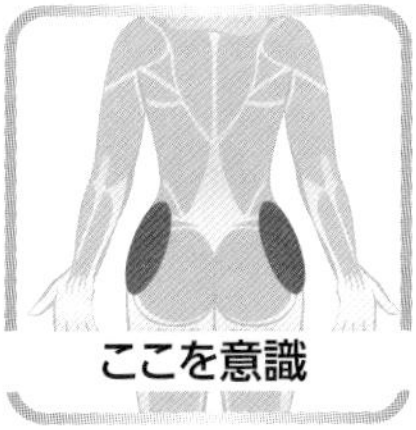
ここを意識

①②③④

両脚を伸ばして前屈

▶▶▶ 20秒

1 座って両脚を伸ばす

座って両脚を伸ばして広げます

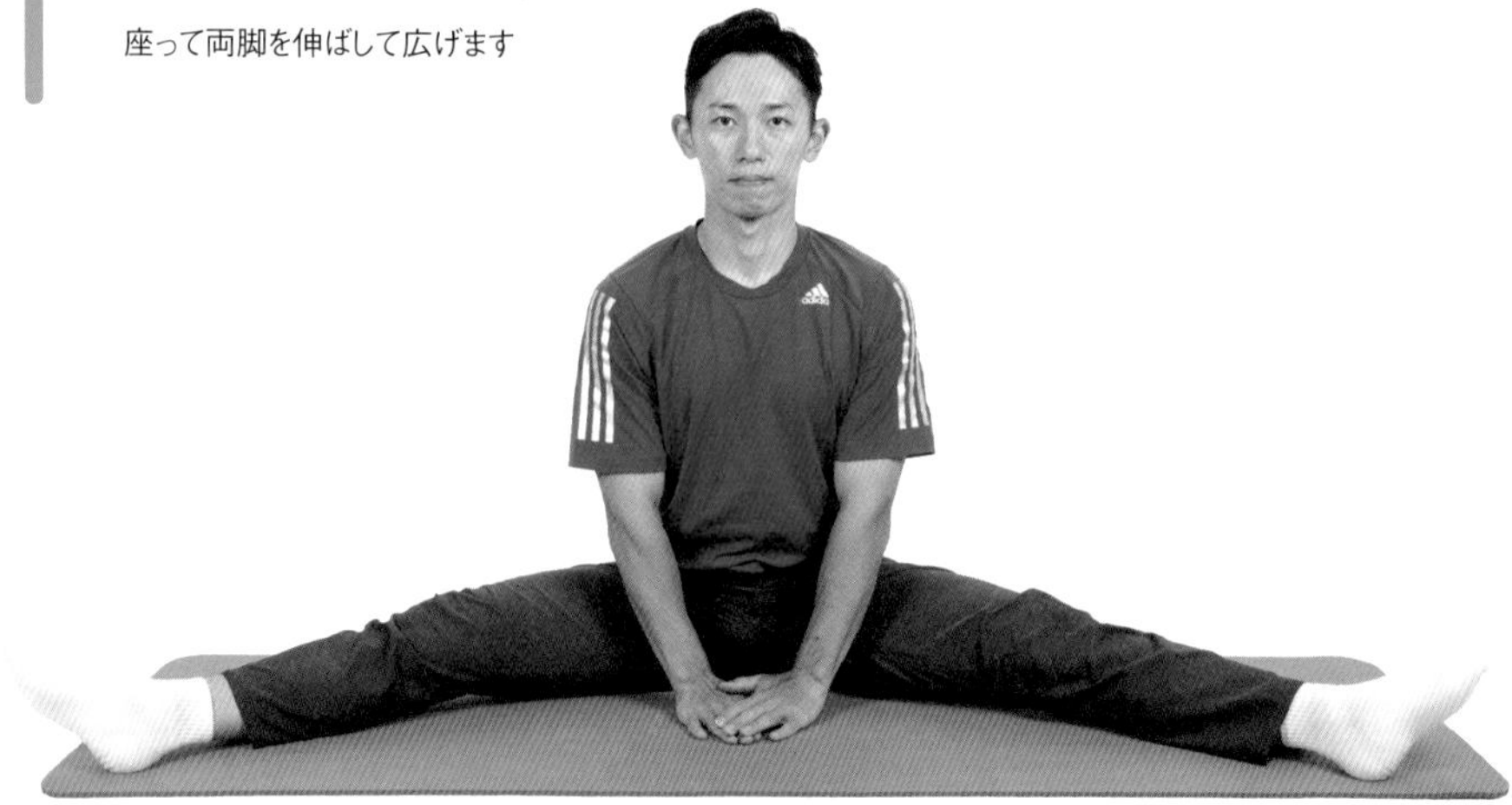

2 痛気持ちいいところまで前屈

痛気持ちいいところまで体を前に倒します

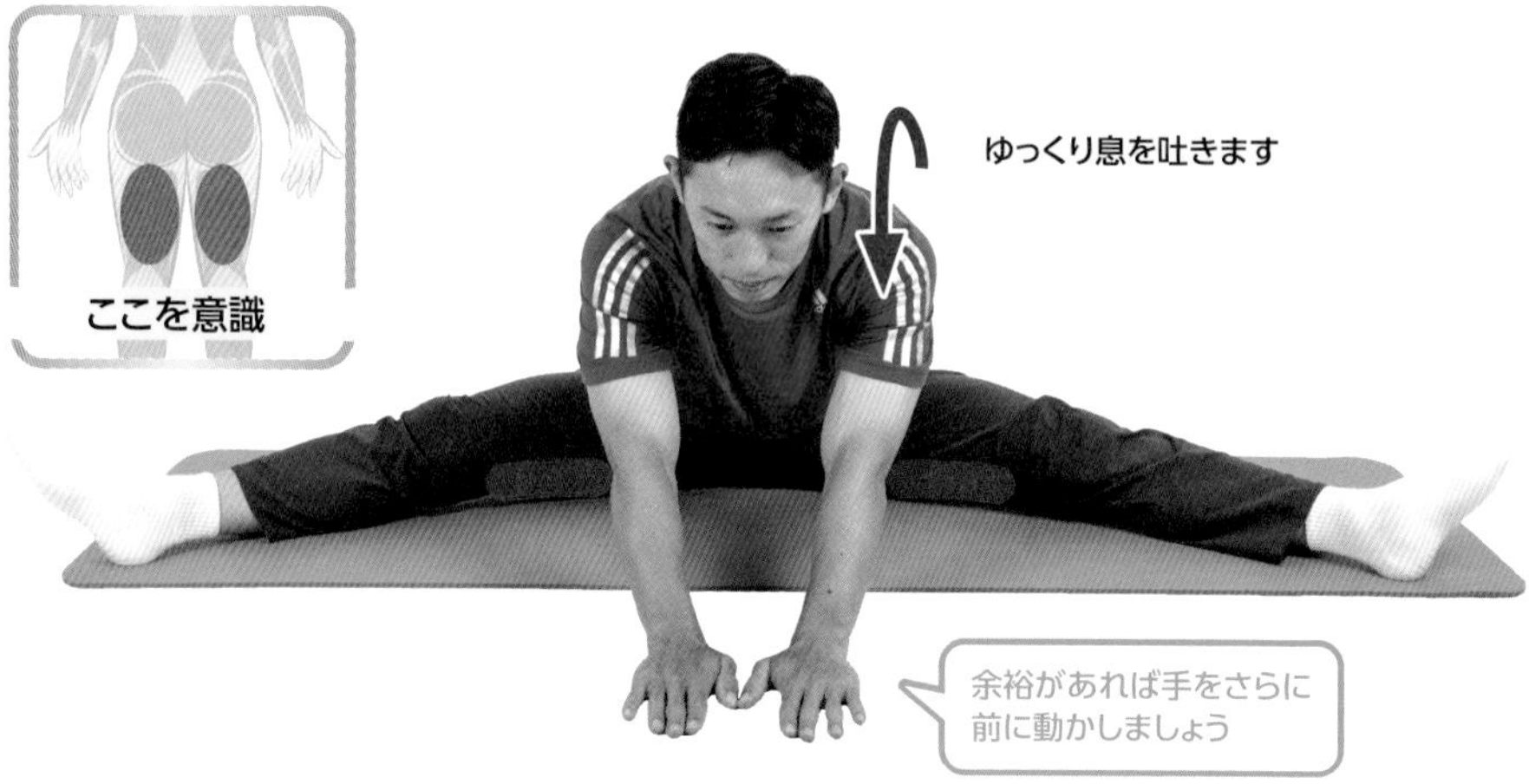
ここを意識
ゆっくり息を吐きます
余裕があれば手をさらに
前に動かしましょう

①②③❹ 片脚を抱えて手前に引きつける

▶▶▶ 片側20秒／左右とも行う

1 寝転がって片膝を曲げる

膝を曲げて左手で左膝を、右手で右足を持ちます

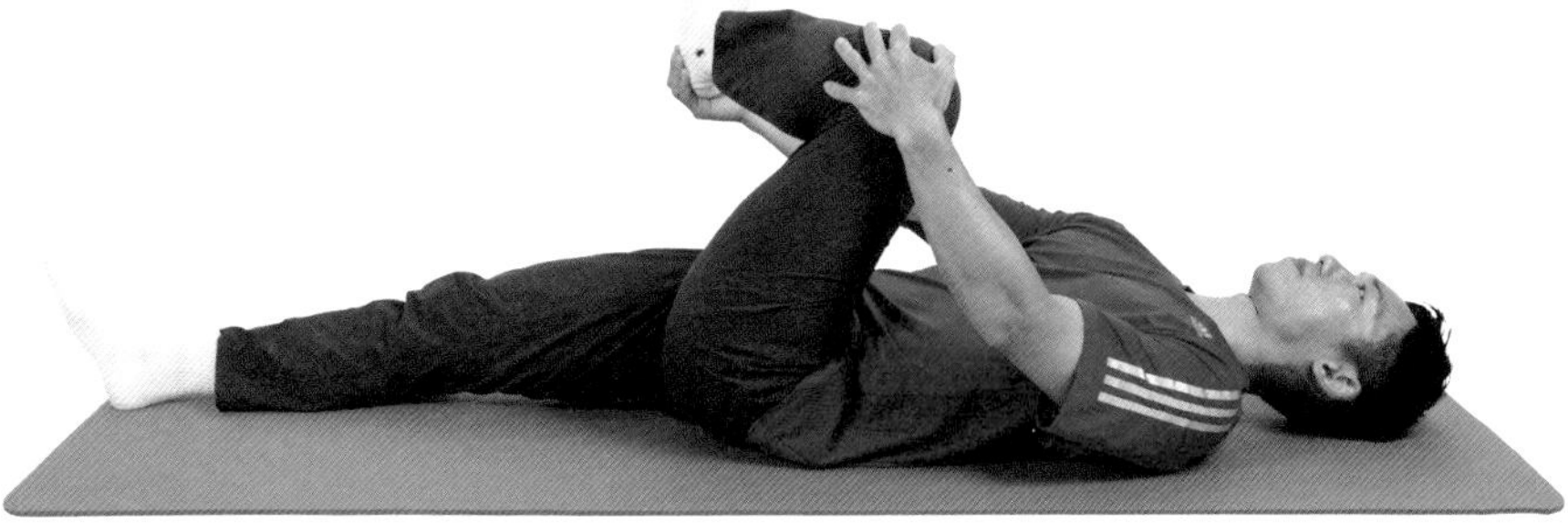

2 足と膝を持って引き寄せる

左膝と足を胸のほうに引き寄せます

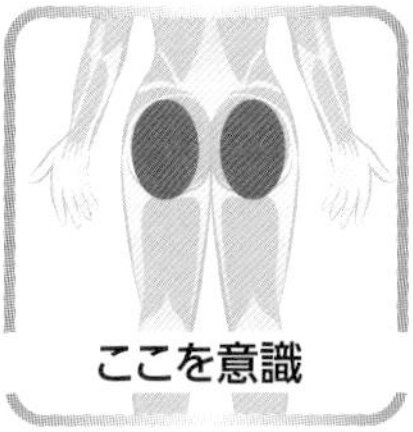
ここを意識

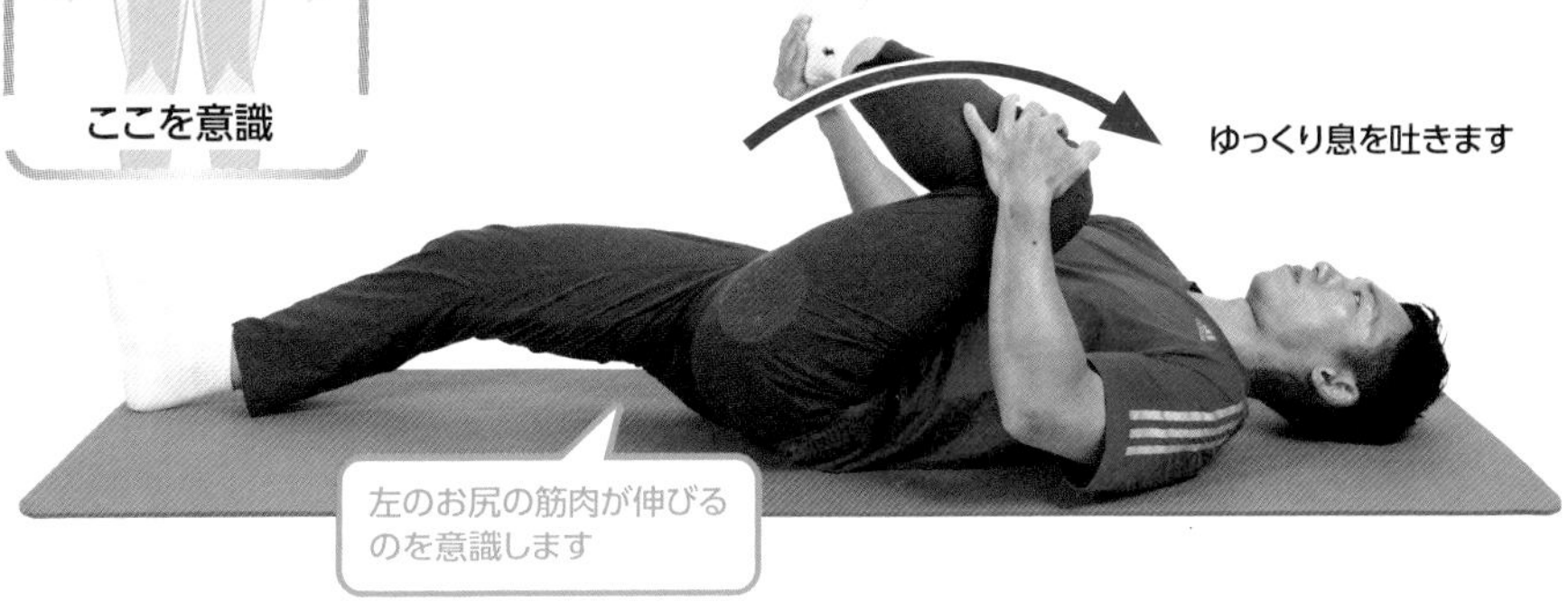
ゆっくり息を吐きます
左のお尻の筋肉が伸びるのを意識します

①②③④

膝を伸ばして両手を足先へ

▶▶▶ 片脚10秒／左右とも行う

1 肩幅に足を広げる

肩幅に足を広げて立ちます

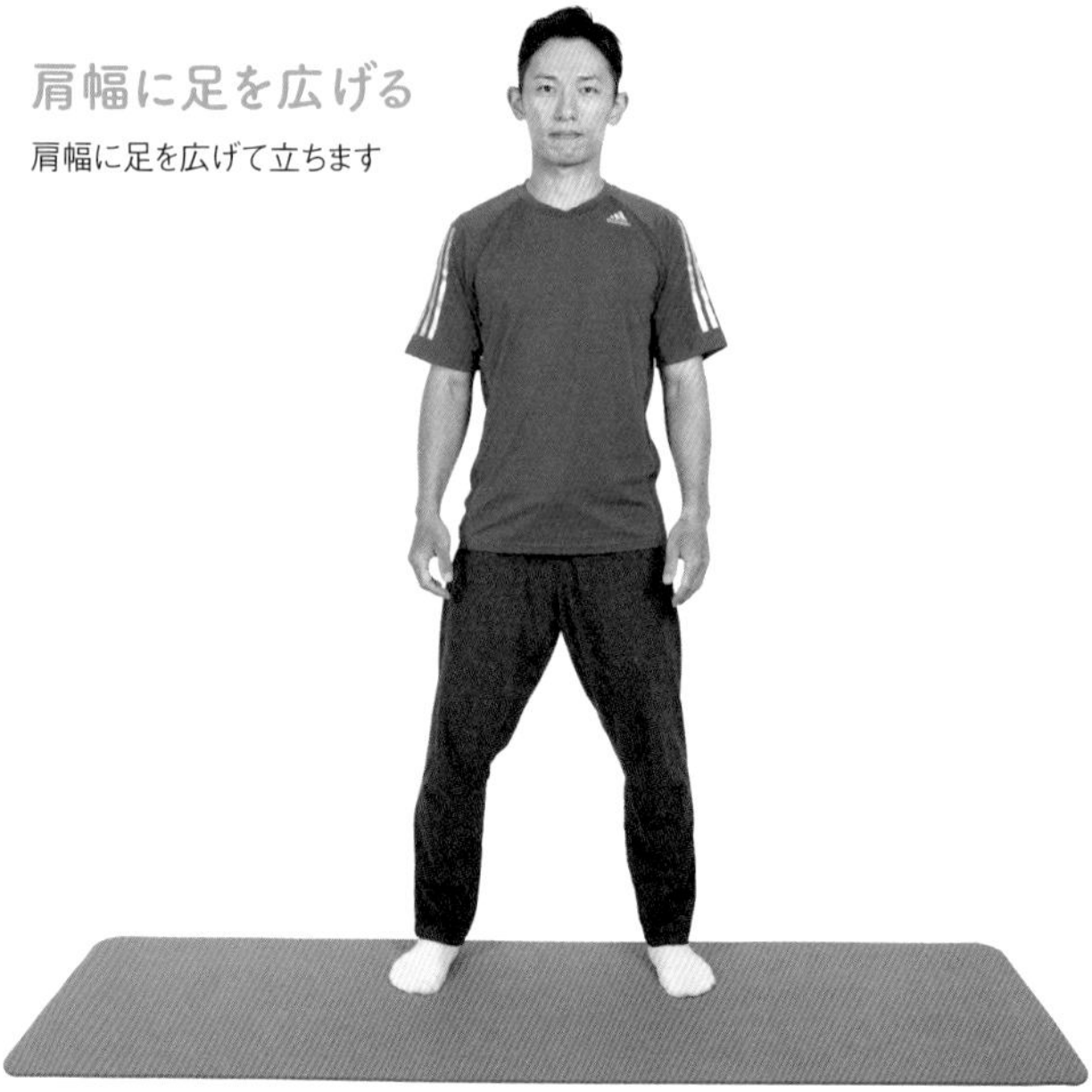

2 両手を足先へ

足先のほうに前屈します。つかないひとはスネを
両手で触るくらいでOKです

膝を曲げないようにし、太
ももの裏の
伸びを感じましょう

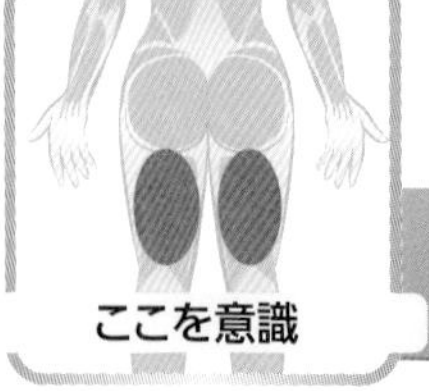

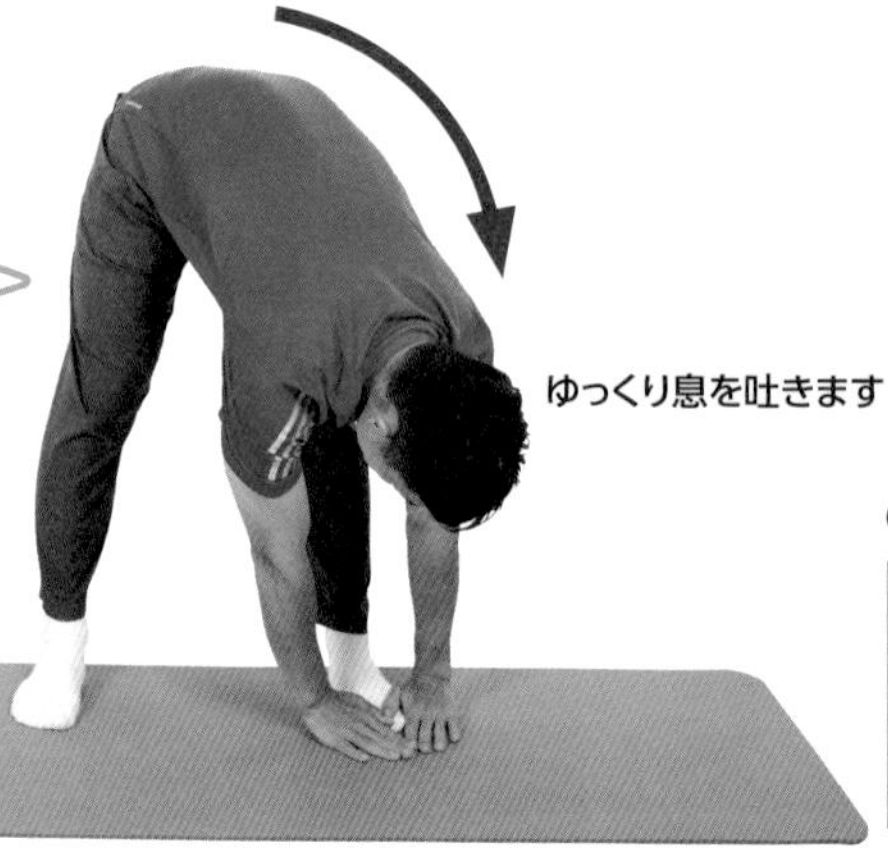

ゆっくり息を吐きます

動画はこちら

① ② ③ ④ 片脚を抱えて手前に引きつける

▶▶▶ 片側20秒／左右とも行う

1 寝転がって片膝を曲げる

膝を曲げて左手で左膝を、右手で右足を持ちます

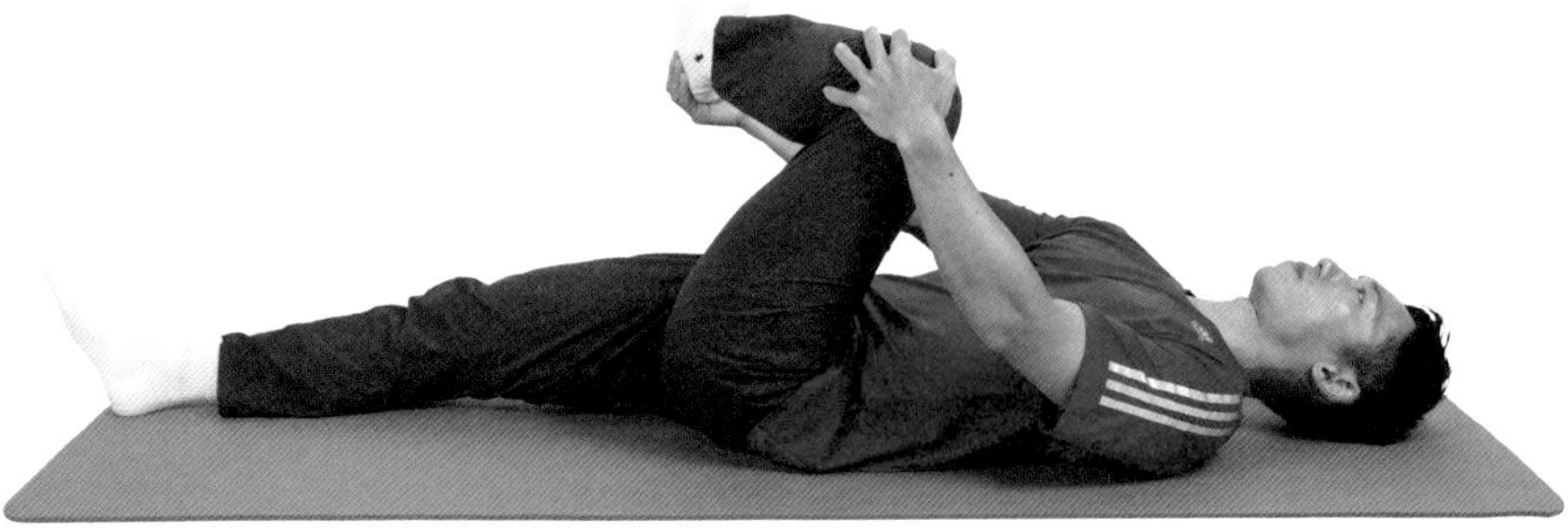

2 足と膝を持って引き寄せる

左膝と足を胸のほうに引き寄せます

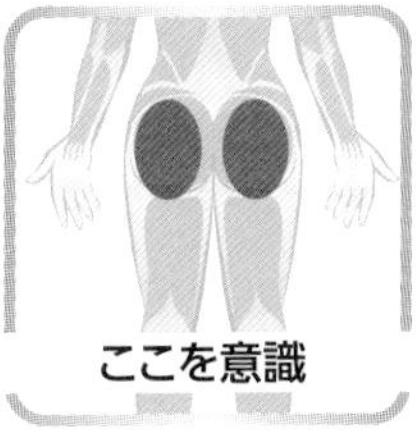
ここを意識

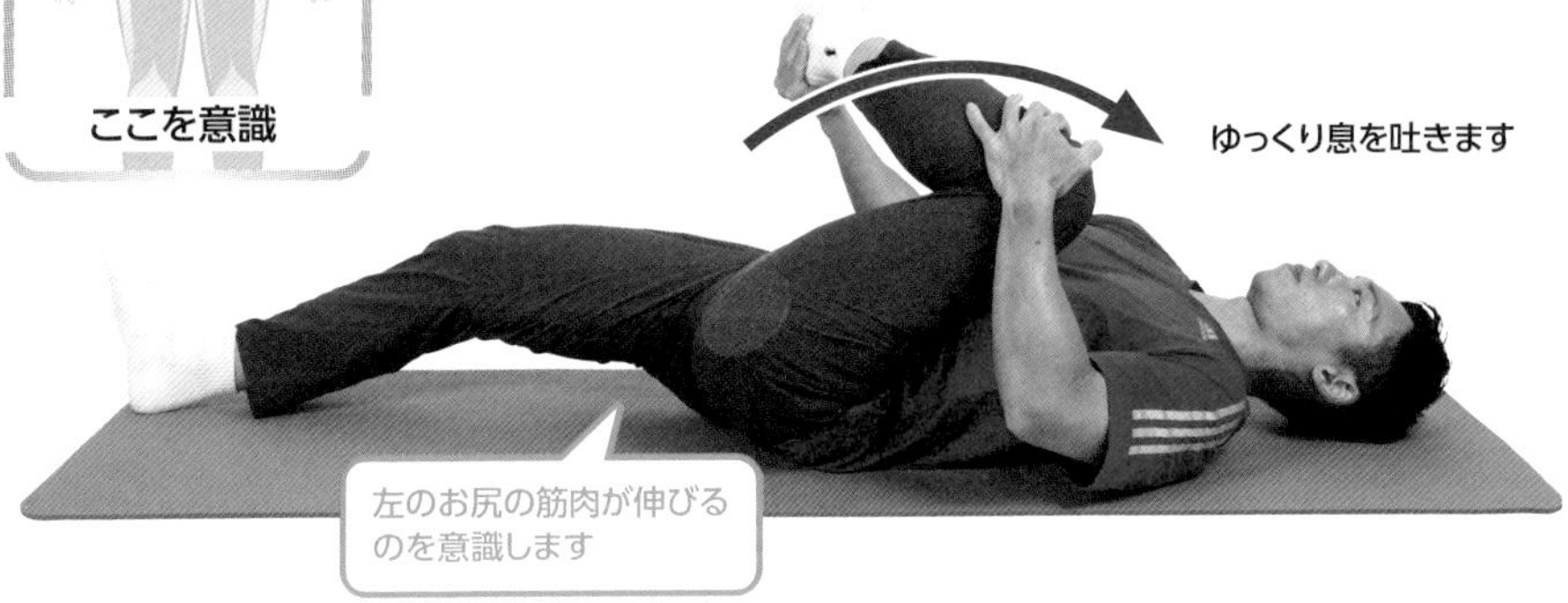
ゆっくり息を吐きます
左のお尻の筋肉が伸びるのを意識します

①②③④ 手首をつかんで体側を伸ばす

▶▶▶ 片側10秒／左右とも行う

1 片脚を伸ばして膝を曲げる

まずは右脚を伸ばして左膝を曲げます

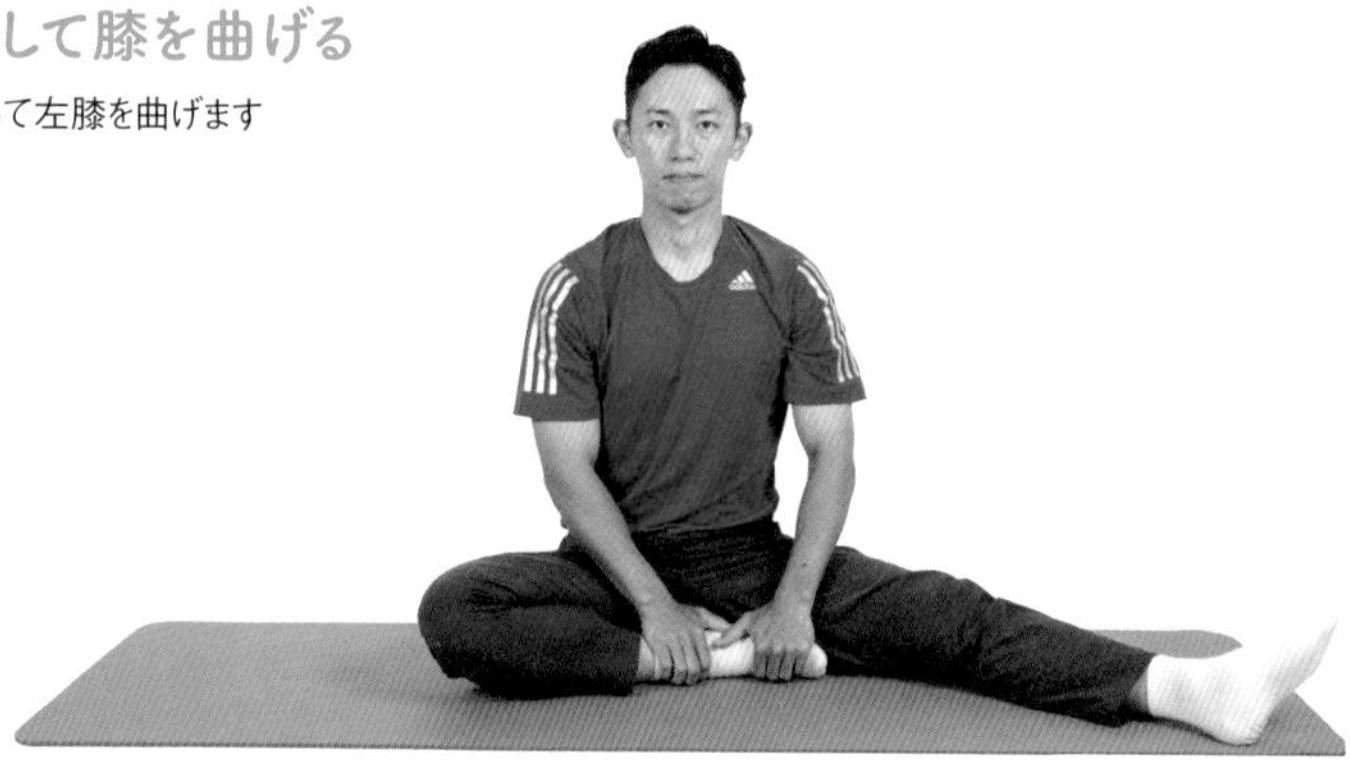

2 手首をつかむ

右手で左手首をつかみ左腕を引っ張ります

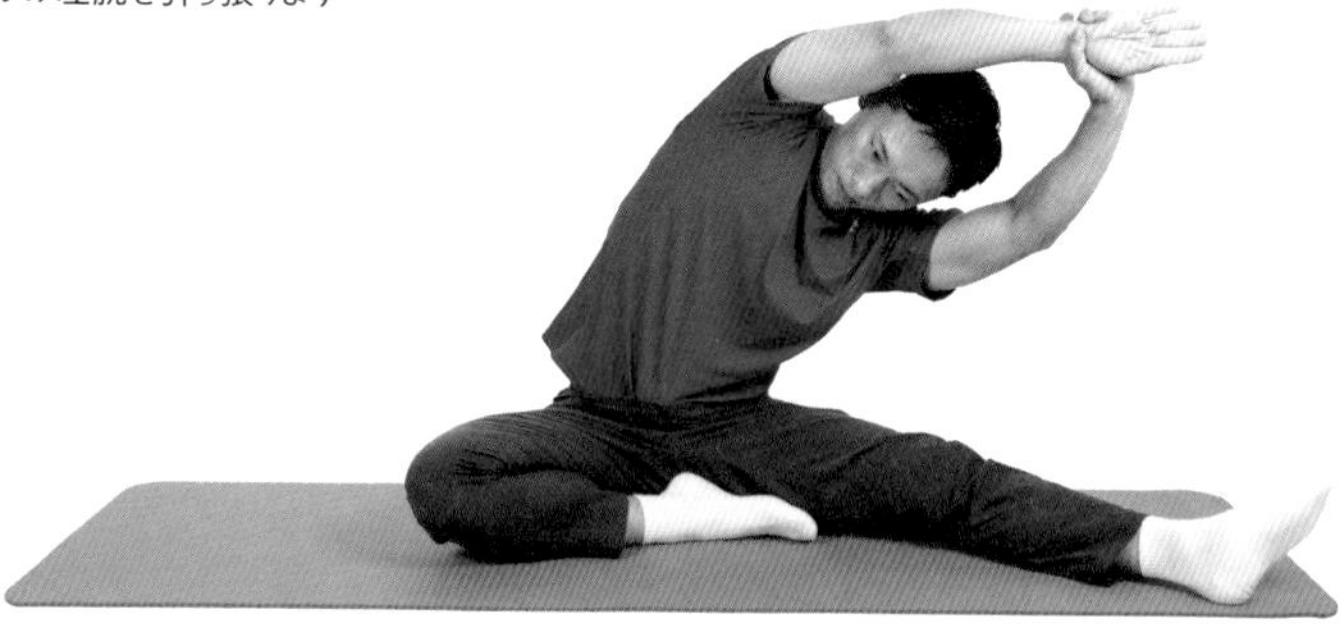

3 手を足先のほうへ

左手を右足先のほうへ引っ張ります

ゆっくり
息を吐きます

左側の脇腹の伸びを
感じましょう

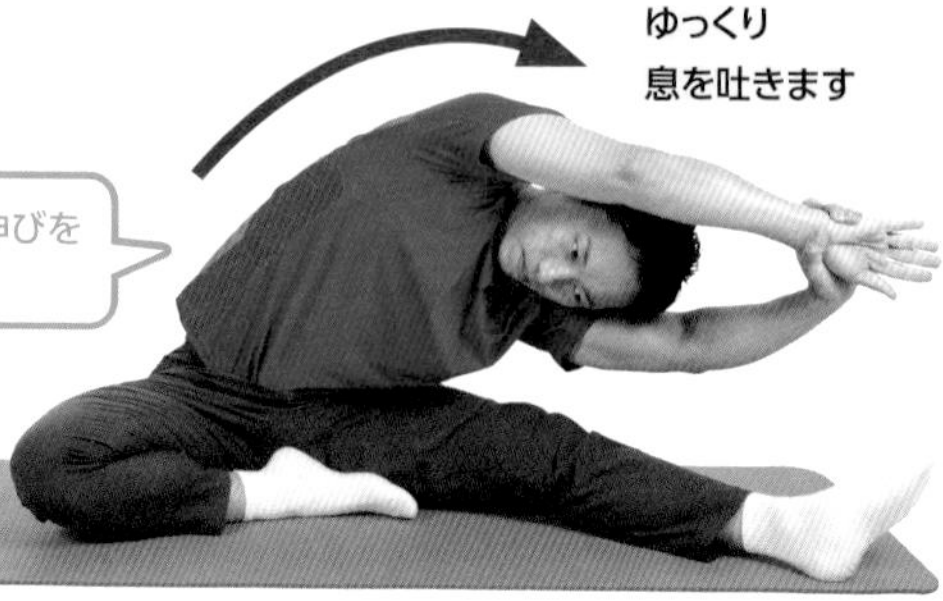

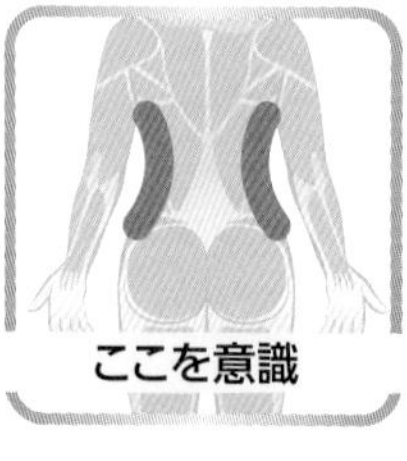

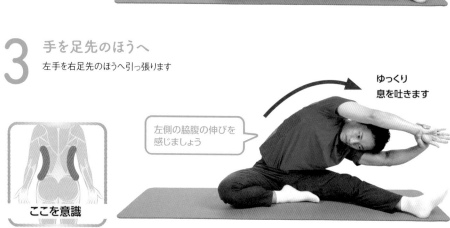

①②③④ 足を前後にずらして前屈する

▶▶▶ 10回×2セット／左右とも行う

1 膝を曲げて座る

座って足を前後にずらして一列に並べる

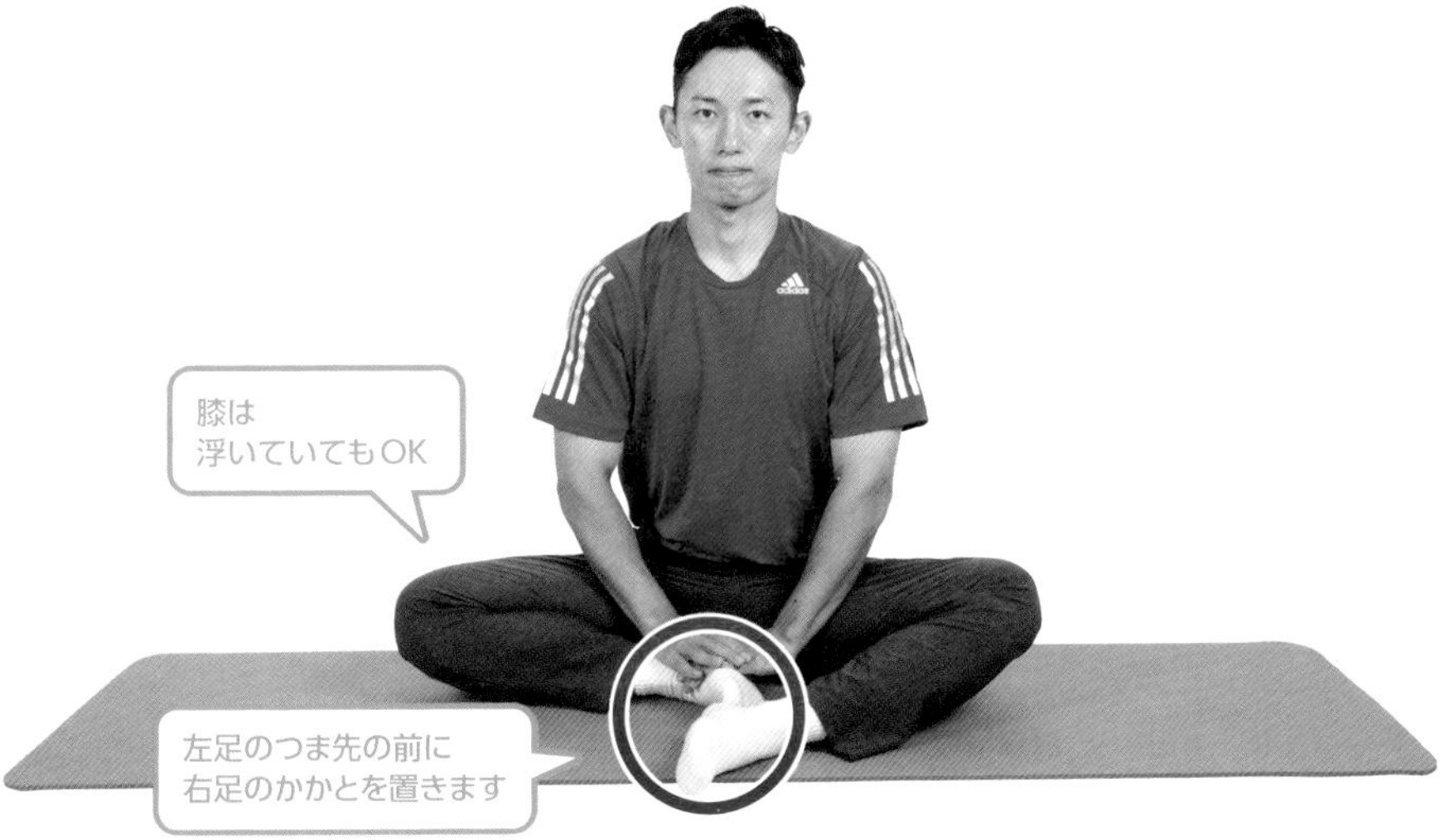
膝は
浮いていてもOK
左足のつま先の前に
右足のかかとを置きます

2 痛気持ちいいところまで前屈する

右のお尻の筋肉が伸びるまで体を前に倒します

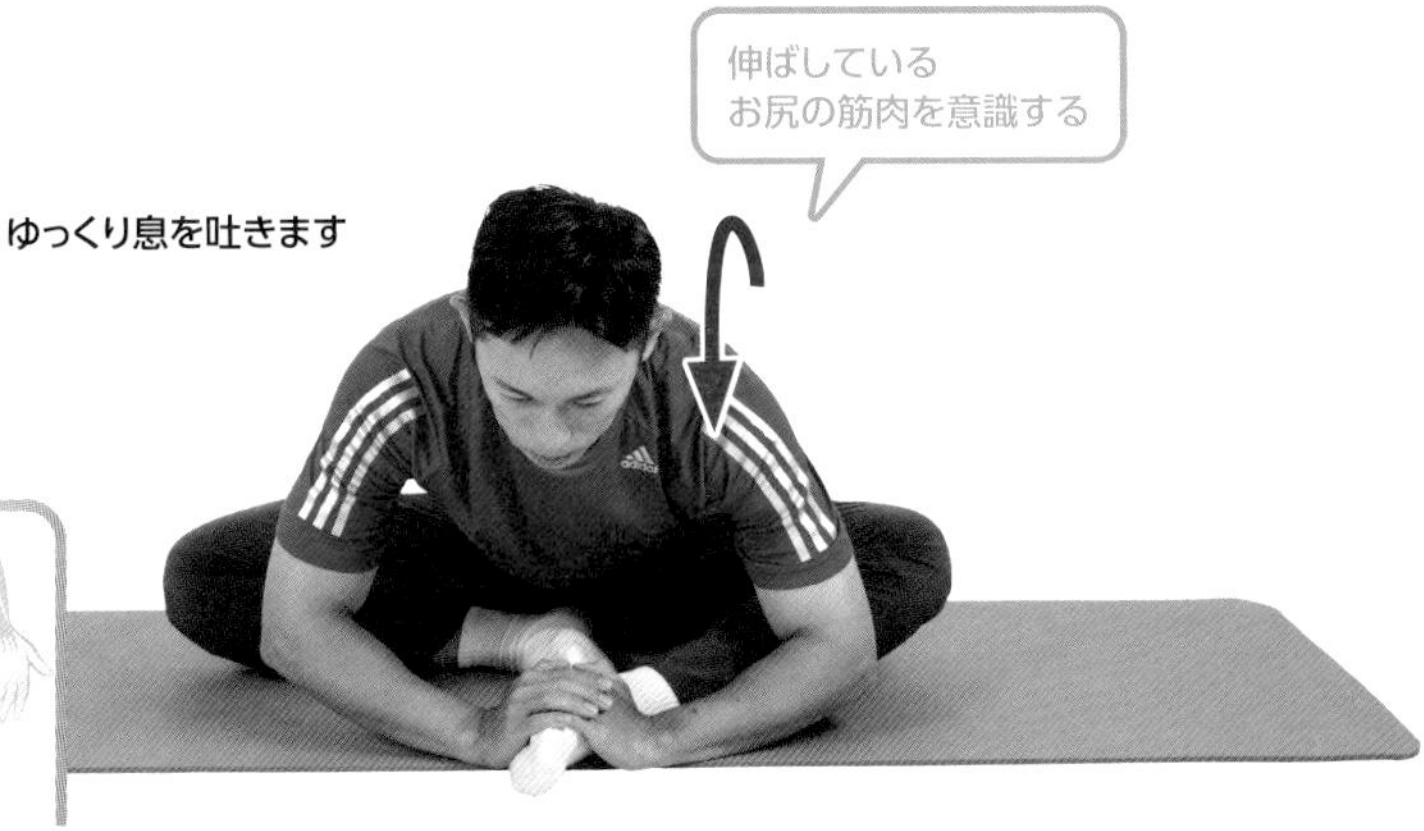
伸ばしている
お尻の筋肉を意識する
ゆっくり息を吐きます

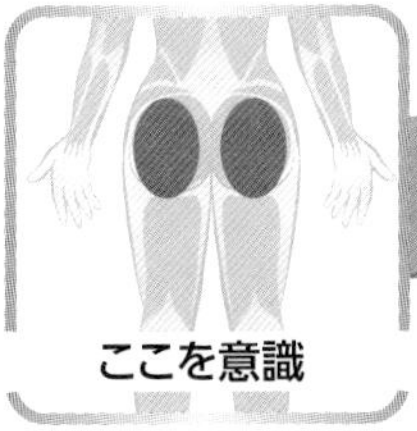
ここを意識

おわりに

自分の体をよく知り、自分で治す

「痛みを何とかして！」という思いはよくわかりますし、僕もその手助けができればと考え、整体師として治療をしています。

しかし少し考えてみてください。週に１回通院して１時間の治療を１か月続けたとしてもたったの４～５時間です。この短い時間で痛みを完治させるのは非常に難しいことです。

この通院時間にプラスαがあるとより完治に近づきます。それが自分でできるストレッチです。

世の中には「ゴッドハンド」と呼ばれる先生がいますが、誰も

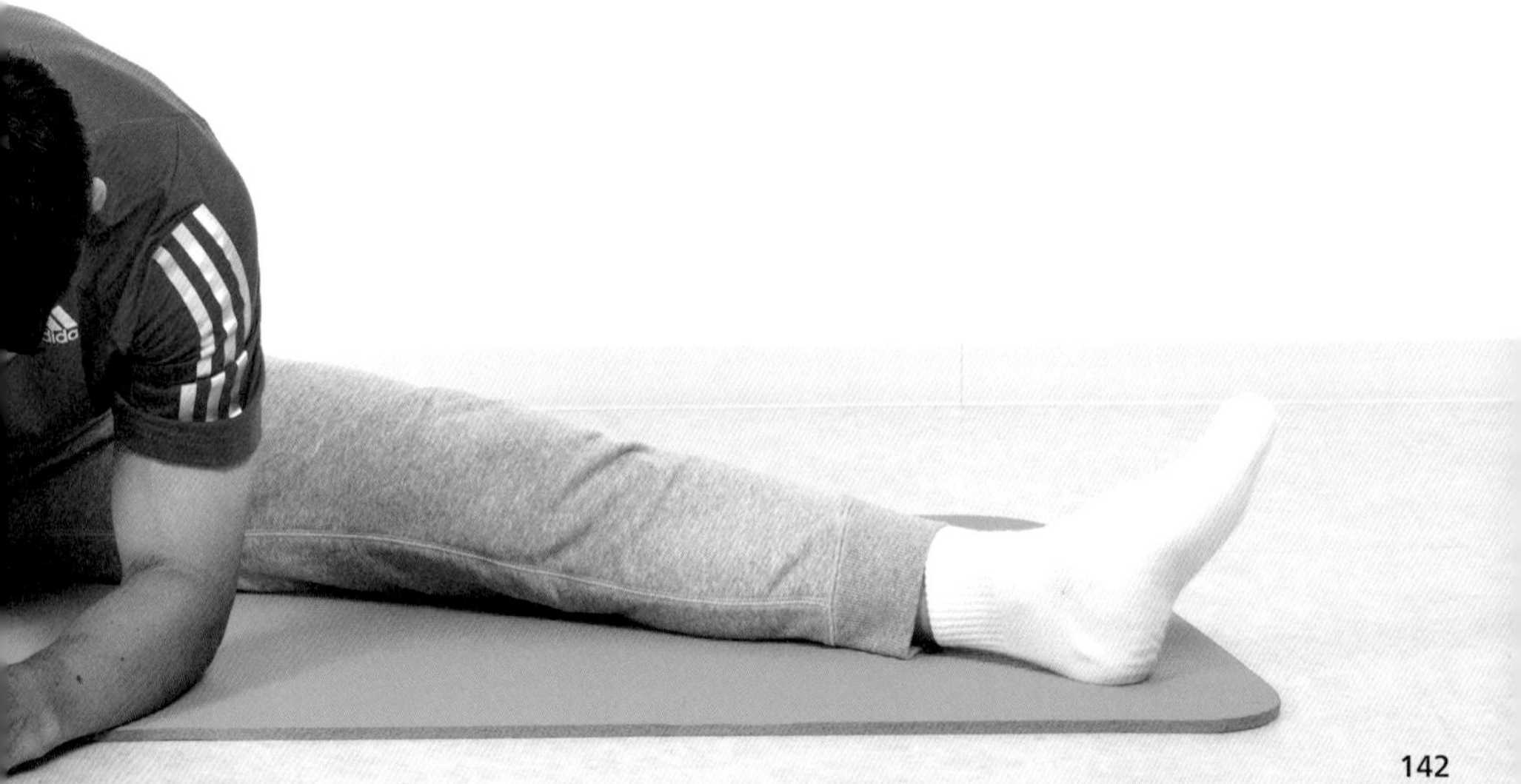

がゴッドハンドに治療してもらえるわけではありません。だからこそ余計に、自分でも治すという意識が大切です。

ストレッチを続けていると、「この部分が硬いな」「右よりも左のほうが曲げられない」など、自分の体の特徴に気づくでしょう。さらに続けていると、より細かいところにも気づいてくると思います。

ストレッチを通じて、自分の体に興味を持ってください。そうすることでストレッチの習慣化に近づきますし、痛みから解消される日常が見えてきます。

整体師たっかー

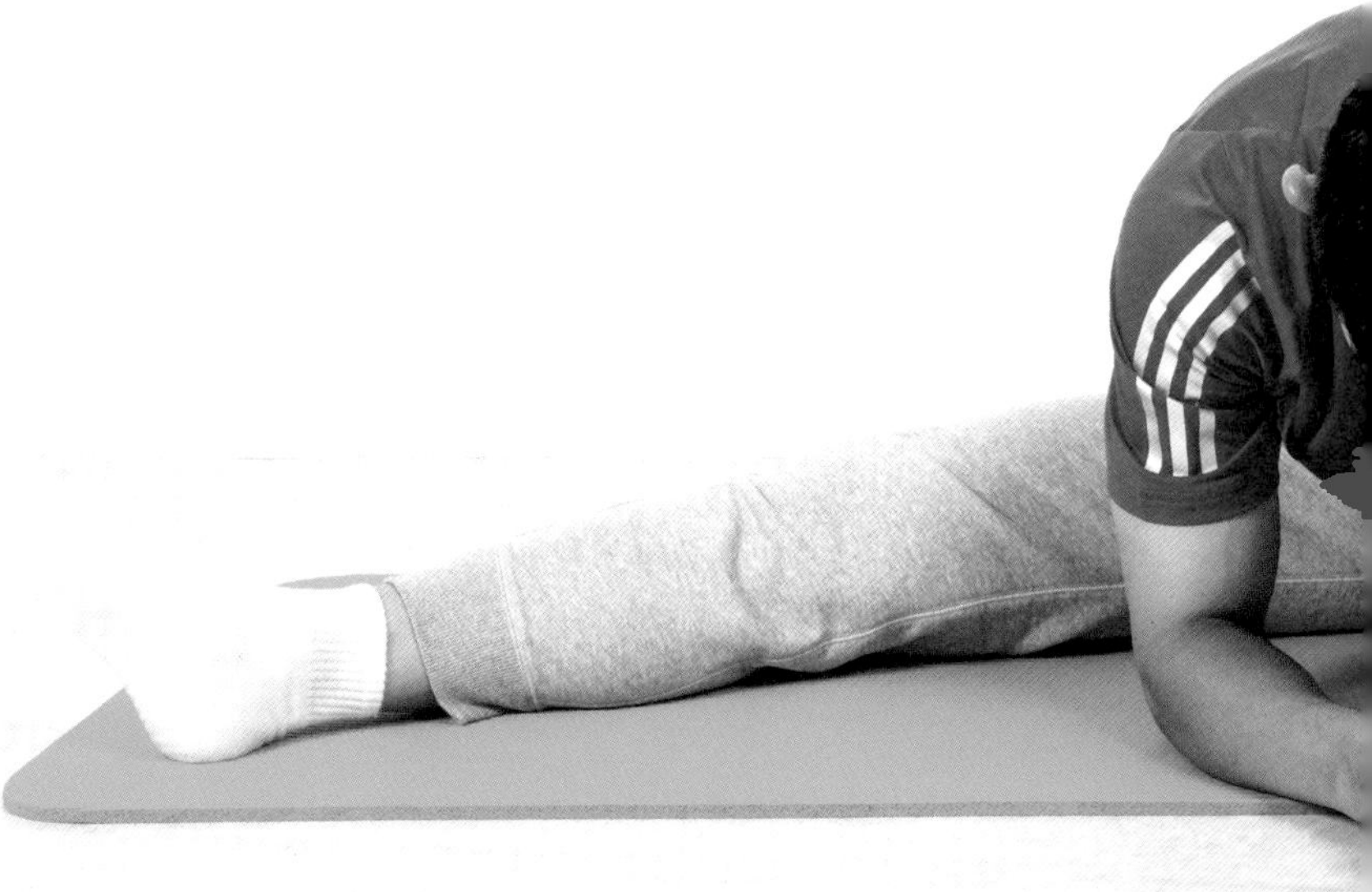

著者プロフィール

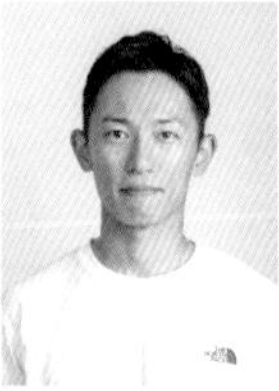

たっかー

「はり師」「きゅう師」「柔道整復師」3つの国家資格を取得した整体師。YouTubeチャンネル登録者数10万人。鍼灸整骨院の院長として勤務していたときに患者さんから「痛みが落ちついて動けるようになったから来院した」という話を聞き、「本当に痛くて困っている人にこそ治療が必要なのに治療を受けられない」という矛盾に気づく。「本当に困っている人を少しでも早く楽にしてあげたい」という思いから出張専門の整体院を開業する。その後、予約が取れない整体院となったため「もっとたくさんの人の痛みを楽にしたい！」という思いでYouTubeチャンネルを開設。「今まで何をしても取れなかった痛みが1回のストレッチで嘘のように楽になった」など喜びのコメントをたくさんいただき、さらに多くの方に「ストレッチで痛みが改善し楽になる」ことを知ってもらいたいと思い、さまざまなストレッチ動画を投稿し続けている。「自分で自分のカラダをメンテナスして改善できる」ことを広めるために活動中。

整体師 たっかー
https://www.youtube.com/channel/UCU88HlsssErnXifzY-4ySiw

●企画・構成・編集
佐藤紀隆（株式会社Ski-est）
稲見紫織（株式会社Ski-est）

●デザイン
三國創市（株式会社多聞堂）

●写真
岩波純一（studio WAVE）

●イラスト
遠藤真由美

腰痛が今すぐ消える！楽になる！
かんたん 10秒ストレッチ

2021年12月4日　初版第1刷発行

著　者　たっかー©

発行人　畑中敦子
発行所　株式会社エクシア出版
〒102-0083　東京都千代田区麹町6-4-6-3F
印刷・製本　サンケイ総合印刷株式会社

ISBN 978-4-908804-86-1　C0077

エクシア出版ホームページ　https://exia-pub.co.jp/
Eメールアドレス　info@exia-pub.co.jp